国家卫生和计划生育委员会"十三五"规划教材

全国高等学校教材

供康复治疗学专业用

# 儿童康复学

REHABILITATION OF
CHILDREN

主　　编　李晓捷

副 主 编　唐久来　杜　青

编　　委　（以姓氏笔画为序）

马丙祥（河南中医药大学）　　李晓捷（佳木斯大学）

龙耀斌（广西医科大学）　　　李海峰（浙江大学）

吕智海（哈尔滨医科大学）　　肖　农（重庆医科大学）

朱登纳（郑州大学）　　　　　欧阳辉（暨南大学）

杜　青（上海交通大学）　　　庞　伟（佳木斯大学）

李　玲（海南医学院）　　　　侯　梅（青岛大学）

李秀红（中山大学）　　　　　唐久来（安徽医科大学）

编写秘书　庞　伟（兼）

人民卫生出版社

**图书在版编目（CIP）数据**

儿童康复学/李晓捷主编. —北京：人民卫生出版社，2018
全国高等学校康复治疗专业第三轮规划教材
ISBN 978-7-117-26422-8

Ⅰ.①儿⋯　Ⅱ.①李⋯　Ⅲ.①小儿疾病–康复医学–高等学校–教材　Ⅳ.①R720.9

中国版本图书馆 CIP 数据核字（2018）第 083679 号

| | | |
|---|---|---|
| 人卫智网　www.ipmph.com | 医学教育、学术、考试、健康， | |
| | 购书智慧智能综合服务平台 | |
| 人卫官网　www.pmph.com | 人卫官方资讯发布平台 | |

---

**儿童康复学**

主　　编：李晓捷
出版发行：人民卫生出版社（中继线 010-59780011）
地　　址：北京市朝阳区潘家园南里 19 号
邮　　编：100021
E - mail：pmph @ pmph.com
购书热线：010-59787592　010-59787584　010-65264830
印　　刷：三河市国英印务有限公司
经　　销：新华书店
开　　本：850×1168　1/16　印张：30
字　　数：845 千字
版　　次：2018 年 3 月第 1 版　2024 年 10 月第 1 版第 14 次印刷
标准书号：ISBN 978-7-117-26422-8/R·26423
定　　价：75.00 元

打击盗版举报电话：010-59787491　E-mail：WQ @ pmph.com
（凡属印装质量问题请与本社市场营销中心联系退换）

# 全国高等学校康复治疗学专业第三轮规划教材修订说明

全国高等学校康复治疗学专业第二轮规划教材于 2013 年出版，共 17 个品种，通过全国院校的广泛使用，在促进学科发展、规范专业教学及保证人才培养质量等方面，都起到了重要作用。

为深入贯彻教育部《国家中长期教育改革和发展规划纲要（2010—2020 年）》和国家卫生和计划生育委员会《国家医药卫生中长期人才发展规划（2011—2020 年）》文件精神，适应我国高等学校康复治疗学专业教育、教学改革与发展的需求，通过对康复治疗学专业第二轮规划教材使用情况和反馈意见的收集整理，经人民卫生出版社与全国高等学校康复治疗学专业第三届教材评审委员会研究决定，于 2017 年启动康复治疗学专业第三轮规划教材的修订工作。

经调研和论证，本轮教材新增《儿童康复学》和《老年康复学》。

康复治疗学专业第三轮规划教材的修订原则如下：

1. **坚持科学、统一的编写原则**　根据教育部培养目标、卫生计生部门行业要求、社会用人需求，在全国进行科学调研的基础上，充分论证本专业人才素质要求、学科体系构成、课程体系设计和教材体系规划后，制定科学、统一的编写原则。

2. **坚持必需、够用的原则**　根据专业培养目标，始终强调本科教材"三基""五性""三特定"的编写要求，进一步调整结构、精炼内容，满足培养康复治疗师的最基本需要。

3. **坚持紧密联系临床的原则**　强调康复理论体系和临床康复技能的培养，使学生毕业后能独立、正确处理与专业相关的康复常见实际问题。

4. **坚持教材创新发展的原则**　本轮教材采用了"融合教材"的编写模式，将纸质教材内容与数字资源内容相结合，教材使用者可以通过移动设备扫描纸质教材中的"二维码"获取更多的教材相关富媒体资源，包括教学课件、自测题、教学案例等。

5. **坚持教材立体化建设的原则**　从第二轮修订开始，尝试编写了服务于教学和考核的配套教材，本轮 19 种理论教材全部编写了配套《学习指导及习题集》，其中 13 种同时编写了配套《实训指导》，供教师授课、学生学习和复习参考。

第三轮康复治疗学专业规划教材适用于本科康复治疗学专业使用，理论教材共 19 种，计划于 2018 年秋季出版发行，全部数字资源内容也将同步上线。

希望全国广大院校在使用过程中提供宝贵意见，为完善教材体系、提高教材质量及第四轮规划教材的修订工作建言献策。

## 全国高等学校康复治疗学专业第三轮规划教材目录

1. 功能解剖学（第 3 版）
   主编　汪华侨　　副主编　臧卫东　倪秀芹

2. 康复生理学（第 3 版）
   主编　王瑞元　　副主编　朱进霞　倪月秋

3. 人体发育学（第 3 版）
   主审　李晓捷　　主编　李　林　武丽杰　　副主编　陈　翔　曹建国

4. 人体运动学（第 3 版）
   主编　黄晓琳　敖丽娟　　副主编　潘燕霞　许　涛

5. 康复医学概论（第 3 版）
   主编　王宁华　　副主编　陈　伟　郭　琪

6. 康复功能评定学（第 3 版）
   主编　王玉龙　　副主编　高晓平　李雪萍　白玉龙

7. 物理治疗学（第 3 版）
   主编　燕铁斌　　副主编　姜贵云　吴　军　许建文

8. 作业治疗学（第 3 版）
   主编　窦祖林　　副主编　姜志梅　李奎成

9. 语言治疗学（第 3 版）
   主审　李胜利　　主编　陈卓铭　　副主编　王丽梅　张庆苏

10. 传统康复方法学（第 3 版）
    主编　陈立典　　副主编　唐　强　胡志俊　王瑞辉

## 全国高等学校康复治疗学专业第三届教材评审委员会名单

主任委员　　燕铁斌（中山大学）

副主任委员　岳寿伟（山东大学）

　　　　　　李晓捷（佳木斯大学）

　　　　　　宋为群（首都医科大学）

　　　　　　吴　毅（复旦大学）

委员（按姓氏笔画排序）

| | |
|---|---|
| 王　红（上海健康医学院） | 陈立典（福建中医药大学） |
| 王　磊（南京中医药大学） | 武丽杰（哈尔滨医科大学） |
| 王玉龙（深圳大学） | 欧海宁（广州医科大学） |
| 王宁华（北京大学） | 胡文清（河北医科大学） |
| 许建文（广西医科大学） | 胡志俊（上海中医药大学） |
| 刘忠良（吉林大学） | 姜贵云（承德医学院） |
| 杜　青（上海交通大学） | 敖丽娟（昆明医科大学） |
| 李雪萍（南京医科大学） | 高晓平（安徽医科大学） |
| 吴　军（大连医科大学） | 郭　琪（天津医科大学） |
| 吴　霜（贵州医科大学） | 唐　强（黑龙江中医药大学） |
| 何成奇（四川大学） | 黄国志（南方医科大学） |
| 张志强（中国医科大学） | 黄晓琳（华中科技大学） |
| 陈　伟（徐州医科大学） | 舒　彬（重庆医科大学） |
| 陈　颖（海南医学院） | 潘燕霞（福建医科大学） |

秘书　　　　金冬梅（中山大学）

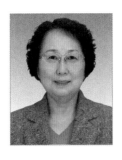

## 李晓捷

教授，一级主任医师，博士生导师，佳木斯大学康复医学院名誉院长，佳木斯大学小儿神经疾病研究所所长，国家卫生计生委康复医学人才培训基地负责人，佳木斯大学康复医学与理疗学学科带头人。兼任国际物理医学与康复学会理事，中国残疾人康复协会副理事长，中国康复医学会常务理事，中国康复医学会儿童康复专业委员会主任委员，中国残疾人康复协会小儿脑瘫康复专业委员会主任委员，黑龙江省康复医学会副会长，国家卫生计生委"十三五"康复治疗学专业规划教材评审委员会副主任委员，国家卫生计生委能力建设和继续教育康复医学专家委员会委员、儿童康复学组组长，《中华物理医学与康复杂志》《中国康复医学杂志》《中国康复理论与实践》《中国康复》《中国中西医结合儿科学》杂志编委。

从事儿科学本科教育 15 年，从事康复医学与理疗学研究生教育 24 年，从事康复治疗学教育 16 年。主要研究方向为小儿脑损伤发病机制及早期防治，主要临床工作为儿童发育及小儿脑损伤防治与康复。近年来主持国家科技支撑计划项目、国家卫生行业科研专项、国家教育部重点课题等项目共计 40 项。获黑龙江省教育成果一等奖 1 项，黑龙江省科技进步二等奖 2 项、三等奖 3 项，中残联科技成果二等奖 1 项等各类奖项 20 余项。主编国家卫生计生委规划教材 2 部，参编教材 12 部。主编著作 6 部，参编 13 部。以第一作者或通讯作者发表国家核心期刊或国际期刊学术论文 150 余篇。

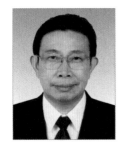

### 唐久来

主任医师、二级教授、博士生导师，享受国务院政府特殊津贴，安徽省首届江淮名医、教学名师，安徽医科大学儿科学系主任、安徽省小儿脑瘫康复中心主任，国家科技奖励和自然科学基金评委、中国医师协会康复医师分会儿童康复专委会主任委员、中国康复医学会儿童康复专委会常务副主任委员、中国残疾人康复协会小儿脑瘫康复专委会副主任委员、中国优生优育协会常委、中华医学会儿科学分会脑科学委员会顾问、安徽省优生优育学会会长，*Meta Analysis*、《中华实用儿科临床杂志》和《中国儿童保健杂志》等编委。

主持国家自然科学基金 3 项，参与科技部重大科技专项 1 项，省部级课题 8 项；主编著作 3 部，发表论文 200 余篇，SCI 收录论文 15 篇；获省部级科学技术二等奖 2 项、三等奖 4 项。

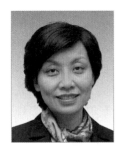

### 杜　青

主任医师、硕士生导师，上海交通大学医学院康复医学系副系主任、上海交通大学医学院附属新华医院康复医学科主任。中国残疾人康复协会小儿脑瘫康复专业委员会副主任委员、中华医学会物理医学与康复专业委员会心肺学组副组长、上海市康复医学会儿童康复专业委员会主任委员。美国 UNTHSC 高级访问学者。

从事儿童康复工作 20 余年，擅长儿童骨与关节疾病、神经系统疾病、特发性脊柱侧凸、先天性心脏病、遗传代谢病、罕见病等相关疾病的康复诊疗。近年来承担省部级课题 5 项、局级课题 6 项，在国内外核心期刊发表论文 80 余篇，副主编著作 3 部，参编参译著作 10 部，专利 5 项，获省部级科学技术二等奖 2 项。《中国康复医学杂志》《中国矫形外科杂志》等杂志编委。

# 前言

儿童康复医学作为康复医学的重要组成部分，面对的是生长发育中的特殊群体——特殊需求儿童。由于处于生长发育不同阶段儿童的生理、心理及社会发育状况不同，所处环境条件不同，因此疾病谱及功能障碍的特点也存在很大的不同，更与成人差别巨大。这些儿童包括各类发育障碍，先天性疾病、后天性疾病，急性疾病、慢性疾病，损伤以及个人或环境因素所导致的功能障碍者。随着社会的进步及人们生活方式的改变、现代医学水平的提高和疾病谱的变化，儿童康复医学涉及的疾病及康复需求范围日益扩大。重症新生儿、遗传性疾病、先天性疾病、骨科疾病及其他各类专科疾病的康复需求，也已摆在广大儿童康复工作者的面前。如何有效预防残疾的发生，减轻残疾的程度，开展早期、科学、有效的干预与康复，是儿童康复工作者肩负的重担。儿童康复医学同样是从功能障碍预防、评定和处理的角度，成为具有基础理论、评定方法和治疗技术的独特医学学科。

我国康复医学事业自20世纪80年代初起步，至今已经走过近40年的历程，在这一历史发展过程中，儿童康复医学同样经历了从探索开创到快速发展，从星星之火到燎原之势的转变。进入21世纪以后，我国儿童康复医学发展速度之快令人瞩目。目前，不同层次、不同类型的康复服务机构已覆盖所有省、市、自治区；儿童康复专业队伍日益壮大，初步形成了综合性团队；康复方法从单一到综合；康复途径从机构康复，到机构与社区康复共同发展；康复内容从单一医学或教育康复，到发展医学、教育、职业、工程以及社会康复的结合与融合；康复模式从生物学模式转向生物-心理-社会学模式；特殊需求儿童接受教育、学习技能、参与社会的机会和权利，以及WHO所倡导的ICF理念指导下的医教结合、全人发展观越来越受到重视。面对这一局面，如何通过学历教育培养适应我国儿童康复医学事业发展需求的儿童康复治疗师，已经成为我国儿童康复医学专业队伍建设的重中之重。

总体而言，我国康复治疗学本科专业始建于21世纪初，尽管特殊需求儿童具有庞大的康复需求量，经过多年努力，我国也已初步形成了儿童康复医学的专业队伍，但由于条件所限，我国能够开展儿童康复治疗学本科教育及研究生教育的机构还为数不多。以往儿童康复治疗师的培养多依赖于继续教育、国际交流与培养。国家卫生计生委"十三五"康复治疗学专业规划教材，为适应我国儿童康复及专业队伍建设需求，增设了《儿童康复学》。本册教材为第1版，将初步解决我国康复治疗学本科专业开展儿童康复学教学无教材可循的局面，为我国设有康复治疗学本科专业的高等院校及其他院校，开展儿童康复学教学，培养儿童康复治疗师提供了必备条件。

在全体编委的不懈努力下，《儿童康复学》按计划完成了总论和各论两大部分共10章的编写任务。本册教材基本涵盖了儿童康复学的基本理念、基本理论和基本技能；涵盖了儿童康复的常见疾病及功能障碍的预防、预后、康复评定及康复治疗技术与方法。《儿童康复学》在编写中，突出儿童康复特点，尽可能避免与本套教材其他分册内容的重复或冲突，总论部分与各论部分内容的重复或冲突。各章撰写形式尽可能一致，充分贯彻基本理论、基本知识、基本技能（"三基"），思想性、科学性、先进性、启发性、适用性（"五性"），特定对象、特定目标、特定限制（"三特定"）的主导思想。尽管如此，由于编写时间仓促，编写人员水平有限，我国尚无此类教材可供参考，本册教材仍会存在一定的欠缺和不足，希望广大读者给予批评指正。

让我们大家共同努力，为培养既与国际接轨又适应我国儿童康复事业发展需求的儿童康复治疗师、造福广大特殊需求儿童及其家庭、发展我国儿童康复事业作出我们应有的贡献。

李晓捷

2018 年 2 月 1 日

# 目录

# 04

## 第四章
### 高危儿早期干预与康复（0~1岁）

# 05

## 第五章
### 神经发育障碍性疾病的康复

## 06
## 第六章
# 神经系统疾病的康复

# 07

## 第七章
## 创伤性及中毒性脑脊髓损伤的康复

# 10
# 第十章
# 其他疾病的康复

# 第一章
# 儿童康复学概论

儿童并不是成人的微缩，而是具有鲜明特征和康复需求，需要提供综合性或独特干预的人群。儿童康复医学的疾病种类、临床特点、康复理论与技术、预后及家长的期待等与成人康复医学有很大差别。生长发育是儿童不同于成人的重要特征，要遵循其生理、心理、社会发育的特征与规律开展康复治疗。儿童康复医学同样是从功能障碍预防、评定和处理的角度，成为具有基础理论、评定方法和治疗技术的独特医学学科。本章作为儿童康复学概论，包括概述、儿童康复学的特点以及我国儿童康复的发展与挑战三个部分。

## 第一节　概　　述

## 一、儿童康复学概念

### （一）康复

"康复"英文为"rehabilitation"，可分解为"re""habilis"和"action"，直译为"重新、使之得到能力或适应、行为或状态的结果"，即"重新得到能力或适应正常的社会生活"之意，也可理解为应用各种有效措施，恢复原来的良好状态。《世界残疾报告》中将康复定义为"帮助经历着或可能经历残疾的个体，在与环境的相互作用中取得并维持最佳功能状态的一系列措施"。WHO 对康复的描述是"采取一切有效措施，预防残疾的发生和减轻残疾的影响，以使残疾者重返社会"。

1. **康复的定义**　康复是综合协调地应用医学、教育、社会、职业以及工程等综合措施，消除或减轻病、伤、残对个体身、心、社会功能的影响，使个体在生理、心理、社会功能方面达到和保持最佳状态，从而改变病、伤、残者的生活，增强其自立能力，使其重返社会，提高生存质量。

康复不仅是指训练病、伤、残者适应周围的环境，而且也指调整病、伤、残者的环境和社会条件以利于他们重返社会。在拟定有关康复服务的计划时，应有病、伤、残者本人，以及他们的家属和所在社区的参加。康复应为综合性康复或全面康复，包括采用医学康复、教育康复、职业康复、社会康复、康复工程等方面的措施。

2. **康复的领域**　主要包括五个领域。

（1）医学康复（medical rehabilitation）：是采用包括各类医学或医疗的方法和手段促进康复。医学康复涵盖整个医学范围，但着重于临床医学。

（2）教育康复（educational rehabilitation）：是采用各类教育的方法和手段促进康复。对适龄儿童而言，多采用医教结合的方法。

（3）职业康复（vocational rehabilitation）：是针对成年人根据评定结果，实施针对性的职业训练，使其掌握一种或多种实用性技能，成为有用之才，重返社会。

（4）社会康复（social rehabilitation）：是从社会学或宏观的角度推进和保障康复的实施，改善康复对象的环境条件，例如保障有效实施儿童康复法律法规的颁布和实施，相关的宣传教育，人们观念的改变，社会资源的发掘与利用等。

（5）康复工程（rehabilitation engineer）：是工程学在康复医学领域中的应用，康复医学与工程学相结合服务于康复医学。利用或借助工程学的原理和手段，将现代科技的技术和产品转化为康复服务，包括各类康复器材、辅助器具及假肢矫形器等，越来越受到人们的重视。

## （二）康复医学

**1. 康复医学的定义**　康复医学（rehabilitation medicine）是临床医学的重要组成部分，以研究病、伤、残者功能障碍的预防、评定、治疗为主要任务，以改善功能、提高生活自理能力、改善生活质量为目的的一门医学学科。美国等国家将康复医学称为物理医学与康复，即英文为 physical medicine and rehabilitation。康复医学的概念随着以疾病为中心的线性因果关系的生物医学模式，转变为以人为中心的多因素相互作用的生物 - 心理 - 社会模式而发生着变化。

**2. 康复医学的组成**　康复医学由基础医学和临床医学组成，基础医学中《人体发育学》是从事儿童康复治疗工作的基础，对于全面探索和研究人体发育的全过程，加深理解儿童康复治疗技术的内涵和外延十分重要。临床医学中《儿童康复学》较为全面地阐述了儿童康复医学的基础理论、功能评定与康复治疗技术，以及各类疾病和功能障碍的康复。

**3. 康复医学的内容**　主要包括以下几方面：①康复预防：研究的重点是致残性疾病及功能障碍的流行病学、原因及预防措施。②康复评定：是在临床检查的基础上，对病、伤、残者功能状况及其水平进行客观定性和（或）定量的描述（评定），并对结果进行合理解释的过程。康复评定的目的是为制订康复目标及康复计划、评定康复效果提供依据。③康复治疗：是在康复评定的基础上，运用康复医学的基础医学原理，采用各类康复治疗技术和方法，进行康复治疗和干预。

**4. 康复医学的工作方法**　被称为"多学科工作方法"（multidisciplinary approach）或"协作组工作方法"（team approach），由于康复医学是一项综合性的医疗工作，因此其工作模式是以多专业联合开展工作的康复团队模式。康复团队（协作组）由康复医师及相关医师、各类康复治疗师、康复护士、假肢及矫形器技师、心理治疗师、医学社会工作者等与康复治疗相关人员组成。WHO 所倡导的 ICF 理念，提倡患者本人及家庭成员也应参与到团队的工作中。

## （三）儿童康复医学

**1. 儿童康复医学的定义**　儿童康复医学（pediatric rehabilitation medicine）是康复医学的亚专科，从特殊需求儿童功能障碍预防、评定和处理的角度，成为具有基础理论、评定方法和治疗技术的独特医学学科。

**2. 儿童康复医学的特点**　儿童康复医学的疾病种类、临床特点、康复理论与技术、预后及家长的期待等与成人康复医学有很大差别。①服务对象：是各种特殊需求儿童（功能障碍儿童），包括发育障碍、先天性疾病、后天性疾病、急性疾病、慢性疾病、各类损伤以及个人或环境因素导致的功能障碍者。随着社会的发展及生活方式的变化、现代医学水平的提高和疾病谱的变化，儿童康复医学涉及的疾病及康复需求范围日益扩大。②工作方式：儿童康复医学同样是通过来源于不同专业的人员联合开展工作的方式，即以小组工作的方式，采取综合性康复的方法，改善功能障碍，促进全面发展，

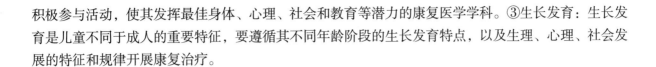

积极参与活动，使其发挥最佳身体、心理、社会和教育等潜力的康复医学学科。③生长发育：生长发育是儿童不同于成人的重要特征，要遵循其不同年龄阶段的生长发育特点，以及生理、心理、社会发展的特征和规律开展康复治疗。

## 二、儿童康复学研究范围

### （一）儿童康复学研究对象

**1. 残疾儿童** 根据第二次全国残疾人抽样调查显示，我国共有0~14岁残疾儿童817万，其中包括视力残疾18万、听力残疾116万、肢体残疾539万、智力残疾62万、精神残疾1.4万、多重残疾80万，占全国残疾人总数的15.8%，占全国儿童总数的2.66%。0~6岁残疾儿童约139.5万，每年新增近20万。近年来，将残疾儿童称为特殊需求儿童，简称特殊儿童（special children），以表示他们享有平等的权利和对他们的尊重。

**2. 发育障碍儿童** 大多数发育障碍儿童均为康复需求者，如发育指标（里程碑）延迟、智力发育障碍、发育性协调障碍、全面性发育迟滞、孤独症谱系障碍、多重复杂发育障碍以及言语语言发育障碍、学习技能发育障碍等。近年来，孤独症谱系障碍发病率有显著增高趋势，康复需求量已大幅上升。

**3. 各类疾病及功能障碍者** 包括：①先天性疾病：先天性颅脑发育畸形、先天性脑积水、先天性脊柱裂、先天性肢体畸形等；②围生期疾病：早产及低体重儿、新生儿脑病、胆红素脑病等；③后天性疾病：急性疾病、慢性疾病、各类损伤以及个人或环境因素导致的功能障碍者；④亚专科疾病：重症新生儿、先天性心脏病、儿童骨科疾病、儿童遗传性疾病、儿童糖尿病、儿童肿瘤等。

### （二）儿童康复服务的途径

儿童康复服务的途径，主要包括三个途径：机构康复、社区康复和上门服务。

**1. 机构康复（institution-based rehabilitation，IBR）** 是指在具体的机构内开展的康复，包括医院康复、不同的机构康复和幼儿园及学校康复。①医院康复：包括综合医院、儿童医院、妇儿医院（妇幼保健院）、康复医院（康复中心）康复；②机构康复：包括民政系统、残联系统康复机构，民间康复机构；③幼儿园及学校康复：包括特殊幼儿园或特殊学校的康复，目前我国有至少两千所特殊教育学校，大都开展不同程度的康复。目前我国儿童康复服务的主要途径是机构康复。

**2. 社区康复（community-based rehabilitation，CBR）** 是指在社区内或基层开展的康复，依靠社区资源，为本社区病、伤、残者开展就地康复服务。我国儿童社区康复主要是社区诊所及康复站点康复，医院或社区康复站点指导下的家庭康复。社区康复是目前的发展方向，但我国儿童社区康复服务尚未普及。

**3. 上门康复服务（out-reaching rehabilitation service，ORS）** 是指机构内康复的外延服务，具有一定水平的专业人员走出康复机构，到病、伤、残者家庭或社区开展康复服务。我国儿童上门康复服务尚在起步阶段。

### （三）儿童康复研究与应用的内容

**1. 生长发育** 全面了解和掌握儿童生长发育全过程中不同阶段从量变到质变的现象、规律及影响因素，是对儿童康复医学工作者的基本要求。既要研究儿童正常生理功能、心理功能及社会功能的发育，也要研究异常发育及其影响因素，包括先天因素与后天因素、内在因素与环境因素等对生长发育的影响及其特征，各种影响因素的作用机制及后果等。学习和研究儿童生长发育规律，对于加深理解儿童康复医学理论与技术的内涵和外延，提高儿童康复水平具有重要意义。如儿童脑瘫的不同临床表现，反映了中枢神经系统不同程度和不同部位的发育障碍及损伤；神经发育学治疗技术的理论基础、评定原则及治疗技术，均遵循儿童神经发育规律。儿童生长发育早期，姿势与粗大运动功能的改善和提高，主要依据反射发育及粗大运动发育规律；精细运动功能的改善和提高，主要依据儿童精细运动功能发育规律；言语障碍的矫治，主要依据言语发育规律；精神心理障碍的矫治，主要依据精神心理发育规律。学习和研究人体发育学，还有助于在治疗中正确认识患儿的心理状态，使康复治疗更加人性化、个体化，更符合从生物医学模式向生物 - 心理 - 社会模式的转变。儿童康复医学应将单纯从生物学角度、心理学角度、社会学角度或不同学科需求角度研究生长发育，变为融合相关学科研究成果、对生长发育的全面研究，避免仅从不同层面、不同阶段、不同领域进行研究，从而形成整体和全面的正常与异常生长发育理念，更好地指导儿童康复医疗工作。

2. **康复评定** 从 19 世纪 80 年代美国 Arnold Lucius Gesell 制定的《Gesell 发育诊断量表》，到儿童神经心理发育评定中各类筛查性评定、诊断性评定、适应性行为评定、运动功能评定，以及 21 世纪 WHO 所倡导的《国际功能、残疾和健康分类（儿童及青少年版）》（International Classification of Functioning, Disability and Health（Children and Youth Version），ICF-CY），均不同程度地应用于儿童康复医学临床工作中。儿童康复工作者不仅需要掌握和应用各类康复医学相关评定方法与技术，还应熟悉和应用能够反映儿童生长发育状况的评定方法及技术。对康复需求儿童所要进行的评定一般包括身体状况评定、体格发育评定、神经心理发育评定、运动发育评定、日常生活能力评定，以及肌力评定、肌张力及关节活动范围评定、平衡与协调评定等。此外，还应根据需要，选择采用实验室或仪器设备的辅助检查及评定，如影像学评定、电生理学评定、三维步态分析等。儿童康复工作者还应了解、熟悉和应用某些特殊障碍或疾病的实验室检查及评定方法，以对某些特殊障碍或疾病进行判定，如言语语言障碍、视觉障碍、听觉障碍、孤独症谱系障碍、精神类疾病、遗传代谢性疾病等的专项评定。

3. **康复治疗** 对于儿童康复工作者而言，应在全面掌握康复医学基本理论与技术的前提下，在康复评定的基础上，根据特殊需求儿童特点选择康复治疗策略，采用适合于该儿童生长发育需求以及功能障碍特征的康复治疗途径、方法与技术。作为隶属于康复医学的亚专科，儿童康复治疗师应全面掌握儿童康复治疗学理论、方法及技术，在康复治疗团队的紧密合作下，实现最佳康复效果。儿童康复治疗通常包括：运动治疗、物理因子治疗、作业治疗、语言治疗、中医治疗、外科治疗、药物治疗、引导式教育及教育、医教结合治疗、辅助器具及矫形器治疗、马术治疗、感觉统合治疗、多感官刺激治疗、心理治疗、音乐治疗、游戏及娱乐治疗、行为治疗、护理与管理等。

特殊需求儿童具有与健全儿童同样的全面发展需求和权利，为实现这一目标，儿童康复医学工作者应高度重视综合性康复及全面康复，不仅要有正确的理念，而且应学习、掌握和应用相关理论与实施方法和技术。努力实现集中式康复与社区康复相结合，医疗康复与教育、职业、社会等康复相结合，现代康复与中医传统康复相结合，内科康复与外科康复相结合的全面康复。

4. **预防及预后** 早期发现、早期干预是预防各类致残性因素以及降低残疾程度，实现最佳功能的最重要途径。按照 WHO 所提倡的 ICF 理念，各类致残性因素、功能状况以及残疾程度，不仅与疾病或创伤相关，与生物学机制相关，而且与个人因素及社会因素相关。预防各类致残性因素的发生，最大程度发掘功能的潜力，使功能障碍降低至最低程度，需要研究制订和实施综合的预防与康复措施。不仅最大限度地阻止导致残疾或功能障碍的因素发生，而且通过综合治理，改善与疾病、创伤、功能障碍发生、发展相关的个人因素及环境因素；不仅要采取医学手段，更需要建立完善的法律法规、科学的康复途径、规范的康复行为以及教育、职业、社会康复途径和全社会的积极参与。

**5. 儿童康复的技术进步**　随着康复医学在世界范围内的快速发展，儿童康复治疗技术也在不断创新、发掘与应用。我国儿童康复发展进程中，近些年引进和应用了一些先进理念、方法和技术，有些已经广泛应用，有些尚在探索起步阶段。

（1）神经肌肉激活（neuromuscular activation）技术的应用：该技术源自 20 世纪 60 年代的挪威，采用悬吊运动疗法是其最具代表性的方法。利用装置的不稳定性，调动身体整体协同运动，产生负重与重心转移；通过自重牵拉等高强度的肌肉训练，发挥稳定肌群与动力肌群良好的配合，激活"休眠"或失活的肌肉（特别是躯干、骨盆周围深部核心肌群）；依靠感觉运动刺激技术，使大脑、脊髓或肌肉感受器发出或接收的信息重新整合，对运动程序重新编码，重建正常功能模式及神经控制模式。该技术在儿童康复中的应用具有集游戏与康复治疗为一体的特点，充分调动儿童主动参与治疗的积极性和依从性。该技术的应用具有以下优势：减除运动负荷，提供助力，提供不稳定支撑，解放治疗师的手，治疗过程安全和放松，更容易将患者置于无痛体位，以及更容易控制躯体的运动等。该项技术已较为广泛地应用于我国儿童康复中。

（2）运动想象（motor imagery，MI）及镜像视觉反馈疗法（mirror visual feedback therapy，MVFT）的应用："运动想象"疗法是内心反复模拟、排练运动活动，不伴有明显的身体运动，根据运动记忆，在大脑皮质激活某项活动的特定区域，调动运动觉、听觉、视觉、触觉及嗅觉等感觉介入，融入与活动相配的心情或情绪，与躯体锻炼相结合，有助于运动学习和功能性活动能力。研究证明，大脑皮质的运动执行激活区域与运动想象激活区域相同，但程度不同。"镜像疗法"又称平面镜疗法，借助"镜箱"的设备进行康复治疗，患者面前正中矢状面位置放置镜面，将健侧肢体放在镜面前方，患儿可观察到健侧肢体镜像，患侧肢体放在镜箱背面，无法看到患肢。患儿看着健侧肢体活动的影子，想象患侧肢体在做同样的活动，在治疗师的帮助下进行患肢训练。以上方法多用于偏瘫型脑瘫儿童的康复治疗。上述疗法的理论基础是，遍布在不同脑区的镜像神经元构成了镜像神经元系统，具有"观察-执行匹配机制"，在进行动作的理解、模仿、想象及运动学习等重要活动的神经生理过程中起关键作用。此外由此衍生的动作观察疗法（action observation therapy，AOT）也已开始应用于儿童康复治疗中。

（3）经颅磁刺激（transcranial magnetic stimulation，TMS）的应用：该技术是脉冲磁场作用于中枢神经系统，改变大脑皮质神经细胞的膜电位，通过感应电流影响脑内代谢和神经电活动，产生系列生理生化反应的磁刺激技术。TMS 具有无痛、无创、操作简单的特点，既可用于脑功能检测（皮质脊髓束、运动皮质兴奋性），也可用于脑瘫、癫痫、孤独症谱系障碍等临床治疗。我国采用该项技术应用于儿童康复评定和治疗中仍处于初级阶段，目前尚缺少成熟经验。

（4）生物反馈（biofeedback，BF）技术的应用：该项技术是将意识不到的生理信号（肌电、脑电、皮温、心率、血压等）转变为可被察觉到的信号（视觉、听觉等），患者根据这些信号，学会在一定范围内，通过意识调控器官的活动，纠正异常状态。临床应用最为广泛的是肌电生物反馈技术，但以往肌电生物反馈治疗较为枯燥且为静态装置。目前，肌电生物反馈装置已从静态装置发展为关节活动装置，或可穿戴式步行装置等。此外，该项技术的应用还以操作性肌电生物反馈、神经网络重建肌电生物反馈、脑电生物反馈、探针阵列式振动触觉反馈、肌电反馈体感游戏、辅助治疗平衡功能等多种装置应用于儿童康复治疗中。

（5）音乐治疗（musical therapy，MT）的应用：音乐治疗的理论基础包括神经内分泌学说、共振学说和心理学机制学说。近些年，音乐治疗逐渐在我国儿童康复界得到广泛认同及应用，主要形式和方法包括：与引导式教育相结合、与语言治疗相结合、与康复训练相结合，通过体感音乐调整肌张力、行为与情绪的矫治等。音乐治疗多以主动性音乐治疗、被动性音乐治疗、神经音乐治疗和综合性音乐治疗而应用于儿童康复中。

（6）虚拟现实技术（virtual reality，VR）的应用：该项技术多用于儿童存在注意力缺陷障碍、空间感知障碍、记忆障碍等认知障碍，焦虑、抑郁、恐怖等情绪障碍和其他精神疾患的康复，也应用于运动障碍、平衡协调障碍、舞蹈症等的康复。该项技术可以提供多种形式的反馈信息，使枯燥单调的康复训练过程通过虚拟现实技术的应用，变得更轻松、更有趣和更容易。该项技术采用仿真技术手段和计算机图、人机接口、多媒体、传感以及网络技术等结合，形成实时互动的模拟环境等。允许用户进行个性化设置，将运动训练、心理治疗及功能测评有机结合，针对儿童个人的实际情况制订恰当的康复训练计划。由于与真实世界的高度相似性，在虚拟环境中习得的各类技能可更好地迁移到现实环境中。

（7）体外冲击波疗法（extracorporeal shockwave therapy，EST）的应用：该项技术是通过物理学机制介导的机械性脉冲压强波，将脉冲声波转换成精确的冲击波，通过治疗探头的定位和移动，通过物理效应和生物效应等产生治疗效果。该项技术已应用于骨科康复、疼痛康复、卒中康复等领域中，在儿童康复治疗中的应用研究还很少。有学者发现脑瘫患儿进行冲击波治疗，能有效降低脑瘫患儿肌张力，改善步态及提高运动功能。

（8）震动疗法（vibration therapy，VT）的应用：该项技术已开始应用于儿童康复领域中，其作用机制可能是通过皮肤、肌肉、肌腱、前庭以及本体感受器的持续振动作用，通过激活脊髓本体感觉环路而发生作用，低频震动有助于降低肌张力，高频震动有助于提高肌张力。此外，还可促进成骨和肌肉增长，预防制动患者的骨质丢失和肌肉消耗，高频低强度震动可增强四肢的骨皮质强韧度，有助于预防骨折。有报道，对脑瘫患者进行的研究表明，震动疗法可明显提高患者的步速、步长和踝关节活动范围。

（9）机器人技术（robot technology，RT）的应用：机器人技术的应用也是当前儿童康复治疗辅助技术的热门之一。该项技术主要包括上下肢康复机器人、游戏类康复训练机器人、脑机接口（brain-computer interface，BCI）技术等。上肢康复机器人多是通过辅助患肢运动和特定任务，如点对点抓取、进食、饮水、梳头等，提高患者的生活技能及精细运动功能，同时也可增强肌力。下肢康复机器人多是通过减重步行训练、步态训练、下肢肌力训练等，提高下肢运动功能。辅助行走机器人可以使得无行走功能的患者站立和行走。目前已明确，利用机器人辅具可以促进儿童脑功能重塑、肢体功能恢复或进行功能代偿，机器人技术或将成为未来儿童康复的重要手段之一。

（10）限制性诱导疗法及双手协调加强疗法的应用：限制性诱导疗法是根据习得性废用理论，在康复治疗中限制健侧肢体的活动，以重复性任务 - 导向的患肢训练，坚持 - 增强的方式强迫儿童使用患侧，达到对患侧肢体康复的效果。双手协调加强疗法保留了限制性诱导疗法强化训练的优点，采取健侧与患侧双手同时进行各种简单或复杂的功能性操作训练，以实现更佳效果。

## 三、 学习儿童康复学的意义和目的

本册教材主要针对毕业后从事儿童康复治疗工作的康复治疗学本科专业（含物理治疗专业或方向、作业治疗专业或方向）而编写，其目的是培养一批素质优良、全面理解和基本掌握儿童康复学的基本理论、基本知识、基本技能，训练有素的我国儿童康复治疗师队伍。由于儿童康复的特点与成人不同，因此所涉及的基本理论、基本技能、康复策略等具有其独特的特点。《儿童康复学》正是系统地阐述了上述特点，学习儿童康复学的意义和目的主要包括以下两方面。

1. **全面掌握儿童康复基础理论及基本技能**　通过学习本册教材的第一章，可以较为清晰地掌握"儿童康复"及相关的基本概念，我国儿童康复学研究的范围、儿童康复途径以及儿童康复的基本方法和技能等；全面了解我国儿童康复学的特点、儿童康复的策略选择、儿童康复的技术进步以及儿童康复的发展与挑战。学习上述知识，不仅有利于掌握和深入理解儿童康复的基本概念，同时有利于从宏观的角度全面了解我国儿童康复学的特点，为深入学习儿童康复学的其他章节打下基础。

通过学习本册教材的第二章和第三章，将全面系统地了解儿童康复所涉及的相关评定及康复治疗技术，从而有利于对儿童康复各类评定及康复治疗技术的特点、适用范围及操作技能等的学习、理解和应用。

2. **系统了解儿童康复的临床特点和方法**　通过对本册教材第四章至第十章的学习，将较为全面、系统地了解儿童康复所涉及的各系统及各类疾病、功能障碍和特殊需求儿童的状况、临床特点、康复评定、康复治疗策略的选择和应用以及预防和预后等知识，使学生毕业后能独立、正确地处理与儿童康复相关的实际问题，为学生未来从事儿童康复治疗工作打下坚实基础。

3. **规范儿童康复专业技术和加快学科队伍的人才培养**　《儿童康复学》是一册包括基本理论、基本技能和临床实践的系统教材，有利于各类院校培养儿童康复专业人才。无论是康复治疗学专业，还是物理治疗学专业/方向、作业治疗学专业/方向或语言治疗学专业/方向，均可选用本册教材作为培养儿童康复治疗师的本科教材。因此，可以将《儿童康复学》课程应用于不同院校、不同专业的教学中，有利于规范、保障和提高教学质量，为我国儿童康复专业建设培养合格人才。

## 第二节　儿童康复学的特点

### 一、生长发育与儿童康复学

儿童康复与成人康复有相似之处，但更多的是不同之处。儿童并不是成人的微缩，而是具有其特殊生理特征和康复需求，需要提供综合性或独特干预的人群。生长发育贯穿儿童时代不同阶段，一般分为新生儿期、婴儿期、幼儿期、学龄前期、学龄期及青春期。生长（growth）是指儿童身体器官、系统和身体形态上的变化，是量的增加；发育（development）是指细胞、组织和器官的分化与功能成熟，主要指一系列生理、心理和社会功能发育，是质的改变。儿童早期发展是成年期基本素质形成的最初阶段，也是某些疾病或功能障碍产生的关键时期。婴幼儿期，特别是婴儿期，各项功能处于发展的"关键期"，"关键期"内给予科学合理的早期干预，如同一把钥匙开一把锁，最有可能成功开启尚未建立或已经遭到破坏的功能之锁，起到事半功倍，甚至出乎预料的理想效果，这是儿童与成人康复的不同特点。近些年儿童发育障碍及心理行为问题尤显突出，与儿童发展相关疾病，如脑性瘫痪、智力发育障碍、孤独症谱系障碍、注意缺陷多动障碍、学习障碍、语言障碍等已经成为国内外研究的重点和难点。面对居高不下的小儿神经发育障碍性疾病发病率，与儿童发展相关疾病的防治与康复已经成为康复医学及相关学科的重要任务。人们越来越多地关注和研究儿童的早期发展，将儿童的发展学科与康复医学结合起来，对儿童发育障碍、行为偏离和异常进行防治与康复，对出生缺陷进行研究和筛查。许多国家都把保障和促进儿童早期发展，列为加强综合实力和竞争力的战略措施。近

20 年来儿童早期发展与康复研究的进展，在很大程度上受到系统生物学、遗传学、胚胎学、心理学、脑神经科学和发育儿科学等重要学科进展的影响和推动，使儿童康复医学获得了新的理论支持和循证基础。根据不同年龄段生长发育规律、疾病及障碍特点，选择采用适宜的康复评定方法及康复治疗策略，是儿童康复治疗师所必须掌握的。

## 二、 医教结合与儿童康复学

教育康复与医疗康复相辅相成，特殊需求儿童也和其他儿童一样处于生长发育和接受教育的阶段，只有将特殊需求儿童的康复治疗与教育相结合，才能真正实现在减低障碍的同时，挖掘潜能，提高素质、能力和生活质量，具有基本文化知识和必备职业技能，最终实现能独立生活、参与社会的目的。教育康复包括对大多数运动功能障碍儿童进行的普通教育，对部分运动功能障碍、盲、聋哑、精神障碍等儿童进行的特殊教育。特殊教育是使用特别设计的课程、教材、教法教学管理和设备，对特殊儿童进行的达到一般和特殊培养目标的教育。普通教育的最佳方式应是残健结合的一体化教育，学校创造条件，使大多数运动功能障碍儿童能够随班就读。教育康复的形式是多样的，可以在普通学校或特殊学校实施，也可在康复机构、社区、家庭实施。

一般来说，应根据特殊需求儿童的病情轻重不同，按照小儿正常发育进程进行有目的、有计划、有步骤的教育。创造条件使这些儿童通过不同的渠道和方式接受教育，掌握与其智力水平相当的文化知识、日常生活和社会适应技能。无论是在学校、康复机构还是社区，都应强调早期进行教育。儿童在 5 岁前，尤其在 2 岁以前，是大脑形态和功能发育的关键时期，有较大的可塑性和代偿性，在这一时期积极开展相应的教育，可取得理想的效果。教育应由学校教师、家长、临床心理治疗师和康复治疗师等相互配合进行。教给家长有关教育和训练的知识特别重要，也可开办专门的日间培训机构开展培训。教师和家长在教育过程中要用形象、直观、反复强化的方法，循序渐进地协助其掌握日常生活技能、基本劳动技能、回避危险和处理紧急事件能力、与人交往以及正常行为、举止和礼貌、表达自己的要求和愿望等能力，以实现自食其力、将来能够过正常人生活的目的。目前，我国绝大多数康复需求儿童还缺少条件像正常儿童一样接受教育。近年来，许多机构开始探索和尝试采取不同途径解决康复需求儿童的教育问题，康复医疗单位也在积极研究和探讨如何将医疗康复与教育康复相结合。

医教结合是儿童康复的基本需求和必备元素，如何设计和实施符合儿童身心全面发展及功能障碍特点的康复策略，使其在游戏中、娱乐中、学习过程中得到身心全面发展和康复，是每一个儿童康复治疗师的基本素养。

## 三、 《国际功能、残疾和健康分类（儿童和青少年版）》与儿童康复学

世界卫生组织（WHO）继 2001 年发布《国际功能、残疾和健康分类》（International Classification of Functioning，Disability and Health，ICF）后，于 2007 年颁布了《国际功能、残疾和健康分类（儿童和青少年版）》（international classification of functioning，disability and health children and youth version，ICF-CY），以更广泛的类目编码用于描述儿童和青少年的功能和健康状况。ICF-CY 的基本理论及基本框架与 ICF 主卷一致，分为 4 个部分：第一维度是身体功能与身体结构；第二维度是活动，ICF 中每个身体系统与功能都对应着各种活动的功能，采用"活动"取代"障碍"的负面描述；第三维度是参与，取代伤障概念；第四维度是背景性因素，指个体生活和生存的全部背景，包括环境因素和个人因素。ICF-CY 分类系统将残损作为结果，将其看作残疾现象的一部分，注重评价健康状况的结果，

更加符合生物 - 心理 - 社会学模式。虽然 ICF-CY 和 ICF 采用了相同的模式，但 ICF-CY 更关注儿童面临的问题，这些问题主要涉及家庭环境、发展迟滞、参与和环境对儿童发育和发展的影响。ICF-CY 的框架及基本理念使各类儿童康复从单一的生物学领域，引申到生物 - 心理 - 社会学模式；从线性因果关系引申到四个维度的相互作用、相互影响的关系。这一转变，使人们更为重视特殊需求儿童的活动和参与以及环境因素与结构和功能的相互关系及重要性，从而使儿童康复医学视野功能更为宽阔，儿童康复的策略更为合理，儿童康复的效果更为理想。

ICF-CY 用来记录儿童和青少年健康和功能的特点，方便临床医生、教育工作者、公共政策制定者、家庭成员、消费者和研究人员使用。ICF-CY 主要应用于四个方面：①儿童特殊需求与康复政策开发、实施与监测；②儿童功能和残疾流行病学调查；③儿童特殊需求与康复计划以及康复干预与结局和经济效益评估；④儿童康复医疗信息管理与数据库系统建设与管理。

ICF-CY 同样分为以共性为纲的通用组合及以疾病为纲的核心组合两种类型。①核心组合：是指在特定疾病和特定环境下，选出尽可能少的与功能、残疾和健康相关的 ICF-CY 类目。目前关于脑性瘫痪核心分类组合的开发与应用已经形成 5 个版本：综合版核心分类组合类目、简明通用版核心分类组合类目以及 3 个年龄段（<6 岁组、6~14 岁组、14~18 岁组）的简明版核心分类组合类目。已经对唇腭裂、天使综合征、孤独症谱系障碍、注意缺陷多重障碍、儿童肥胖症、儿童脑卒中、低体重儿、特发性脊柱侧凸等疾病的 ICF-CY 核心组合类目，进行了不同程度的探索和开发。ICF-CY 不仅可应用于儿童康复评估，还可将其贯穿于整个康复程序中，包括监测功能及其进步情况，评价康复结局，制订康复目标、措施等。②通用组合：是涵盖较少编码的以共性为纲的 ICF-CY 类目，适用于所有疾病和不同环境，目前正在开发中。

总之，ICF-CY 可以全面有效地评估儿童的健康状态及综合功能结局，在临床上广泛使用将是一种趋势。依据我国国情，探索建立我国各类疾病 ICF-CY 评估核心模板，将是未来一段时间研究的重点。但 ICF-CY 并不能取代临床检查和评定，发育神经学及康复医学理论与实践技能仍是儿童康复评定的基础。ICF-CY 限定值的判断需要采用国际通用的标准化量表或方法，因此 ICF-CY 作为评定工具仍需很长的路要走。

## 四、 儿童康复的策略

儿童康复所涉及的疾病种类很多，目前在我国排在前几位的是脑性瘫痪、智力发育障碍、孤独症谱系障碍、颅脑损伤、癫痫等。应根据不同疾病及功能障碍特点，选择采用不同的康复治疗策略。例如：单纯运动发育落后、语言发育落后或认知发育落后的儿童，只有 10% 左右需要进行专业性康复，而多数只需要在家庭进行合理的干预；全面性发育迟缓只是暂时性诊断，在康复干预过程中需要进一步观察、评定和诊断；脑性瘫痪的康复应采用以康复训练为主的综合康复方法；脑性瘫痪合并癫痫的康复应在药物或手术有效控制癫痫发作的前提下进行康复训练及其他治疗；孤独症谱系障碍的康复应当根据儿童的具体情况，采用教育干预、行为矫正、药物治疗等相结合的综合干预措施；学习障碍儿童的康复应通过医学、教育学、心理学、社会学等多学科努力，缩小此类儿童的能力与学习成绩之间的差距；小儿脊髓损伤的康复包括急性期的康复治疗和恢复期的康复治疗以及合并症的处理和治疗。

儿童无论哪种疾病或功能障碍，都发生于生长发育阶段，其发病机制、病理生理学特点、临床表现等生物学特征及其生长发育和致病的社会学因素，均明显区别于成人。因此，在临床康复工作中，以儿童发展理论为依据，才能全面理解和正确解释儿童发展障碍、各类损伤与残疾以及相关疾病的临床表现，恰当地应用适合于儿童的康复方法、途径和技术。

不同生长发育阶段的康复治疗目标及策略的选择不同。婴幼儿期的主要目标是建立基本功能及促进生理、心理、社会功能的全面发展，学龄前期的主要目标是为入学作准备，学龄期的主要目标是适应学校及社会的环境，青春期的主要目标是为成年后参与社会作准备。无论何种原因所致的功能障碍，无论功能障碍的特点、程度如何，均应遵循以上原则，根据不同年龄段儿童康复目标，选择采用不同的康复策略。

儿童康复的策略选择还要充分强调特殊需求儿童及其家庭参与的重要性，特殊需求儿童的活动和参与既应作为康复的方法，也应作为康复的目标。家庭成员作为重要的康复团队成员，所能起到的作用不亚于专业人员，因此康复治疗师所面对的不仅是康复对象，还包括家庭成员以及所有相关人员。因此，康复治疗师不仅实施康复治疗，还有责任实施对家庭成员的引导以及努力创造有利于特殊需求儿童康复的环境。

## 第三节　我国儿童康复的发展与挑战

### 一、我国儿童康复的发展

1. **发展历程及特点**　主要包括以下几方面。①历史沿革：我国儿童康复在以李树春教授为代表的老一代儿童康复工作者的带领下，起步于 20 世纪 80 年代初期。自 20 世纪 80 年代开始，国际所流行的儿童康复治疗理论和技术以不同渠道引入我国，并被逐渐推广应用。我国儿童康复事业从星星之火到燎原之势，特别是进入 21 世纪以后，形成快速发展的局面。儿童康复机构从 20 世纪 80 年代仅有少数几所，发展为不同层次、不同类型的康复机构和设施遍布全国。②康复队伍不断壮大：康复队伍不断壮大，从最初仅有小儿神经病学工作者开展小儿脑瘫的防治与研究，教育工作者开展智力残疾、听力残疾及视力残疾等的康复，发展到针对不同康复需求、不同医学领域及相关领域专业工作者共同参与，多专业合作开展儿童康复的局面。③康复技术不断提高：康复方法从最初探索引进现代康复医学方法，或仅仅采用我国传统康复医学方法，到逐渐形成现代康复医学与传统康复医学方法相结合的综合康复医学方法。儿童康复的专业技术水平不断提升，特别是《中国脑性瘫痪康复指南（2015）》的发表，对规范和提高我国脑性瘫痪儿童的康复水平发挥了积极的推动作用。④康复模式不断完善：康复模式从起步于医院式/集中式康复，到努力发展医院式/集中式康复与社区康复相结合；从仅为医学康复或教育康复，发展为努力探索和实践医学康复、教育康复、职业康复以及社会康复相互结合的模式。⑤客观环境不断改善：人们的思想观念在不断转变，包括康复需求儿童及其家庭成员在内的社会各界，越来越重视儿童的全面康复，政府和社会共同努力，以实现康复需求儿童同样得以享有受教育、学习技能、参与社会的机会和权利，身心得到全面发展。

2. **我国政府的重视与支持**　我国政府自 20 世纪 80 年代开始，将儿童康复纳入中国残疾人事业"八五""九五""十五""十一五""十二五""十三五"发展纲要。20 世纪 80 年代政府的重点为白内障复明手术、小儿麻痹后遗症矫治及聋儿语训，"八五"期间增加了低视力儿童配用助视器、智力残疾儿童康复训练等内容。"九五"期间残疾儿童康复服务领域拓展，增加了肢体残疾儿童矫治手术、残疾儿童辅助器具装配等。"十五"期间国家进一步推动残疾儿童工作，提出到 2015 年残疾人

"人人享有康复服务"的目标,其中包括残疾儿童,并应优先重视和实现这一目标。"十一五"期间,国家加大对贫困残疾儿童康复的救助,提出"优先开展残疾儿童抢救性治疗和康复,对贫困残疾儿童给予补助,研究建立残疾儿童救助制度"。2010年,在国务院办公厅转发中国残联等部门和单位《关于加快推进残疾人社会保障体系和服务体系建设指导意见的通知》中,要求"支持对0~6岁残疾儿童免费实施抢救性康复"的"民生工程"。包括贫困聋儿康复、贫困肢体残疾儿童康复、贫困智力残疾儿童康复、贫困孤独症儿童康复、贫困残疾儿童辅助器具配备等实施专项资金补助。"十二五"期间,国家开展大规模、全方位残疾儿童康复工作,更加注重残疾儿童康复制度建设,探索建立残疾儿童早预防、早筛查、早转介、早治疗、早康复的工作机制。"十三五"我国政府提出,到2020年,残疾人权益保障制度基本健全、基本公共服务体系更加完善,残疾人事业与经济社会协调发展;残疾人社会保障和基本公共服务水平明显提高,共享全面建成小康社会的成果。《残疾预防和残疾人康复条例》的颁布,通过五章三十六条,全面阐述了如何保障残疾预防和残疾人康复的有效实施,为发展我国残疾儿童康复事业奠定了基础,也为全面应对上述挑战和困难指明了方向,提出了措施。其中第14、16条阐述了残疾预防、筛查及早期干预,第17、21条阐述了有效实施康复服务,第26条阐述了残疾儿童康复服务的保障。《残疾预防和残疾人康复条例》的颁布,标志着我国残疾人康复事业的发展跨入新的时代。我国儿童康复事业在各级政府的重视下,在社会各界的关注与支持下,在康复工作者、特殊需求儿童及其家庭的共同参与下蓬勃发展。

综上所述,我国儿童康复与研究经历了30余年从无到有、从开创到发展的历史阶段,近10年来正在以前所未有的速度快速发展。随着儿童康复需求量的急剧增加,我国在康复医疗资源还十分有限,康复服务还不能满足康复需求,康复治疗队伍还十分年轻,康复治疗的理念、理论、技术、方法、途径等方面与部分发达国家相比仍存在较大差距的情况下,更需要以科学严谨的态度努力探索、学习和实践。政府与社会的重视和支持,专业工作者素质的提高,社会因素及环境条件的改善,都为儿童康复事业的发展创造了条件。与国际接轨,不仅需要法律法规的保障、环境的改善、观念的更新,更需要全社会的关心、支持和参与。包括儿童康复治疗师在内专业工作者扎实的理论基础,深刻理解、掌握、应用和创造先进的康复治疗理论与技术,遵循循证医学原则科学规范地开展儿童康复,仍然是目前十分迫切和重要的课题与挑战。

## 二、 我国儿童康复的挑战

随着我国经济快速发展、社会进步、国家富强以及人民生活水平的提高,人们对生命质量的要求有了巨大变化,加之国家和地方政府不断出台的各项有利政策,广大残疾儿童及特殊儿童的康复需求数量快速增长,对康复质量的要求不断提高,但是现阶段我国儿童康复服务的现状还不能满足康复需求。儿童康复服务机构设施及三级服务网络建设还不够健全;缺少信息监测平台及网络指导平台;各类准入制度、规范及标准正在研制和建立之中;儿童康复专业队伍的数量、质量及结构尚不尽合理,专业素质有待提高;专业人才培养的学历教育及继续教育亟待加强;社区康复发展较为缓慢,尚不能覆盖所有康复需求者;尚未实现真正意义的综合康复、全面康复及中西医结合康复;卫生系统、教育系统、残联系统、民政系统的资源共享及有机结合尚不够健全。此外还存在诸如如何规范地应用康复治疗技术、辅助器具和技术、药物治疗、外科手术治疗、康复护理与管理,如何提高康复治疗质量控制水平等康复实践中亟待解决的一些具体问题。

上述状况说明我国儿童康复事业仍然处于发展阶段,机遇和挑战并存,成就和进步与需求和不足同在。在国家不断出台的利好政策和强有力的法律法规保障下,在全社会的共同努力下,大力发展不同形式和途径的儿童康复服务；不断加强康复服务的网络化建设、信息平台建设及社区康复建设；不断加强儿童康复治疗师培养和整体素质提高的学历教育及继续教育；不断强化医教结合、全人发展理念及 ICF 理念和框架指导下的儿童康复；不断加强卫生、教育、残联、民政等系统的合作、交流和资源共享；不断加强中西医结合、内外科结合的儿童康复综合治疗；不断引进国际先进理念、理论和技术；不断强化质量控制、规范发展及精准康复；不断加强儿童康复医学与相关学科合作；不断缩小地区间、城乡间、不同机构和系统间康复需求与水平的差别。让我们大家共同努力，努力实现符合我国国情、具有中国特色并与国际接轨的中国儿童康复事业的跨越式发展。

（李晓捷）

# 第二章
# 儿童康复评定

精准儿童康复，从儿童康复评定开始。本章紧紧围绕儿童发育和各种功能评定，对儿童康复评定量表的适应证、使用方法进行了介绍，并围绕功能对目前经典、标准的量表进行了详细介绍。

## 第一节 概　　述

康复功能评定学（rehabilitation evaluation and assessment）是研究功能障碍者有关身体、心理、社会及其所处环境功能状况的一门医学学科。通过识别、测量、分析和判断功能障碍和潜能的方法和技能，寻求能够满足各方需求的康复目标，制订适宜的康复治疗计划，为康复治疗奠定基础。

## 一、定义

康复评定是对功能障碍者的功能状况及其水平进行定性和（或）定量描述，并对其结果做出合理解释的过程。康复评定是通过收集患者的病史和相关信息，使用客观的方法有效和准确地评定功能障碍的种类、性质、部位、范围、严重程度、预后以及制订康复治疗计划和评定疗效的过程。

## 二、目的与意义

### （一）目的

1. **判断功能障碍的状况**　了解功能障碍的性质、范围、程度。明确引起身体功能和结构损伤是先天性、后天性，还是继发性的。儿童康复科收治的病人大多与先天性因素相关，如脑性瘫痪、孤独症谱系障碍、智力发育障碍、遗传代谢性疾病等；脑炎后遗症、脊髓炎后遗症是后天性的；骨折后制动造成的肌肉失用性萎缩和关节挛缩是继发性的。需要明确并发损害有哪些，是否合并认知、语言言语、行为障碍等。

需要对功能障碍进行全面描述，例如需要明确影响患儿关节活动度变小的原因是痉挛或挛缩，或是由于肌力不足引起的。功能障碍涉及的肢体范围是一侧肢体还是双侧肢体。痉挛和肌力都可以采用标准化评定量表进行评定，确定功能水平和程度。

2. **制订康复治疗计划**　不同性质的功能障碍需要选择不同的治疗措施和方法，因此需要寻找和分析导致功能障碍的原因、限制患儿活动和参与能力的具体因素。不同疾病的功能障碍特点不同，需要选择不同的康复治疗策略和计划。小儿脑性瘫痪以运动障碍为主，孤独症谱系障碍以社会交往障碍为主，智力发育障碍以认知障碍为主。一种疾病的不同亚型，也需要选择不同的康复治疗策略和计划。注意缺陷多动障碍（ADHD）以注意力缺陷为主型、多动/冲动为主型或混合型的患儿，康复治疗的重点是不同的。选择适当的治疗手段，以促进功能恢复。在考虑进行自身功能代偿的基础上，强调使用康复辅助器具改变环境因素，进行补偿以提高功能是十分重要的。

3. **评定康复治疗效果**　一个康复治疗的过程至少包括入院后的初期评定、中期评定，出院时的末期评定，有时根据病情、病程等原因可能会有多次中期评定。通过初期评定，找出影响活动和参与能力的主要障碍因素，制订出适宜的康复治疗方案，进行有针对性的康复治疗。中期评定确定康复治疗效果，并根据需要调整康复治疗方案以进行针对性的康复治疗。末期评定对康复治疗进行整体疗效评定，并对社区康复和家庭康复提出具体目标和康复治疗方案。

4. **帮助判断预后**　对功能障碍的动态评定，有利于对结局有一定的预见性，对预后的科学评定可给患儿和家长一定心理准备，可使制订的治疗计划更合理，以便充分地利用各种资源，避免患儿及其家长对康复期望值过高或过低。例如在小儿脑性瘫痪康复中，粗大运动功能分级（GMFCS）应用广泛，GMFCS 中 Ⅰ~Ⅲ级可独立行走，或在康复辅具帮助下完成功能性行走；Ⅳ~Ⅴ级不能独立行走，仅可在帮助下维持坐位或卧位。

5. **分析卫生资源的使用效率**　如何科学使用现有的康复医疗资源，节省康复治疗费用和达到理想康复治疗效果，是患儿、社会以及医疗保险管理部门共同追寻的目标。功能独立性测量量表（FIM）的临床应用，达到了上述目标，但由于各种原因所制，FIM 在中国内地尚未得到广泛应用。

### （二）康复评定的意义

1. **指导康复治疗**　全面、科学、系统、准确的评定，可以弥补病史和一般临床检查的不足，明确患儿在活动和参与能力方面存在的问题，制订出更为全面合适的康复治疗计划，随时掌握患儿的病情和功能变化，指导康复医疗工作。通过康复评定的结果，可以明确康复的预后，从而控制康复治疗的质量。

2. **加强医患间沟通**　通过康复评定，可以加深患儿或监护人对疾病和功能障碍的了解和认识，帮助患儿制订合适的治疗目标，增强信心，提高对康复治疗的依从性，促使患儿主动参与康复治疗。

3. **社会学意义**　通过康复评定，为医疗保险对功能障碍儿童的医疗费用支付提供依据。康复评定还可以提供准确的卫生统计学数据，供政府相关部门等作为依据制定相应的政策。

## 三、康复评定的方法

由于不同功能障碍的特殊性，常常需要进行定性和定量评定。

### （一）康复评定方法的分类

1. **定性评定**　是从整体上分析评定对象特征的描述性分析，主要是解决评定对象"有没有"或者"是不是"的问题，适用于个案分析和比较分析中的差异性描述。使用访谈、调查问卷和观察等手段获取病例信息，反映病例质的描述性资料，而不是量的资料。可以将获得的病例信息与正常人群的表现特征或常模进行比较，初步判断被评定对象是否存在功能障碍、功能障碍的性质和程度等。定性评定结果容易受一些主观因素的影响，有一定的不确定性。

2. **定量评定**　等级资料的量化评定是将定性评定中所描述的内容分等级进行量化，临床上常采用标准化量表对定性资料进行量化，通过数字表达显得直观、具体，并可以比较与常模以及不同患者之间的差异，或同一患儿不同时间点功能障碍的变化。计量资料的评定是通过测量获得资料、分析量

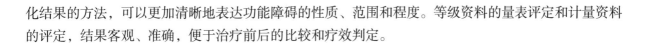

化结果的方法，可以更加清晰地表达功能障碍的性质、范围和程度。等级资料的量表评定和计量资料的评定，结果客观、准确，便于治疗前后的比较和疗效判定。

### （二）常用的康复评定方法

1. **访谈、问卷调查和观察** 通过与患儿及其家长的交谈接触，填写调查问卷以及全面观察，了解功能障碍发生的原因和时间、持续的时间、发展的过程以及对活动和参与能力的限制等资料，做出初步判断。

访谈、调查问卷和观察是康复评定中常用的定性评定方法，在患儿的所有照顾者和亲属中，母亲对患儿功能障碍的描述往往是最准确的，因此取得患儿母亲信任并进行有效的访谈，对了解病情、诊断、康复评定和制订康复治疗计划都是十分重要的。调查问卷对于反映患儿在家庭、学校中的实际表现，反映患儿的整体表现十分重要。由于调查问卷可以快速收集多个人、多方面资料，常应用于团体性的初筛或流行病学调查。为了使评定结果更为科学、真实，采用与患儿进行游戏的方法是一种比较好的沟通方式，患儿往往可以表现出很多父母或监护人未曾提供的宝贵资料。

2. **标准化评定量表** 是采用标准化的康复评定量表对患儿的功能进行评定的方法。在儿童康复评定中使用的量表，按照评定方式分为自评量表和他评量表，自评量表又称客观量表，他评量表又称主观量表；按照量表的编排方式分为等级量表和总结性量表；按照量表的内容分为运动功能量表、语言言语功能量表、心理精神量表、日常生活活动能力量表和社会功能量表等。

## 四、康复评定的内容

康复评定的内容包括主观资料、客观资料、功能评定和制订康复治疗计划四个部分，即目前普遍采用的是 SOAP 法，内容包括：主观资料（subjective data，S）、客观资料（objective data，O）、功能评定（assessment，A）、制订康复治疗计划（plan，P）。主观资料、客观资料和功能评定是制订康复治疗计划的基础，制订康复治疗计划是核心内容。主要评定的内容包括以下几个部分。

### （一）病史

病史的内容主要包括主诉、现病史、既往史、生长发育史和家族史等。主诉一般是以症状为表现的功能障碍，也可能是功能障碍的早期表现，如"至今 8 个月不会翻身""至今 6 个月竖头不稳"等。由于儿童康复科收治的疾病大多是先天性的，因此应详细描述孕期胎检情况、出生史、生长发育史等，尤其是脑损伤高危因素等。

### （二）体格检查和专科检查

通过详细的体格检查，可以确定功能障碍的性质、范围、程度，包括生命体征和一般情况、皮肤和淋巴、头和五官、颈部、胸部、心脏和周围血管、腹部、泌尿生殖系统和直肠、肌肉骨骼系统、神经系统等。康复医学的专科检查中要特别注意神经学和骨科检查，幼儿要观察在仰卧位、俯卧位、坐位、立位和步行等不同体位下的姿势和反应，要认真观察患儿在安静休息和兴奋状态下的功能改变等。

### （三）功能评定

不同疾病、不同类型的特殊障碍儿童需要选择功能评定的方向，一般围绕以下几个方面进行评定：运动功能评定、语言言语功能评定、日常生活活动能力评定、心理精神功能评定、社会功能评定。通过对损伤、活动受限和参与受限三个层次的评定，指导制订个性化、整体性的康复治疗计划。

### （四）制订康复治疗计划

康复治疗计划是康复医师向康复治疗人员以及康复团队成员下达有关康复治疗的医嘱性医疗文件。康复治疗计划是整个康复治疗过程的核心内容。

1. **康复治疗计划及其内容**　康复治疗计划应包括患儿的一般信息、诊断、主要功能障碍、康复目标、康复治疗方案和治疗过程中的注意事项六个部分。一般康复目标由康复医师确定，康复治疗师充分发挥各自的专业技能，康复团队所有成员共同合作，使患儿取得较好的康复效果。康复治疗计划是医师、康复治疗师和其他专业技术人员，以及患儿和家属检验预期结果和预后的工具，在康复治疗过程中，应根据康复治疗目标的完成情况动态调整康复治疗计划，使之更为科学、合理。

2. **康复治疗计划的制订方法**　包括设定康复目标、康复目标的内容、康复治疗和训练方案。

（1）设定康复目标：应根据患儿的具体情况制订个性化的康复目标，科学、适宜的康复目标应建立在全面准确的康复评定基础之上，康复目标包括远期目标和近期目标，远期目标一般指在 1~3 年后所期望的活动和参与能力水平，近期目标一般是指在机构集中康复治疗的 1~2 个月内力争达到的康复目标，是实现远期目标的基础和阶段性目标。

（2）康复目标的内容：根据康复评定的结果，紧紧围绕活动和参与能力，包括运动功能、语言言语功能、心理精神功能、日常生活活动能力和社会功能等。

（3）康复治疗和训练方案：通过对患儿全面的康复评定，掌握功能障碍情况，理解其康复需求，制订科学、适宜的康复目标，选择和确定康复治疗项目、康复治疗时间和康复治疗频次。目前我国儿童康复常用的康复治疗方法和手段包括：物理治疗、作业治疗、语言言语治疗、康复辅具、中医传统康复治疗、心理治疗、手术治疗、药物治疗、特殊教育或早期教育以及社会融合教育等。

3. **康复质量控制**　康复治疗中期康复评定以及康复团队的综合评定是重要的信息反馈和团队成员之间的信息交流，是持续改进康复治疗质量的重要途径。由于我国大多数儿童康复机构工作量较大，康复团队的综合评定一般较难实现对所有康复治疗儿童的实施。

## 五、康复评定的实施

### （一）康复评定的场所

康复评定的场所应根据康复治疗需求和环境条件设定，门诊、住院康复地点往往是整个康复团队进行综合评定的最佳场所，随着康复治疗形式的不断变化，尤其是残联、民政和社会团体对康复领域的积极参与，社区、家庭和康复诊所等都已经成为康复评定的重要场所。

### （二）康复评定的人员

康复评定人员是经过严格的康复医学或专科规范化培训，通过考核、取得相关资质的康复医师、康复治疗师及相关专业人员，只有康复医师和受过康复医学规范化培训的医师才有资格制订整体的（或全面的）康复治疗计划。亚专业的各种评定，如运动、语言等功能评定应由相应的物理治疗师

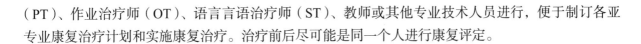

（PT）、作业治疗师（OT）、语言言语治疗师（ST）、教师或其他专业技术人员进行，便于制订各亚专业康复治疗计划和实施康复治疗。治疗前后尽可能是同一个人进行康复评定。

### （三）注意事项

1. **选择合适的方法** 应根据患儿年龄、生长发育情况和疾病特点、功能障碍特点以及评定工具的适用范围，选择合适的评定工具，避免对康复治疗计划的制订和康复治疗方案的实施产生干扰。

2. **选择恰当的时间** 无论是急性期还是恢复期患者，都应尽早进行康复评定。尽可能一次完成评定，评定时间要尽量短。

3. **采用 ICF-CY 的理念** 在进行康复评定时，能够以 ICF-CY 的理念指导康复评定，强调提高活动和参与能力为核心，将有利于康复评定策略的选择。

（吕智海）

## 第二节　发育评定

我国改革开放以来的社会经济快速发展，推动了医学科学的快速发展，康复医学模式已从单纯的生物医学模式向生物 - 心理 - 社会医学模式转变。临床证明，随着现代围产医学和新生儿医学水平的快速提高，使得低出生体重儿 / 极低出生体重儿等高危儿存活率大大提高，他们的发展和生活质量给儿科医学、儿童康复医学、儿童保健学等带来诸多新的课题和挑战。

## 一、概述

### （一）定义

发育（development）又称发展，是指个体细胞、组织、器官和系统的分化和功能成熟，主要指一系列生理、心理和社会功能发育，重点涉及儿童的感知发育、思维发育、语言发育、运动功能发育、人格发育和学习能力的发育等。在发育过程中，儿童与环境的交互作用下发生了生物学、认知和心理社会的变化和发展。

发育评定是通过不同方法和手段对生理功能、心理功能和社会功能发育的水平、特点、趋势、结局等进行观察并作出评定，了解个体和群体生长发育状况，还可以对造成功能障碍的限制性因素进行分析，为康复治疗计划的制订以及预后等提供科学依据。

### （二）分类

1. **体格发育** 一般常用的体格生长发育指标有体重、身高（长）、坐高（顶臀长）、头围、胸围、上臂围、身体比例与匀称性等。国家卫生和计生委妇幼保健与社区卫生司 2009 年公布了《中国 7 岁以下儿童生长发育参照标准》，其中包括 7 岁以下男童和女童身高（长）标准值、7 岁以下男童和女童体重标准值、7 岁以下男童和女童头围标准值等。

2. **神经与心理发育** 神经系统的发育和成熟是神经心理发育的物质基础，神经心理发育主要评估神经系统发育、运动发育、语言发育、感知发育、心理活动发育等。

## （三）实施

**1. 康复评定方式**　通过访谈、问卷、随访和操作等方式，采用现场观察和看护人叙述相结合的方式进行评估。

**2. 康复评定时间**　高危儿建议6个月内每个月进行康复评定1次，7~12个月每2个月评定1次，1岁以上根据情况每3~6个月进行康复评定1次。脑性瘫痪、智力发育障碍、孤独症谱系障碍等其他疾病患儿建议每3~6个月进行康复评定1次。

## （四）注意事项

1. 注意不同国家、不同地区、不同种族、不同性别之间的整体发育差异，以及受遗传因素和环境因素等影响所致的个体差异。

2. 空间明亮，温度适宜。

3. 评估前要有充足睡眠，餐后30分钟以上，状态较好时进行。

## 二、 评定方法

进行发育里程碑式阶段的评定，根据评定的目的、要求，选择公认的、简单有效的测验方法，尽可能选用国内外公认的和使用广泛的标准化量表。

### （一）发育评定量表

**1. 发育筛查性测验**　使用简单的测试项目和测试方法，在较短时间内把发育可能有问题的儿童从人群中筛查出来，常用的方法有新生儿20项行为神经测定（neonatal behavioral neurological assessment，NBNA）、丹佛发育筛查测验（Denver development screening test，DDST）、绘人测验（draw a person test，DPT）、0~6岁儿童智能发育筛查测验（developmental screening test for child under six，DST）等。

（1）新生儿20项行为神经测查（NBNA）：NBNA适用于足月新生儿，早产儿需要胎龄满40周后，足月窒息儿可在生后第3天开始进行检查。评定共分为5个部分：6项行为能力、4项被动肌张力、4项主动肌张力、3项原始反射和3项一般评估。每项评分为3级（0分、1分、2分），满分为40分，35分以下为异常。如果评分低于35分，7天后应重复检查，仍不正常者12~14天后再复查。评定在新生儿2次喂奶中间进行，整个评定应在10分钟内完成。该评定能较全面地反映新生儿大脑发育的状态，了解新生儿行为能力，以便及早发现脑损伤情况，进行早期干预。

（2）丹佛发育筛查测验（DDST）：适用于0~6岁小儿智力发育问题的早期筛查，以及对高危儿的发育监测等。包括105项测试项目，国内目前使用的是有104个测试项目的修订版。分布于四个功能区：个人-社交、精细运动-适应性、语言、大运动。最后将各能区的通过项目数累加，判断儿童智力发育属正常、可疑、异常、无法测定。DDST需时10~30分钟，测验项目较多，假阴性率较高，对幼婴的测试项目偏少，对大童测试项目难度偏低，主要用于发育筛查。

**2. 发育诊断性测验**　采用标准化测试工具测出发育商或智龄，常用的方法有0~6岁儿童神经心理发育量表（儿心量表）、Gesell发育诊断量表（Gesell development diagnosis schedules，GDDS）、贝利婴儿发育量表（Bayley scales of infant development，BSID）。

（1）0~6岁儿童神经心理发育量表：也称之为儿心量表，是我国首次对0~6岁儿童神经心理发育自主编制的标准化量表，在全国 12 省市进行标准化常模的测试，量表能充分反映小儿神经心理发育的成熟程度及年龄特点。根据 0~6 岁儿童神经心理发育特点，量表分为大运动、精细运动、适应能力、语言及社交行为等五个能区，可用发育商评定孩子的智能发育速率，也可用智龄表明其发育水平，为智能超常或发育迟缓提供了可靠的早期诊断依据。通过对行为的观察，可以尽早发现小儿的异常情况，对早期诊断和开展早期治疗干预，提高康复效果均有重要意义。

（2）Gesell 发育诊断量表（GDDS）：是评估诊断 0~6 岁儿童发育水平的心理测量工具，也是用于评定 0~6 岁儿童智力残疾的标准化方法之一。根据发育的内容分为适应性行为、大运动、精细动作、语言、个人 - 社交五个能区。全量表分为 13 个关键年龄，评定结果以常模人群中项目的通过率（75% 或 90%）确定发育年龄，结果用发育商（developmental quotient，DQ）来表示，进行结果分析时，需针对五个能区每个维度的行为模式进行行为分析，而不能以计算的总和或平均值代表儿童的发育水平。该量表可作为 0~6 岁儿童发育迟缓和儿童智力残疾诊断的重要依据。

## （二）认知能力评定量表

采用标准化评定量表对认知能力进行评定，常用的评定方法有韦氏幼儿智力量表第 4 版（Wechsler preschool and primary scale of intelligence-IV，WPPSI-IV）、韦氏儿童智力量表第 4 版（Wechsler intelligence scale for children-IV，WISC-IV）、Peabody 图片词汇测试（Peabody picture vocabulary test，PPVT）、中国比内测验、斯坦福 - 比奈智力量表（Stanford-Binet intelligence scale，SBIS）、希 - 内学习能力测验（Hiskey-Nebraska test of learning aptitude，H-NTLA）、团体儿童智力测验（the group intelligence test for children，GITC）等。

1. 中国比内测验　目前我国使用的是中国比内量表（第 3 版），测试对象年龄范围为 2~18 岁，评定结果用 IQ 来表示。包括四个分量表和 15 个分测验：①言语推理：四个分测验，测试词汇、理解、言语关系等能力；②抽象 / 视觉推理：四个分测验，测试临摹和图像分析推理等能力；③数量推理：三个分测验，测试计数、心算和逻辑运算等能力；④短时记忆：四个分测验，测试数字记忆、句子记忆和物体记忆等能力。此量表主要用于智力发育水平较差患儿的智力评定。

2. 团体儿童智力测验（GITC）　是我国自行编制的，与韦氏儿童智力测验（WISC-R）相似，但可以用作班级或学校进行团体施测的诊断性智力测验，适用于 9~16 岁儿童。由多个分测验组成，分为语言（文字）和非语言（图画、图形和图案）两大类 10 个分测验，采用纸笔测验的方式。被测试者通过自己阅读指导语而理解其测试要求，将从所提供的五个答案中选择最佳的一个。根据测验得出的智商分数对被试智力水平的评定与韦氏智力测验智商结果具有相同意义。

## （三）适应性行为评定量表

可以评定儿童生活自理能力、学习能力等社会适应能力的水平或损害的程度，常用的评定方法有：Brazeton 新生儿行为评定量表（neonatal behavioral assessment scale，NBAS）、Achenbach 儿童行为筛查量表（Achenbach's child behavior checklist，CBCL）、儿童人格问卷（personality inventory for children，PIC）、Conner 父母症状问卷（Conner parent symptom questionnaire，CPSQ）、婴儿 - 初中学生社会生活能力量表等。

1. Brazeton 新生儿行为评定量表（NBAS）　是目前检查新生儿行为表现适用年龄最小的量表，从出生第一天到满月都可使用。有 27 个检查新生儿对环境刺激的行为反应的项目，包括：习惯化、定向、运动的成熟性、变异性、自我安静能力、社交往来行为。另外，还有 20 个检查反射和运动的项目，如 Babinski 反射等。

**2. Conner 父母症状问卷（CPSQ）** Conner 行为评价量包括 Conner 父母用症状问卷和 Conner 教师用评定量表。CPSQ 适用于 3~16 岁儿童青少年行为问题，CPSQ 分为 5 个分量表：品行问题、学习问题、心身问题、冲动 - 多动、焦虑。广泛应用于儿童青少年心理障碍、注意缺陷多动障碍、孤独症谱系障碍、阅读障碍、品行障碍、留守儿童、网络成瘾等行为问题儿童。

## （四）运动功能评定量表

评定患儿运动质量、运动功能和运动发育水平，并能对运动功能情况进行预测，主要的评定方法和量表有：GM Trust 全身运动评估（GM trust Course on Prechtl's assessment of general movements，GMs）、0~1 岁神经运动检查 20 项（infant neurological motor assessment，INMA）、Alberta 婴儿运动量表（Alberta infant motor scale，AIMS）、Peabody 运动发育量表（Peabody developmental motor scales，PDMS）、粗大运动功能测试（gross motor function measure，GMFM）和粗大运动功能分级系统（gross motor function classification system，GMFCS）、精细运动能力测试（fine motor function measure，FMFM）和手功能分级系统（manual ability classification system，MACS）。

**1. 0~1 岁神经运动检查 20 项（INMA）** 是简化了的 0~1 岁神经运动检查 52 项，认为 1 岁以内神经运动功能的正常发育和异常表现可以估计预后发展。量表包括视听反应、运动发育、主动和被动肌张力、反射以及姿势等 20 个小项。可以早期发现中枢性运动障碍、运动及姿势发育异常、反射发育异常、肌张力和肌力异常等，可以作为脑性瘫痪的早期筛查方法，并可作为高危儿早期干预效果的判定指标。

**2. Peabody 运动发育评定（PDMS）** 是目前儿童早期干预领域中被广泛应用的运动发育评定量表，适用于所有 0~72 个月的儿童。其中的粗大运动功能评定部分包括 151 个测试项目，分别测试反射、姿势、移动、实物操作 4 个运动技能区的能力。精细运动功能评定部分包括 98 个测试项目，分别测试抓握、手的使用、手眼协调和操作的灵活性等运动能力。测试结果包括五项分数，即各个分测试的原始分、相当年龄、百分位、标准分以及发育商。发育商用来评定被试儿童相对于同龄儿童的粗大运动发育水平，可以有效地鉴别运动发育正常儿童和发育迟缓儿童。

## （五）语言功能评定量表

对语言发育水平和构音情况进行评估，常用的评定方法和量表有：语言发育迟缓检查法（sign-significaterelations，S-S 法）、Peabody 图片词汇测验（PPVT）、Frenchay 构音障碍评定（Frenchay dysarthria assessment，FDA）、Illinois 心理语言测试（Illinois test of psycholinguistic abilities，ITPA）等。

**1. Peabody 图片词汇测验（PPVT）** 适用于 4~18 岁的筛查测验，是一套测试词汇理解能力的测试工具。全套共有 120 张黑白图片，每张图片有 4 个图，其中还有 150 个词分别与每张图片内的一个图所示的词义相对应，测验图片按从易到难顺序排列。测验时测试者拿出一张图并说出一个词，要求被试者指出与图片上 4 个图中哪一个所示的词义相符。记录下被试者的反应结果，连续 8 个词错 6 个则停止测试，每答对一词记 1 分，最后根据被试者的成绩转化为智龄、离差智商或百分位等级，以此来与同龄正常儿童比较，判断被试者的语言发育情况。要求 10~15 分钟内完成测验。

**2. Illinois 心理语言测试（ITPA）** 适用于 3~10 岁儿童，以测查能力为主，用来测量儿童在理解、加工和产生言语和非言语性语言的能力。整个测试由五大部分、十个分测验组成，分为：理解能力（语言理解、图画理解）；综合能力（语言推理、图画类推）；表达能力（语言表达、动作表达）；构成能力（作文、构图）；记忆能力（数字记忆、图形记忆）。

（吕智海）

# 第三节　儿童运动功能评定

## 一、概述

儿童运动功能伴随着人体的成长不断分化、多元化、复杂化，不同年龄阶段运动功能有不同的特点，运动功能发育与体格发育、大脑和神经系统发育密切相关。儿童处于运动功能发育的关键期，要改善运动功能首先就要进行运动功能的评定。

**1. 定义**　儿童运动功能评定是通过收集患儿的有关资料、选择适当的评估量表或测量工具，依据儿童运动发育规律、运动与姿势发育顺序、肌力、肌张力、关节活动度、反射发育、运动类型等特点，综合评定是否存在运动发育落后、运动障碍、运动异常。为制订康复目标和康复治疗计划提供依据。

**2. 分类**　儿童运动功能评定主要是评定粗大运动和精细运动，粗大运动是指竖头、翻身、坐、爬、站、姿势转换、走、跑、跳等运动，精细运动主要包括手的抓握、捏、双手协作能力、手的灵巧性和稳定性等。

**3. 实施与注意事项**

（1）评定室一般要求：令儿童感到舒适、安全、简洁。卧位与翻身、坐、爬和跪项目需在垫子上评定，站立、走、跑、跳项目在地上测试。评估工具应提前备好。若评定难以在一次全部完成，可分成几次评定，且全部评定要在1周内完成。

（2）以正常儿童整体发育标准为对照：严格按照评定指导中的要求进行全面的评定，评定中治疗师一定要观察到每个项目的关键描述。对于2岁之前的早产儿，需要以纠正年龄进行评定。

## 二、评定方法

儿童运动功能的评定，主要应依据儿童生长发育的顺序进行全面的评定。常用的评定方法和量表有：GM Trust全身运动评估（GMs）、发育性反射与反应的评定、Alberta婴儿运动量表（AIMS）、小儿肌力、肌张力和关节活动度评定，粗大运动功能测试（GMFM）和粗大运动功能分级系统（GMFCS）、精细运动功能测试（FMFM）和手功能分级系统（MACS）、步态分析等。

### （一）全身运动质量评估（GMs）

全身运动是最常出现和最复杂的一种自发性运动模式，从妊娠9周的胎儿，持续至出生后5个月，能够有效地评定婴幼儿神经系统的功能。正常全身运动的发育分为早产时期和扭动运动阶段（出生后～足月后8周龄），不安运动阶段（足月后9周龄～足月后5月龄）两个阶段。

**1. 早产时期和扭动运动阶段**

（1）正常表现：整个身体参与的运动，手臂、腿、颈和躯干以变化运动顺序的方式参与这种全身运动。沿四肢轴线的旋转和运动方向的轻微改变，使整个运动流畅优美并产生一种复杂多变的印象。

（2）三种异常表现

1）"单调性"全身运动：指各连续性运动成分的顺序单调，不同身体部位的运动失去了正常全身运动的复杂性。

2）"痉挛-同步性"全身运动：指所有肢体和躯干肌肉几乎同时收缩或放松，动作僵硬，失去流畅性。如果该异常表现在数周内持续存在，可预测该婴儿可能发展为痉挛型脑瘫。

3）"混乱性"全身运动：指所有肢体运动幅度大，动作突然不连贯，失去流畅性。常在数周后发展为"痉挛-同步性"全身运动。

**2. 不安运动阶段**

（1）正常表现：是一种小幅度中速的循环式运动，颈、躯干和四肢在各个方向的可变运动加速度，在清醒婴儿中该运动持续存在（烦躁哭闹时除外）。

（2）两种异常表现

1）"不安运动缺乏"：如果在足月后9周到5月龄内一直未观察到不安运动，称之为"不安运动缺乏"，但是通常仍可观察到其他全身运动。"不安运动缺乏"对于中枢神经系统损害，尤其是脑瘫具有高预测价值。

2）"异常性"不安运动："异常性"不安运动看起来与正常不安运动相似，但在运动幅度、速度以及稳定性方面中度或明显夸大。该异常模式少见。

**3. 全身运动评定的临床意义**　全身运动的表现受颅脑结构的调节，当婴儿中枢神经系统受损时，全身运动则失去复杂多变的特性从而表现各类异常。痉挛型偏瘫儿童从出生后早期即可观察到异常全身运动的存在，最早的非对称性偏瘫表现为脑损伤对侧的"部分运动"减少或消失。连贯一致的"痉挛-同步性"全身运动和"不安运动缺乏"用于预测痉挛型脑瘫。不随意运动型脑瘫的婴儿表现出"单调性"全身运动、异常的"环形手臂运动"和手指伸展。

### （二）发育性反射与反应的评定

小儿反射发育能准确地反映中枢神经系统发育情况，是判断婴幼儿运动发育水平的重要手段，按神经成熟度，可分别进行原始反射、立直反射和平衡反应的评定。

**1. 原始反射**　是人与生俱来的非条件反射，其反射中枢位于脊髓、延髓和脑桥。随中枢神经系统的发育和逐渐成熟，原始反射会被抑制。原始反射大部分在2~6个月内消失。包括觅食反射、手握持反射、足握持反射、拥抱反射、放置反射、踏步反射、张口反射、上肢移位反射、侧弯反射、紧张性迷路反射、非对称性紧张性颈反射、对称性紧张性颈反射、交叉伸展反射和阳性支持反射等。

**2. 立直反射**　是身体在空间发生位置变化时，主动将身体恢复直立状态的反射，其反射中枢位于中脑和间脑。主要功能是维持头在空间的正常姿势、头颈和躯干间、躯干与四肢间的协调关系。立直反射多在出生后3~4个月出现，持续终生。包括颈立直反射、躯干颈立直反射、躯干躯干立直反射、迷路性立直反射、视性立直反射和降落伞反射等。

**3. 平衡反应**　是神经系统发育的高级阶段，其中枢位于大脑皮质。主要作用是当身体重心移动或支持面倾斜时，躯体通过调节肌张力以及躯干与四肢的代偿性动作，适应重心的变化以保持正常姿势。平衡反应多在立直反射出现不久即开始逐步出现和完善，持续终生。包括仰卧位倾斜反应、俯卧位倾斜反应、膝手位倾斜反应、坐位倾斜反应、跪位倾斜反应和立位倾斜反应。

### （三）Alberta 婴儿运动量表（AIMS）

由加拿大 Alberta 大学的 M.C. Piper 和 J. Darrah 制定，通过观察来评定 0~18 月龄或从出生到独立行走这段时期婴儿的运动发育水平。包括 58 个项目，主要对婴儿负重、姿势、抗重力运动三方面特征进行评定，分为俯卧位（21 个项目）、仰卧位（9 个项目）、坐位（12 个项目）及站立位（16 个项目）四个亚单元，对每个项目依据"观察到"或"未观察到"评分，并计算出 AIMS 的原始分，然后通过与常模比较得出受试婴儿在同龄儿中所处的百分位，由此判断受试婴儿运动发育水平。该量表可以敏感地反映出正常婴儿在较短时间内所发生的运动发育微小变化，还可用于精确地评定婴儿运动发育成熟水平以及在干预治疗后的变化。因此在国际上应用广泛，适用于高危婴儿群体的监测。

### （四）小儿肌力、关节活动度和肌张力评定

**1. 肌力评定** 小儿不同程度的局部或全身肌力降低，可表现为不能实现抗重力伸展，抗阻力运动差。通常检查四肢关节周围肌群以及躯干肌群，可在全身各个部位，通过一定的动作姿势，分别对各个肌群的肌力作出评定。常用方法为徒手肌力检查（manual muscle testing，MMT），分级标准为六级。

**2. 肌张力评定** 肌张力的变化可反映神经系统的成熟程度和损伤程度。根据被动活动肢体时的反应以及有无阻力变化，将肌张力分为 5 级，常采用改良 Ashworth 痉挛量表（modified Ashworth scale，MAS）评定。小儿肌张力评定的指标量化比较困难，评定可通过观察、触摸肌肉的软硬程度、被动运动肢体、关节活动范围正常与否来判断。

**3. 关节活动度的评定** 关节活动度的评定通常采用量角器法，针对小儿关节活动度和肌张力的评定还有以下一些特殊方法（表 2-1）。

（1）头部侧向转动试验：正常时颈部左右活动时下颌可达肩峰，左右对称，肌张力增高时阻力增大，下颌难以达肩峰。

（2）臂弹回试验：使小儿上肢伸展后，突然松手，正常时在伸展上肢时有抵抗，松手后上肢恢复原来的屈曲位置。

（3）围巾征：检查时小儿头和颈部保持在中立位，以免上肢肌张力不对称。将小儿一侧上肢通过前胸拉向对侧肩部，使上臂围绕颈部，尽可能向后拉，观察肘关节是否过中线，新生儿不过中线，4~6 月龄婴儿过中线。肌张力低下时，手臂会像围巾一样紧紧围在脖子上，无间隙，肌张力高时肘不过中线（图 2-1）。

（4）腘窝角：仰卧位，骨盆紧贴床面，屈曲大腿使其紧贴到胸腹部，然后伸直小腿，观察大腿与小腿之间的角度。肌张力增高时角度减少，降低时角度增大。正常 4 月龄后应大于 90°（图 2-2）。

（5）足背屈角：仰卧位，评估者一手固定小腿远端，另一手托住足底向背侧推，观察足从中立位为起始的背屈角度。肌张力增高时足背屈角度减少，降低时足背屈角度增大（图 2-3）。正常 4 月

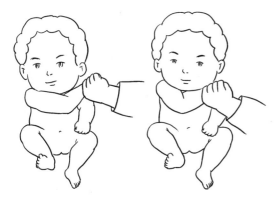

图 2-1　围巾征

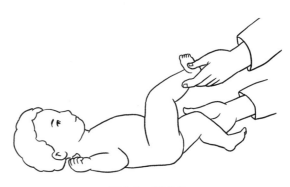

图 2-2　腘窝角

龄应在 30°~60°之间。

（6）跟耳试验：仰卧位，评估者牵拉足部尽量靠向同侧耳部，骨盆不离开床面，观察足跟骨与股骨大转子的连线和桌面形成的角度。正常 4 月龄后应大于 90°（图 2-4）。

（7）内收肌角：仰卧位，评估者握住小儿膝部使下肢伸直并缓缓拉向两侧，尽可能达到最大角度，观察两大腿之间的角度，左右两侧不对称时应分别记录。肌张力增高时角度减小，降低时角度增大。正常 4 月龄后应大于 90°（图 2-5）。

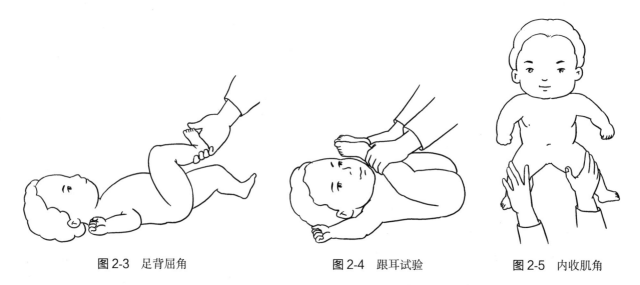

图 2-3　足背屈角　　　　　　　　图 2-4　跟耳试验　　　　　　　图 2-5　内收肌角

（8）牵拉试验：仰卧位，评估者握住小儿双手向小儿前上方牵拉，正常小儿 5 个月时头不再后垂，上肢主动屈肘用力。肌张力低时头后垂，不能主动屈肘。

表 2-1　1 岁以下正常婴幼儿关节活动范围

| 表现 \ 月龄 | 1~3 个月 | 4~6 个月 | 7~9 个月 | 10~12 个月 |
|---|---|---|---|---|
| 围巾征 | 手不达肩<br>肘不过中线 | 手可达肩<br>肘不过中线 | 手过肩<br>肘过中线 | 手过肩<br>肘过中线 |
| 腘窝角 | 80°~100° | 90°~120° | 110°~160° | 150°~170° |
| 足背屈角 | 60°~70° | 30°~60° | 0°~30° | 0°~30° |
| 跟耳试验 | 80°~100° | 90°~130° | 120°~150° | 140°~170° |
| 内收肌角 | 40°~80° | 70°~110° | 100°~140° | 130°~150° |

## （五）粗大运动功能测试（GMFM）

是评价患儿的粗大运动功能，适用于相当 0~5 岁正常儿童运动能力的脑瘫儿童。该量表是国际上公认及应用最广的脑瘫患儿粗大运动测试工具，也可用于中枢神经系统损伤后遗症、唐氏综合征、发育性协调障碍等患儿的运动功能障碍状况和发育水平。GMFM 量表每项采用 4 级评分（0、1、2、3）。GMFM 88 项分为 5 个分区：A 区为卧位和翻身，总分 51 分（17 项）；B 区为坐位，总分 60 分（20 项）；C 区为爬和跪，总分 42 分（14 项）；D 区为站位，总分 39 分（13 项）；E 区为走、跑、跳，总分 72 分（24 项），该量表属于顺序量表，五个分区可以独立或组合进行评定。评定结果包括五个分区的原始分和百分数，以及目标区域百分数和总分数。其中简化的 GMFM 66 量表需要经过相关培训和授权才能够使用。

## （六）粗大运动功能分级系统（GMFCS）

是 Palisano 等根据儿童运动功能随年龄变化的规律所设计的一套分级系统，能较为客观地反映脑瘫儿童粗大运动功能发育情况。共分为 5 个年龄组：0~2 岁、2~4 岁、4~6 岁、6~12 岁、12~18 岁；每个年龄组又根据患儿运动功能的表现划分为 5 个级别，Ⅰ级为最高，Ⅴ级为最低。GMFCS 是在 ICF 理念下诞生的分级方法，注重功能、技能、自发运动，通过评价脑瘫患儿在日常生活中坐位、体位转移和移动的能力，客观地反映粗大运动功能障碍对日常生活能力的影响（表 2-2、图 2-6）。

表 2-2　6 岁以上儿童 GMFCS 各级别最高能力描述

| 级别 | GMFCS 各级别最高能力描述 |
| --- | --- |
| Ⅰ | 能够不受限制地行走，在完成更高级的运动技巧上受限 |
| Ⅱ | 能够不需要使用辅助器具行走，但是在室外和社区内的行走受限 |
| Ⅲ | 使用辅助移动器具行走，在室外和社区内的行走受限 |
| Ⅳ | 自身移动受限，孩子需要被转运或者在室外和社区内使用电动移动器具行走 |
| Ⅴ | 即使在使用辅助技术的情况下，自身移动仍然严重受限 |

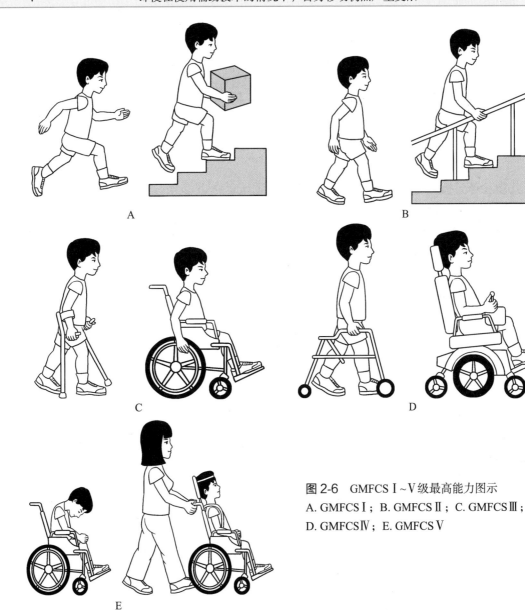

图 2-6　GMFCS Ⅰ~Ⅴ级最高能力图示
A. GMFCS Ⅰ；B. GMFCS Ⅱ；C. GMFCS Ⅲ；
D. GMFCS Ⅳ；E. GMFCS Ⅴ

## （七）精细运动功能测试（FMFM）

可合理判断儿童的精细运动功能水平。量表共有 5 个能力 61 个项目，包括视觉追踪（5 项）、上肢关节活动能力（9 项）、抓握能力（10 项）、操作能力（13 项）、手眼协调能力（24 项），采用 0、1、2、3 四级评分法。FMFM 量表可以用于跟踪观察脑瘫儿童精细运动功能的发育状况，分析和预测不同类型、不同分级脑瘫儿童精细运动发育轨迹和结局。

## （八）手功能分级系统（MACS）

是针对儿童在日常生活中操作物品的能力进行分级的评估系统。MACS 旨在描述孩子在家庭、学校和社区中的日常表现，主要评定日常生活中双手参与能力，并非单独评定某一只手的功能。MACS 参照 GMFCS 的分级方法，适用年龄 4~18 岁（表 2-3）。

表 2-3　MACS 各级别最高能力描述（4~18 岁）

| 级别 | MACS 各级别最高能力描述 |
|---|---|
| I | 能轻易成功地操作物品 |
| II | 能操作大多数物品，但在完成质量和（或）速度方面受到一定影响 |
| III | 操作物品困难，需要帮助准备和（或）调整活动 |
| IV | 在调整的情况下，可以操作有限的简单物品 |
| V | 不能操作物品，进行简单活动的能力严重受限 |

## （九）步态分析

**1. 儿童步态分析**　有多种方法，如观察法、足印法、三维步态分析、视觉步态分析等，其中观察法最常用。主要观察踝、膝、髋、骨盆、躯干等在步行周期的表现。

步态分析中常用的基本参数包括：

（1）步长：行走时一侧足跟着地到紧接着的对侧足跟着地的距离；

（2）步幅：行走时一侧足跟着地到该侧足跟再次着地的距离，通常是步长的两倍；

（3）步宽：行走中左、右两足间的距离，通常以足跟中点为测量参考点；

（4）步频：行走中每分钟迈出的步数；

（5）步速：行走时单位时间内在行进的方向上整体移动的直线距离；

（6）步行周期：行走时一侧足跟着地到该侧足跟再次着地的过程为一个步行周期，包含一个支撑相和一个摆动相。

**2. 步行能力评定**　包括能否步行、步行方式、步行速度、步行距离、步行能量消耗等。

（1）Gillette 功能评定问卷（Gillette function assessment questionnaire，FAQ）：通过询问照顾者评定儿童的运动功能，主要是儿童能否借助辅助器具或矫形器独自完成各项运动，包括 FAQ 步行分级和 FAQ 22 项技能问卷两部分，FAQ 步行分级评定儿童能否步行以及步行方式，包括 0~9 的 10 个分级。FAQ 22 项技能问卷用来评定相对具有更高运动能力的儿童，每项包括"容易""有些困难""非常困难""完全不能""相对年龄不适合"五个选项。

（2）步行速度测定：通常是儿童以自身喜好的速度进行步行，测量单位时间内步行的距离。可以使用多次测量的平均值以提高测量的稳定性。

（3）步行距离测定：6 分钟步行距离测量是测量儿童步行距离和步行耐力最常用的方法，受试者以自身喜好的步速在往返 50m 的步道上连续步行 6 分钟，测定步行距离。

（4）步行能量消耗测定：物理消耗指数（physical cost index，PCI）是用来测定步行能量消耗的常用指标。测试前先安静休息 5 分钟，测试其休息时心率。随后进行 6 分钟步行距离测定。结束后立即测定其步行后的心率。计算 PCI，PCI=（步行时心率 – 休息时心率）/ 步行速度，PCI 值越高表明单位时间内步行的能量消耗越高。适用于粗大运动功能分级系统 Ⅰ 级和 Ⅱ 级，能持续步行超过 6 分钟，能够理解和配合测试的儿童。

**3. 儿童常见异常步态**　正常情况下，儿童长到 1~1.5 岁时就可以从扶物行走逐渐发展到独立平稳行走。但是有些儿童由于中枢神经系统、周围神经系统、骨骼肌肉等原因会出现明显的异常步态。常见异常步态有：

（1）臀大肌步态：表现为挺胸、凸腹，躯干后仰，过度伸髋，膝关节绷直或微屈，重力线落在髋关节后方（图 2-7）。

（2）臀中肌步态：表现为摆动侧骨盆下降，躯干向支撑腿侧弯。当一侧臀中肌受损者行走时，其处于摆动相的健侧骨盆下降，躯干向患侧弯曲，同时患侧肩关节下掣来代偿；双侧臀中肌无力时，其步态特征为行走时上身左右交替摇摆，状如鸭子，故称为鸭步（图 2-8）。

（3）股四头肌步态：表现为避免膝关节过度屈曲，在患侧足跟着地时，臀大肌和小腿三头肌代偿性收缩，使髋关节伸展并将膝关节锁定在过伸展位，支撑相膝关节呈反张状态（图 2-9）。

（4）剪刀步态：行走时骨盆前倾，因髋关节内收肌肌张力过高，行走时下肢向前内侧迈出，呈剪刀步或交叉步，双膝内侧常摩擦碰撞，由于腘绳肌张力过高，支撑相膝关节仍保持屈曲，足尖着地，小腿三头肌痉挛则使下肢相对延长，下肢向前摆动时足趾拖地，并以足尖着地方式行走。多见于痉挛型脑瘫患儿（图 2-10）。

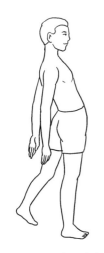
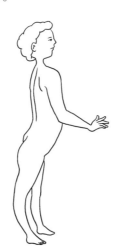
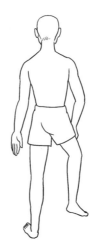
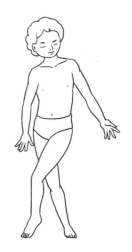

图 2-7　臀大肌步态　　图 2-8　臀中肌步态　　图 2-9　股四头肌步态　　图 2-10　剪刀步态

（5）共济失调步态：步态特征为行走时双上肢外展以保持身体平衡，步宽加大，步幅长短不一，步速快慢不等，高抬腿，足落地沉重，呈"Z"形前进，不能走直线，因重心难以控制，行走时东倒西歪，呈蹒跚状或醉汉样，故又称蹒跚步态或醉酒步态。多见于小脑病变（图 2-11）。

（6）膝内翻或膝外翻步态：双下肢自然伸直或站立时，两足内踝能相碰而两膝不能靠拢为膝内翻；两膝能相碰，两足内踝分离而不能靠拢为膝外翻。两种异常步态大多是由于站立过早，行走时间过长，缺乏营养和锻炼等原因，造成大、小腿内外两侧肌肉群及韧带的收缩力量与伸展力量不平衡所致（图 2-12）。

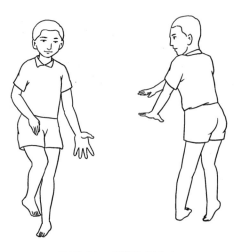

图 2-11　共济失调步态

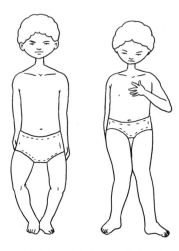

图 2-12　膝内翻或膝外翻步态

（欧阳辉）

# 第四节　儿童日常生活活动能力评定

儿童康复的目标是要帮助特殊儿童不断提高活动和参与的能力，为真正意义上的社会融合奠定基础。因此良好的儿童日常生活活动能力是回归社会、融入社会的基础，在儿童康复工作中以及社会各界都越来越重视提高儿童日常生活活动能力。

## 一、概述

日常生活活动能力（activities of daily living，ADL）是指人们在家庭或医疗机构中和社区中的最基本能力，是康复医学中最基本和最重要的内容之一。儿童的 ADL 还包括适应幼儿园及学校生活的基本能力。实现最大限度生活自理是康复治疗的一个重要康复目标，要改善康复对象的自理能力，首先要进行 ADL 评估。儿童康复科所收治的患儿往往处于生长发育的快速时期，再加上由于各种原因所致的活动和参与能力受限，动态地进行 ADL 评估和指导是十分重要的。

### （一）定义

ADL 是指人们为了维持生存及适应生存环境而每天必须反复进行的、最基本的、最具有共性的活动，包括衣、食、住、行、个人卫生等动作和技巧。ADL 包括运动、自理、交流及家务活动等。运动方面包括床上运动、轮椅上运动和转移、室内或室外行走、公共或私人交通工具的使用。自理方面包括更衣、进食、如厕、洗漱、修饰等。交流方面包括言语、电话、阅读、书写、使用电脑、识别环境标志等。家务劳动方面包括购物、备餐、洗衣、使用家具及环境控制器。

1980 年，世界卫生组织（WHO）发布了《国际残损、残疾、残障分类》（ICIDH），其中明确地将 ADL 低下归属于能力低下范畴。ICF 从功能、残疾和健康的角度，评估身体结构、身体功能、活动和参与能力、环境因素以及个人因素五项，其中活动是由个体执行一项任务或行动。活动受限指个体在完成活动时可能遇到的困难，这里指的是个体整体水平的功能障碍，除包括日常生活活动能力之外，还有学习和应用知识的能力、完成一般任务和要求的能力、交流的能力、个体的活动能力等，日常生活活动能力仅为活动范畴的一部分。

### （二）分类

1. **基本的或身体的日常生活活动能力**　基本的或身体的日常生活活动能力（basic or physical ADL，BADL or PADL）是指每天生活中与穿衣、进食、保持个人卫生等自理活动和坐、站、行、走等身体活动相关的基本活动。

2. **复杂性或工具性日常生活活动能力**　复杂性或工具性日常生活活动能力（instrumental ADL，IADL）是指人们在社区中独立生活所需的关键性的较高级的技能，如家务杂事、炊事、采购、骑车或驾车、处理个人事务等，大多需借助或大或小的工具进行。

BADL 反映较粗大的运动功能，IADL 反映较精细的功能。BADL 常在医疗机构中应用，IADL 多在社区老年人和残疾人中应用，目前部分 ADL 量表是将两者相结合进行评定。

### （三）实施

1. **直接观察**　ADL 评定可以在患儿实际生活环境中进行，评定人员观察患儿完成实际活动的动作情况，以评定其能力。也可以在 ADL 评定室或训练室中进行，在此环境中指令患儿完成动作，较其他环境更易取得准确结果，且评定后也可以根据患儿的功能障碍情况在此环境中进行训练。

2. **间接评定**　有些不便完成或不易完成的动作，可以通过询问患儿本人或家属的方式取得结果，如患儿的大小便控制、个人卫生管理等。

### （四）注意事项

评定前应与患儿或监护人沟通，让患儿或监护人明确评定的目的，以取得患儿或监护人的理解与合作。评定前还必须对患儿的基本情况有所了解，如活动和参与的能力、运动发育水平、是否佩戴矫形器等，还应考虑到患儿生活的社会环境、反应性、依赖性等。重复进行评定时应尽量在同一条件或环境下进行。在分析评定结果时应考虑有关的影响因素，如患儿的心理状态、合作程度与活动和参与能力限制等因素。

## 二、评定方法

ADL 评定方法有多种，常用的标准化量表有 Barthel 指数（Barthel index，BI）、功能独立性评定（functional independence measure for children，Wee-FIM）、能力低下儿童评定（pediatric evaluation of disability inventory，PEDI）、儿童综合功能评定等。

1. **Barthel 指数（BI）**　产生于 20 世纪 50 年代中期，由美国 Florence Mshoney 和 Dorothy Banhel 设计并用于临床称为 Barthel 指数，是评定日常生活活动能力最常用的方法，不仅可以用来评估患者治疗前后的功能状态，也可以预测治疗效果、住院时间及预后。

（1）评分标准：包括进食、洗澡、修饰、穿衣、大便控制、小便控制、如厕、床椅转移、活动步行、上下楼梯 10 项内容。①洗澡、修饰两个项目分为 2 个等级（0 分、5 分）；②进食、穿衣、大便控制、小便控制、如厕、上下楼梯六个项目分为 3 个等级（0 分、5 分、10 分）；③床椅转移、活动步行两个项目分为 4 个等级（0 分、5 分、10 分、15 分）。满分为 100 分。得分≥60 分表示有轻度功能障碍，能独立完成部分日常活动，需要一定帮助；59~41 分表示有中度功能障碍，需要极大的帮助才能完成日常生活活动；≤40 分表示有重度功能障碍，多数日常生活活动不能完成或需人照料。

（2）改良 Barthel 指数评定：1989 年，加拿大学者 Shah 和 Vanchay 等针对 BI 评定等级少、分类粗糙、敏感度低的缺陷，在评定内容不变的基础上对 BI 的等级进行加权，将 10 个评定项目都细分为 5 级，即完全依赖、大量帮助、中等帮助、少量帮助和完全独立 5 个等级，独立能力与得分呈正相关，并根据需要帮助的程度制订了详细的评分细则，见表 2-4。

表 2-4 改良 Barthel 指数评定表

| 项目 | 完全独立 | 少量帮助 | 中等帮助 | 大量帮助 | 完全依赖 |
| --- | --- | --- | --- | --- | --- |
| 大便控制 | 10 | 8 | 5 | 2 | 0 |
| 小便控制 | 10 | 8 | 5 | 2 | 0 |
| 进食 | 10 | 8 | 5 | 2 | 0 |
| 穿衣 | 10 | 8 | 5 | 2 | 0 |
| 如厕 | 10 | 8 | 5 | 2 | 0 |
| 修饰 | 5 | 4 | 3 | 1 | 0 |
| 洗澡 | 5 | 4 | 3 | 1 | 0 |
| 床椅转移 | 15 | 12 | 8 | 3 | 0 |
| 平地行走 | 15 | 12 | 8 | 3 | 0 |
| 上下楼梯 | 10 | 8 | 5 | 2 | 0 |

**2. 功能独立性评定量表（Wee-FIM）** 评定适用于 6 个月~7 岁儿童，主要评定 ADL 的独立程度和依赖程度，此量表在美国康复机构广泛使用，其信度和效度已得到检验，见表 2-5。

表 2-5 儿童功能独立性评定量表

| 分类 | | | 具体项目 |
| --- | --- | --- | --- |
| 运动功能 | 自理能力 | 1 | 进食 |
| | | 2 | 梳洗修饰 |
| | | 3 | 洗澡 |
| | | 4 | 穿裤子 |
| | | 5 | 穿上衣 |
| | | 6 | 上厕所 |
| | 括约肌控制 | 7 | 膀胱管理（排尿） |
| | | 8 | 直肠管理（排便） |
| | 转移 | 9 | 床、椅、轮椅间 |
| | | 10 | 如厕 |
| | | 11 | 盆浴或淋浴 |
| | 行走 | 12 | 步行/轮椅/爬行/三者 |
| | | 13 | 上下楼梯 |
| | 运动功能评分 | | |
| 认知功能 | | 14 | 理解（听觉/视觉/两者） |
| | | 15 | 表达（言语/非言语/两者） |
| | | 16 | 社会交往 |
| | | 17 | 解决问题 |
| | | 18 | 记忆 |
| | 认知功能得分 | | |
| FIM 总分（运动+认知） | | | |
| 评定人 | | | |

功能水平和评分标准：

（1）独立：活动中不需他人帮助。

1）完全独立（7分）：构成活动的所有作业均能规范、完全地完成，不需修改和辅助设备或用品，并在合理的时间内完成。

2）不完全独立（6分）：活动中不需人帮助，但可能有以下情况：活动中需要辅助设备；活动时间比正常长3倍；需考虑安全。

（2）依赖：为了进行活动，患者需要另一个人予以监护或身体的接触性帮助，或者不进行活动。

1）不完全依赖：患者自己完成50%以上，其所需的辅助水平如下：

① 监护和准备（5分）：患者所需的帮助只限于备用、提示或劝告，帮助者和患者之间没有身体的接触或帮助者仅需帮助准备必须用品；或帮助戴上矫形器。

② 最小帮助（4分）：患者所需的帮助只限于轻轻接触，患者自己完成75%以上。

③ 中度帮助（3分）：患者需要中度的帮助，患者自己能完成50%~74%。

2）完全依赖：患者需要1/2以上的帮助或完全依赖他人，否则活动就不能进行。

① 最大帮助（2分）：患者自己完成25%~49%。

② 完全依赖（1分）：患者自己完成25%以下。

WeeFIM的最高分为126分（运动功能评分91分，认知功能评分35分），最低分为18分。

126分：完全独立；108~125分：基本独立；90~107分：有条件的独立或极轻度依赖；72~89分：轻度依赖；54~71分：中度依赖；36~53分：重度依赖；19~35分：极重度依赖；18分：完全依赖。

**3. 能力低下儿童评定（PEDI）**　又称为功能障碍儿童评估，是1992年美国波士顿大学Haley教授等针对特殊儿童开发的量表，主要针对6个月~7.5岁的能力低下儿童以及基本能力低于7.5岁正常水平的大年龄儿童。PEDI用来评估儿童整体日常生活活动能力，可以分区域评估自理能力、移动能力和社会功能三方面的受限程度以及功能变化与年龄之间的关系等。PEDI可用来评估能力低下儿童的功能水平、制订康复治疗计划和疗效评估。

PEDI量表由功能性活动、照顾者协助和调整项目三大部分组成，功能性活动量表用于反映由于功能受限而影响日常生活活动能力的程度，照顾者协助量表用于判断儿童在完成复杂的功能活动时所需要的协助量，调整项目量表反映儿童需要多少的调整量来支持他们的行为活动。评估过程是在评估场所通过观察评估对象的实际操作能力，以及照顾者在一系列强制问题中选择有关其儿童在所有或大部分日常环境中的适应能力和功能，以及与其他儿童互动的反应来获得PEDI得分。计分方式采用0、1两级评分法，评估结果包括原始分和两种转换分值（标准分、尺度分），尺度分是没有经过年龄修正的等距难度分值（0~100），分值越高表示能力越强，标准分是经过修正的难度分值，反映被测儿童与同龄正常儿童相比所达到的能力值（0~100）。

PEDI量表共有日常生活、移动能力和社会功能三个分区41个大项，197个条目。其中日常生活分区评估儿童的进食、梳洗、更衣、洗漱和如厕等能力，有15个大项73个条目。移动能力分区评估儿童的移乘动作、室内外移动和上下阶梯功能，有13个大项59个条目。社会功能是评估儿童的交流能力，包括社会交流、家庭内与地区内进行事务的能力，有13个大项65个条目，见表2-6。

表2-6　PEDI功能性活动量表的三个分区的41个项目

| 日常生活分区 | 移动能力分区 | 社会功能分区 |
| --- | --- | --- |
| 食物种类 | 厕所移乘 | 语言理解 |
| 使用食器 | 椅子/轮椅移乘 | 理解句子、文章复杂性 |

续表

| 日常生活分区 | 移动能力分区 | 社会功能分区 |
|---|---|---|
| 使用饮料容器 | 向车内移动 | 交流功能的使用 |
| 刷牙 | 床移动 / 移乘 | 表达复杂的交流 |
| 整理头发 | 移乘至浴槽 | 问题解决 |
| 鼻腔护理 | 屋内的移动方法 | 社会交流、游玩（与成人） |
| 洗手 | 屋内行走 - 距离和速度 | 同龄人之间的交流 |
| 洗身体 / 脸 | 屋内移动 - 牵拉搬运物体 | 用物品游玩 |
| 穿套衫 / 开衫 | 屋外移动方法 | 关于自己的情报 |
| 扣绊 | 屋外移动 - 距离和速度 | 时间的定位 |
| 穿裤子 | 屋外移动 - 路面 | 家庭工作 |
| 鞋 / 袜 | 上阶梯 | 自我防卫 |
| 如厕 | 下阶梯 | 在社区内的功能 |
| 排尿管理 | | |
| 排便管理 | | |

**4. 儿童综合功能评定表** 由中国康复研究中心研发，主要用来评定小儿脑性瘫痪儿童的功能，量表分为认知功能、言语功能、运动能力、自理动作、社会适应五个能区，包括 50 个小项。脑瘫儿童以中枢性运动功能障碍为核心症状，活动和参与能力受限、ADL 能力受限与粗大运动功能分级（GMFCS）水平密切相关，GMFCS 水平Ⅳ～Ⅴ级的脑瘫儿童受限程度较重。因此，康复治疗在改善脑瘫儿童活动和参与能力，提高运动功能水平的同时，需要进行与其年龄和发育水平相一致的 ADL 训练，生活自理成为每一位脑瘫儿童的最基本技能，ADL 训练已成为儿童康复学的重要目标。脑瘫儿童 ADL 评定要点如下：进食动作、更衣动作、修饰动作、排便动作、入浴动作、体位转移、重心移动等方面的能力。

该量表总分是 100 分，每个小项完成是 2 分，每项大部分完成是 1.5 分，每项完成一半是 1 分，每项小部分完成是 0.5 分，不能完成是 0 分，见表 2-7。

表 2-7 儿童综合功能评定表

| 项目 | 分数 | 项目 | 分数 |
|---|---|---|---|
| 一、认知功能 | | 二、言语功能 | |
| 1. 认识常见形状 | | 1. 理解如冷、热、饿 | |
| 2. 分辨常见概念 | | 2. 有沟通的意愿 | |
| 3. 基本空间概念 | | 3. 能理解别人的动作表情 | |
| 4. 认识四种颜色 | | 4. 能表达自己的需求 | |
| 5. 认识画上的东西 | | 5. 能说 2~3 个字的句子 | |
| 6. 能画圆、竖、横、斜线 | | 6. 能模仿口部动作 | |
| 7. 注意力可集中瞬间 | | 7. 能发 b、p、a、o、ao 等音 | |
| 8. 对经过事情的记忆 | | 8. 遵从简单指令 | |
| 9. 寻求帮助表达意愿 | | 9. 能简单复述 | |
| 10. 能数数和加减法 | | 10. 能看图说简单的话 | |
| 合计 | | 合计 | |

续表

| 项目 | 分数 | 项目 | 分数 |
|---|---|---|---|
| 三、运动能力 | | 6. 穿脱上衣 | |
| 1. 头部控制 | | 7. 穿脱裤子 | |
| 2. 翻身 | | 8. 穿脱鞋袜 | |
| 3. 坐 | | 9. 解系扣子 | |
| 4. 爬 | | 10. 便前、便后处理 | |
| 5. 跪 | | 合计 | |
| 6. 站 | | 五、社会适应 | |
| 7. 走 | | 1. 认识家庭成员 | |
| 8. 上下楼梯 | | 2. 尊敬别人，见人打招呼 | |
| 9. 伸手取物 | | 3. 参与集体性游戏 | |
| 10. 拇食指取物 | | 4. 自我称谓和所有关系 | |
| 合计 | | 5. 能与母亲离开 | |
| 四、自理动作 | | 6. 知道注意安全不动电火 | |
| 1. 开水龙头 | | 7. 认识所在环境 | |
| 2. 洗脸、洗手 | | 8. 能否与家人亲近 | |
| 3. 刷牙 | | 9. 懂得健康和生病 | |
| 4. 端碗 | | 10. 能简单回答社会性问题 | |
| 5. 用手或勺进食 | | 合计 | |

总分：
功能状态总评：

（吕智海）

# 第五节　儿童语言功能评定

　　语言是一种社会现象，是人类最重要的交际和思维工具。人们在日常生活、学习、工作中，在感知、记忆、阅读、思考的过程中，都难以离开语言。婴幼儿语言发育大体经历前语言期（出生~1岁）、单词句期（1~1岁半）、多词句期（1岁半~3岁）三个阶段。

## 一、概述

　　**1. 定义**　言语是人类有声语言形成的机械过程，即说话的能力，主要由呼气过程中气流震动声带后经声道的共鸣而形成，受神经系统调控。语言是由声音、书写、手势符号等构成，主要用于沟通交流，是约定俗成的符号系统，语言能力主要包括对该符号系统的理解和表达。

　　儿童语言的发生依赖其发音器官、语音听觉系统和神经中枢的发育与成熟。任何一项功能的异常均可导致不同程度的言语及语言功能障碍。儿童语言功能评定可通过儿童语言发育迟缓评定、构音障碍评定及神经心理测验等方法来评估语言发育水平和构音情况。

2. **分类** 儿童语言功能评定包括语言功能评定、言语功能评定。

3. **实施** 通过问卷、答题和操作等方式，采用现场测试和看护人叙述相结合的方式进行评估。

4. **注意事项**

（1）生命体征不平稳、严重的意识障碍、情绪不稳定等无法合作者不宜进行评定。

（2）向家属说明检测的目的和要求，取得其授权及配合。

（3）评定环境安静、通风、光线充足、温度适中、环境噪音低于30db。

（4）根据患儿基础疾病及配合程度，评定时间长短不一，评定过程中注意观察患儿有无疲倦，合作程度下降等，必要时评定分为几次完成。

（5）评定过程中要注意使用口头语言或躯体语言去鼓励患儿，避免去打击患儿。

## 二、评定方法

常见的儿童语言功能评定包括：儿童语言发育迟缓评定（S-S法）、Illinois心理语言能力测验（ITPA）、Peabody图片词汇测验（PPVT）、儿童失语症评定、韦氏幼儿智力量表第四版（WPPSI-Ⅳ）、韦氏儿童智力量表第四版（WISC-Ⅳ）、Gesell发育诊断量表（GDDS）等；言语功能评定包括：构音障碍评定、嗓音障碍评定、语言流畅性评定、言语失用评定等。

### （一）语言功能评定

1. **儿童语言发育迟缓评定** 语言发育迟缓是指处于发育过程中的儿童，其语言发育并没达到与其年龄相应的水平，狭义的语言发育迟缓不包括听力障碍、构音障碍、孤独症谱系障碍等其他语言障碍类型。目前国内公认的、使用频率最高的儿童语言功能评估方法是S-S法，S-S法检测内容中所涉及的5个阶段对应于婴幼儿语言发育经历的三个阶段。

（1）S-S法原理：S-S法依照语言行为，从语法规则、语义、语言应用三个方面对语言发育迟缓儿童的语言能力进行评定及分类，具体内容包括"符号形式-指示内容关系""促进学习有关的基础性过程"和"交流态度"三个方面。

（2）S-S法适用范围：原则上适用于1岁半~6岁半、由各种原因引起的语言发育迟缓的儿童，亦可用于虽然实际年龄已超出此年龄段，但其语言发展现状不超出此年龄段水平的儿童。另外，也适用于获得性失语症的学龄前儿童。不适用于听力障碍儿童。

（3）S-S法构成：检查内容包括符号形式与指示内容关系、基础性过程、交流态度三个方面，以符号形式-指示内容的关系评定为核心，比较标准分为5个阶段（表2-8）。将评定结果与正常儿童年龄水平相比较，即可发现语言发育迟缓儿童。

表2-8 符号形式与指示内容关系阶段

| 阶段 | 内容 | 阶段 | 内容 | 阶段 | 内容 |
|---|---|---|---|---|---|
| 第1阶段 | 对事物、事态未理解 | 第3阶段 | 事物的符号 | 第4阶段 | 词句，主要句子成分 |
| 第2阶段 | 事物的基础概念 | 3-1 | 手势符号（相关符号） | 4-1 | 两词语 |
| 2-1 | 功能性动作 | 3-2 | 语言符号 | 4-2 | 三词语 |
| 2-2 | 匹配 | | 幼儿语言（相关符号） | 第5阶段 | 词句，语法规则 |
| 2-3 | 选择 | | 成人语言（任意性符号） | 5-1 | 语序 |
| | | | | 5-2 | 被动语态 |

1）阶段 1：事物、事物状态未理解阶段。此阶段语言尚未获得，且尚未形成对事物、事物状态的概念，对外界的认识尚处于未分化阶段。此阶段儿童对物品的反应主要表现为抓握、舔咬、摇动、敲打等。另外，不能以某种手势表达自己的要求。

2）阶段 2：形成事物基本概念阶段。此阶段虽然仍是语言未获得阶段，但与阶段 1 不同的是，能够根据常用物品的用途大致进行操作，对事物的状况也能理解，对事物开始概念化。此时可以将他人领到物品面前出示物品，并向他人表达自己的要求。从初级到高级水平划分为 3 个亚阶段：事物功能性操作（阶段 2-1）、匹配（阶段 2-2）、选择（阶段 2-3）。

3）阶段 3：事物符号阶段。此阶段中符号形式与指示内容关系开始分化。语言符号大致分为两个阶段：具有限定性的象征性符号阶段，也就是手势语阶段（阶段 3-1）及语言符号阶段（即阶段 3-2，又分为幼儿语阶段及与事物的特征限定性少且任意性较高的成人语阶段）。

4）阶段 4：词句、主要句子成分阶段。此阶段儿童能将某事物、事态用 2~3 个词组连成句子，又按两词句和三词句划分为两个阶段。

5）阶段 5：词句、语法规则阶段。能够理解三词句表现的事态，但与阶段 4-2 不同的是其所表现的情况可逆。此阶段根据主动语态（阶段 5-1）与被动语态（阶段 5-2）又划分为 2 个亚项，后者要求儿童能理解事情与语法规则的关系。

（4）S-S 法操作流程：S-S 法检查用具包括实物 7 种、镶嵌板 3 个、操作性课题用品 8 种、各种图片 55 张。检查时，除语言能力较差的患儿应从头开始外，对于年龄较大或语言能力较高的患儿不必进行全部检查，操作时可按如下顺序进行：①不可以用图片检查的患儿，用实物检查阶段 1；②可用图片检查者，在阶段 3-2 以上，用图片进行单词 - 词句检查；③发育年龄 >3 岁、能进行日常会话者，进行阶段 4 至阶段 5 检查，以词句检查为主。

（5）S-S 法的总结、分类与分群

1）评定总结：将 S-S 法检查结果显示的阶段与实际年龄语言水平阶段进行比较，若低于相应阶段，可诊断为语言发育迟缓。各阶段与年龄的关系见表 2-9、表 2-10。

表 2-9　符号形式 - 指示内容的关系及年龄阶段

| 年龄 | 1 岁 6 个月~ | 2.0 岁~ | 2 岁 6 个月~ | 3 岁 6 个月~ | 5~6 岁 6 个月 |
|------|------------|---------|-------------|-------------|---------------|
| 阶段 | 3-2 | 4-1 | 4-2 | 5-1 | 5-2 |
|  | 语言符号 | 主、谓 + 动、宾 | 主、谓、宾 | 语序规则 | 被动语态 |

表 2-10　基础性过程检查结果（操作性课题）与年龄段对照表

| 年龄 | 镶嵌图形 | 积木 | 描画 | 投入小球及延续性 |
|------|---------|------|------|------------------|
| 5 岁以上 |  |  | ◇ |  |
| 3 岁 6 个月~4 岁 11 个月 |  |  | △、□ |  |
| 3 岁~3 岁 5 个月 | 10 种图形 10/10+ |  | +、○ |  |
| 2 岁~2 岁 5 个月 | 10 种图形 7/10+ | 隧道 |  |  |
| 1 岁 9 个月~1 岁 11 个月 | 6 种图形 3/6~4/6 | 排列 | ｜、— |  |
| 1 岁 6 个月~1 岁 11 个月 | 3 种图形 3/3+ | 堆积 |  | + |
| 1~1 岁 5 个月 |  |  |  | 部分儿童 + |

注：◇：菱形；△：三角形；□：正方形；+：交叉十字；○：圆形；｜：竖线；—：横线

2）分类与分群：按照交流态度分为两群：Ⅰ群，交流态度良好；Ⅱ群，交流态度不良。

按语言符号 - 指示内容的关系分为 A、B、C 三群。原则上适用于实际年龄 3 岁以上儿童，值得注意的是，这种分群会随着语言的发展从某一症状群向其他症状群过渡。

（6）S-S 法的临床意义：S-S 法可以早期发现各种儿童语言发育障碍，指导康复训练，评定训练后的效果，已广泛应用于国内的儿童医院及康复机构。

**2. 其他语言功能评定**

（1）Illinois 心理语言能力测验（ITPA）：通过评估儿童学习和交流过程，从而了解儿童智力活动。由 10 个分测验构成。理论基础是语言学习由回路、过程和水准三个元件构成。适用年龄为 3 岁~9 岁 11 月龄。

（2）Peabody 图片词汇测验（PPVT）：侧重于语言理解能力的测评。适用于 3 岁 3 月龄~9 岁 3 月龄的儿童，尤其是一些表达困难的儿童。对儿童语言发育水平难以做出较全面系统的评价。

（3）儿童失语症评定：儿童失语症是指语言发育正常的儿童由于各种原因造成的脑损伤所导致的语言功能丧失或受损。其原因、临床表现及预后均不同于成人。主要病因有癫痫性脑病、中枢神经系统感染、代谢性脑病、脑外伤等。临床表现取决于脑损害的部位，可表现为听理解障碍、口语表达障碍、阅读障碍及书写障碍。儿童处于语言的发育过程中，文化差异较大，目前国内仍没有针对儿童失语症的专用检测工具，对于 6 岁以上儿童，特别是学习书面语阶段的儿童可利用成人失语症检查法的项目予以检测。常用汉语失语症检查法（aphasia battery of Chinese，ABC）、中国康复研究中心的汉语标准失语症检查法。对于 6 岁以下，或者没有掌握书面语阶段的儿童可借助韦氏幼儿智力量表第四版（WPPSI-Ⅳ）、韦氏儿童智力量表第四版（WISC-Ⅳ）和 Gesell 发育诊断量表（GDDS）对其语言能力进行测试。

## （二）言语功能评定

**1. 构音障碍评定**　构音障碍是由于构音器官先天性和后天性的结构异常，或者神经、肌肉功能障碍所致的发音障碍，或者虽不存在构音器官结构异常，神经、肌肉功能异常及听力障碍，但仍存在的发音障碍。主要表现构音异常，音调、音量或音质异常，甚至完全不能发声，不包括由失语症、儿童语言发育迟缓、听力障碍所致的发音异常。主要分为运动性构音障碍、器质性构音障碍、功能性构音障碍。构音障碍的评定方法很多，根据评定角度不同可分为主观评定、标准化评定、客观定量与标准化评定。

（1）主观评定：主要由有经验的治疗师通过听及观察来判断患儿是否存在构音障碍并判断其严重程度，通过言语主观直觉评估和言语清晰度评估来分级。常见的有描述法、音标法、可理解度分析法，但随着临床标准化量表的出现，以上主观评定法目前已较少使用。

（2）标准化评定：是指治疗师根据标准化量表对个体的构音进行综合筛查评估，既存在治疗师的主观性，又有标准化量表对评估结果进行客观保障。国内广泛应用的人工标准化评定是中国康复研究中心构音障碍检测法和改良 Frenchay 构音障碍检测法。

1）中国康复研究中心构音障碍检测法：此评定法包括构音器官运动功能检查和构音检测两大项。构音器官运动功能检查是通过构音器官的形态和粗大运动检查来确定其是否存在器官结构异常和运动障碍，其检查范围包括构音器官的部位、形态、异常程度、性质、运动速度、范围、肌力，运动的精巧性、准确性及圆滑性等。

构音检查是以普通话语音为标准音，结合构音类似运动，对儿童各个言语水平及其异常运动障碍进行系统评定以发现异常。通过不同的声韵结合全面检测，易于发现患儿的错误发音和错误方式。其范围包括会话、单词、音节复述、文章水平、构音类型运动等检查项。其中单词检查项由 50 个单词组成，包括 21 个辅音与 100 个元音结合；音节复述检查项按普通话发音方法设计，共 140 个音节，目的是在患儿复述时发现其构音特点及规律，确定发生机制，以利制订训练计划；文章水平检查项通过在限定连续的言语活动中，观察儿童的音调、音量、韵律、呼吸运动；根据普通话的特点，构音类型运动检查项选用了有代表性的 15 个辅音构音类似运动，以评估患儿构音异常的运动基础，用于指导今后的康复训练。

中国康复研究中心构音障碍检测法的优势在于对各种构音障碍类型的错误语音标识较好，对语音错误分析比较细，对错误方式、错误条件、一惯性等发音相关因素进行定性判断，对语音矫治有明确的指导作用。检测语言为普通话。

2）改良 Frenchay 构音障碍检测法：此法系参照英国 Frenchay 构音障碍检测法编制的汉语版 Frenchay 构音障碍检测，是以构音器官功能性评定为主、判断构音障碍严重程度的评价方法。此法采用等级评分法，分为 a~e 五个等级，量化功能受损程度，易于横向比较和疗效分析，适用于科研统计。

（3）客观定量与标准化评定：随着实验语音学和计算机技术的快速发展，定量语音测量成为可能。计算机辅助下的语音评估技术与标准化量表的结合，在构音障碍评定中显示出越来越大的优势。计算机辅助下的构音检测、语音评估能评估出错误语音的具体表现、严重程度及错误特征，能够将抽象的语音符号变为具体的可视化图形以及客观的数据资料，过程严谨，操作方便，在游戏界面下实施测试，提高了评估的趣味性和患儿依从性。

2. 其他言语功能评定

（1）嗓音障碍评定：嗓音障碍是日常生活中常见的发声异常，其病因多样，主要分为器质性和功能性嗓音障碍两大类。嗓音障碍常用评价方法有主观感知评价和客观检查评价。

主观感知评价是日本音声语言医学会 1979 年制定的 GRBAS 评价标准，包括 5 个描述参数：声音嘶哑总分度 G、粗糙声 R、气息声 B、无力声 A 以及紧张声 S。每个参数分为四个等级，正常、轻度、中度、重度，分别用 0、1、2、3 级表示。

客观检查评价方法为嗓音声学分析，是利用仪器设备对嗓音样本声学特征进行定量检测和分析的方法。

（2）语言流畅性评定：口吃是一种常见的语言流畅性障碍，其评定方法包含主观评定和客观评定。主观评定是治疗师根据专业知识与经验从言语、运动、情绪等多方面进行评价。客观评定是治疗师利用仪器设备来进行评价，如：口吃音节比例、每分钟说话的口吃次数、计算机辅助下的语言流利度测评仪等。

（3）言语失用评定：言语失用是指患者在非言语状态下，虽然与言语产生活动有关的肌肉自发活动仍存在，但在言语状态下，这部分肌肉不能完成言语产生所需要的时间和空间上的有序的、精细的自主运动。言语失用评定临床常用中国康复研究中心的言语失用评价表。

（欧阳辉）

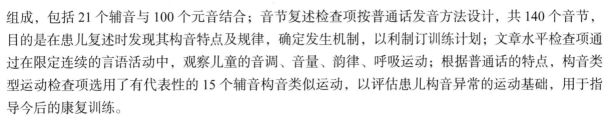

# 第六节 儿童心理评定

心理评定（psychological assessment）是依据心理学的理论和方法对人的心理过程和人格特征等内容，如认知、情绪状态、记忆、智力、性格等所作出的鉴定。儿童心理评定可通过各种儿童发育筛查与心理测评量表来判断儿童神经心理发育的水平。

# 一、概述

## （一）定义

儿童心理评定是收集儿童认知、情绪、行为等发展特征的信息及探索影响儿童认知、情绪和行为的环境因素的过程。这个过程可以使用多种信息的技术，包括晤谈、观察、行为评定、心理测验以及其他技术。它是心理治疗的开始过程，也是诊断和设计治疗计划的依据。

## （二）分类

儿童心理评定包括智力和发展量表、神经心理测验、行为评定量表等，以下是临床比较常用的儿童心理评定量表。

1. **婴幼儿发育量表**　丹佛发育筛查测验（DDST）、Gesell 发育诊断量表（GDDS）、Brazeton 新生儿行为评定量表（NBAS）、贝利婴儿发育量表（BSID）、0~6 岁儿童神经心理发育量表。

2. **智力评定量表**　韦氏幼儿智力量表第四版（WPPSI-Ⅳ）、韦氏儿童智力量表第四版（WISC-Ⅳ）、Peabody 图片词汇测试（PPVT）、斯坦福 - 比奈智力量表（SBIS）、瑞文测试（Raven's standard progressive matrices，SPM）。

3. **孤独症谱系障碍评定量表**　儿童孤独症评定量表（childhood autism rating scale，CARS）、孤独症行为检测量表（autism behavior checklist，ABC）。

4. **其他评定量表**　成套神经心理测验儿童版、儿童焦虑性情绪障碍筛查表、儿童抑郁障碍自评量表、Conner 行为评价量表。

## （三）实施

评估室内安静舒适简洁，除了评估用具以及设备外，无其他多余物品，以减少对儿童评估的干扰。内设一桌两凳，施测时评估者与儿童对坐，评估的桌子、椅子的尺寸尽可能地符合儿童的高度。在行为观察的评估中，可使用录音笔、摄像机等设备进行。

评估时不要边检查边记录，以免扰乱儿童行为自然的表现。评估者要将儿童的各种行为在自己的头脑里保留一个生动的图像，检查完毕立刻记在记录单上，力求描述和评价。

同时，进行一个完整的心理评估实施前，应通过对儿童各个方面的了解以选择相应的评估方法进行评估。

1. **来自儿童、儿童的父母及其他重要人员的想法**

2. **了解儿童出生状况**　例如出生时有无窒息史、产伤史，也要了解有无既往史、家族史等。

3. **儿童的成长与发展过程**　例如：健康状况和早期发展、认知和情绪发展、社会性发展是否与同龄儿童相似。

4. **儿童会不会处理与父母、同伴之间的关系等**

5. **了解儿童的学校生活**　例如会不会专心听课，完成课后作业，与老师、同学的相处是否和谐等。

6. **儿童的能力、天赋与兴趣，了解有没有特殊的才能**　例如：对音乐、记忆超乎常人的能力，是否有狭隘的兴趣等。

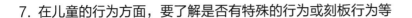

7. 在儿童的行为方面，要了解是否有特殊的行为或刻板行为等

### （四）注意事项

1. **评估者的态度** 评估者与儿童必须保持一般的和善态度。对于儿童的有关试题内容的探索性问题，比如对他说："你自己想一想。"对于他的答案，不论对与不对，都不要表示肯定或否定的态度，以免影响他的测验结果。

2. **评估时间** 评估者必须按照各试题的时限控制时间，不可随意延长或缩短。

3. **辅助设备** 可使用录音笔或摄像机记录儿童的评估情况，以便根据真实材料核对分数。在测验进行过程中，评估者按指导语让儿童回答试题问题。

## 二、 评定方法

儿童的大脑与神经心理功能处于快速发展过程中，不同年龄阶段，其心理功能在量与质上均有不同表现。评估者必须对儿童生活的所有方面都有详细的了解，以选择适宜评估工具进行评估。

### （一）婴幼儿发育量表

1. **丹佛发育筛查量表（DDST）** 适用于 0~6 岁小儿智力发育问题的早期筛查以及对高危儿童的发育监测。

2. **Gesell 发育诊断量表（GDDS）** 属于行为发育诊断量表，检查 4 周 ~6 岁婴幼儿及学龄前儿童的神经精神发育，具有较强的专业性。检查内容分为适应性行为、大运动、精细动作、语言、个人 - 社交行为五方面。以发育商（DQ）来评估发育水平。如果 DQ 低于 85，要慎重分析原因。

3. **Brazeton 新生儿行为评定量表（NBAS）** 是目前检查新生儿行为表现适用年龄最小的量表，从出生第一天到满月都可使用。包括 27 个检查新生儿对环境刺激的行为反应的项目及 20 个检查反射和运动的项目。

4. **0~6 岁儿童神经心理发育量表** 是我国首次自主编制的标准化量表，适用于 0~6 岁儿童神经心理发育水平的检查。

以上四种婴幼儿发育水平量表的具体测试内容和评分方法详见本章第二节发育评定。

5. **贝利婴儿发育量表（BSID）** 评估 2 月龄 ~2.5 岁小儿智力发育水平，确定小儿智力发育偏离正常水平的程度。量表由 3 部分组成。①心理量表 163 项：测查感知觉准确性、言语功能、记忆和简单解决问题的能力，如对铃声的反应、用言语表达要求、用棍子够取玩具等。②运动量表 81 项：测查粗大和精细运动能力，如行走拾物等。③婴幼儿行为记录 24 项：观察记录小儿在测查过程中表现出的社会化、协作性、胆怯、紧张和注意等行为。结果与评分：每个条目分通过与未通过 2 级评分。将各量表的条目通过数累加，分别得出运动量表粗分及精神发育量表粗分，查表得总量表分。该量表评估婴幼儿智力发育水平相对较全面、精确，但方法较复杂，需时 45~60 分钟，需要专业培训。

### （二）智力测定

1. **韦氏智力测验** 共包括三套量表，即韦氏成人智力量表（Wechsler adult intelligence scale, WAIS），适用于 16 岁以上成人；韦氏儿童智力量表第四版（WISC-Ⅳ），适用于 6~16 岁；韦氏幼儿智力量表第四版（WPPIS-Ⅳ），适用于 3.5~6.5 岁儿童。各量表间相互独立，又相互衔接，可连续评定 3 岁幼儿~70 岁老人的智力水平。

WISC 包括 6 个言语分测验，即常识、类同、算术、词汇、理解、背数；6 个操作分测验，即图画补缺、图片排列、积木图案、物体拼配、译码、迷津。其中的背数和迷津是备用测验，当某个分测验由于某种原因不能施测时，可以用之替代。施测时，言语分测验和操作分测验交替进行，以维持被试的兴趣，避免疲劳和厌倦。整个测验需 50~70 分钟。结果以离差智商（intelligence quotient，IQ）表示。可得到语言 IQ、操作 IQ 与总 IQ。操作部分对于那些对口头指示理解困难的幼儿难实施，分测验中的 3 项要求对幼儿进行相当的言语提示和解释，另外 3 项要求模仿性应答。对于言语和语言障碍儿童及孤独症谱系障碍儿童不建议使用。

目前已有最新的第四版中文版（WISC-Ⅳ），修订内容包括常模的取样及题目的本土化。WISC-Ⅳ由 14 个分测验组成，包括保留的 10 个分测验和 4 个新增的分测验。新增的分测验是图画概念、字母 - 数字排序、矩阵推理和划消。言语智商、操作智商、抗干扰指数分别被言语理解指数、知觉推理指数、工作记忆指数、加工速度指数所代替。测量结果为：总智商 + 言语理解指数、知觉推理指数、工作记忆指数、加工速度指数内容。

WISC-Ⅳ 的结构更完善、操作更简便、测评更精确，体现和代表当代儿童智力测评领域最新和最高发展水平。

**2. PPVT 图片词汇测试（PPVT）**　该量表用于评定 3 岁 3 月龄~9 岁 3 月龄的儿童词汇能力，可预测智力水平。属于一般智力筛查，需时 15 分钟左右。因其不用操作和语言，故适用于某些特殊情况，如脑损伤伴运动障碍、言语障碍和胆小、注意力易分散的儿童。但此测验结果并不全面反映智力水平，主要侧重言语智力。

**3. 斯坦福 - 比奈智力量表（SBIS）**　是世界上第一个正式的心理测验。我国使用的是 SBIS 第一版的修订本，称"中国比内量表"，测验年龄为 2~18 岁。结果以 IQ 表示。该量表没有单独的非言语部分分数，对于无言语的儿童难实施。PPVT 与 SBIS 的具体测试内容和评分方法详见本章第二节发育评定。

**4. 瑞文测试（SPM）**　是一种非文字智力测验。测量人的观察力和清晰严密的思维能力。包括：①标准型，是瑞文测验的基本型，适用于 8 年级到成人被试，有 5 个黑白系列；②彩色型，适用于 5 岁半~11 岁的儿童及智力落后的成人，分为三个系列；③高级型，供智力较高者使用。可为团体和个别测验，以百分位常模表示。目前常用的是彩色型和联合标准型，该测验全是由无意义的抽象图形所构成，计 60 题，分 5 个单位。每题一页，上半部分是一个矩阵，其中右下角缺失一块，下半部分是 6 或 8 个截片图形，要求被试从 6~8 块截片中选择一块，使其补在缺失处，正好符合矩阵的整体结构。每题一分。5 组题难度逐步增加，每组题也是由易到难。实际完成作业时，解决各组问题都由各种能力的协同作用，难截然分开。且完成前面的题对解决后面的题有帮助，有学习效应。本测验侧重于测量儿童少年的抽象推理能力和类比能力。

## （三）孤独症谱系障碍评定量表

**1. 儿童孤独症评定量表（CARS）**　适用于儿童、少年和成人孤独症谱系障碍的辅助诊断。由人际关系、模仿、情感反应、躯体活动、对玩具等物品的使用、对环境变化的适应、视觉反应、听觉反应、触觉、嗅觉、味觉、焦虑反应、语言交流、非语言交流、活动水平、智力水平及总体印象等 15 个项目组成。分为轻、中、重 3 个等级，界限分为 30 分，总分低于 30 分为非孤独症；30~35 分且高于 3 分的项目少于 5 项，为轻、中度孤独症；总分大于 35 分且至少有 5 项得分高于 3 分，为重度孤独症。

2. **孤独症行为检测量表（ABC）** 本量表由家长或抚养人使用，适用于 18 月龄以上儿童孤独症的筛查。由 Krug（1978）编制，共列出孤独症儿童的行为症状表现 57 项，每项选择是与否的回答，对"是"回答，按各项负荷分别给予 1、2、3、4 的评分。分为感觉能力、交往能力、运动能力、语言能力、自我照顾能力等 5 个功能区。将各项得分相加即为量表总分，总分 <53 分，孤独症可能性小；总分 ≥67 分，孤独症高度可能。

### （四）其他评定量表

1. **成套神经心理测验儿童版（Reitan-Indiana neuropsychological test for children，RINTC）** 用于测查多方面心理功能或能力状况，包括感知觉、运动、注意力、记忆力、抽象思维能力和言语功能。分为少年版（9~14 岁）和幼儿版（5~8 岁）。目前国内较少使用。主要由 10 部分组成：①范畴测验：测查分析、概括、推理等能力；②触摸操作测验：测查触知觉、运动觉、记忆和手的协调和灵活等能力；③节律测验：测查注意力、瞬时记忆力和节律辨别能力；④手指敲击测验：测查精细运动能力；⑤失语甄别测验：测查言语接受和表达能力的功能以及有无失语；⑥语声知觉测验：测查注意力和语声知觉能力；⑦侧性优势检查：判断言语的优势半球；⑧握力测验：测查运动功能；⑨连线测验：测查空间知觉、眼手协调、思维灵活性等能力；⑩感知觉障碍测验：测查儿童有无周边视野缺损、听觉障碍、触觉和知觉障碍。

2. **儿童焦虑性情绪障碍筛查表（screen for child anxiety rdelated emotional disorders，SCARED）** 用于 9~18 岁儿童青少年自评焦虑障碍，是一种实用有效的儿童焦虑症状筛查工具。量表由 41 个条目（其中 5 个条目为简明条目）组成。分为躯体化 / 惊恐、广泛性焦虑、分离性焦虑、社交恐怖、学校恐怖 5 个因子。按没有（0）、有时有（1）、经常有（2）三级计分。

3. **儿童抑郁障碍自评量表（depression self-rating scale for children，DSRSC）** 适用于 8~13 岁儿童抑郁症的评估。量表共有 18 个项目，按没有（0）、有时有（1）、经常有（2）三级评分。量表为负性评分，得分高表示存在抑郁，其中第 1、2、4、7、8、9、11、12、13、16 项为反向记分，即没有（2）、有时有（1）、经常有（0），在统计时将其转换成 0、1、2 记分，再将各项目分相加即为量表总分。

4. **Conner 行为评价量表（Conner abbreviated rating scale，CARS）** 包括 Conner 父母用症状问卷（parent symptom questionnaire，PSQ）和 Conner 教师用评定量表（teacher rating scale，TRS）。通常采用 Conner 简明症状问卷（abbreviated symptom question，ASQ），包括 10 个条目，是表示多动的常见症状，一般称 ASQ 为泛指的多动指数。ASQ 可供患儿父母和老师评估。采用四级评分法（0，1，2，3），如问卷总分大于 15 分，即认为有多动障碍的可能性。

（欧阳辉）

# 第七节 《国际功能、残疾和健康分类（儿童和青少年版）》

世界卫生组织于 2001 年 5 月正式发布了《国际功能、残疾和健康分类》（International Classification of Functioning，Disability and Health，ICF），使不同国家与学科间在功能、残疾和健康领域的评定与分类有了国际通用的理论架构和语言体系。为了更好地理解功能，ICF 提供了基于人和环境间交互作用的综合多维度研究方法。

# 一、概述

## （一）ICF 和 ICF-CY 产生的背景

ICF 作为分类系统，将功能成分和环境因素进行分类与分组，每一类和组由不同的章和节以及类目组成。为了弥补 ICF 在儿童青少年功能与健康分类的不足，世界卫生组织于 2007 年颁布了《国际功能、残疾和健康分类（儿童与青少年版）》（International Classification of Functioning，Disability and Health：Children and Youth Version，ICF-CY），2013 年完成国际中文版的翻译和标准化工作。ICF-CY 结合了儿童身心发展特点，在 ICF 类目基础上，删减了一个类目，另增加了 37 条身体功能类目，18 条身体结构类目，155 条活动和参与类目以及 9 条环境类目。增加的类目使得 ICF-CY 更具有针对性和指导性，它为儿童康复奠定了理论基础，并为儿童的功能诊断、功能干预和功能评估提供了方法和工具。

## （二）ICF 理论构架

ICF 基于"生物 - 心理 - 社会"模式，为健康与功能障碍的理解提供新概念。功能包括身体结构、身体功能、活动和参与能力，它表示个体和个体所处的背景因素之间发生交互作用的积极方面。这种交互作用是动态和双向的，其中一种成分的变化可能影响其他成分。环境因素包括个人因素和环境因素，环境因素可以成为障碍，产生或加重功能障碍的严重性；或者是有利因素，改善甚至是消除功能障碍。功能障碍指身体结构损伤、身体功能损伤、活动能力受限、参与能力受限，它表示个体和个体所处的背景因素之间发生交互作用的消极方面。这些被视为健康与功能的核心概念。ICF 的贡献在于它把使用者的关注点从疾病的结局转移到功能上来。它为临床、公共卫生和研究应用提供一套共同的和通用的语言，有利于记录和测量儿童青少年的健康和残疾。

ICF 像所有的世界卫生组织国际家族分类中（WHO family of international classifications，WHO-FIC）的分类一样，通过将功能和环境相关成分进行分类，提供了描述功能和功能障碍的标准语言。疾病和功能障碍等健康状况是功能、功能障碍和健康整个构架的组成部分，可以用国际疾病分类（ICD）进行分类，建议共同使用 ICF 和 ICD 互为补充描述健康状况及其对功能的影响。

## （三）ICF-CY 的编码系统

ICF 分类以等级形式排列，包括两个部分：功能和功能障碍、背景性因素。每个部分包括两种成分：第一部分由"身体功能和身体结构"以及"活动和参与"组成，第二部分由"环境因素"和"个人因素"组成。ICF 类目使用字母进行编码。类目的每个组成部分按茎 / 枝 / 叶排列。字母 b、s、d 和 e，分别代表身体功能、身体结构、活动和参与以及环境因素领域，字母后面的是编码数字，开始是章数（1 位数），接着是二级水平（2 位数）和第三和第四级水平（各为 1 位数）。每个领域都由很多章节组成，章节包含很多二级类目，二级类目包含三级类目，三级类目又包含四级类目 [1-2]。例如：d5 自理（章、一级类目），d570 照顾个人健康（二级类目），d5702 维持个人健康（三级类目），d57021 向看护寻求建议和帮助（四级类目）。

## （四）ICF-CY 的限定值

可以用 ICF 限定值对 ICF 类目某种问题、有利因素或障碍因素的严重程度进行量化。限定值在小数点后使用一位、二位或多位数进行编码，任何编码均应伴有至少一个限定值，没有限定值的编码没有意义。身体功能只有一级限定值；身体结构具有严重程度、损伤性质、损伤部位的三级限定值；活动和参与具有在现有环境中的表现、能力的五级限定值；环境因素具有显示现有环境的有利或障碍程度两种状况的一级限定值。描述在各自成分上出现问题的程度，某种问题可能指损伤、受限或局限，列在下面括号中的适当的定性词汇应根据相关分类领域作出选择（×××表示二级水平的领域数）（表2-11）。环境因素用符号和数值来量化，说明某种环境因素发挥障碍作用或促进作用的程度。如下所示，单独使用小数点表示阻碍因素，使用"+"表示有利因素（表2-12）。

表2-11　ICF 限定值通用度量表

| 身体功能、身体结构以及活动和参与的一级限定值 | | |
|---|---|---|
| ×××.0 没有问题 | 无，缺乏，微不足道…… | 0%~4% |
| ×××.1 轻度问题 | 略有一点，很低…… | 5%~24% |
| ×××.2 中度问题 | 中等程度，一般…… | 25%~49% |
| ×××.3 重度问题 | 很高，非常…… | 50%~95% |
| ×××.4 完全问题 | 全部…… | 96%~100% |
| ×××.8 未特指（缺少足够的信息描述问题的严重程度） | | |
| ×××.9 不适用（类目不适用，例如当使用 d450 步行描述新生儿时） | | |

表2-12　环境因素限定值

| 环境因素限定值 | |
|---|---|
| ×××.0 无障碍因素 | ×××+0 无有利因素 |
| ×××.1 轻度障碍因素 | ×××+1 轻度有利因素 |
| ×××.2 中度障碍因素 | ×××+2 中度有利因素 |
| ×××.3 重度障碍因素 | ×××+3 充分有利因素 |
| ×××.4 完全障碍因素 | ×××+4 完全有利因素 |
| ×××.8 未特指因素 | ×××+8 未特指因素 |
| ×××.9 不适用 | ×××+9 不适用 |

### （五）开发脑瘫 ICF-CY 核心分类组合的意义

ICF-CY 核心分类组合是描述健康状况异常者功能状态的类目集，并且是能准确描述功能变化的工具。功能是临床评定、卫生服务分配、干预计划制订和实施及效果评估的核心。ICF 核心分类组合在临床实践中的意义在于：①标准化、结构化、系统化地指导评定并描述功能状态；②发现患儿的需求和影响患儿的有利因素及障碍因素；③报告和描述不同阶段的功能，如急性期、恢复期；④根据干预后的效果调整治疗计划；⑤所收集的临床信息亦可应用于科研、卫生报告或卫生统计等方面。

WHO-FIC 已开发数十种成人 ICF 核心类目组合（如多发性硬化症、糖尿病、乳腺癌等）。每个核心编码均由简明版和综合版组成，简明版包括 20~30 个类目，综合版包括 70~100 个类目。脑瘫 ICF-CY 核心分类组合是首个适用于儿童和青少年的 ICF 核心分类组合。

我国脑瘫患儿的患病率为 2.46‰，脑瘫主要表现为中枢性运动发育障碍和姿势异常，并伴有感知、认知、交流等其他功能障碍的症候群。脑瘫是造成儿童严重肢体功能障碍的首要原因，其残疾和功能障碍的表现多样化，功能评定是临床工作的核心，也需要多学科合作完成。目前脑瘫评定常围绕运动功能评定、语言言语功能评定、认知功能评定、日常生活活动能力评定，不同评定方法各有侧重点，评定或预测一方面或多方面能力功能。但是没有任何一个评定量表能够完全代表 ICF 中的所有成分，说明 ICF 内容的广泛性。

ICF-CY 包含 1685 个类目，由于其涵盖众多，内容复杂，限制了其在临床上的广泛使用。研发脑瘫 ICF-CY 核心分类组合的目的是推进脑瘫康复的发展及 ICF 在脑瘫康复领域的使用。脑瘫 ICF-CY 核心分类是首个基于 ICF 的脑瘫儿童评定工具，使不同领域的临床评定标准化，同时脑瘫核心类目组合可描述涉及各种类型脑瘫的全部功能水平。不仅可应用于临床实践，也可用于教学和管理。

## 二、评定方法

由于 ICF 和 ICF-CY 类目繁多，因此 ICF 核心分类组合的临床应用日益广泛。

### （一）ICF 核心分类组合

ICF 完整地覆盖了构成功能体验的健康领域，特别是在残疾与功能领域，为了使繁杂的类目在临床实践中应用，世界卫生组织（WHO）与德国卫生组织国际分类家族合作中心（德国医学文献和信息中心，DIMDI）ICF 研究分中心开发 ICF 核心分类组合。ICF 核心分类组合的开发基于科学结构化过程，从所有 ICF 类目中选出相应类目描述功能和残疾信息，ICF 核心分类组合可以用于多种卫生保健情境（急性期、亚急性期和慢性期）和多种健康状况人群。ICF 核心分类组合有 3 种类型：综合版、简明版和通用版 ICF 核心分类组合。

1. 综合版 ICF 核心分类组合　涵盖了处于某种健康状况或特定卫生保健情境下，涉及所有临床问题的 ICF 类目，可以作为检查表指导进行功能评定，防止使用者遗漏某些重要的功能问题。由于综合版 ICF 核心分类组合提供了完整的跨学科功能评估，涉及的 ICF 类目广泛，多在临床科研工作中使用。

2. 简明版 ICF 核心分类组合　来源于综合版 ICF 核心分类组合，适用于所有功能障碍的人群。简明版 ICF 核心分类组合仅适用于需要进行简单功能评估的情况，提供与疾病或某种医疗情境相关的临床资料。简明版 ICF 核心分类组合是临床和流行病学研究中有效描述功能障碍的最低标准。

3. 通用版 ICF 核心分类组合　在开发过程中使用了心理测量学研究的方法，包括 7 个 ICF 类目，能很好地区别所有卫生保健情境中任一健康状况的不同功能水平。通用版 ICF 核心分类组合实现了不同健康状况的描述，在患有不同疾病患者间功能具有可比性，可以为医疗相关专业技术人员更好地理解功能提供便捷的数据。正因为如此，在应用其他任何一种 ICF 核心分类组合时，都要联合使用通用版 ICF 核心分类组合。

### （二）脑瘫 ICF-CY 核心分类组合

ICF-CY 包含 1685 个类目，由于其涵盖众多，内容复杂，限制了其在临床上的大范围使用。脑瘫 ICF-CY 核心分类组合是首个基于 ICF 的脑瘫儿童评定工具，使不同领域的临床评定标准化，同时脑瘫核心类目可描述涉及各种类型脑瘫的全部功能水平。脑瘫 ICF 核心分类组合有 5 个：综合版核心分类组合类目 135 个；简明通用版核心分类组合类目 25 个；3 个年龄段简明版核心分类组合类目：<6 岁组 31 个；≥6，<14 岁组 35 个；≥14，<18 岁组 37 个。（表 2-13）

表 2-13　脑瘫 ICF-CY 核心分类组合简明版

| 领域 | 类目 | 简明通用版 | 特定年龄组简明版 | | |
| --- | --- | :---: | :---: | :---: | :---: |
|  |  |  | <6 岁组 | ≥6，<14 岁组 | ≥14，<18 岁组 |
| 身体结构 | s110 脑的结构 | √ | √ | √ | √ |
| 身体功能 | b117 智力功能 | √ | √ | √ | √ |
|  | b1301 动机 |  |  | √ | √ |
|  | b134 睡眠功能 | √ | √ |  |  |
|  | b140 注意力功能 |  |  | √ |  |
|  | b164 高水平认知功能 |  |  |  | √ |
|  | b167 语言精神功能 | √ | √ |  | √ |
|  | b210 视功能 | √ | √ | √ | √ |
|  | b230 听功能 |  | √ |  |  |
|  | b280 痛觉 | √ | √ | √ | √ |
|  | b710 关节活动功能 | √ | √ | √ | √ |
|  | b735 肌张力功能 | √ | √ | √ | √ |
|  | b760 随意运动控制功能 | √ | √ | √ | √ |
| 活动与参与 | d133 习得语言 |  | √ |  |  |
|  | d155 掌握技能 |  | √ |  |  |
|  | d175 解决问题 |  |  | √ | √ |
|  | d230 进行日常事务 |  |  | √ |  |
|  | d250 控制自身行为 |  |  |  | √ |
|  | d350 交谈 |  |  | √ |  |
|  | d415 保持一种身体姿势 | √ | √ | √ | √ |
|  | d440 精巧手的使用 | √ | √ | √ | √ |
|  | d450 步行 | √ | √ | √ | √ |
|  | d460 在不同地点到处移动 | √ | √ | √ | √ |
|  | d530 如厕 | √ | √ | √ | √ |
|  | d550 吃 | √ | √ | √ | √ |
|  | d570 照顾个人健康 |  |  |  | √ |
|  | d710 基本人际交往 | √ | √ | √ | √ |
|  | d720 复杂人际交往 |  |  |  | √ |
|  | d760 家庭人际关系 | √ | √ | √ | √ |
|  | d820 学校教育 |  |  | √ | √ |
|  | d880 参与游戏 |  | √ |  |  |
|  | d920 娱乐和休闲 |  |  | √ | √ |
| 环境因素 | e115 个人日常生活用的产品和技术 | √ | √ | √ | √ |
|  | e120 个人室内外移动和运输用的产品和技术 | √ | √ | √ | √ |
|  | e125 通信用的产品和技术 | √ |  |  |  |
|  | e130 教育用的产品和技术 |  |  | √ |  |
|  | e140 文化、娱乐及体育用的产品和技术 |  |  | √ |  |
|  | e150 公共建筑的设计、建设和建筑产品和技术 | √ | √ |  | √ |
|  | e310 直系亲属家庭 | √ | √ |  | √ |
|  | e320 朋友 | √ | √ |  | √ |
|  | e355 卫生专业人员 |  | √ |  |  |
|  | e410 直系亲属家庭成员的个人态度 |  | √ |  |  |

续表

| 领域 | 类目 | 简明通用版 | 特定年龄组简明版 | | |
| --- | --- | --- | --- | --- | --- |
| | | | <6 岁组 | ≥6，<14 岁组 | ≥14，<18 岁组 |
| | e420 朋友的个人态度 | | | | √ |
| | e460 社会的态度 | √ | √ | √ | √ |
| | e540 交通运输的服务、体制和政策 | | | | √ |
| | e580 卫生的服务、体制和政策 | √ | √ | √ | √ |
| | e585 教育和培训的服务、体制和政策 | | | √ | √ |

（吕智海）

# 第八节　其他相关评定

儿童康复的疾病主要涉及中枢神经系统、周围神经系统、肌肉骨关节系统、内脏器官的发育和形态的异常，其临床诊断还需要进行神经生化、神经电生理、医学影像学的检查。

## 一、概述

### （一）定义

神经电生理检查是以神经、肌肉的电生理特性为基础，应用电生理技术记录或测定器官组织、神经肌肉的自发电活动、诱发电位、离子通道的关闭和开放的等电活动，并分析电活动的各项参数，以利于中枢或周围神经性疾病的诊断。

影像学检查是运用成像方法使颅脑、椎管和脊髓、肌肉、骨骼、血管等解剖结构及病变显影，借以诊断疾病的检查方法。对确定颅内及椎管内的肿瘤、血管疾病、炎症、寄生虫病和先天畸形、肌肉骨骼性疾病等的位置、大小、范围及数目（定量诊断）和病理性质（定性诊断），有较高的价值。

### （二）分类

1. **神经电生理检查**　包括肌电图（electromyography，EMG）、诱发电位（evoked potential，EP）、脑电图（electroencephalography，EEG）检查等。

2. **影像学检查**　包括 X- 线片（X-ray）、电子计算机 X 射线断层成像（X-ray computed tomography，CT）、磁共振成像（magnetic resonance imaging，MRI）、功能性磁共振（functional magnetic resonance imaging，fMRI）、脑血管造影、脊髓动脉造影和脊髓造影、超声（ultrasonic，US）检查等。

### （三）实施及注意事项

1. 检查结果分析，要结合病史及其他相关检测进行综合评估。

2. 检查方法繁多，应针对不同的疾病选择合适的检测方法。先选择简单、经济和非创伤性方法。有时需要几种方法联合使用，才能确诊。

3. 检查室要求通风良好，合适的温度与湿度，噪声低，光线柔和，安静舒适。

4. 检查前向患儿及家属解释检查目的、过程，包括换衣服、换鞋、扫描时长、扫描时的噪音、麻醉药品的使用及注意事项等，以减轻患儿的恐惧心理。

5. 脑电图检查前清洗头发，前一天停用镇静催眠药。检查时应保持心情平静，尽量保持身体各部位的静止不动。

6. MRI 检查前，需要摘除所有含金属的物品，如手机、手表、磁卡、硬币、钥匙、打火机、金属皮带、金属首饰。MRI 的绝对禁忌证包括体内装有心脏起搏器或留有金属支架或金属物。

## 二、评定方法

### （一）神经电生理检查

**1. 肌电图（EMG）** 是利用神经及肌肉的电生理特性，以电流刺激神经，记录其运动和感觉的反应波，或用针电极记录肌肉的电生理活动，对肌细胞在各种功能状态下的生物电活动进行监测分析，判断脊髓前角细胞、轴索、神经接头、肌纤维的各种功能状态，了解运动和感觉神经纤维通路及病变部位，对神经肌肉做出定性、定位的诊断和功能评定。肌电图检查可以区分肌源性或神经源性病变，特别是对上运动神经元损伤还是下运动神经元损伤具有鉴别意义。

（1）EMG 观察指标：①插入电位；②终板噪声电位；③肌肉放松时自发电位；④肌肉轻收缩时运动单位电位：时限，波幅，位相；⑤大力收缩运动单位电位募集和发放类型。

（2）常见病变异常 EMG 类型

1）周围神经病变及损伤：①急性轴索损害：2~3 周后，插入电位延长，肌肉放松时，可见大量正尖纤颤电位；轻收缩时，运动单元电位形态保持正常；大力收缩时，运动单元电位募集相减少。②慢性轴索损害：插入电位延长，正尖纤颤电位明显减少或消失，可出现复杂重复放电，轻收缩时出现时限增宽、波幅高的大电位，大力收缩时募集相减少。一旦出现复杂重复放电或大电位，就标志着病程已经几个月或几年，进入慢性期。③以脱髓鞘为主的周围神经病变：插入电位不延长，无自发电位，运动单位形态正常，但募集相减少，主要靠神经传导检查来确定。

2）肌源性病变：①急性肌源性病变：可有自发电位，轻收缩时运动单位电位时限缩短，波幅减小，多项电位增多，大力收缩时，可出现早期募集现象。②慢性肌源性病变：可有小的纤颤电位，有长时限、高波幅多相运动单位电位与短时限、低波幅多相运动单位电位同时存在，大力收缩时，可出现早期募集现象。

3）神经源性病变：插入电位延长、纤颤电位、正锐波、复杂重复放电、巨大电位单纯相、募集减少。

肌电图仪还可进行神经传导速度、F 波、H 反射、瞬目反射、表面肌电图检查。神经传导速度测定包括运动神经和感觉神经传导速度，可判断周围神经病变的存在及发生部位。运动和感觉神经传导速度的减慢或消失是急、慢性炎症性脱髓鞘性多发性神经病、腓肠肌萎缩症等疾病的重要电生理特征。F 波、H 反射可了解周围神经近端节段的功能状态及评估痉挛程度。表面肌电图用表面电极测定肌电图积分值，用于了解神经肌肉的功能状态。

**2. 诱发电位** 指中枢神经系统在感受器内在或外部刺激过程中产生的生物电活动。诱发电位的出现与刺激之间有确定的、严格的时间和位相关系，即所谓"锁时"特性，具体表现为有较固定的潜伏时。

临床上常用的诱发电位有躯体感觉诱发电位、脑干听觉诱发电位和视觉诱发电位、运动诱发电位。

（1）躯体感觉诱发电位：也称为体感诱发电位（somatosensory evoked potentials，SEP），临床上最常用的是短潜伏时体感诱发电位，简称SLSEP，特点是波形稳定、无适应性、不受睡眠和麻醉药的影响。主要用于周围神经、脊髓、脑干、丘脑和大脑半球病变，中枢脱髓鞘病，昏迷预后的评估及脑死亡诊断，脊柱、脊髓、颅后窝手术监护。在儿童周围神经病变主要用于臂丛神经损伤的鉴别诊断，协助判断损伤部位是在节前或节后。

（2）脑干听觉诱发电位：脑干听觉诱发电位（brainstem auditory evoked potential，BAEP）是一项反映脑干受损较为敏感的客观指标。是由声刺激引起的神经冲动在脑干听觉传导通路上的电活动，反映耳蜗至脑干相关结构的功能状况。凡是累及听通道的任何病变或损伤都会影响BAEP，往往脑干轻微受损而临床无症状和体征时，BAEP已有改变。由于脑干听觉传导通路与脑干其他结构的发育基本一致，故BAEP检测不仅可反映脑干听觉功能的发育，而且在一定程度上可反映出整个脑干功能的发育状态（图2-13）。

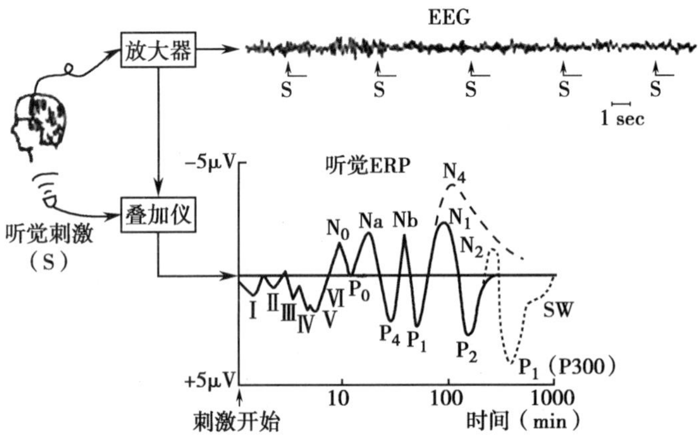

图2-13　听觉诱发电位原理图

临床上若引导不出BAEP，可以考虑为听神经近耳蜗段的严重损伤；若听觉脑干诱发电位室各波消失，可考虑听神经颅内段或脑干严重病损。BAEP各波异常可用下述方法做出临床判断：①如果Ⅲ~Ⅴ波间潜伏期（IPL）正常，则病损可能发生在脑干听通路下段或神经；②测量波Ⅱ之前的负波峰至波Ⅴ峰或负峰之间的传导时间，可帮助分辨蜗性病变和蜗后病变；③若波Ⅰ、Ⅲ引不出来时可观察波Ⅴ的绝对潜伏期（PL），校正后的波Ⅴ的PL如果仍超过正常值上限，则揭示蜗后病变。

（3）视觉诱发电位：视觉诱发电位（visual evoked potential，VEP）是大脑皮质枕叶区对视刺激发生的电反应，是代表视网膜接受刺激，经视路传导至枕叶皮层而引起的电位变化，了解从视网膜到视觉皮层，即整个视觉通路功能完整性检测。通过特定的棋盘格翻转模式分别刺激左、右眼，在视觉皮层记录诱发电位（P100）。依据P100潜伏期和波幅分析通路损害在视网膜、视交叉前或视交叉后的水平。临床运用主要有视神经炎、其他视神经异常疾病、多发性硬化、前视觉通路的压迫性病变、诈病或癔症等。在儿童康复中已逐步应用于检测新生儿视功能和了解视觉神经传导通路的髓鞘化程度、视觉皮层的成熟度等相关中枢神经的功能状态。

（4）运动诱发电位：运动诱发电位（motor evoked potential，MEP）是一种无创伤性的检测手段，是刺激运动皮质在对侧靶肌记录到的肌肉运动复合电位，检查运动神经从皮质到肌肉的传递、传导通路的整体同步性和完整性。临床主要用于脊髓损伤、缺血缺氧性脑病、语言发育障碍、高胆红素血症等疾病的诊断、预后判断以及术中的监护。

3. 脑电图（EEG）　是通过记录脑的自发性生物电活动而了解脑功能的一种方法。EEG可以评价患儿脑细胞电生理活动的成熟度是否与月龄相符，是否合并癫痫或合并癫痫的风险。检查方法有常规脑电图、动态脑电图监测、视频脑电图监测。

正常EEG并不都意味着正常的脑功能，因为EEG的改变与疾病的发病形式、严重性、病变的部位、大小及病程相关。急性、严重的及较大的脑病变，EEG通常是异常的；慢性、轻度且较小的脑

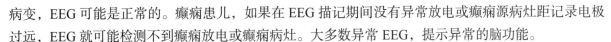

病变，EEG可能是正常的。癫痫患儿，如果在EEG描记期间没有异常放电或癫痫源病灶距记录电极过远，EEG就可能检测不到癫痫放电或癫痫病灶。大多数异常EEG，提示异常的脑功能。

（1）正常EEG：根据脑波频率的不同，可分为δ波、θ波、α波、β波、γ波、σ波（睡眠波）。EEG从出生开始，到儿童期、青春期都在发生变化，直到20岁左右时才出现稳定的成人EEG。足月清醒新生儿EEG主要由弥漫的δ活动构成，2个月大时出现睡眠纺锤波，6个月左右出现觉醒和睡眠之间的转换状态，并可见头顶部的一过性的尖波和K综合波的出现。直到5岁前，儿童睡眠特征都是持续的慢脑电活动，5岁以后与成人相似。

（2）病理EEG：常见的EEG异常有以下几种：①广泛失律性慢波、快波；②脑波的波幅高低不定，可低至20μV，或超过150μV；③两侧不对称；④睡眠纺锤波异常。⑤有病理波出现，如棘波、尖波、棘慢波、尖慢波等。

（3）适应证：癫痫、脑肿瘤、精神与认知障碍疾病、脑外伤、代谢和内分泌紊乱及中毒等所引起的中枢神经系统变化。

EEG是预测和确诊是否发生癫痫及对脑瘫的预后判断最重要的辅助手段。痉挛型脑瘫合并癫痫患儿的EEG异常以局灶性痫样放电和多灶性痫样放电多见，脑电图的背景波多异常，EEG背景波可帮助判断脑发育情况。部分脑瘫患儿由于没有明显的临床症状而被忽视，因此应及时进行脑电图检测，做到早期及时发现并采取有效措施。

### （二）影像学检查

1. **X-线片（X-ray）** X线片是观察骨和关节形态的常规检查。对7个月以上，股骨近端的二次骨化中心出现以后的可疑儿童，X线片可以评定是否存在髋关节脱位、脱位程度以及髋臼和股骨头发育情况。X线摄片检查Cobb角是诊断脊柱侧凸的金标准，全脊柱X线片可以确定侧凸部位、类型和严重程度，骨骼成熟度、椎体旋转情况等，并可排除先天性椎体畸形。

2. **电子计算机X射线断层成像（CT）** CT利用精确准直的X线束、γ射线、超声波等，与灵敏度极高的探测器一同围绕人体的某一部位做连续的断面扫描，具有扫描时间快、图像清晰、费用相对便宜、对骨形态显影较好等特点。头颅CT可以较好地显示大脑的结构、形态学改变，具有高密度分辨率，能分辨出脑灰质和脑白质。脑CT灌注成像还可以观察脑部血流动力学变化。对于儿童脑部神经系统疾患的检查诊断意义重大，临床常用于脑肿瘤、脑损伤、脑发育障碍等。近年来，CT与正电子发射断层成像（position emission tomography，PET）相结合的产物PET/CT在肿瘤的诊断上具有很高的应用价值。CT的缺点有：空间分辨率和清晰度较低；X线辐射量大，对人体有放射性伤害。

3. **磁共振成像（MRI）** 利用磁共振现象从人体中获得电磁信号，并重建出人体信息的一种断层成像技术。MRI在临床上运用非常广泛，可用于中枢神经系统、心血管系统、骨与关节、胸部病变、腹部器官等。头颅MRI对小儿脑瘫、脑血管畸形如烟雾病、脊髓炎、脑积水等病变的定位、定性诊断较为准确、及时，可发现早期病变。

MRI的优点：①高空间分辨率，对软组织有更好的对比分辨率，并能对脑内组织结构做面积、体积测定，对于脑干和小脑病变较CT有独特的优势；②可以提供多层面（包括横轴位、冠状位、矢状位及任意斜位）的解剖学信息；③MRI对患者无辐射，不需要使用造影剂。对于大多数需要结构性影像学检查的患儿来说，首选MRI。

MRI的缺点是：①扫描时间相对较长，一般头部扫描需要15~30分钟左右；②检查费用昂贵；③不适用于体内有金属异物的患者；④对患者头部或者身体的移动非常敏感，易产生伪影，因而，儿童检查对镇静要求高，检查过程中的紧急情况难以处理。

4. **功能性磁共振（fMRI）** 是一种新兴的、非侵入性神经影像学方法，其原理是利用磁振造影来测量神经元活动所引发的血液动力的改变，通过血流动力学和氧代谢来间接反映神经细胞的功能活动。目前主要是运用在研究人及动物的脑或脊髓。fMRI 为儿童的脑部疾病科学研究提供了新的工具与方向，在孤独症及儿童注意缺陷多动障碍等方面的研究较多。

5. **超声（US）检查** US 是利用人体对超声波的反射进行观察。一般是用弱超声波照射到身体上，将组织的反射波（echo）进行图像化处理。US 主要用于中枢神经系统、内脏器官、骨骼肌肉的形态检查。其检查方法多样，每种方法所对应的疾病、身体部位有差别。在儿童临床疾病诊断及康复评定中，A 型法较常用，主要应用于脑血肿、脑瘤、脑部囊肿等诊断；扇型法，主要用于心脏的检查诊断，尚可检查颅脑、肝、胆、胰等疾病；多普勒超声法，是测定血管腔或心腔内血流的方法，可从体外测出血流的速度和方向。用于诊断多种四肢动、静脉疾病和部分先天性心脏病，如大血管转位、动脉导管未闭等。产科医生还用来诊断、确定胎动和胎心。

经颅多普勒颅脑超声检测仪（transcranial doppler，TCD），即头颅超声，通过利用婴幼儿的囟门为"声窗"获得实时二维的颅脑内部结构图像，是婴儿颅内疾病诊断的首选方法，常用于缺氧缺血性脑病、颅内出血、脑损伤、脑发育不良、脑积水及脑内占位性病变的检查。TCD 为连续实时式的彩色显像和定量分析技术，可测定 8~10cm 以内颅内、颈部大、中动脉的血流动力学状态。TCD 适用于前囟未闭的婴幼儿，对颅内出血诊断阳性率较高，优点是无创、安全、可动态随访。

肌骨关节系统超声检查，简称肌骨超声，在肌肉骨骼系统检查评估中应用广泛，临床运用于外伤、运动所致关节周围肌肉、肌腱、韧带的损伤及疾病，如肌肉、肌腱的撕裂，肌肉损伤后的并发症（骨化性肌炎、血肿）及评价肌肉萎缩程度；骨肿瘤术后评估手术区情况，无禁忌证，不受金属伪影的影响，观察手术区有无积液、周围软组织有无肿物复发；神经系统病变，包括神经的卡压和外伤性疾病，如臂丛神经损伤，术后钢板及瘢痕造成的手术区神经的卡压及神经源性肿瘤样病变。可用于小儿扳机指、婴幼儿先天性肌性斜颈、髋关节发育不良的辅助诊断。

（欧阳辉）

# 第三章
# 儿童康复治疗技术

康复治疗是康复医学的重要内容，是使病、伤、残者身心健康与功能恢复的重要手段，它的目的是使人们能够尽可能地恢复日常生活、学习、工作和劳动，以及社会生活的能力，融入社会，改善生活质量。本章重点介绍儿童康复治疗中常用的物理治疗、作业治疗、语言治疗、心理治疗、中医康复治疗、教育康复、辅助器具及护理与管理等方法。

## 第一节　物　理　治　疗

应用电、声、光、磁、冷、热、水和力等物理因子治疗疾病的方法称为物理治疗（physical therapy，PT）。物理治疗通常分为两大类：一类以各种物理因子（如电、声、光、磁、冷、热、水等）治疗为主要手段，称为物理因子疗法，传统上称为理疗；另一类以功能训练和手法治疗为主要手段，称为运动疗法或运动治疗。

### 一、物理因子疗法

#### （一）概述

1. **定义**　物理因子疗法是应用电、声、光、磁、热动力学等物理因子结合现代科学技术治疗疾病的方法。旨在直接引起局部组织的物理、化学、生理变化，从而产生不同的作用如神经反射作用、经络作用、体液作用和组织适应等，达到治疗的目的。亦可用于儿童疾病的治疗。

2. **物理因子疗法的分类**　主要有电疗、水疗、传导热疗法、可见光疗法、超声波疗法、经颅磁刺激疗法、磁疗等许多种类。物理因子疗法一般无创伤、无痛苦、不良反应少，易为儿童所接受。

3. **物理因子疗法的实施及注意事项**　详见各个疗法。

#### （二）常用的物理因子疗法

1. 电疗

（1）概述：电疗法是使用中频、低频、直流电、静电疗法等瞬间出现的医用电流刺激失去神经控制的平滑肌或横纹肌，使肌肉产生被动的、节律性收缩，以获得肢体有益的功能性运动。儿童常用低频电疗法。

（2）低频电疗法分类：采用频率为0~1000Hz的电流，包括经皮神经电刺激疗法、神经肌肉电刺激疗法、痉挛肌电刺激疗法、功能性电刺激疗法、小脑电刺激疗法等。

（3）治疗作用：①经皮神经电刺激疗法：缓解各种急慢性疼痛；兴奋神经肌肉组织，促进局部血液循环；促进骨折、伤口愈合。②神经肌肉电刺激疗法：刺激肌肉收缩，改善血液循环，加强局部代谢；促进神经重新生长和恢复神经传导功能，加快失神经支配肌肉运动功能的恢复。③痉挛肌电刺激疗法：刺激痉挛肌的拮抗肌，通过拮抗肌的收缩降低痉挛肌张力。④功能性电刺激疗法：兴奋神经元使肌肉产生收缩；使痉挛肌张力下降；改善中枢神经系统对运动功能的控制能力。⑤小脑电刺激疗法：脑保护作用，促进脑组织功能代偿和结构修复；加快运动传导与肢体功能恢复。

（4）治疗技术

1）经皮神经电刺激法：①将 2 个电极对置或并置于痛点、运动点、穴位、神经节段或神经走行部位；②根据治疗需要选择电流频率、波宽、治疗时间，每次 20~30 分钟，每天 1~2 次，可较长时期连续治疗。

2）神经肌肉电刺激疗法：①选用能输出方波、三角波的低频脉冲治疗仪，电流频率 0.5~100Hz，波宽 1~1000 毫秒，脉冲上升和下降时间都可调，电流输出强度 0~100mA，调制频率每分钟 1~30 次。治疗需按照治疗前确定的电流参数，开始对电流强度缓慢调节，以引起明显肌肉收缩且无明显皮肤疼痛为度。②低频脉冲电流中的方波具有兴奋正常神经肌肉的作用。刺激正常神经肌肉，若引起同样强度的肌肉收缩，三角波的电流强度比方波大 3~6 倍。由于失神经肌肉的适应能力低于正常肌肉，为避免刺激正常肌肉和感觉神经，进行电刺激时往往需要采用强度变化率低的三角波，这样就会只引起病患肌肉收缩。肌肉失神经程度不同，电刺激引起肌肉收缩所需的电流阈值也不同，所以进行神经肌肉电刺激前，应先确定病变程度，以选用合适的电流参数。③采取舒适的姿势，放松肌肉，暴露治疗部位，确定需要刺激的运动点，运动点的位置会随着病情的改变而发生变化。根据病情选择电极和衬垫，将电极置于衬垫内。电极放置方法主要有两种：A 单极法：一个直径 3cm 左右的电极为主极，连接阴极，置于患肌的运动点上；另一个直径 15~20cm 的电极与衬垫为辅极，连接阳极，置于颈背部（上肢治疗时）或腰骶部（下肢治疗时）。一般阴极作为主极，只有在阳极通电收缩大于阴极通电收缩时才用阳极作为主极。B 双极法：在受累肌肉的肌腹两端放置两个电极，近端电极为阳极，远端电极为阴极。④电刺激应分段进行，常规先刺激 3~5 分钟，期间肌肉收缩 10~15 次，休息 10 分钟，再次进行刺激，重复 4 组，总收缩达 40~60 次。在治疗失神经严重者时，起初使其每分钟收缩 1 次，治疗量为总收缩 10~15 次。病情好转后肌肉不易疲劳，可逐步增加肌肉收缩的次数，达到每组 20~30 次，缩短休息时间，延长刺激时间，使总收缩次数达到 80~120 次。一般每天治疗 1~3 次，一个疗程 15~20 天。

3）痉挛肌电刺激疗法：①选用能在不同时间输出两路方波的低频脉冲治疗仪，调节两路电流交替出现，两路电流的频率与波宽相同，频率 0.66~1Hz，波宽 0.2~0.5 毫秒，两路脉冲电流的延迟时间为 0.1~1.5 秒；②治疗时采用 4 个小电极，2 个电极置于痉挛肌两端肌腱处为 A 路输出，另 2 个电极置于拮抗肌肌腹的两端为 B 路输出，以引起肌肉明显收缩为度，治疗时间每次 15~20 分钟，每天 1 次，20~30 次为一个疗程。

4）功能性电刺激疗法：①选用多通道、可输出方波或其他波形的低频脉冲治疗仪：波宽 0.1~1 毫秒，脉冲波组宽度 1.8 秒，频率 20~100Hz，能分别调节相应通道的治疗参数。②在儿童康复下肢步态中最常用，痉挛型脑瘫患儿在步行训练中的应用：偏瘫者刺激患侧下肢，双瘫者交替刺激双侧下肢。患儿双膝稍屈曲仰卧位或坐在凳子上，双腿自然放在地上；将电极片置于小腿前外侧，其中阴极放在后，阳极放在前，调节电流强度的大小，给微小电刺激帮助定位；使用神经肌肉定位仪寻找一个外翻或内翻背屈肌肉收缩的点，这个点就是放置阴极电极片的部位，再把阳极电极片放在胫前肌合适位置，连接好刺激器并固定于患儿腿部前外侧；设定刺激器的电刺激肌肉训练模式、治疗参数，在步态分析系统中确定最适合患儿的刺激方式；设定胫骨倾斜角度为电刺激触发开关，足跟抬起时电刺激开始，胫前肌等肌肉收缩，促进足背屈，足跟落地时电刺激结束。开始治疗时每次刺激10分钟，每天数次，刺激时间随着功能的改善逐渐延长，适时调节电流参数，最终过渡到自主活动。③儿童康复常用便携式机，可随身携带便于活动和治疗。刺激电极分为表面电极、肌肉内电极和植入电极三种，儿童康复常用的是表面电极。表面电极操作简便，可替换且无创；缺点是对单个肌肉刺激的选择性差，不能刺激较深部的肌肉，以及刺激反应变化大等。

5）小脑电刺激疗法：①将电极贴片置于消毒后的两耳后乳突，无创引入小脑顶核，对患儿的脑部进行电刺激治疗；②将小脑电治疗仪调至治疗参数，治疗每次20~30分钟，每天1~2次，10~15天为一个疗程。

（5）注意事项：①先用弱电流让患儿适应，以消除恐惧，再调节电流到治疗量；②根据患儿的功能障碍选择合适的电疗方法及需要刺激的部位，放置电极时需根据操作方法选择合适的位置，治疗参数的设置应随着患儿的恢复情况进行调节；③治疗过程必须有家长和医护人员监护。

（6）适应证：①经皮神经电刺激疗法主要用于软组织和骨关节的急性疼痛、骨折术后、痉挛性瘫痪等；②神经肌肉电刺激疗法主要应用于下运动神经元损伤后肌肉失神经支配、失用性肌萎缩等；③痉挛肌电刺激疗法主要应用于脑性瘫痪、脑外伤、多发性硬化或脊髓损伤后的痉挛性瘫痪等；④功能性电刺激疗法主要用于脊髓损伤与发育障碍患儿的站立步行与手功能障碍；⑤小脑电刺激疗法适用于小儿脑瘫、小儿发育迟缓等。

（7）禁忌证：生命体征不稳定、电疗有过敏反应、对电极片严重或持续性过敏反应、治疗部位皮肤破损、有出血倾向、严重心脏病或带有心脏起搏器、活动性肺结核及癌肿、感染者等。

## 2. 水疗

（1）概述：水疗（hydrotherapy）是指利用水的物理特性以各种方式作用于患儿，促进康复的方法，水疗法既是一种运动疗法，又是一种物理因子疗法，通过水的温度刺激、机械刺激和化学刺激作用来完成。

（2）分类：涡流浴、气泡浴、伯特槽浴、步行浴，其中步行浴在浴槽内可进行各种体位训练。

（3）治疗作用：①皮肤：刺激局部皮肤，增强身体的持久力，同时有利于改善身体感知觉和运动。②肌肉、关节：水疗会减轻肌肉张力，使平滑肌舒展，减轻疼痛和痉挛，增加关节活动度，增强肌力，在水中可训练四肢躯干的协调平衡能力、纠正步态等。③循环系统：其作用受水温、治疗时间、部位及刺激强度的影响。水疗时，心跳加快，增加心肌张力，提高血液的输出量，促进血液循环；此外通过汗腺分泌增加、肾脏血管扩张利尿作用，促进有害代谢物质及毒素排出。④呼吸系统：需要增大胸廓运动力度以对抗水压，增强了呼吸功能；在水中换气，需要将口和鼻呼吸分开训练，这也有利于语言发音训练。

（4）治疗技术

1）设备：运动池大小依据治疗人数而定，池边设有扶手和扶梯，池中可设治疗用的床椅、平行杆和漂浮具等。

2）方法：水量为3/4池，水温34~38℃。根据患儿病情及体质，因人而异确定水中运动治疗的强度和时间。行动不便的患儿可用升降装置辅助出入浴。患儿由双足至全身缓慢下水，在治疗师的辅助和保护下，在水中开展各类运动疗法，可提高头部控制，降低肌张力，增强平衡和改善步态等。但是受水中多种因素的影响，需针对患儿情况给予个体化指导。

3）具体操作

① 适应性训练：让患儿感受以水为主题活动身体的乐趣，通过水对身体的接触流动来给予感觉输入，使患儿意识到自己在水面上漂浮。练习呼气与吸气的动作，一直达到可以放松地呼吸的状态。

学会保持关节轻度屈曲、外展，手臂向前伸为水中最稳定的姿势。单侧肢体肌张力高的患儿可根据具体情况进行训练。如左侧肌张力高，将患儿左侧肢体接触水面，多次反复刺激。

②独立性训练：治疗师适当辅助，患儿学习在水中完成立位、坐位、起立、步行等动态平衡训练；当患儿能够完成上述稳定姿势后，练习在水面仰卧位保持平衡的能力；治疗师逐渐减少辅助，患儿学习向前游动，最终治疗师用手指支持即可游动。

③仰泳法：仰泳姿势可以使肌张力高的患儿体验肌肉松弛的感觉，并强化躯干、髋部伸肌训练。可在穿漂浮具辅助下，练习两臂屈曲，先外展，再拉回完成，如此反复。

④体位转换：患儿学会控制头部后，仰卧于水面，向坐位、立位姿势改变，学习从水平方向朝垂直方向垂直回转（图3-1）；学习从仰卧位经由侧卧位向俯卧位回旋，练习顺时针和逆时针的躯干旋转（图3-2）；躯干旋转和垂直回转相结合，这种复合回转练习对中枢性运动障碍患儿很重要，可激活头颈部、躯干、骨盆旋转肌肉、下肢屈伸肌群的参与（图3-3）。

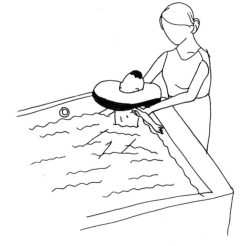

图3-1　垂直回转练习

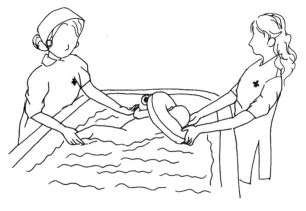

图3-2　躯干旋转练习

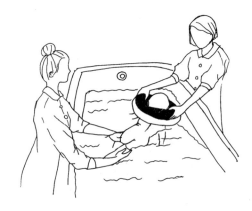

图3-3　复合回转练习

（5）注意事项：患儿身体缓慢下水，逐渐适应，以免引起痉挛。出水后立即擦干身体，注意保暖，预防感冒。水疗的强度和时间视患儿的病情及体质而异，一般每次治疗10~30分钟，可每天或隔天一次，如有感冒、腹泻等情况可暂时停止。整个过程必须治疗师陪同下水，严密监护。需一对一训练，并辅以救生圈或其他漂浮工具，预防溺水危及生命，有条件者应备好急救箱。训练前1小时不宜进食，防止呕吐引起窒息，需排净大小便。为防止患儿过于疲惫，同时利于提高康复治疗的效果，水疗最好安排在运动治疗、言语治疗、作业治疗之前。

（6）适应证：各型脑性瘫痪、智力障碍、语言发育落后、孤独症谱系障碍、唐氏综合征、脑膜脑炎后遗症、脑外伤术后恢复期、骨科术后恢复期、早产儿、低出生体重儿、出生严重缺氧等。

（7）禁忌证：发热、外伤、炎症感染、活动性肺结核、心肝肾功能不全、身体极度衰弱、癌症及恶病质、有出血倾向、皮肤病、癫痫症失控等。

**3. 超声波疗法**

（1）概述：超声波疗法是指利用每秒振动频率在20kHz以上的声波作用于人体治疗疾病的方

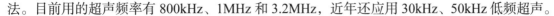

法。目前用的超声频率有 800kHz、1MHz 和 3.2MHz，近年还应用 30kHz、50kHz 低频超声。

（2）分类：超声治疗有单纯超声治疗、超声药物透入治疗、超声雾化治疗和超声联合其他治疗，如超声 - 间动电疗法、超声 - 中频电疗法和超声 - 直流电疗法等。

（3）治疗作用：①温热作用：超声波通过组织时有热的产生；②微动按摩：引起膜渗透性增加、细胞复活、炎症（非细菌性）进展的阻断、新陈代谢、胞质的搅拌、水离子的移动、pH 的改变、扩散促进、凝胶相的改变等许多现象；③对神经系统的间接作用，有镇痛和使肌肉弛缓的作用；④对脑损伤者可促进侧支循环，增加受损脑组织的血供，改善脑细胞的功能。超声波治疗可降低神经兴奋性，使神经传导速度下降，肌肉的兴奋性降低，可应用上述特点对不同类型患儿进行治疗。

（4）治疗技术：①仪器由主机和声头组成，为了避免超声反射和能量丢失，声头与体表间的空隙必须充分充填接触剂，接触剂可用与人体组织相近的介质如甘油、凡士林；②多采用直接操作法，治疗部位的皮肤上涂以接触剂，声头固定于治疗部位，治疗时声头必须与皮肤紧密接触。A 固定法：主要用于小部位，超声剂量宜小，一般强度小于 0.5W/cm²，治疗时间每次 3~5 分钟；B 移动法：操作者在声头上稍加压力，做缓慢的直线或螺旋形反复移动。强度 0.8~1.5W/cm²，治疗时间每次 6~12 分钟。治疗每天一次，10~15 次为一疗程。

（5）注意事项：①声头与治疗部位间必须充分充填接触剂，声头与体表接触后再输出，以免损坏芯片和影响治疗效果；②用移动法治疗时在声头上施加的力度和移动速度需均匀；③应经常询问患儿治疗中的感觉，如有疼痛或灼热，立即停止治疗，找出原因加以纠正。

（6）适应证：软组织损伤、关节挛缩、腱鞘炎、瘢痕及粘连、挫伤、脱臼、骨关节病、皮下淤血、注射后硬结、神经炎、神经痛等。

（7）禁忌证：感染的急性期、儿童骨骺处、高热、菌血症、败血症等。

**4. 生物反馈疗法**

（1）概述：生物反馈疗法是指人体内不易觉察的生理活动以及生物电活动通过仪器的辅助将信息放大，在仪器上以视觉或听觉形式显示出来，人体借助反馈信息了解自身变化，并根据变化逐渐学会在某种程度上随意控制和纠正这些活动的过程。生物反馈疗法可用于各种特殊需求患儿的康复治疗。

（2）分类：包括肌电反馈、皮电反馈、皮温反馈、脑电反馈等。

（3）治疗作用：①促进肌肉收缩：肌电生物反馈是借助于肌电接收设备记录患儿瘫痪肢体自主收缩时的电信号，当这种电信号达到或超过仪器设定的动态阈值时，就能产生一定强度的电刺激，促进肌肉收缩；②脑功能重组：脑电生物反馈的循环作用有助于重建神经网络和神经反馈回路，达到修复损伤区脑功能的目的；③促进主动运动：肌电生物反馈可极大地提高患儿的兴趣和主动参与性，鼓励患儿通过模仿人机对话系统，对患肢的运动功能进行诱导和强化。

（4）治疗技术

1）肌电生物反馈疗法：①采用肌电生物反馈治疗仪：配备 3 个表面电极，包括 2 个记录电极和 1 个地极。仪器可以记录和展示肌电的数值和曲线，并发出不同颜色的灯光和声音信号；②将要安放电极部位的皮肤清洁后再用 75% 的酒精脱脂，然后把导电膏涂在电极表面，放在皮肤上。记录电极的位置根据病情而定，地极通常放在两记录电极之间。按照治疗要求，引导患儿学会通过仪器发出的视听信号，通过自我调节肌电电压，而使肌肉收缩或放松。每次训练 5 分钟，再休息 5 分钟，反复 3 次，每次总共训练时间为 10~15 分钟，每天 1~3 次。

2）皮温生物反馈疗法：①手指皮肤肌电生物反馈治疗仪：配有一个温度传感器和一对儿童耳机。仪器可记录及显示温度读数和曲线，并发出不同颜色的灯光和声音信号；②在患儿食指或中指的末节指腹上固定好温度传感器，指导患儿学会通过仪器发出的各种不同的视听信号，来自我调节，继而使皮肤温度改变。每次治疗 15~20 分钟，每天 1~3 次。

其余各种反馈疗法与肌电生物反馈疗法相似。

（5）注意事项：首次治疗前，应交代注意事项和相应动作，并做好示范，告知需注意电子屏上数值和曲线，不同颜色的灯光和声音信号的变化，指导患儿最大限度地进行主动运动。

（6）适应证：①降低神经肌肉兴奋性的松弛训练，如痉挛型脑瘫等；②提高神经肌肉兴奋性的功能性训练，如表现为肌张力低下的脑瘫等；③提高认知功能的训练，如智力低下、精神发育迟滞、语言发育迟缓等。

（7）禁忌证：严重心脏疾病、癫痫、有出血倾向、意识障碍、认知障碍及治疗过程中过度紧张的患儿。

### 5. 光疗

（1）概述：应用人工光源或日光辐射治疗疾病的方法称为光疗法。光波的波长短于无线电波，用于儿童的多为红外线、可见光疗法。

（2）分类：主要分为红外线疗法和可见光疗法，可见光疗法中常用的有蓝紫光疗法。

（3）治疗作用：红外线疗法有改善组织血液循环、促进水肿吸收、消散炎症、镇痛、解痉的作用。蓝紫光疗法可促进无毒胆绿素的排泄，从而降低血清中胆红素的含量。

（4）治疗技术：①取适当体位，裸露照射部位。②检查照射部位的温热感是否正常。③将灯移至照射部位的上方或侧方，距离与功率相关：功率 200W 以下，灯距 20cm 左右；功率 250~300W，灯距 30~40cm；功率 500W 以上，灯距应 50~60cm 以上。通电后 3~5 分钟，应询问患儿的温热感是否适宜。④应用局部或全身光浴时，光浴箱的两端需用布单遮盖，光浴箱内的温度应保持在 40~50℃。⑤每次治疗 15~30 分钟，每天 1~2 次，15~20 次为一疗程。治疗结束时，将照射部位的汗液擦干，患儿应在室内休息 10~15 分钟后方可外出。

（5）注意事项：①治疗中不得改变体位，以防烫伤；②患儿若有过热、头晕等不良反应时，需马上告知治疗师；③治疗部位靠近眼部或光线可射及眼时，应用纱布遮挡双眼；④应先用小剂量照射新鲜的瘢痕部位、植皮部位或温热感觉障碍部位，观察局部反应，以免发生灼伤。

（6）适应证：红外线疗法常用于各种炎症，尤其是慢性炎症、软组织肿胀和肌肉痉挛。蓝紫光疗法常用于新生儿高胆红素血症。

（7）禁忌证：急性扭伤早期、有出血倾向、急性化脓性炎症、高热、活动性肺结核、恶性肿瘤、闭塞性脉管炎、局部感觉障碍或循环障碍者。

### 6. 传导热疗法

（1）概述：将加热后的介质作用于人体表面，使热传导到病变部位以治疗疾病，促进康复。水、泥、蜡、沙、盐、酒、中药等都是可用于传导热疗法的介质。

（2）分类：石蜡疗法、热袋温敷法、温热罨包疗法、Kenny 湿敷温热法、蒸汽疗法。

（3）治疗作用：①温热作用：可使局部血管扩张，增加代谢循环及改善营养，消除局部肿胀；②软化和松解肌腱挛缩，降低末梢神经兴奋性，降低肌肉张力，使痛阈升高，具有解痉、镇痛作用；③特殊的药物治疗作用：可根据病情需要选择不同的药物配方结合该疗法进行治疗，以达到消炎、消肿、镇痛作用。

（4）治疗技术：儿童常用石蜡涂抹法，是先将石蜡融化，用已加温的刷子迅速多次向患部涂抹石蜡，再覆以塑料、毛毯或浴巾保温，10~20 分钟后剥掉硬化的石蜡。

（5）注意事项：要防止烫伤，治疗开始后应经常巡视、询问患儿的感觉，过热时要及时检查皮肤，调整所垫毛巾和保温用的包裹品，严密观察患儿的全身情况，治疗过程中若患儿出现出汗过多、心悸、气促，应立即暂停治疗，给予静卧等对症处理。

（6）适应证：适用于肌肉痉挛的患儿及软组织扭伤、腱鞘炎、术后或外伤后浸润粘连、瘢痕挛缩、关节纤维性强直，四肢关节、腰部、背部、肩部等处的疼痛。

（7）禁忌证：治疗部位有感染灶、开放性伤口、严重皮肤病者，高热、极度衰弱、活动性肺结核、严重循环障碍、恶性肿瘤、出血倾向等全身性疾病。建议急性扭伤且有出血倾向的患儿24小时后再做治疗，局部皮肤感觉障碍者、体弱者慎用。

### 7. 冷疗

（1）概述：冷疗法也称低温疗法，是利用低温治疗疾病并促进康复的方法。

（2）治疗作用：可收缩血管，继而扩张；使毛细血管通透性低下，抑制水肿；降低新陈代谢，抑制炎症；缓解疼痛；使肌梭活动低下，抑制肌痉挛。

（3）治疗技术：最常用的治疗方式是使用溶化的冰块和水混合，混合物的温度为0℃。治疗部位浸泡于冰水中。难以浸泡的部位，使用毛巾浸入冰水中，取出后迅速作用于治疗部位，也可使用冰按摩方式，将冰块放置于治疗部位移动。临床上常根据检查患儿阵挛和踝反射消失、关节对快速运动的阻力减小，提示经冷疗后痉挛状态减轻。对于创伤早期，应在实质性肿胀和出血之前应用。冷疗常持续4~6小时，期间需更换冰水或毛巾。

（4）注意事项：注意观察患儿的感觉和反应，出现明显冷痛时应中止；昏迷及皮肤感觉障碍者慎用；注意保护患部周围的正常皮肤，防止发生皮肤冷灼伤和冷冻伤。

（5）适应证：痉挛引起的异常肌紧张患儿；缓解患儿肌肉及骨骼系统疼痛；儿童外伤的急性期或后遗症期疼痛，抑制出血、水肿；促进患儿神经肌肉的反应。

（6）禁忌证：寒冷过敏、末梢循环障碍、开放性外伤、呕吐、烦躁等。

### 8. 其他疗法

（1）经颅磁刺激：是一种利用脉冲磁场作用于中枢神经系统（主要是大脑），改变皮层神经细胞的膜电位，使之产生感应电流，影响脑内代谢和神经电活动，从而引起一系列生理生化反应的磁刺激技术。经颅磁刺激可应用于包括皮质脊髓束传导性及运动皮层兴奋性等脑功能检测，也可用于某些疾病的治疗。目前在临床上使用最广的是重复性经颅磁刺激（repetitive transcranial magnetic stimulation，rTMS），rTMS治疗技术能够影响局部和远隔皮质功能，实现皮质功能区域性重建，影响多种神经递质和基因表达水平，在调节大脑功能方面具有独特作用，并且无创、无痛，操作简便，安全可靠。通常高频（5~20Hz）rTMS促进大脑皮质的兴奋性，而低频（<1Hz）rTMS抑制大脑皮质兴奋性。通过双向调节大脑兴奋与抑制功能之间的平衡来治疗疾病。rTMS针对不同疾病的治疗部位和治疗参数是不同的，并需考虑其剂量与效果的关系，以及rTMS与药物、心理治疗、康复训练相结合的最优联合治疗方案。该技术在儿童注意缺陷多动障碍、孤独症谱系障碍、抽动秽语综合征、脑瘫、儿童焦虑症、儿童抑郁症、儿童精神分裂症等领域的疗效得到越来越多的证实，其应用前景非常广阔；同时应注意其禁忌证，如急性脑外伤、脑出血、脑梗、颅内感染、颅内有金属及其他异物者。rTMS最主要的风险是可能诱发癫痫发作，其风险程度随剂量参数和个体因素的不同而变化，但多为自限性。

（2）磁疗法：是利用磁场作用于机体或穴位的外治法。其主要分为贴磁法、悬磁法、磁电法。具有镇痛、消肿、消炎、软化瘢痕等作用。贴磁法常用于婴儿腹泻、咳喘、小儿急慢性肠炎、支气管炎等。

（龙耀斌）

## 二、 运动疗法

### （一）概述

1. **定义** 运动疗法（therapeutic exercise）是采用主动和被动运动，通过改善、代偿和替代的途径，旨在改善运动组织（肌肉、骨骼、关节、韧带等）的血液循环和代谢，促通神经肌肉功能，调整肌力、肌张力、耐力、心肺功能和平衡功能，减轻异常压力或施加必要的治疗压力，纠正躯体畸形和功能障碍。随着医学模式的转化和障碍学的发展，运动疗法已经形成了针对某些疾患进行康复治疗的独立体系。

2. **目的** ①运动时抑制不必要的肌肉收缩，使之充分弛缓；②降低肌张力，扩大关节活动度；③增强肌力和耐力；④保持适当的肢位和体位，改善神经肌肉的功能，进行再教育；⑤保持各肌群相互间的协调性；⑥力求获得基本动作，从卧位、立位到步行的顺序；⑦通过运动刺激改善心脏、肺脏、肝脏等功能。为完成上述康复目的，在运动疗法实施中要与患儿保持良好的人际关系，建立信赖关系。鼓励患儿主动练习，开展评比，树立信心，同时对儿童来说父母和家属的参与对完成训练也是十分必要的。

3. **分类** 运动疗法的内容丰富，分类方法很多。例如，根据肌肉收缩的形式分为等张运动、等长运动、等速运动，根据主动用力程度分为被动运动、助力运动、主动运动和抗阻运动，根据能源消耗分为放松性运动、力量性运动、耐力性运动等。

（1）主动运动（active movement）：是指完全由患儿主动用力收缩肌肉来完成的运动。例如，主动活动四肢关节，各种医疗体操，日常生活活动训练等，目的是改善和恢复肌肉、关节和神经系统的功能。

（2）被动运动（passive movement）：是指患儿完全不用力，肢体处于放松状态，动作的整个过程全靠外力来完成的运动。其目的是增强瘫痪肢体的本体感觉，防止关节挛缩和关节损伤后的功能障碍，促进肌力恢复，促发主动运动。被动运动要求动作要慢，患儿在训练时意识要集中于运动。

（3）助力运动（assisted movement）：是指借助于外力的帮助，通过患儿主动收缩肌肉来完成的运动。外力可以来自于健侧肢体或他人的帮助，也可以利用器械（如滑轮、悬吊等）、引力或水的浮力帮助完成动作。其目的是为患儿获得肌肉收缩的感觉，促进肌力的恢复，建立起协调的动作模式。助力运动要求患儿以主动用力为主，在能够活动的范围内尽量减少助力，避免以助力代替主动用力。

（4）抗阻运动（resisted movement）：是指运动时必须克服外部阻力才能完成的运动，又称为负重运动。阻力可由人为施加，亦可来自器械。其目的是更有效地增强肌肉的力量和耐力，改善肌肉的功能。抗阻运动要求患儿肌力达4级以上，阻力应加在受累关节的远端，且由小到大。

（5）等长运动（isometric exercise）：是指肌肉收缩时肌肉起止点的距离无变化，关节不产生肉眼可见的运动，但肌肉的张力明显增高，又称为等长收缩或静力性收缩（static contraction）。在日常生活和工作中，等长收缩常用于维持特定的体位和姿势。在运动疗法中，等长运动是增强肌力的有效方法。

（6）等张运动（isotonic exercise）：是指肌肉收缩时肌张力基本保持不变，但肌纤维的长度发生变化，由此导致关节发生肉眼可见的运动，又称为动力性收缩。收缩时肌肉起止点之间的距离缩短，肌纤维的长度变短称为向心性等张运动（concentric isotonic exercise），如屈肘时的肱二头肌收缩，伸膝时的股四头肌收缩。动作进行时，肌肉起止点之间的距离逐渐延长，肌纤维的长度被拉长称为离心性等张运动（eccentric isotonic exercise），如伸肘时的肱二头肌收缩，下蹲时的股四头肌收缩等，其作用主要是使动作的快慢或肢体落下的速度得到控制。

（7）等速运动（isokinetic exercise）：是指利用专门设备，根据运动过程的肌力大小变化，相应调节外加阻力，使整个关节运动依照预先设定的速度运动，运动过程中肌肉用力仅使肌张力增高，力矩输出增加，又称为可调节抗阻运动（accommodating resistance training）。等速运动与等长运动、等张运动相比，其显著特点是运动速度相对稳定，不会产生加速运动，且在整个运动过程中所产生的阻力与作用的肌力成正比，即肌肉在运动全过程中的任何一点都能产生最大的力量。等速运动能依据肌力强弱、肌肉长度变化、力臂长短、疼痛、疲惫等状况，提供适合肌肉本身的最大阻力，且不会超过负荷的极限，有助于从神经生理学的角度训练肌肉。因此，等速运动具有相当高的效率与安全性。

**4. 实施**　随着小儿的生长发育，应从患儿身体的结构和功能、活动和参与、个人因素、环境因素等方面对其进行综合评价的基础上，选择恰当的治疗方法。同时应遵循以下原则：①遵循儿童运动发育的规律促进运动发育；②在抑制异常运动模式的同时，进行正常运动模式的诱导；③使患儿获得保持正常姿势的能力；④促进左右对称的姿势和运动；⑤诱发和强化所希望的运动模式，逐渐完成运动的协调性；⑥康复训练前缓解肌张力；⑦增强肌力；⑧处理功能障碍；⑨管理肌肉 - 骨骼系统；⑩根据需求采用目前国内外公认的技术。

**5. 注意事项**　①患儿应取舒适体位；②控制不必要的运动；③原则上应在全关节活动范围内进行运动；④运动要反复进行；⑤定期判断治疗效果；⑥治疗前向患儿说明运动目的使其理解。

## （二）常用的治疗技术

随着运动疗法的发展，治疗技术不断创新，关节活动度、肌力、耐力改善的传统训练方法不断完善，训练方法也日趋成熟。主要有如下方法：

**1. 生物力学疗法**　包括渐增阻力训练法、关节活动度的维持与改善训练法等。

（1）渐增阻力技术：是一种逐渐增加阻力的训练方法，肌肉的能力增强时负荷量也随之增加。肌力训练是根据超量负荷的原理，通过肌肉的主动收缩来改善或增强肌肉的力量。

（2）关节活动技术：主要用于改善和维持关节的活动范围的康复治疗技术。关节活动度的维持和改善是运动功能恢复的前提和关键，是恢复肌力、耐力、协调性、平衡等运动的基础，也是进行日常生活训练，职业训练，应用各种辅助器具、假肢和轮椅的必需条件。

（3）关节松动技术：是指治疗者在关节活动允许的范围内完成的一种针对性很强的手法操作技术，运动时常选择关节的生理运动和附属运动作为治疗手段。

（4）软组织牵伸技术：是针对病理性缩短的软组织延长的治疗方法，其目的是改善或重新获得关节周围软组织的伸展性，降低肌张力，增加或恢复关节的活动范围，防止发生不可逆性的组织挛缩，预防或降低躯体在活动或从事某项运动时出现的肌肉、肌腱损伤。

（5）协调性训练：协调能力是指人们迅速、合理、省力和机敏地完成有控制的运动，特别是复杂而突然的运动能力。协调性训练就是以发展神经肌肉协调能力为目的的练习，常用于神经系统和运动系统疾病的患儿。

（6）平衡训练：通过激发姿势反射，加强前庭器官的稳定性，从而改善平衡功能。训练内容主要包括静态平衡和动态平衡。

（7）减重步态训练：通过悬吊装置减少下肢的负重，并结合电动跑台强制带动患儿重复产生有节律的步行，使患儿可以早期进行步行训练。是一种安全有效的训练功能性步态及耐力的方法。

（8）核心稳定性训练：是指在运动中控制骨盆和躯干部位肌肉的稳定姿势，为上下肢运动创造支点，并协调上下肢发力，使力量的产生、传递和控制达到最佳化。核心稳定性训练以提高人体在非稳定状态下的控制能力，增强平衡能力，训练人体深层的小肌群，协调大小肌群的力量输出，增强运动功能，增强深层稳定肌的肌力及本体感受性反射活动为主。核心稳定性训练目前逐渐成为运动训练领域的新热点。

1）基本理论：动态不稳定的支撑环境增加了对中枢神经系统的刺激，进而提高了中枢神经系统动员肌纤维参与收缩的能力（即中枢激活功能的提高）。核心力量训练的关键是借助动态不稳定的支撑面创造一个动态的训练环境。由于身体在不稳定的支撑面上姿势难以保持稳定状态，重心位置难以固定不变，因此身体必须不断地调整姿势以控制重心和姿势的平衡与稳定，此时核心肌群的工作负荷变大，神经-肌肉系统的刺激效果增强。

2）基本技术与方法如下：①不借助任何器械的单人练习；②运用单一器械进行的练习；③使用综合器械进行的练习；④各种 Pilates 练习形式（用意念控制动作）；⑤振动力量和悬吊训练；⑥平衡板、泡沫桶、气垫、滑板、瑞士球、震动杆，各种垫子上做徒手练习等。

**2. 神经生理学疗法**　是根据神经生理与神经发育的规律，即由头到脚、由近端到远端的发育过程，应用易化或抑制方法，使患儿逐步学会如何以正常的运动方式去完成日常生活动作的训练方法。在康复治疗中应用较普遍的有 Bobath 疗法、Brunnstrom 技术、PNF 技术、Vojta 技术以及 Rood 技术等。

（1）Bobath 疗法：又称神经发育学疗法（neurodevelopmental treatment，NDT），是英国学者 Kerel Bobath 和 Berta Bobath 夫妇在长期治疗小儿脑瘫的基础上结合神经生理学关于姿势控制和小儿发育学的理论共同创造的治疗方法，已经发展成为儿童康复治疗中主要运动疗法之一，并在世界范围内被广泛应用。

1）基本理论

① 运动发育的未成熟性：由于小儿在发育过程中脑组织受到了损伤，导致运动功能发育迟缓或停止，临床表现出运动发育与正常同龄儿童相比明显落后或停滞。

② 运动发育的异常性：脑损伤后，由于上位中枢对下位中枢的控制解除，从而释放出各种异常姿势和运动模式。这种异常模式，在正常小儿运动发育的任何年龄段都不会出现，所以称为运动发育的异常性。由于正常的神经传导通路受损，患儿感受不到正常运动、姿势、肌张力，而是不断体会和感受异常，结果导致异常姿势和运动模式逐渐明显，症状逐渐加重至青春期才能停滞。Bobath 疗法强调早期治疗，因早期脑组织正在发育阶段，其可塑性强，是学习正确运动模式潜力最大的时期。虽然有脑损伤，但仍可通过各种方法使患儿学习到正常的运动模式，促进未成熟性向成熟性发展，抑制异常姿势，促进正常姿势的发展，达到治疗和康复的目的。

2）基本技术与方法：其手法技术有 3 种，即控制关键点、促通技术、本体感受器和体表感受器的刺激技术。

① 控制关键点：通过控制人体的某些特定部位抑制挛缩和异常姿势反射，促通正常姿势反射。关键点多在近位端，随治疗进展而向远位端移行，并随之减少操作点和量，主要包括头部、肩胛带及上肢、躯干（脊柱部）、下肢及骨盆带。

② 促通技术：促通是能使患儿获得有主动、自动反应和动作技巧的手法，可以防止异常的感觉输入，主要技术是利用立直反射进行促通。在促通之前或同时，应先采用抑制方法减轻痉挛。在治疗过程中，不断地利用抑制-促通手法促使患儿产生正常的肌张力、动作模式、立直反应及平衡反应。目的是最大限度地诱发患儿潜在的自我调整能力。包括：颈立直反射的促通，上肢保护性伸展反射的促通，平衡反应的促通。

③ 本体感受器和体表感受器的刺激技术：适用于全身肌张力偏低或不同肌群同时收缩障碍，肌张力不稳定及不协调，难以控制姿势的不随意运动型和共济失调型脑瘫患儿；整体的肌肉过度紧张已经被控制，但仍有局部肌张力低下的痉挛型脑瘫患儿。通过这种技术的反复进行，增加患儿感觉 - 运动经验，学习正常的肌肉收缩。刺激的效果可以在时间上、空间上累加，从而促通正常的神经通路。应用本方法时应注意：以刺激局部反应为目的，避免诱发广泛的联合反应；刺激后如果肌张力明显增高，应立即中断此种操作；配合使用反射性抑制技术。

（2）Rood 技术：是由美国学者 Margaret Rood 在 20 世纪 50 年代创立，它强调选用有控制的感觉刺激，按个体的发育顺序通过应用某些动作的作用引出有目的的反应，又称多感觉刺激疗法。Rood 认为在不同任务中，不同的肌肉有不同的"责任"，即使是最简单的活动也需要多组肌肉的参与，他们包括主动肌、拮抗肌、固定肌和协同肌。Rood 还认为随意性运动是基于固有反射和在此基础上来自高级中枢的调节，因此该方法的治疗是从诱发反射活动入手，结合发育模式来增强运动反应。

1）基本理论：利用温、痛、触、视、听、嗅等多种感觉刺激，调整感觉通路上的兴奋性，以加强与中枢神经系统的联系，达到神经运动功能的重组。正确的感觉输入是产生正确运动反应的必要条件，感觉性运动控制是建立在发育的基础之上，并逐渐发展起来的。因此，治疗必须依据患儿个体的发育水平，循序渐进地由低级感觉性运动控制向高级感觉性运动控制发展。通过感觉刺激，增加感觉和运动功能。通过各种感觉刺激促进肌肉与关节的功能，从而增加运动能力。

2）基本技术与方法

① 触觉刺激：可选用软的或根据情况选用不同硬度的毛刷，进行一次刷擦。也可用轻手法触摸手指和脚趾间的背侧皮肤、手掌和足底部，引出受刺激肢体的回缩反应，对这些部位的反复刺激则可引起交叉性反射性伸肌反应。

② 温度刺激：常用冰袋来刺激，因为冰（温度 –17~–12℃）具有与快速刷擦和触摸相同的作用。具体方法有两种，一次刺激法（用冰一次快速地擦过皮肤）和连续刺激法。

③ 轻叩：轻叩手背指间或足背趾间皮肤及轻叩掌心、足底均可引起相应肢体的回缩反应。重复刺激这些部位还可以引起交叉性伸肌反应，轻叩肌腱或肌腹可以产生与快速牵拉相同的效应。

④ 牵伸：牵拉内收肌群或屈肌群，可以促进该群肌肉而抑制其拮抗肌群。牵拉手或足的固有肌肉可以引起邻近固有肌的协同收缩，用力握拳或用力使足底收紧可对手和足的小肌群产生牵拉，可使近端肌群易化。若此时这种动作在负重体位下进行，近端关节肌群成为固有肌，可以促进这些肌群的收缩，从而进一步得到易化。

⑤ 挤压：按压肌腹可引起与牵拉肌梭相同的牵张反应；用力挤压关节可使关节间隙变窄，可刺激高阈值感受器，引起关节周围的肌肉收缩。对骨突处加压具有促进、抑制的双向作用，如在跟骨内侧加压，可促进小腿三头肌收缩，产生足跖屈动作；相反，在跟骨外侧加压，可促进足背屈肌收缩，抑制小腿三头肌收缩，产生足背屈动作。

⑥ 特殊感觉刺激：选用一些特殊的感觉（视、听觉等）刺激，促进或抑制肌肉的活动。视觉和听觉刺激可用来促进或抑制中枢神经系统；光线明亮、色彩鲜艳的环境可以产生促进效应，而光线暗淡、色彩单调的环境则有抑制作用；节奏性强的音乐具有易化作用，轻音乐或催眠曲则有抑制作用；治疗者说话的音调和语气也可影响患儿的动作和行为。

（3）本体感觉性神经肌肉易化技术（proprioceptive neuromuscular facilitation，PNF）：是通过各种感觉输入来强化本体感觉性刺激所产生的肌肉反应，促进患儿学习和掌握正确的运动功能。螺旋、对角线型的运动模式是 PNF 技术的基本特征。PNF 技术不仅可以提高人体肌肉的力量、耐力及控制能力，而且能够有效地调动人体协调的潜在功能，建立稳定与活动的平衡，进而改善患儿的日常生活能力，可提高肌力、耐力和协调性，扩大主动肌收缩模式的活动范围，对头、颈部肌力不平衡，四肢、躯干肌力弱者及痉挛所致关节活动受限等均有疗效。适用于年长儿痉挛性偏瘫、四肢瘫、运动创伤、关节与肌肉疾患所致功能障碍、周围神经损伤等。

1）基本理论：PNF 的神经生理学原理包括：①刺激的后期放电，导致持续静态收缩使肌肉力量增加；②时间总和导致神经肌的兴奋；③空间总和导致神经肌的兴奋；④时间和空间总和引起较强的肌收缩；⑤利用交互神经支配（又称神经交互抑制）的原理，产生主动肌收缩时拮抗肌的自动放松；⑥通过扩散（又称溢生）原理引起较弱运动肌群的收缩；⑦通过连续性诱导导致拮抗肌收缩等。

2）基本技术与方法：①本体感觉输入的阻力法、扩散与强化、手法接触、体位与身体力学原理、言语刺激（指令）、视觉刺激、牵张、加压法、动作出现的时间顺序等；②运动模式的上肢的屈曲—外展—外旋、伸展—内收—内旋、屈曲—内收—外旋、伸展—外展—内旋，下肢的屈曲—外展—内旋、伸展—内收—外旋、屈曲—内收—外旋、伸展—外展—内旋；③节律性起始、等张组合、拮抗肌反转的动态反转、稳定性反转和节律性稳定；④反复牵张（反复收缩）的起始范围、全范围的反复牵张；⑤收缩—放松；⑥保持—放松；⑦重复等。该技术根据需求，多应用于年长儿。

（4）Brunnstrom 技术：在脑损伤后恢复过程中的任何时期，均使用可利用的运动模式以诱发运动反应，以便让患儿能观察到瘫痪肢体仍然可以运动，刺激患儿康复和主动参与治疗的欲望。强调在整个恢复过程中逐渐向正常、复杂的运动模式发展，从而达到中枢神经系统的重新组合。

基本理论：Brunnstrom 技术的理论基础是利用包括各种原始反射在内的反射和初级运动模式，促进运动控制。这些反射和运动模式主要包括紧张性颈反射、紧张性迷路反射、支持反射、整体运动、联合反应及联合运动等。

基本技术与方法：①在疾病恢复早期，随意运动尚未出现时，充分利用对侧的联合反应与其他反射活动，诱导产生某种动作，当这种动作出现后，给予充分利用并进行有意义的组合，使之达到随意完成这一动作的目的；②一旦某种程度的共同性运动确立后，再通过各种方法去训练完成这一共同动作的分离和独立的动作。训练包括躯干及上肢的训练、行走与步态训练等。

（5）Vojta 疗法：是德国学者 Vojta 博士创建的疗法。此方法是通过对身体一定部位的压迫刺激，诱导产生全身的协调化反射性移动运动，改善患儿的运动功能，因而又称其为诱导疗法。

基本理论：利用诱发带的压迫刺激，诱导产生反射性移动运动。通过这种移动运动反复规则地出现，促进正常的反射通路，抑制异常反射通路，达到治疗目的。

基本技术与方法：①反射性腹爬（reflex-kriechen，R-K）：通过出发姿势，刺激诱发带使患儿产生反射性腹爬运动模式。是一个从出发肢位，经过中间肢位到终了肢位的过程。是一种作为反射性移动运动的交替性腹爬运动模式，是一种综合的、协调的复合运动。基本手法技术包括 R-K1、R-K2 及各种变法（图 3-4）；②反射性翻身（reflex-umdrehen，R-U）：同样通过出发姿势，刺激诱发带使患儿产生反射性翻身模式。是一个从出发肢位，经过中间肢位到终了肢位的过程。基本手法技术包括 R-U1、R-U2、R-U3、R-U4，常用的是前两种（图 3-5）。

治疗实施原则：①摆好正确的出发姿势。②刺激前要使欲促通的肌肉处于伸展状态。③诱发带的压迫刺激，诱发全身反射性运动。④诱发的反射性运动特点应为抵抗刺激，延长反应时间。

（6）运动再学习（motor relearning，MR）：根据对正常人习得运动技能过程的充分认识，通过分析与运动功能障碍相关的各种异常表现或缺失成分，针对性地设计并引导患儿主动练习运动缺失成分和功能性活动，促进脑功能重建，获得尽可能接近正常的运动技能。

基本理论：以神经生理学、运动学、生物力学、行为科学为理论基础，以中枢神经可塑性和功能

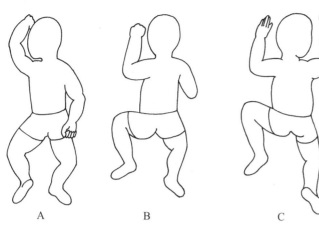

图 3-4　R-K 运动过程
A. 出发姿势；B. 中间姿势；C. 终末姿势

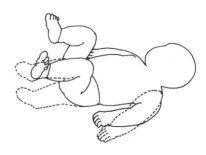

图 3-5　R-U 出发姿势、诱发带、反应

重组为理论依据，通过具有针对性的练习活动，实现功能重组，采用多种反馈（视、听、皮肤、体位等）强化训练效果。这些基本理论和治疗原则，已经不同程度地在各种技术中被采用，但不够充分和全面。该方法强调，促进功能重建的因素主要是以下几个方面：①具体的而非抽象的训练项目或目标；②反复强化；③兴趣性；④挑战性；⑤社会交流性；⑥觉醒程度；⑦避免或减少损伤后的适应性改变。

基本技术与方法：①任务导向性训练（task-oriented training）或活动聚焦性治疗（activity-focused therapy）；②遵循运动技能学习过程的特点进行训练；③任务或活动导向性训练与残损针对性治疗相结合；④个体化治疗；⑤以难易恰当的主动性运动为主；⑥反复强化训练；⑦注重肌力和体能训练；⑧指导家长参与。

运动学习的理论符合小儿脑瘫康复的特点以及促进儿童发育的需求，提倡在综合采用上述各类康复治疗技术中，将运动学习的理念贯穿之中，以全面提高康复治疗的效果。

**3. 其他运动疗法**

（1）Phelps 技术：是由美国的骨科医师 Phelps 创立的。通过运用被动运动、半组式运动、主动运动、抗阻运动、条件反射运动、松弛运动、平衡运动、交替运动、四肢运动、协调性运动、松弛后活动控制、按摩、日常生活运动、综合性活动和休息等 15 种治疗方法，对瘫痪肌群进行重点训练。

（2）限制 - 诱导的运动疗法（constraint-induced movement therapy，CIMT）：又称为强迫使用疗法或强制性治疗，是 20 世纪 80 年代开始兴起的一种新的康复治疗方法。限制健侧的同时强化使用患侧肢体，提高自发地使用患侧肢体和阻止发生忽略患侧的意识。近年来用于偏瘫型脑瘫的康复并显示出良好疗效。与 NDT 技术在治疗环境中有良好效果不同，CIMT 强调在生活环境中限制脑损伤患儿使用健侧肢体，强制性使用患侧肢体，可以明显提高脑损伤慢性期患侧肢体完成动作的质量。包括 3 个主要部分：①重复性的任务：导向的患肢训练，每天 6 小时，连续 2~3 周；②应用坚持：增强行为方法将获得的技能转移到现实环境中；③限制健侧，强迫患儿使用患侧。由于年龄和发育性的特点，在脑瘫的治疗中应适当修改，以儿童友善的方式进行，以保证顺利实施，同时酌情使用神经发育学疗法、体感神经肌肉易化法、肌张力和肌力训练作为补充。

1）基本理论：研究者们普遍认为通过对患肢的训练能增加患儿皮质的运动区中相应的支配面积，也能增加其他皮质运动区的募集，导致功能重组。CIMT 干预后可使大脑皮质发生重组已得到磁共振、脑血流灌注断层显像等影像学技术的研究证明。CIMT 已经广泛运用于神经系统疾病的康复治疗中。

2）基本技术与方法

① 年龄选择：国外报道偏瘫型脑瘫患儿应用 CIMT 年龄最小为 8 月龄，国内报道平均年龄为 7 月龄。还有研究报道，对偏瘫患儿采用强制性运动疗法，经过治疗，患儿达到了实际年龄的运动发育水平，这不仅说明 CIMT 对婴儿有效，而且可能使目前的研究重点转变为探索强制性运动疗法的最合适时间。Andrew M 对 4~13 岁偏瘫患儿采用 CIMT 结果显示强制性运动疗法疗效没有年龄依赖性。

② 限制性器具的选择：限制性器具的类型很多，包括半长手套、连指手套、石膏悬吊带、休息位夹板等，因研究中其使用的时间很长（6~24 小时），所以，限制性器具的类型是研究中要考虑的一个重要因素。要注意安全，对患儿来说，连指手套可能更好一些，使患儿在意外情况下运用健侧手臂进行保护性支撑。

③ 训练方法：CIMT 的训练包括健侧上肢的严格限制和患侧上肢有组织、有计划地活动，后者又包括塑形和重复练习两个方面。CIMT 牵涉到有组织有计划的训练，且有时间限制，这对于注意力集中时间较短的婴幼儿来说可能不太合适，但是目前也有应用于婴幼儿的报道，该方法更适合于 4 岁及以上的患儿，因为他们已经有较强的注意力，可以保证训练时间。同时要求治疗师与患儿建立一种亲密的工作或合作关系，鼓励家庭成员参与治疗，其效果更佳。

④ 训练强度：目前尚没有统一的训练强度标准。Taub 经过对动物的研究，认为限制性干预如果小于 3 天，只能暂时改变上肢运动功能。因此，普遍认为 7~10 天是比较合适的。近来对训练时间的比较研究表明，每天 6 小时、连续 21 天和每天 6 小时、每周 5 天、连续 3 周训练效果没有差异，所以，人们多采用每天 6 小时、连续 21 天的训练强度。

（3）神经肌肉激活技术（neuromuscular activation，Neurac）：源自挪威，是一种悬吊运动疗法的训练技术（悬吊训练治疗 / 神经激活技术设备）。核心是激活"休眠"或失活的肌肉，依靠感觉运动刺激技术，使大脑、脊髓或肌肉感受器发出或接收的信息重新整合，并对运动程序重新编码，重建其正常功能模式及神经控制模式。利用装置的不稳定性，调动身体的整体协同运动实现负重与重心转移，自重牵拉等高强度的肌肉训练，最佳发挥稳定肌群与动力肌群良好的配合。Neurac 技术装置系统在儿童中的应用具有一大特点，即集游戏、治疗为一体，充分调动患儿主动参与治疗的积极性和依从性。该技术的最主要功能是提高核心肌力。

悬吊训练治疗（sling exercise therapy，SET）是 Neurac 的主要技术手段，亦是一种运动感觉综合训练系统，把人体某些部位悬吊起来，使其处于不稳定的状态下进行主动运动，通过主动训练和康复治疗达到恢复感觉和运动的控制能力、肌力、耐力及心血管功能，最终达到提高运动系统整体功能的方法。

基本理论：利用悬吊带将身体部分或全部悬吊起来，通过悬吊带形成的支撑反作用力不断处于动态变化之中，迫使身体不断调整不稳定的身体状态而不断募集不同的运动单位，从而提高神经 - 肌肉本体感受性功能。悬吊运动治疗中对于患儿的核心肌群、感觉、运动协调能力等方面的改善发挥着重大的作用。核心肌群在整个人体运动过程中不仅发挥着稳定姿势的作用，同时也为上下肢运动创造支点，协调四肢发力，对于人体动作完成的质量发挥重要作用。

基本技术与方法：①通过悬吊运动训练，可以训练平时很少练习到的深层稳定肌群，例如多裂肌、腹横肌等。②悬吊运动训练可以改善肌肉的协调收缩能力。因为悬吊闭链运动训练可以同时激活主动肌、协同肌和拮抗肌，从而提高身体的运动协调能力。③在不稳定的悬吊绳上或使用气垫进行闭链运动训练，可以刺激感觉运动器官，提高感觉和运动的协调能力。④纠正患儿的骨盆问题和脊柱畸形，例如偏瘫患儿由于患侧侧屈肌张力增高造成的患侧骨盆上提，可通过闭链运动训练躯干痉挛肌对

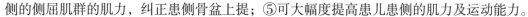

侧的侧屈肌群的肌力，纠正患侧骨盆上提；⑤可大幅度提高患儿患侧的肌力及运动能力。

（4）密集运动训练治疗计划（intensive therapy program，ITP）：即强化训练疗法，结合特定装具（稳定身体的衣服）和全方位动态运动单元器材，运用运动操作技巧及生理功能训练的基本原则与概念，结合不同的治疗手法及诱发技巧，针对患儿设计治疗计划，通过减低病理运动模式，正常化肌张力、改善姿势，增强肌力、耐力、肌肉控制与协调能力、功能性活动能力，发展平衡反应，达到独立自主地完成功能与活动技巧。ITP可减低不正常的病理反射和刻板协同动作形态，以恢复正确的姿势与自主的动作模式。通过提供外在支撑，给予弱肌群以适当支持，矫正身体的异常姿势；也可通过改善前庭系统，刺激中枢神经系统，提供适当的触觉及感觉刺激，提高语言的输出和流畅度，加速新建动作和功能性技巧的发展与学习；可长时间地增加患儿的本体感觉，加强患儿的核心控制能力，引导患儿做运动，解放治疗师的双手。

（5）运动控制（motor control）：调节或者管理动作所必需机制与能力，研究动作的性质，以及动作的控制。动作由个体、任务以及环境因素相互作用而产生。运动控制理论可以量化患儿运动能力，并且使已经存在的功能进一步分化，使之泛化到日常生活活动中；运动控制疗法可以从力量、时间、位置、顺序等方面给患儿中枢神经系统输入更多刺激，从而促进脑瘫患儿的发育。其中，任务导向性训练是依据运动控制理论产生的最具代表性的临床治疗方法。

任务导向性训练（task-oriented training，TOT）是基于运动控制理论，注重功能性任务的训练及对环境改变的适应，训练获得的功能要能够向现实环境中转化。根据患儿个体能力和训练目标设计具体的任务或活动，通过患儿主动尝试，引导患儿完成这些任务或进行这些活动，达到提高运动技能目的的训练方法。任务导向性训练着重于帮助患儿获得解决目标任务的能力，相关理论和方法越来越广泛地被应用到各种运动功能障碍的康复治疗中，尤其是中枢神经系统损伤导致的运动功能障碍。

基本理论：反复的任务导向性训练能影响中枢神经系统的适应性，从而促进脑功能的重组。从功能性磁共振成像研究中得到证实，该训练能使神经功能细胞向病灶部位定向迁移，最终形成新的神经网络。任务导向性训练针对缺失成分和异常表现，例如上肢够取物品，这是一项具体的任务，操作时涉及视觉和触觉的输入，大脑对信息的判断和整合，以及神经对运动的有效支配等，再经过失败和成功的反馈，不断调整运动模式，形成优化的神经网络和运动程序，支配相关肌肉的特定的顺序、速度和力量等力学特点配合完成这项具体任务，促进发展适应能力、前馈能力和协调能力。

基本技术与方法：①描述正常活动的基本成分，观察、比较和分析脑瘫患儿运动表现，找出缺失成分和异常表现；②针对缺失成分和异常表现，制订功能性目标，依具体的目标设置具体的任务；③任务与实际生活相结合，帮助患儿将所学的运动技能运用于正常生活及各种环境；④任务具有趣味性，调动患儿对于活动的参与性和积极性。⑤制订适当的训练强度、训练频率及治疗时间等详细治疗计划。

治疗时应一方面以促通正常发育、抑制异常姿势和动作等为主，另一方面必须力求将视野放在促通患儿身体、心理、社会等方面的发育，采取综合康复治疗方法。

（6）心肺功能训练：包括呼吸训练、心功能训练、有氧训练。呼吸训练可以增强胸廓的活动，协调各种呼吸肌的功能，还可以增强肺活量和吸氧量，并通过影响神经、循环、消化等系统的功能，改善全身的健康状况。脑瘫儿童的呼吸运动与呼吸功能有别于正常儿，表现为呼吸肌及辅助肌的协调性差，胸廓结构异常，通气及换气功能障碍，总顺应性降低，肌纤维类型的分布改变等肺功能均有改变。有研究显示对痉挛型脑瘫患儿进行胸廓压迫辅助呼吸训练，对提高患儿胸廓活动度、协调呼吸肌运动、改善通气和换气功能、减少残气量均有帮助，从而提高血氧饱和度。

（7）康复机器人结合虚拟现实训练：随着人们对医疗健康提出更高的需求，医疗康复机器人技术得到了日新月异的发展，如近年出现的康复机器人、天轨步行系统以及虚拟现实技术等康复治疗手段。天轨步行结合虚拟现实康复训练就是在确保患儿身体平衡的情况下，根据软件所提供的各种虚拟场景完成各种康复训练，使枯燥单调的训练过程更轻松有趣。这些康复科技让患儿如同身置真实场景之中，不仅可提高患儿的康复信心和主动性，更能有效促进患儿功能的恢复，对于运动功能和平衡步行功能有一定有效性和优越性。

### （三）儿童运动疗法的应用

从新生儿开始，生长发育阶段各类疾患导致的功能障碍都是儿童运动疗法治疗的对象，其中多数是脑原发性疾患、骨关节疾患、神经肌肉疾患以及代谢性疾患等。儿童运动疗法主要应用于中枢神经疾病及发育障碍，如脑性瘫痪、运动发育迟缓、脑肿瘤术后、精神发育迟缓等；软骨病、脊柱侧弯、髋关节脱位、脊髓形成不全、脊柱裂、骨形成不全症、分娩麻痹、烧伤、上下肢骨折等骨关节疾病；进行性肌营养不良、脊肌萎缩症、腓骨肌萎缩症、脊髓灰质炎、吉兰 - 巴雷综合征、重症肌无力等神经肌肉疾病；唐氏综合征、先天性甲状腺功能减退症、线粒体脑病（或脑肌病）、脂质沉积性肌病、苯丙酮尿症等遗传代谢性疾病。总之，运动疗法是儿童康复领域中，针对诸多疾病、发育障碍及功能障碍者，最为普遍应用的康复治疗方法。

（庞　伟）

# 第二节　作业治疗

作业（occupation）是人类的根本特质和发展基础，是指人类的活动、劳作、事件或从事的工作。作业活动可作为一种治疗手段，参与作业活动有利于健康恢复、保持和促进。由于作业具有多维性和复杂性，参与作业活动不仅能促进肢体康复，也能促进心理和社会适应方面的康复。

## 一、概述

### （一）定义

作业治疗（occupation therapy，OT）是通过有目的的，经过选择的作业活动，对身体、精神和发育方面有功能障碍或残疾而引起不同程度丧失生活自理能力和（或）职业劳动能力的患者进行治疗性训练，使其生活、学习、劳动能力得以提高、恢复和增强，帮助患者重返社会的一种治疗方法。

儿童作业治疗是指治疗有发育障碍或其他功能障碍的儿童，通过有目的的训练、游戏、文娱活动等，促进感觉和运动技能的发展，提高患儿生活自理能力和帮助其获得学习的能力。儿童作业治疗的作用包括：①改善患儿心理：增强患儿的独立意识和自信心；提高患儿的注意力和记忆力；提高患儿的成就感和满足感；给患儿提供情绪宣泄的机会，重新获得心理平衡；调节患儿情绪，发展兴趣爱好；培养患儿的社会交往能力和意识。②恢复患儿功能：调节患儿的神经系统功能，改善机体代谢，增强体力和耐力；改善患儿的肌力和关节活动度。③提高患儿生活自理能力：提高患儿翻身、坐起、穿衣、进食、洗浴、修饰、行走、用厕等日常生活活动能力。

## （二）分类

1. **按项目分类** 木工作业，手工艺作业，日常生活活动，编织作业，黏土作业，制陶作业，纺织作业，园艺作业，计算机作业，治疗性娱乐和游戏，文书类作业，认知作业等。

2. **按性质分类** 功能性作业疗法，心理性作业疗法，精神疾病作业疗法，儿童作业疗法，老年人作业疗法。

3. **按功能分类** 日常生活活动，生产性作业活动，娱乐休闲活动，特殊教育活动。

4. **按目的分类** 减轻疼痛的作业，增强肌力的作业，增强耐力的作业，改善关节活动范围的作业，改善手眼协调和平衡控制的能力，改善知觉技能的作业，改善视、听、触觉的作业活动，改善认知功能的作业，增强语言表达及沟通能力的作业，改善整体功能的作业等。

## （三）实施

1. **适应证**

（1）中枢神经系统疾病：脑炎后遗症、头部外伤后遗症、脑肿瘤、脊柱裂、脑积水、重度身心障碍。

（2）肌肉、骨骼和关节障碍：慢性风湿性关节炎、重症肌无力等。

（3）外伤：骨折、颈椎损伤、脊髓损伤、颅脑损伤、手部损伤、骨关节损伤后遗症、截肢后（尤其是上肢截肢后）。

（4）感觉障碍：视觉障碍、感觉迟钝。

（5）认知、心理障碍：认知障碍、失认症、失用症。

（6）神经发育障碍：脑瘫、特定学习障碍、智力发育障碍、孤独症谱系障碍、注意缺陷/多动障碍、进食障碍、运动障碍等。

（7）精神障碍：精神分裂症康复期、情感障碍、物质相关及成瘾障碍、人格障碍、焦虑障碍、抑郁障碍等。

2. **禁忌证** 对于意识不清者，严重认知障碍不能合作者，急危重症患儿，心、肺、肝、肾功能严重不全，需绝对休息者，属于作业治疗的禁忌证。

3. **实施步骤**

（1）综合评定，明确需要解决的问题：作业治疗师首先收集有关患儿性别、年龄、诊断、病史、用药情况、社会经历、学习情况和护理记录等数据，然后针对患儿的功能障碍状况、障碍对其日常生活和学习的影响以及残存功能进行分析，了解是否需要给予代偿帮助，明确患儿需要解决的问题。

（2）设定预期目标：目标一般分为短期、长期和最终目标。最终目标是为了实现患儿日常生活独立自理，回归家庭和社会。长期目标是作业治疗结束时，患儿能最大限度恢复其功能活动，并能实际体现机体的综合活动能力。短期目标不宜设定过高，应具体、明确，具有可测量性，使患儿感到经过康复治疗后，能很快达到效果，以增强信心。可针对患儿的每个日常生活活动分别进行训练，达到逐一独立完成，循序渐进地实现日常生活的自理和独立，以最终实现回归家庭、重返社会的最终目标。

（3）制订治疗方案：作业治疗以患儿为核心，根据患儿的个体情况，如年龄、性别、文化程度、家庭、学校和社会适应等情况，并结合患儿的发育水平、兴趣和爱好等因素综合考虑，选择适合患儿个体的作业治疗方案。作业治疗方案包括作业治疗项目、目的、方法、强度、持续时间、频率及注意事项等内容。作业治疗一般是循序渐进、从简单到复杂、从轻到重，根据患儿不同情况，对作业活动进行调整。

（4）实施治疗：根据处方或确定的治疗程序表，与各专科治疗师密切联系，按照总的治疗方针，并运用专业技术进行治疗。治疗师可依照评估时的结果和自己的补充评估，结合自己的经验及技术水平选择最佳治疗手段。可以分步骤、分阶段完成。

（5）再评估：在初期评估的基础上，经过一段时间（一般为15~30天）的作业康复训练后，进行中期评估，并结合初期评估结果进行综合分析，对治疗效果进行评价反馈。若治疗效果不佳，应找出问题所在，并修订治疗方案；若治疗效果明显，达到短期目标，则可以根据中长期目标，制订新的治疗方案。

（6）修订治疗计划：治疗计划在整个治疗过程中要不断进行评估、修改并实施。包括治疗目的的修订、作业治疗量的调整等。

（7）出院计划：随着患儿在康复过程中取得了一定的功能和能力，经过反复评估、训练、修正康复计划、再评估、再训练等，当患儿的功能恢复进入一个相对静止的平台期后，治疗师可以启动出院计划。制订出院计划，应包括患儿、家属及所有相关的康复人员的共同参与。内容包括：患儿作业治疗活动的具体方法、时间、强度、注意事项；患儿的心理适应和准备；家人及朋友的理解、支持和帮助；陪护者的教育和训练指导；家庭生活环境或学校环境的评估和改造；辅助器具或者转移装置的使用和维护，以及定期随诊等。

## （四）注意事项

1. **作业治疗内容的选择应因人而异**　作业治疗内容的选择须参照患儿的年龄、性别、体力、病情、兴趣、发育阶段、生活、学习和工作的需要，因人而异。

2. **作业治疗方法的选择应因地制宜**　作业治疗方法的选择要参照医院、社区、家庭和环境的条件，因地制宜。作业治疗师在对患儿进行作业治疗或训练时，应尽量使患儿在模拟实际的环境情况下进行，以使患儿能更好地适应环境，提高患儿回归家庭和社会后的独立生活、学习和工作的能力。

3. **提高患儿的主动参与意识**　在作业治疗过程中，应加强与患儿的沟通，取得患儿的积极配合。如患儿主动性不足，应找出原因（如病情、兴趣等），随时调整治疗处方。

4. **制订适宜的、循序渐进的作业治疗方案**　作业治疗应根据患儿的功能障碍情况，制订适宜的、循序渐进的作业治疗方案。

5. **作业治疗过程应加强保护，防止意外**　患儿具有不同程度的身心障碍，有些作业操作可能会带来一些伤害，因此作业治疗时须有医务人员或家人监护和指导。

6. **作业治疗过程中要定期评估**　作业治疗过程中要定期评估，根据病情的变化及时调整治疗方案。

7. **治疗与教育结合**　由于儿童在解剖、生理、心理和社会行为等方面尚未发育成熟，且随着年龄的变化而不同，其身体和心理的可塑性大，所需要的是获得能力和技巧而不仅仅是恢复能力，因此作业治疗应与教育结合。

8. **以游戏为手段**　游戏是儿童的天性，因此针对儿童疾病的作业治疗，应是以游戏为手段去恢复、维持或重新开发因病残而丧失的功能，要将训练融入日常生活中，根据儿童的心理特点，充分利用玩具和游戏活动，作为儿童作业治疗的重要手段，以提高患儿康复治疗的兴趣和效果。

9. **鼓励家属参与**　儿童多依赖父母及家属的照顾，在训练中要重视家属的作用，指导他们掌握帮助儿童进行训练的技巧。

**10. 康复辅助器具的设计应符合儿童发育的特点** 无论是辅助康复治疗，还是当功能恢复无望，设计制作并提供相应的辅助器具来代偿，都应符合儿童发育的特点、康复治疗需求及功能需求。

## 二、 常用的作业治疗方法

### （一）日常生活活动能力的训练

日常生活活动能力（activities of daily living，ADL）是指人们为了独立生活而每天必须反复进行的、最基本的、具有共同性的一系列身体动作群，即进行衣食住行及个人卫生等的基本动作和技巧。日常生活活动能力是个体在发育过程中逐步习得，可通过反复实践不断完善。

日常生活活动能力训练是指以改善或恢复日常生活活动能力为目的而进行的一系列针对性的训练。日常生活活动能力训练是康复治疗中非常重要的内容之一，具有功能障碍的患儿要独立生活就必须从最简单的、基本的日常生活活动开始。掌握日常生活活动技能是患儿走向独立的重要一步，不仅可以提升患儿的自我照顾技能，建立良好的生活习惯，同时也能培养孩子的责任感、自信心及解决困难的能力，减轻家长在照顾上的负担。

1. 原则

（1）了解患儿及其家属对日常生活活动训练的要求，充分调动患儿及家属参与训练的积极性。

（2）了解患儿目前的功能水平、病程阶段，找出影响其生活独立性的主要问题所在，提出相应的训练目标。

（3）应以目标为中心，满足患儿的个人需求与社会角色。

（4）应由易到难，从简单到复杂，突出重点。训练中，可将每一动作分解成若干个部分进行练习，熟练后再结合起来整体练习。

（5）最好让患儿在真实的，有居室、卫生间、厨房等家居设备的环境中进行，如家庭就是很好的 ADL 训练场所。

（6）训练时间最好与患儿作息时间吻合，如进食活动在中、晚餐中进行训练，更衣活动在早晨或晚间进行训练。

（7）进行 ADL 训练时，应充分配合其他治疗性活动和功能训练，以促进患儿的机体功能恢复。

2. 注意事项

（1）作业治疗师设计训练活动时难度要适当，应比患儿现有能力稍高但不应相差太远，经患儿努力能完成。

（2）患儿完成某一作业活动时，应积极引导其把注意力集中在某一功能动作的完成上。

（3）如果某一动作完成不正确，需要将动作分解成若干步骤和几个阶段完成。患儿完成动作时，务必要求每个动作的正确操作。

（4）每一项训练活动应维持良好的姿势和位置。

（5）训练过程中，注意患儿有无疲劳和使用工具的安全性。患儿疲劳时，应进行休息和减量，训练时应有治疗师或家属陪伴指导。

（6）训练的内容与实际生活密切结合。训练中掌握的动作必须应用到实际的日常生活中去。注意分析患儿在日常生活中存在的困难动作，带着问题进行训练，可提高康复训练效果。

3. 方法

（1）自我照顾性训练：自我照顾性训练包括如厕、穿衣、进食、梳洗、收拾个人物品及一般家居技能等训练。

1）更衣训练：着装与时间、场所、目的相适应是作为一个社会人应掌握的常识和行为。完成更衣活动需要综合很多技能，如对衣服部位与身体部位相适应的认知判断能力、平衡协调能力等。当患儿的坐位平衡较好时，即可开始更衣训练。训练的内容包括穿脱上衣、穿脱裤子、穿脱鞋袜等。

2）进食训练：进食功能是人类生存的基本功能，生后早期进食能力的获得，对其日后的生长发育具有较大影响，所以不管原因如何，均应早期开始指导训练。进食的过程较为复杂，与体位、姿势、咀嚼、吞咽、体能等因素密切相关。训练内容包括餐具命名及操作训练，进食动作命名训练，手眼协调训练（喝汤或吃东西时能保持平衡，不掉下来等），食物咀嚼（咬、卷、吹、舔等）训练，饮食控制训练（限量、纠正偏食）。

3）个人卫生训练：清洁是人的基本需要，不仅可以让人感觉舒适、心情愉快，还可以保持皮肤的正常功能，减少感染的机会。个人卫生训练包括修饰（刷牙、洗脸、梳头、修剪指甲等）、洗澡、如厕。

（2）转移活动训练：转移活动训练是作业治疗中的一个极其重要的活动，这种姿势变化可以增强患儿主动训练的意识，也是坐位到站起的必备条件。患儿获得最大的功能独立，通常由治疗师指导从转移活动训练开始。转移活动训练主要适用于脊髓损伤患儿或者各种原因导致的偏瘫患儿。转移前需要进行肌力训练、改善关节活动范围训练、躯干平衡能力训练和肌肉牵张训练。

转移活动训练需要注意以下几个问题：①转移活动训练的前提条件是患儿必须具备一定的平衡能力，即要求身体在进行每项作业时配合重心的转移；②髋、膝关节有足够的关节活动范围；③完成独立转移要注意平衡的训练；④治疗师教会患儿转移训练方法时，尽量模仿患儿状态，精确到每一个细节；⑤完成轮椅到其他位置的转移时，一定要注意刹车，注意安全。

转移活动训练的内容包括：床上翻身、卧坐转移、床椅转移、滑动转移、坐站转移等。

1）床上翻身：是日常生活活动的开始，也是穿衣、站立、转移等日常生活活动的前提。患儿应该学会向健侧或患侧翻身，通常先学习向患侧翻身，这比翻向健侧更容易。翻身的动作分析见表3-1。

表 3-1　床上翻身的动作分析

| 动作 | 单侧上肢或躯体功能障碍 | | 双侧下肢功能障碍 | 双侧肢体协调障碍 |
| --- | --- | --- | --- | --- |
| | 健侧翻身 | 患侧翻身 | | |
| 摆好准备姿势 | 健手握住患手，健侧下肢屈曲，插入患侧腿下方 | 健手握住患手，屈髋屈膝 | 双上肢伸展，双下肢交叉，一侧下肢置于另一侧上方 | 双下肢屈髋屈膝 |
| 向一侧摆动上肢 | 健侧上肢带动患侧来回摆动 | 健侧上肢带动患侧来回摆动 | 双上肢向一侧甩动 | 双上肢向一侧转动 |
| 旋转躯干、腰部和骨盆 | 屈颈向健侧转动头部，依靠躯干旋转带动骨盆转向 | 屈颈向患侧转动头部，利用摆动惯性旋转躯干，完成肩胛带、骨盆转向 | 头、颈向一侧前屈，利用上肢甩动引起的惯性将头颈、肩胛带旋转 | 屈颈向一侧转动头部，依靠躯干旋转带动骨盆转向 |
| 带动下肢旋转完成动作 | 利用健侧伸膝动作，完成健侧翻身 | 健侧腿跨过患腿，完成患侧翻身 | 用上肢甩动的惯性通过躯干、骨盆传到下肢完成翻身 | 骨盆转向一侧完成翻身 |

2）卧坐转移：卧坐转移是患儿日后下床活动的前提。卧坐转移的动作分析见表3-2。

表 3-2　卧坐转移的动作分析

| 动作 | 单侧上肢或躯体功能障碍 | | 双侧下肢功能障碍 | 双侧肢体协调障碍 |
| --- | --- | --- | --- | --- |
| | 健侧卧位坐起 | 患侧卧位坐起 | | |
| 摆好准备姿势 | 用健腿帮助患腿置于床边 | 健腿帮助患腿将双小腿放于床边 | 先向一侧翻身 | 步骤同"单侧上肢或躯体功能障碍",注意患儿躯干的稳定性 |
| 用上肢支撑起肢体 | 把健侧肩膀和上肢移到身体下,通过外展和伸直健侧上肢从卧位撑起 | 用健手和上肢支撑坐起 | 利用一侧肘支撑,然后变成双侧肘支撑 | |
| 直立起躯干并保持平衡 | 移动躯干到直立坐位,在直立坐位下保持平衡 | 移动躯干到直立坐位,在直立坐位下保持平衡 | 利用身体重心左右交替变换,变成双手支撑,完成伸腿坐位坐起 | |

3）床椅转移：床椅转移活动适用于床和椅子之间相互转移，也适合于高度相差不大的床和轮椅之间的转移。45°床椅转移是患儿床椅转移最常用的方法，因为椅子或轮椅与床成 45°，患儿容易握住椅子或轮椅的外侧扶手，比较容易转移，但身体转动的角度比较大。90°床椅转移只需转身 90°即可，在坐位平衡较好的偏瘫患儿中适用。滑动转移简单易行，适合于那些双下肢能够负重，静态和动态坐位平衡好但站位平衡差的患儿。床和患儿所移向椅子的高度通常相当，椅子没有扶手，床和椅尽可能靠近，最后撑着床垫坐到椅子上。45°床椅活动和滑动转移的动作分析分别见表 3-3 和表 3-4。

表 3-3　45°床椅活动的动作分析

| 动作 | 单侧上肢或躯体功能障碍 | 双侧下肢功能障碍 | 双侧肢体协调障碍 |
| --- | --- | --- | --- |
| 轮椅或椅子与床成 45°角放置 | 患儿坐在床边,双足平放于地面上。轮椅或椅子置于患儿健侧,与床成 45°角,制动,卸下近床侧扶手,移开近床侧脚踏板 | 患儿坐于床边,双足平放地上。轮椅或椅子与床成 45°角,制动,移开近床侧脚踏板,卸下近床侧扶手 | 步骤同"单侧上肢或躯体功能障碍",注意患儿躯干的稳定性 |
| 用手抓住轮椅或椅子的扶手以提供支撑 | 患儿健手支撑于轮椅或椅子远侧扶手,患足位于健足稍后方 | 患儿先将臀部向前移动,一手支撑床面,另一手支撑轮椅或椅子远侧扶手 | |
| 移动身体 | 患儿向前倾斜躯干,健手用力支撑,抬起臀部,以双足为支点旋转身体直至背靠轮椅或椅子 | 双手同时撑起臀部向轮椅或椅子方移动 | |
| 转动身体坐进轮椅或椅子 | 确信双腿后侧贴近轮椅或椅子后正对轮椅或椅子坐下 | 坐进轮椅或椅子,用双手支撑调整好姿势位置 | |

表 3-4　滑动移动的动作分析

| 障碍动作 | 单侧上肢或躯体功能障碍 | 双侧下肢功能障碍 |
| --- | --- | --- |
| 椅子放到床边 | 椅子紧放在患儿的健侧,如果椅子上有扶手应该去掉 | 轮椅与床平行,制动 |
| 沿着床边向椅子滑动 | 用健腿的足背钩住患腿的足跟,用健侧上肢支撑床边,臀部稍抬离床而沿着床滑向椅子,当滑到紧邻床边的椅子时,不要再钩患腿 | 卸下近床侧扶手,患儿将双腿抬上椅子,躯干向椅缘方向前倾,将右腿交叉置于左腿上 |
| 从床滑动到椅子上 | 然后再用健手扶住椅子的另一边,稍抬高臀部从床滑到椅子,调整座位平衡,以正确坐姿坐正 | 应用侧方支撑移动的方法,左手支撑于床上,右手支撑于轮椅扶手上,头和躯干前屈,双手支撑抬起臀部,向椅子移动 |

4）坐站转移：坐站转移的姿势变化可增强患儿主动训练的意识，也是坐位到站位的必要条件。坐站转移的动作分析见表3-5。

表3-5　坐站转移的动作分析

| 动作 | 单侧上肢或躯体功能障碍 | 双侧下肢功能障碍 | 双侧肢体协调障碍 |
| --- | --- | --- | --- |
| 坐于床边 | 患儿坐于床边，双足分开，与肩同宽，双足垂直平放于地上 | 患儿佩戴长腿支具坐于床边，双足分开，与肩同宽，将脚跟移动到膝关节重力线的后方 | 患儿坐于床边，双足分开，与肩同宽，双足垂直平放于地上 |
| 躯干前倾 | 运用Bobath握手，双手指向地面，躯干向前倾斜 | 双手撑住步行架的扶手，躯干向前倾斜 | 双手扶住步行架，躯干向前倾斜 |
| 重心前移 | 双膝前移超过足尖，臀部抬离床面，患侧下肢充分负重 | 双手用力支撑，臀部抬离床面 | 双膝前移超过足尖，臀部抬离床面 |
| 站起 | 双腿用力，伸髋、伸膝站起，躯干挺直，双手分开自然下垂置于体侧 | 双手突然发力，把躯干支撑起来站直，利用惯性把长腿支具锁定 | 双手支撑，双腿伸髋、伸膝用力，躯干挺直，慢慢站起 |

（3）床上活动训练：床上活动是ADL中重要的活动训练内容之一，是进行衣、食、住、行等活动的前提和基础。及早进行床上活动训练可以更好地预防压疮、坠积性肺炎等并发症的发生，也利于患儿获得最大的功能独立性。

训练前应注意以下问题：①患儿如果能进行躯干的主动活动，有较好的静态和动态平衡能力，则对于床上活动训练有利；②在认知方面，患儿应具备基本的遵从简单指令的认知能力；③训练初期，应保证床的空间足够患儿安全翻身；④床的高度应以患儿坐在床沿时双足能够平放在地面上，同时保持髋、膝和踝屈曲90°左右为宜。

训练的方法包括：

1）桥式运动：通过屈髋屈膝、抬起臀部来帮助患儿提高下肢的动作控制与协调，为训练站立和行走提供基础，同时有利于穿脱裤子等日常生活活动的训练。桥式运动可根据患儿的能力选择单腿搭桥与双腿搭桥，如果患儿还不具备独立完成桥式运动的能力，可在治疗师的协助下进行。

2）床上翻身：指改变卧床时身体与床之间接触面的姿势转换，可增强躯干与肢体动作的控制技巧。患儿功能不同，所采取的翻身训练方式也不同，通常向患侧翻身比向健侧翻身更容易。

3）床上坐起：坐起指从卧位到坐位的转换。在身体条件允许的情况下，当患儿完成床上的翻身和桥式运动后，应及早训练床上坐起，因长期卧床会引起一系列不良的生理效应。而早期采取直立位（即坐和站），可以提供更多的视觉刺激，增加患儿的活动范围，从而促进患儿的认知发育，增强信心，消除抑郁心理。需要注意的是，对于卧床时间较长或者是体质差的患儿，开始训练前，应先让其进行不同角度的半坐位适应性训练，直至能维持直立坐位超过半小时，再进行床上坐起训练。

（4）家务活动训练：家务指家庭的日常生活事务。家务活动内容丰富，可以分为三个层次。第一是为了满足生理需求的家务，如与进食、睡眠、排泄相关的准备工作；第二是为了生活的舒适而进行环境的调整，如扫地、布置家具、给阳台上的花浇水等；第三是家族内部、与邻居或社区居民的各种关系处理。家务训练可提高以下几方面能力：移动能力、上肢在一定范围内活动的能力、手的精细动作能力、足够的体力、基本的智力、交流能力等。

（5）社会活动训练：社会活动训练的目的是创造条件，加强患儿参与社会活动所需的感知经验、认知能力、社交技巧和语言理解及表达技巧等，按部就班地提高患儿适应及参与社会活动（如到超市购物，到发型屋理发，乘搭地铁公交等）的能力，使患儿能获得参与社会活动的平等机会和乐趣。社会活动训练的内容主要包括：①治疗师应帮助患儿积极参与家庭生活，尽可能体现出在家庭担当角色的相应行为和能力。②根据患儿的功能状态、发育水平、个人兴趣和爱好，与患儿及其家属一起讨论、学习新的知识和技能，进行专业培训。③指导患儿利用闲暇时间，积极参加有益的集体活动，应用所学的交流技巧和手段与他人交往，丰富自己的社交生活。④指导训练患儿社交中必需的功能活动，如上街购物、交通工具的使用、进餐馆就餐、到公共场所娱乐等。⑤对有语言障碍的患儿应训练其交流能力，帮助他们掌握用言语、手势、文字和图画等任意一种方式来理解和表达自己的意思，提高与他人沟通和交流的能力。

（6）良肢位的摆放：正确的体位姿势是顺利完成各种日常生活动作的基础，可以有效地避免身体损伤的出现；在损伤发生后也需要通过正确的体位姿势来缓解症状，预防并发症，促进功能的恢复，因此日常生活中无论是卧、坐还是站立时都需要保持良好的体位姿势，且要定时进行体位变换。作业治疗时，体位摆放应注意以下几点：①要针对患儿功能障碍的特点选择合适的体位摆放姿势；②良肢位的摆放应从疾病的急性期开始，以不影响临床救治为前提；③针对瘫痪患儿的良肢位，是从治疗角度出发设计的临时性体位，为了防止关节挛缩影响运动功能，必须定时进行体位变换；④在进行体位摆放时，切忌使用暴力牵拉肢体；⑤保护后枕部、肩胛部、肘、骶尾部、坐骨结节、股骨大转子、膝内外侧、踝内外侧、足跟等骨突处，防止形成压疮；⑥在坐位、立位情况下，良肢位的保持需要患儿具备一定静态坐位、立位平衡能力；⑦为了达到好的效果，患儿需要具备遵从简单指令的认知能力；⑧在任何一种体位下，若患儿出现不适症状，应及时进行调整。

## （二）治疗性作业活动

治疗性作业活动（therapeutic activities）指经过精心选择的、具有针对性的作业活动，目的是维持和提高患儿的功能，预防功能障碍或残疾的加重，提高患儿的生活质量。

### 1. 原则

（1）在全面评估的基础上，有目的地进行选择：在选择活动前，首先对患儿的功能情况进行全面的评估，了解其功能状态和治疗目标。评估内容包括一般情况、躯体功能、心理功能、认知言语状态、兴趣爱好、职业情况、康复需求等，可通过查阅病例、询问、观察、问卷、检查和测量等全面了解患儿的功能情况和治疗需求，找出存在的问题和需解决的问题，并分析解决的先后顺序。

（2）对活动进行分析，选择具有针对性又安全可行的活动：在进行任何活动前，均应进行活动分析，以了解活动所需要的技能和功能要求、活动的顺序、场所、时间、工具以及有无潜在的危险等。

（3）对活动进行必要的修改和调整，适应患儿的需求：在功能评估和作业分析的基础上，根据患儿的情况，对活动进行必要的调整，以更好地达到治疗的目的。

（4）尽量以集体活动的方式进行，提高患儿治疗的积极性和治疗效果：作业治疗鼓励集体训练，尤其是趣味性活动，集体训练效果远远大于一对一训练。集体训练可以提高治疗的趣味性，培养患儿的合作和竞争意识，塑造良好行为，提高社交能力，促进患儿间交流，增进友谊，并促使患儿正确认识自己的功能障碍和预后情况。

（5）充分发挥治疗师的指导、协调作用，保证活动的顺利进行：治疗性作业活动中，作业治疗师起到组织、指导和协调的作用，以保证活动的顺利进行，治疗师在活动中扮演组织者、策划者、协调者、指导和教育者等角色。

### 2. 注意事项

（1）每一种活动都必须有明确的目的和针对性。

（2）选择的活动对患儿来说很重要，其重要程度可随患儿治疗的不同阶段而改变，但其作用不可忽视。

（3）每种作业活动都符合患儿的需求且能被患儿接受，患儿能积极主动地参加具体活动。

（4）作业活动可以维持和（或）提高患儿的功能，防止功能障碍或残疾进一步加重，提高患儿的生存质量。

（5）多数作业活动与患儿的日常生活、学习和工作相关，有助于患儿恢复基本生活能力，提高其必要的学习和工作技能。

（6）具有趣味性，有利于患儿主动参与。

（7）作业活动由作业治疗师根据他的专业知识和判断力，并结合患儿的需要和发育状况来选择。活动量可根据患儿的功能情况和治疗需要进行必要的调整。

### 3. 方法

（1）生产性活动：生产性活动是指可以生产出产品的活动，包括木工、金工、制陶、缝纫、搬运、建筑、机械装配、纺织作业等多种，是传统作业治疗所常用的活动。

1）木工作业：木工作业是指利用木工工具对木材进行锯、刨、打磨、加工、组装，制作成各种用具或作品的一系列作业活动。通过木工作业可制作各种家具、玩具、艺术品、乐器和一些康复治疗器材。木工作业是我国现代作业疗法中应用最广泛、时间最久的作业活动之一，尤其适合于男性患儿。主要适用于上肢肌力较弱、上肢关节活动度受限、手部肌力较弱、手指精细动作协调性较差者。禁用于平衡困难、认知及感觉障碍、精神障碍者。木工作业动作较多，但其中具有代表性的作业动作是锯木、刨削和钉钉三种。

2）制陶作业：制陶是中国的传统文化，制陶的基本材料是土、水、火等，主要通过水土柔和的可塑性、流变性、成型方法及烧结规律等工艺，生产制造出不同的陶艺形态。制陶作业趣味性及操作性强，对场地和材料要求不高，可用替代材料（如橡皮泥），易于开展。制陶是康复治疗中常用的作业疗法之一，是一种符合儿童身心发展特点的综合性教育活动，可以改善拇指及四指的伸展、屈曲、对指、内收、外展的微细动作，增强手的肌力和精细动作的协调性，培养儿童的观察能力、理解能力、记忆能力和创作力。制陶技术包含原料选择与处理、器物成型与装饰、烧成工艺三个部分，其中最具代表性的训练是调和黏土和成型工艺。

（2）手工艺活动：手工艺活动是应用手工制作具有艺术风格的工艺品来治疗疾病，具有身心治疗价值。手工艺活动可以培养儿童的动手能力，是发展儿童智力、丰富其想象力的极为有效的手段之一。我国的民间手工艺制作种类丰富，常用的有编织、织染、刺绣、剪纸、折纸、布艺、粘贴画、插花和雕刻等。

1）手工编织作业：手工编织是作业治疗常用的活动之一，是将植物的枝条、叶、茎、皮等加工后，用手工编织工艺品，也包括各种编织丝线或毛线作品。手工编织工具简单，动作易学易练，产品多种多样，且易于开展，特别适合用于手关节活动度训练、灵活性训练和协调性训练等。

2）十字绣作业：十字绣是用专门的绣线和十字格布，利用经纬交织搭十字的方法，对照专用坐标图案进行刺绣的方法。十字绣可以锻炼儿童手眼协调能力，培养耐心和专注力，提高患儿认识和解决问题的能力，调整不良情绪，培养创造力，提高自我价值感和社会适应能力。十字绣简单易学，丰富多变，富有创造性和娱乐性，易于在作业治疗中开展，适用于年龄较大的患儿。

3）剪纸作业：剪纸是指利用剪刀、刻刀将纸镂空一部分后形成图画、图案或文字的过程。剪纸作业可改善患儿的双手同时操作的能力，提高手眼协调能力和手指灵活性，培养注意力，提高创造力。较适合用于进行耐力训练、手稳定性训练、灵活性训练等。剪纸作业简单易学，趣味性强，工具

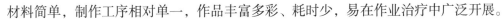

材料简单，制作工序相对单一，作品丰富多彩、耗时少，易在作业治疗中广泛开展。

4）剪贴画作业：剪贴画是用各种材料剪贴而成，所选材料大都是日常生活中废弃的物品，故又称"环保艺术品"。剪贴画制作技艺独特，取材容易，制作方便，变化多样，目前广泛应用于作业治疗。

（3）园艺疗法：利用园艺活动进行训练以达到愉悦心情、促进身心健康的训练方法称为园艺疗法（也叫园艺治疗）。园艺疗法是一种辅助性的治疗方法，利用植物栽培和园艺活动可改善患儿的身体功能，能消除患儿不安心理和急躁情绪、增加活力、培养忍耐力及注意力，培养其创造力。园艺活动包括锄地除草、种植花草、栽培盆景、园艺设计、整修庭院等。

1）种植作业：种植作业是指种植园林植物所进行的活动，包括花木种植、园林草坪的生产及养护等活动。通过种植作业，不仅美化环境，净化空气，还可以增强患儿肌力和耐力，改善心肺功能，提高注意力，培养创造力，增强行动的责任感、自信心，提高社交能力，锻炼职业技能，为将来进入社会做好准备。

2）花木欣赏：花木通过迷人的色彩、绚丽的花朵、芳香的气息以及别致的造型给人以赏心悦目的感受。通过集体游园和花木欣赏可增强身体功能，调节情绪，改善心理状态，增加对生命的热爱，促进与社会的接触。但要注意的是，对花粉过敏的患儿尽量少靠近花草。

3）插花作业：插花是将剪切下来的植物的枝、叶、花、果作为素材，经过修剪、整枝、弯曲及构思、造型设色等加工，重新制作成花卉艺术品。通过插花活动，患儿可以锻炼手部功能，还可以陶冶情操，愉悦心情，提高信心和创造力。

（4）艺术活动：艺术治疗是将艺术作为一种方法和手段，以此来治疗一些躯体和心理疾病，以促进康复。目前，艺术类作业活动已被广泛用于身、心障碍的儿童康复中，艺术治疗成为特殊儿童有效的辅助治疗方式和教育方式，它能帮助特殊儿童增强自信与自尊，使其与教师和正常儿童建立更融洽的关系。艺术类活动包括音乐、绘画、舞蹈、喜剧、书法、诗歌等。

1）音乐：音乐是儿童成长过程中的一部分，音乐不但可以很好地启发儿童的智力、陶冶孩子的情操，还对儿童的健康成长和情感道德的建立起到不可忽视的作用。音乐活动较适用于调整心理状态、增强肌力及耐力、改善关节活动度、抑制肌痉挛、进行协调性训练等。需要注意的是，音乐活动所选择的乐曲要适合患儿的功能训练需要，否则可能带来相反的效果。音乐活动包括音乐欣赏、乐器演奏和声乐歌唱等。

2）绘画：绘画指用线条、色彩描绘出来的形象（如油画、素描或版画等）。在一般的康复治疗中，绘画会进行肩、肘关节活动度练习，耐力练习，起到调节情操等作用。绘画活动包括欣赏和自由创作两方面。绘画还可以作为心理治疗的重要手段，这将在后面第四节中进行介绍。

3）书法：书法是以汉字为表现对象，以毛笔及各类硬笔为表现工具的一种线条造型艺术。书法练习能够有效改善特殊儿童一般负性行为，提高儿童注意力，减少负性活动量，提高情绪活动稳定性和抑制冲动行为；书法练习能够有效地提高特殊儿童人际交往能力，提高他们对参加集体活动的兴趣。书法也可作为一种心理治疗手段。现代书法包括硬笔书法、软笔书法和篆刻艺术三大类，按字体分楷书、隶书、行书、魏碑、篆书和草书等。

（5）游戏：游戏是儿童作业治疗的重要手段，具有几个方面的作用：首先，由于游戏的趣味性，游戏可以激发儿童治疗的积极性，使儿童主动参与到治疗活动中；其次，游戏使儿童经历了丰富的生活内容，体验快乐，学会灵活的思维，集体游戏还可发展儿童的社交能力，获得对集体的归属感和对自身的认同感；游戏中自然、放松、自主的活动有利于儿童不良情绪的释放，促进大脑发育，形成健康人格。在作业治疗中，常用的游戏包括桌上游戏，如棋类（包括围棋、象棋、军旗等）、扑克、麻将、跳棋等；运动身体的游戏，如套圈、飞镖、击鼓传花、丢手绢等；其他游戏，如学说绕口令、拼图，中国传统的益智游戏如九连环、鲁班锁、七巧板等。

1）棋牌类游戏：棋牌类游戏是作业治疗常用的治疗性游戏，可用于进行认知训练、手灵活性训练、感觉训练、协调训练等。棋类游戏包括象棋、围棋、跳棋、陆战棋、飞行棋和大富翁等。牌类游戏包括扑克牌、麻将牌等。

2）套圈游戏：套圈游戏是使用若干靶棍和环圈构成的装置，环圈可于远处抛掷而套于靶棍上，训练手、眼、躯干和下肢的协调能力以及上、下肢肌力和关节活动范围，具有多样性和趣味性，可调节情绪，缓解抑郁。套圈训练的代表性活动包括水平投掷和垂直投掷。

3）迷宫游戏：迷宫游戏可以提高患儿的思维、记忆、注意力和定向力。迷宫游戏的代表性活动包括手迷宫、脚迷宫及组合迷宫。

4）电脑游戏：近年来电脑游戏由休闲娱乐发展为教育、培训和医疗工具。电脑游戏对患儿视觉功能、手眼协调功能、认知功能、感知觉功能等方面具有改善作用。电脑游戏代表性活动有"记忆大师""仓库大师""逃避吃人花""迷宫游戏""拼图游戏""大富翁"等。

（6）体育活动：体育活动主要包括健身活动、娱乐活动和竞技活动。用体育活动进行治疗的方法称体育运动疗法，又称适应性体育或康复体育，在康复治疗中占有重要地位。在作业治疗中，常用的体育活动有篮球、足球、排球、乒乓球、台球、射击、飞镖、游泳、体育舞蹈、太极拳、八段锦、五禽戏等。

1）篮球：篮球作业活动趣味性强，易学易练，在篮球运动中，患儿不仅增强了机体的平衡性、协调性，更增强了肌力和耐力，提高患儿社会交往和合作能力。篮球作业活动较适合于进行平衡训练、协调训练、关节活动度训练、耐力训练、集体训练等。代表性活动包括传球、投篮和轮椅篮球。

2）排球：排球属于集体项目，排球作业活动可以提高患儿的平衡能力、耐力和协调能力，并且能使患儿获得一种归属感和集体荣誉感，促进沟通和交流，加强集体观念。代表性活动包括准备姿势、移动、传球、垫球、扣球和拦网。

3）乒乓球：乒乓球是残疾人体育活动中最易开展的项目之一，技巧性强，尤其适合灵活性、手眼协调性和上肢关节活动度训练。代表性活动包括发球、接发球、步法、推挡球、削球、弧圈球等基本技术，以及轮椅乒乓球。

4）飞镖：飞镖运动是一项集趣味性、竞技性于一体的室内体育运动。由于技术简单、易于掌握，不需要专门的场地和设施，且运动量适宜，不受年龄、性别的限制，经济实惠，是作业治疗最常用的训练项目之一。较适于进行肘部及手部关节活动度训练、平衡训练、协调训练和耐力训练等。代表性活动包括肩、肘和腕的基本姿势和动作，以及投掷过程中瞄准、后移、加速、释放和随势动作的训练。

## （三）感觉统合治疗

感觉统合（sensory integration）是指大脑将从身体各器官（眼、耳、口、鼻、皮肤等）传来的感觉信息进行组织加工、综合处理的过程。感觉统合失调是指儿童大脑对人体各种感觉器官如眼、耳、皮肤等传来的感觉信息不能很好地进行分析和综合处理，造成整个身体不能和谐有效地运作。主要表现为前庭平衡功能障碍、运动协调障碍、结构和空间知觉障碍、听觉语言障碍和触觉防御障碍等五个方面。

感觉统合治疗就是为感觉统合失调的儿童提供一种感觉输入的控制，特别是从负责身体平衡、方向和速度的内耳前庭系统、肌肉关节和皮肤等处输入的感觉，使儿童能够统合这些感觉，促进神经功能的发展，并作出适应性反应，从而达到治疗的目的。感觉统合治疗实际上是一种游戏治疗，它将感觉统合失调的儿童用"游戏"的方式加以组织，让他们置身于色彩丰富、花样翻新的活动中，在轻松和快乐的游戏中改善症状。感觉统合治疗最初是为学习障碍儿童设计的一种治疗方法，现已广泛应用于特定性学习障碍、协调运动障碍、孤独症谱系障碍等疾病的干预和康复治疗中。感觉统合治疗的临床应用年龄是 4~12 岁。感觉统合治疗可明显改善儿童的注意力问题、动作不协调、运动能力差、学习困难、孤僻独处和攻击行为。

**1. 原则**

（1）针对性原则：治疗师通过详细的评估确切了解儿童的感觉统合问题、各方面发育水平、日常生活能力和学习能力，根据儿童的问题和能力有的放矢地组织治疗性活动。

（2）兴趣性原则：儿童的积极参与是感觉统合治疗成功的关键，因此感觉统合治疗最重要的是培养出儿童想做训练的兴趣。如果儿童对某些训练动作一时做不到，训练师要细心而有计划地去引导，变被动训练为主动参与，让儿童在训练中体验到乐趣。

（3）成功、快乐原则：活动内容、时间、频度以及难度必须适合儿童的能力水平，让其觉得"有点难又不太难"；活动必须能激发兴趣，促使儿童自己主动尝试各种活动，让儿童成功地做出适应性反应，享受成功带来的快乐。

（4）综合性治疗原则：对感觉统合失调儿童治疗时应该以综合性的方法进行。动态与静态、粗大与精细活动互相搭配，既保存适当体力，又能接受全面的刺激，使儿童的大脑能组织与统合感觉刺激信息，从而做出适合环境的反应。

**2. 方法**

（1）触觉训练：触觉训练可以强化皮肤、大小肌肉关节神经感应，辨识感觉层次，调整大脑感觉神经的灵敏度。适应证包括爱哭、胆小、情绪化、怕陌生、笨手笨脚、怕人触摸、发音不正确、偏食、挑食、注意力差、自闭、体弱多病等患儿。训练器材包括按摩球、波波池、平衡触觉板。

（2）前庭平衡觉训练：前庭平衡觉训练可以调整前庭信息及平衡神经系统自动反应功能，促进语言组织神经健全、前庭平衡及视听能力完整程度。适应证包括身体灵活度不足、姿势不正、双侧协调不佳、多动、爱惹人、语言发展迟缓、视觉空间不佳、阅读困难、自信心不足、注意力不集中、容易跌倒、方向感不明、学习能力以及习惯培养不起来。训练器材有圆筒、平衡踩踏车、按摩大龙球、滑梯、平衡台、晃动独木桥、袋鼠袋、圆形滑车等。

（3）固有平衡训练：可用于调整脊髓中枢神经核对地心吸力的协调，强化中耳平衡体系，协调全身神经功能，奠定大脑发展基础。适应证有多动不安、容易跌倒、脾气急躁、好惹人、语言发展不佳、缺乏组织能力及推理能力、双侧协调不良、手脚不灵活、自信心不足。训练器材包括独脚椅、大陀螺、脚步器、竖抱筒等。

（4）本体感觉训练：主要用于强化固有平衡功能、触觉功能、大小肌肉双侧协调能力、灵活身体运动能力、健全左右脑均衡发展。适应证有语言发展缓慢、笨手笨脚、注意力不集中、多动不安、情绪化、组织力及创造力不足。训练器材包括跳床、平衡木、晃动独木桥、滑板、S形垂直平衡木、S形水平平衡木、圆形平衡板等。

## （四）手的作业治疗

手的功能非常复杂，它基本的功能形式包括：悬垂、托举、触摸、推压等支持和固定作用；击打等重复性操作；球形掌握、柱状抓握、钩拉等力量性抓握；指腹捏、三指捏和侧捏等精细抓握；还有尺侧三个手指固定、拇指和食指进行操作的复合式抓握，如调节手等动作。手高度精细的功能与其精细的解剖结构和复杂的运动生物力学密切相关。手损伤后常会导致水肿、疼痛、软组织粘连、关节僵硬、肌无力、感觉障碍等，影响手功能。手部常见畸形包括拇指的Z字畸形、掌指关节的掌侧脱位、掌指关节尺侧偏倚、天鹅颈畸形和扣眼畸形等。

**1. 手康复目标** 手康复目标的设定可根据阶段不同而不同。手部损伤或术后开始至第3周为早期阶段，其主要目标是促进愈合、减轻疼痛、控制水肿、防止并发症、维持关节互动范围和预防粘连和畸形；损伤或术后第3周至第9周为中期，增加关节活动度、增加肌腱和神经滑动、改善关节活动度、防止软组织挛缩为此期的主要目标；损伤或术后第9周以后为后期，此期组织基本愈合，病情稳定，目标是最大限度地提高关节活动度、增强肌力、控制瘢痕、减轻新生组织敏感，增强手功能，包括手眼协调、灵活性、持久力等，恢复日常生活及工作能力。手康复的总体目标是最大程度恢复手的功能，包括运动和感觉功能，特别强调手的功能性应用能力，包括其在日常生活活动、工作和业余爱好中的应用。

**2. 方法**

（1）体位摆放：手损伤后常将患肢抬高，有利于降低血管的压力，帮助淋巴液、渗出液的吸收回流，减轻水肿及疼痛。卧位时，抬高患肢，使患肢高于心脏水平，但有动脉栓塞时，患肢应低于心脏水平。坐位或行走时，采用三角巾悬挂患肢，手高于肘部平面，避免患手下垂或随步行而甩动。

（2）被动运动：被动运动包括被动活动、向心性按摩以及软组织牵伸。有助于减轻水肿，防止软组织粘连和关节僵硬。

（3）主动运动：手损伤后即使是很小的肌肉主动收缩也有助于手和上肢的淋巴回流。应让能够活动的关节尽早开始主动运动，可有效控制水肿、预防软组织粘连、增强肌力、改善关节活动度和手的协调、灵活性。遇有下列情况不宜早期开始主动运动：严重创伤后的3~4天、关节急性炎症、不稳定骨折、手术后需延迟抗阻运动。常用方法包括肌腱滑动练习、维持和增大关节活动度练习、增强肌力练习、改善手的协调性练习等。

（4）压力治疗：从肢体远端开始向近端增加外界压力，促进淋巴液和血液的回流。可选用橡皮筋或弹力带、弹力手套、指套等材料进行治疗。治疗期间需密切观察局部的血液循环情况，如手部皮肤颜色、温度和麻木情况，以防止压力过大。

（5）感觉重塑训练：神经损伤后部分再生的神经束在与原有的神经束对接时可能发生错位，使得感觉中枢对一个以往所熟悉的相同输入信号刺激产生了与受伤前不同类型或程度的解释。感觉重塑训练的目的就是促使大脑重新理解这部分改变了的信号，促使感觉恢复正常。训练方法包括感觉再教育和脱敏治疗。

（6）肌内效贴扎技术：肌内效贴扎技术是一种将肌内效贴布贴于体表，以达到增进或保护肌肉骨骼系统，促进运动功能的非侵入性治疗技术。肌内效贴可以起到改善局部血流，促进淋巴回流，消除软组织肿胀及疼痛，增进感觉输入，放松软组织或促进软组织功能活动的作用。根据疼痛部位和治疗目的可将贴布剪成不同的形状，常用的形状有I、Y、X和扇形（爪形）。使用前需清洁局部皮肤、除去毛发以增加贴布与皮肤的黏性。

### （五）认知能力的作业治疗

认知是指人在对客观事物的认识过程中对感觉输入信息的获取、编码、操作、提取和使用的过程，是输入和输出之间发生的内部心理过程，这一过程包括知觉、注意、记忆、思维和语言等。认知的加工过程通过脑这一特殊物质实现。认知损害是所有损害中影响脑外伤和脑卒中患儿最终康复结局最为重要的因素。认知障碍是认知过程一方面或多方面的损害，主要是由于发育和学习迟滞，脑外伤或颅脑疾病（如脑卒中、帕金森病、阿尔茨海默病、多发性硬化、精神分裂症和其他慢性疾病）或社会文化状况（如营养不良或环境剥夺）所致。认知障碍通常包括感知障碍（忽略症和失认症）、任务组织障碍（失用症）、注意障碍、记忆障碍、语言和交流障碍、智力障碍和执行功能障碍，临床上以注意障碍、记忆障碍多见。

认知康复训练是脑损伤后认知功能再学习的过程，包括基本技能再训练和将教育和训练的成果应用到日常生活中的训练，以改善实际生活活动能力。

**1. 注意力训练** 注意是心理活动对一定事物的指向和集中。人要正常地生活与工作，就必须选择重要的信息，排除无关刺激的干扰，这是注意的基本功能。改进注意障碍，应考虑患儿各方面神经心理功能和日常生活需求。训练方法可从以下几个因素进行调整：首先，考虑患儿学习生活环境的任务要求，区分轻重主次，需加工信息的性质以及所处社会关系。其次，对患儿的个性、动机以及自知力加以考虑，这可以预计患儿能够多大程度地使用所建议的策略。注意力训练包括信息处理训练、以技能为基础的训练、分类训练等。

（1）信息处理训练：包括兴趣法、奖赏法、示范法。

（2）以技能为基础的训练：该训练不仅需要注意力集中，尚需要一定的理解力和判断力。可选择的有猜测游戏、删除作业、时间感和数目顺序等。

（3）分类训练：分类训练的目的是提高患儿不同程度的注意力。操作方式多以纸笔练习形式进行，要求患儿按指示完成练习，或对录音带、电脑中的指示做出适当的反应。包括连续性注意训练、选择性注意训练、交替性注意训练、分别性注意训练。

**2. 记忆训练** 记忆是脑对外界输入信息进行编码、存储和提取的过程。记忆连接着人们的心理活动的过去和现在，是人们学习、工作和生活的基本功能。记忆障碍是指一个人处于一种不能记住或回忆信息、技能的状态。记忆障碍会影响整个康复过程，因而限制患儿获得独立的能力。常见的记忆障碍包括记忆增强、记忆减退、遗忘、错构、虚构和似曾相识症。记忆训练的目的是逐步延长刺激与记忆的间隔时间，使患儿在相对较长的时间后能准确回忆或再现。记忆训练常用的方法包括环境适应、外在记忆辅助、内在记忆辅助。

（1）环境适应：环境适应适用于记忆系统失去了足够功能的患儿。通过环境的重建，满足他们日常生活的需求，对严重智力障碍者则是唯一的解决方法。

（2）外在记忆辅助：外在记忆辅助是利用身体外的辅助物品或提示来帮助记忆障碍者的方法。适用于记忆问题不严重且其他认知障碍较少的患儿。对于功能性记忆障碍者，这可能是最有用的策略。外在记忆辅助工具分为存储类和提示类两种。

（3）内在记忆辅助：内在记忆辅助是通过调动自身因素，以损害轻或者完好的功能代替损伤的功能，以达到改善或补偿记忆障碍的一些对策。包括无错误学习和助记术。

**3. 知觉训练** 知觉是人对直接作用于感觉器官的客观事物的各个属性的整体反映，是人对感觉信息的组织和解释的过程。换句话说，知觉是客观事物直接作用于感官而在头脑中产生的对事物整体的认识。知觉障碍最常见的表现是失认症和失用症。针对知觉障碍的作业活动有改善功能作业和功能适应性作业两种。在疾病或损伤的早期以改善功能的作业活动为主，而后逐步增加与实际生活相关的功能代偿和适应性训练的内容。

（1）失认症：失认症（agnosia）是指在没有感觉、意识、智能、注意等障碍的情况下不能识别熟悉的物体，常由大脑特定部位功能受损伤而致的识别缺陷，主要包括视觉失认、听觉失认、触觉失认和身体失认。多见于脑血管病、脑瘤、脑外伤等。

1）视觉失认：视觉失认是一种仅限于视觉通道的识别缺陷，患儿尽管有正常的视敏度、智力及语言等能力，但仍不能识别视觉呈现的物体。改善功能的作业训练包括：识别训练；训练中给予非语言的感觉 - 运动训练；对面孔失认者，反复用家人、亲属、名人等的照片或录像借助语言提示进行辨识；对颜色失认者，可用色卡进行命名和辨别颜色练习。

2）触觉失认：触觉失认指触觉、温度觉、本体感觉以及注意力均正常，却不能通过触摸识别原已熟悉的物品，不能说出物品的名称，也不能说明和演示物品的功能、用途等。改善功能的作业训练包括感觉刺激和识别训练。功能适应性训练可利用视觉或健手的感觉帮助患肢进行感知，让患儿了解触觉失认在日常生活中的潜在危险性，避免损伤。

3）听觉失认：听觉失认指非听力下降或丧失，能判断声音的存在，但不能识别和肯定原本熟悉声音的意义。改善功能的作业训练包括：建立声与发声体之间的联系；分辨发声和不发声体；声 - 词联系；声辨认。功能适应性训练主要是指导患儿利用其他感官进行代偿。

（2）失用症：失用症（apraxia）是指实施器官在没有异常的情况下，不能执行有目的的动作行为。它是一组反映运动系统在皮质功能水平上的障碍的综合征，是一种获得性障碍。失用症的存在将影响患儿日常生活活动能力及回归社会能力，甚至有时失用症对日常生活活动能力的影响要大于躯体功能障碍对它的影响。

1）意念性失用：意念性失用是意念或概念形成障碍，是动作的构思过程受到破坏而导致复杂动作的概念性组织障碍。连续性动作越复杂，患儿的错误就越明显，主要为动作顺序及方向错误。改善功能的作业治疗包括：在治疗前及治疗中给患肢以触觉、本体感觉和运动觉刺激，加强正常运动模式和运动计划的输出；对于动作笨拙和动作异常，尽量不用语言来纠正，而应握住患儿的手帮助完成，并随动作的改善逐渐减少辅助量；训练前先进行想象或观摩，然后再进行尝试。功能适应性训练包括：训练时不宜将活动分解，而应尽量使活动在无意识的水平上整体地出现；ADL 训练尽可能在恰当的时间、地点和场景进行。

2）意念运动性失用：患儿不能执行运动口令，不能按照口令用手势表演（演示）使用某一种工具的活动。模仿可使表现有所改善，但仍不正常。意念运动性失用仅仅在检查时发现，为最经典的失用症。改善功能的作业治疗包括：故事图片排序练习；对日常活动分解练习；让患儿大声说出活动步骤逐渐变为低声重复，直至默念，应回避口头提示而采用视觉或触觉提示；单项的技能训练。功能适应性训练包括：选用动作简化或步骤少的代偿方法；慎重选择需较高水平运动计划能力的自助具。

3）运动性失用：为一侧大脑皮质运动前区轻度受损的结果，引起对侧肢体，尤其是上肢远端的运用障碍。常表现为一侧手指实施精细快速动作或系列灵巧的单个手指的运动障碍。改善功能的作业治疗包括：进行特定的作业活动前先给肢体以本体感觉、触觉、运动觉刺激；在训练中给予暗示、提醒或亲手教，症状改善后逐渐减少提示并加入复杂的动作。功能适应性训练主要是尽量减少口头指令。

4）结构性失用：反映在绘画及装配作业中的视觉结构能力障碍。是由于不能成功整合结构活动所需的视觉与运动信息所致。改善功能的作业治疗包括：复制几何图形；用积木复制结构；用火柴棍、木钉板、几何拼图或图画拼图进行复制练习；ADL 训练，如做饭、摆餐具等。

5）更衣失用：更衣失用症是视觉空间失认的一种失用症，患儿不是由于运动障碍或不理解指令而影响穿衣，而是在穿衣的动作顺序和穿衣的方式方法上错误，导致自己不能穿上衣服、不会穿衣服，或衣服的上下、里外、左右、前后搞不清楚。改善功能的作业活动包括：在更衣前让患儿用手感觉衣服的质地、重量等；在穿衣过程中给予语言和视觉提示；教给患儿一套固定的穿衣方法，反复练习；没有治疗师指导时，利用录音机或口述提示穿衣的先后顺序，功能改善后逐渐减少并去除指导。功能适应性训练包括：教会患儿根据商标或做标记区分衣服的不同部位；每次系扣时从最下面的扣子

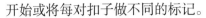

开始或将每对扣子做不同的标记。

6）言语失用：言语失用是在语言交流过程中，中枢神经系统中构音运动程序编制和激活障碍，致外周构音器官在肌力、共济运动正常的情况下出现音素、音节等语言符号的生成障碍，最终表现为运动性交流障碍，可伴有失语、构音障碍、口吃和吞咽障碍等症状。治疗原则要集中在异常的发音上，提高患儿对构音运动的自我控制能力，建立每个目标音发出的运动模式，最终达到能随意精确地进行言语表达。对严重病例可通过提供代偿性的交流手段如手势语、写字板或语音合成器等来达到交流目的。

## （六）压力治疗

压力治疗（pressure therapy，compression therapy），也叫加压疗法，指通过人体体表施加适当的压力，以预防或抑制皮肤瘢痕增生，防治肢体肿胀的治疗方法。压力治疗是作业治疗常用的重要技术之一，基本作用机制是通过局部的机械压力促进血液回流，并造成一定程度的缺血缺氧，从而控制局部水肿或瘢痕增生。压力治疗常用于控制瘢痕增生、防治水肿、促进截肢残端塑型、防治下肢静脉曲张和预防深静脉血栓等。禁忌证包括：治疗部位有感染性创面、脉管炎急性发作、下肢深静脉血栓。常见的不良反应有皮肤损伤、过敏、瘙痒加重、肢端水肿和下颌骨发育不良等。

### 1. 应用原则

（1）早期应用：压力治疗应在烧伤创面愈合后尚未形成瘢痕之前就开始。一般 10 天内愈合的烧伤不用压力治疗，10~21 天愈合的烧伤应预防性加压包扎，21 天以上愈合的烧伤必须预防性加压包扎，消痂植皮后的深Ⅱ、Ⅲ度烧伤应预防性加压包扎。

（2）有效压力：有效压力是指不同体位或姿势下，压力始终保持在有效范围。理想的压力为 24~25mmHg（有效压力 10~40mmHg），接近皮肤微血管末端的压力。若压力过大，皮肤会缺血而溃疡，压力过小则影响治疗效果。四肢压力可大一些，躯干、头面部以及儿童压力应小些。

（3）长期使用：对于增生性瘢痕，从创面基本愈合开始，持续加压至瘢痕成熟，至少需半年到一年时间，一般需 1~2 年甚至 3~4 年时间。另外，长期使用也指每天应用的时间长，每天应保证 23 小时以上有效压力，只有洗澡时才解除压力，每次解除压力时间不应超过 30 分钟。

### 2. 方法
压力治疗的常用方法包括绷带加压法和压力衣加压法，一般在使用压力衣加压前，先是用绷带进行加压治疗，同时常需配合压力垫和支架灯附件以保证加压效果。

（1）绷带加压法：通过使用绷带进行加压的方法。根据使用材料和方法的不同，可分为弹力绷带加压法、自粘绷带加压法、桶状绷带加压法、硅酮弹力绷带法。

（2）压力衣加压法：压力衣加压法是通过制作压力服饰进行加压的方法。主要包括量身定做压力衣加压法、智能压力衣加压法、成品压力衣加压法。

（3）附件：在进行压力治疗时往往需要配合使用一些附件以保证加压效果，同时尽量减少压力治疗的不良反应。主要包括压力垫和支架。

（李秀红）

# 第三节 语言治疗

语言治疗学是康复医学的组成部分，国内的语言治疗在国外先进的康复医学理论及治疗技术的基础上，结合我国的语言特点和文化习惯及传统医学方法，研制了各类适合自身特点的语言障碍的评价和治疗方法。

## 一、 概述

1. **定义**　语言治疗是对各种语言障碍和交往障碍进行评定、治疗和研究的学科。语言是人类社会中约定俗成的符号系统，言语是音声语言形成的机械过程。儿童语言障碍主要体现在语言发展异常和失语症，言语障碍主要表现在发音、声音和语言的流畅性异常。

2. **分类**　根据语言障碍类型，儿童语言治疗主要包括听障所致语言障碍的治疗、儿童语言发育迟缓治疗、儿童语用障碍治疗、儿童失语症治疗、构音障碍治疗、语言流畅性治疗等。

3. **实施**　根据儿童的年龄、障碍性质、治疗史、家庭及学校环境情况，设定治疗目标。治疗目标设定的策略可有以下方向：消除障碍的原因，如佩戴适宜听力辅具；以补偿策略改进沟通功能；改善儿童的说话、语言及语用行为，促进其沟通交流能力。治疗形式可采取自主训练、家庭训练、小组训练等形式。

4. **注意事项**　治疗以早期开始、及时评定、循序渐进、及时给予反馈、要求患儿主动参与为原则。训练时，治疗师要注意取得患儿的配合，并选择其感兴趣的环境、工具及内容进行训练。注意训练中的口腔卫生、训练工具的消毒。

## 二、 常用语言治疗方法

### （一）听障所致语言障碍治疗

听觉障碍是指听觉系统中的传音、感音及对声音作综合分析的各级通路发生器质性或功能性异常，从而导致听力出现不同程度的减退。

听觉能力训练根据听觉能力发育阶段主要分为听觉察知、听觉注意、听觉识别、听觉理解等，而听觉能力发展的几个阶段是互相融合并非截然分开的。听觉能力康复适合有残余听力儿童或听力补偿后的儿童。部分未能及早佩戴适宜听辅具的听障儿童由于错过了语言学习的最佳年龄，此时其早期训练重点应是看话和手势语结合，并尽早佩戴适宜听辅具。在其获得了好的听力补偿后，可首先进行听觉能力训练并融入言语语言训练，最终提高儿童的听觉言语语言能力的整体水平。

常用训练方法如下：

1. **听觉察知训练**　指对声音有无的感知。可使用鼓、双响筒、三角铁、响板、沙蛋等声响玩具，训练儿童对各频段声音的感知能力。训练时应注意避免任何视觉因素的干扰，以达到听觉察知的训练目的。近年来，听力康复软件的发展与普及给康复训练提供了丰富的素材库。

2. **听觉注意训练**　包括听障儿童对声源的定位、选择性注意、维持注意等。

（1）听觉定位：指儿童对声音的寻找行为，此为听觉注意训练的第一步。在训练中，让小儿听到来自不同方向的声音并指出其方位，可将音响玩具放在儿童看不到的位置并提醒其寻找。

（2）选择性注意：要求儿童在声音定位基础上选择某一声音为主导的听觉刺激，将该声音与环境中其他声音区分开来，也称信噪知觉。训练时，治疗师可要求小儿在背景噪音下听某些声音或说出什么声音或重复词语。

（3）维持注意：让小儿在听觉信息处理中维持一定的时间，即"注意持续时间"。训练时，先以简单有趣的刺激引起小儿兴趣与注意。成功后，可让小儿持续听一系列乐器所发出的声音（若孩子感兴趣还可让其自己敲乐器）。其维持注意时长可能与听觉刺激的性质有关。

**3. 听觉识别训练** 包括对乐器声、动物叫声、自然声音、人声等各种声音的辨认。其中，听障儿童对自然环境声的识别较有难度，且家长和治疗师在训练中也经常忽略此点。训练中，可将声源与其相应的自然现象的图片或录像予以呈现，使患儿更好地将声音与情景结合起来以理解声音的意义。在对人声辨认中，音素的辨认最为基础，对于音素的辨认训练，为避免多音节词可能对儿童提供提示，可采用单音节词进行训练。

**4. 听觉理解训练** 对所听到的声音的理解，包含对所听内容进行解释、理解、储存和应用。训练听障儿童对听觉刺激的记忆能力，反复刺激，强化记忆，积累更多的听觉信息，以便将音素组成字，由字组成词语、短语，乃至扩展成句子。

## （二）儿童语言发育迟缓治疗

语言发育迟缓是指处于发育过程中的儿童，其语言发育并没达到与其年龄相应的水平，语言发育出现较为明显的延迟。狭义的语言发育迟缓不包括听力障碍、构音障碍、孤独症谱系障碍所致语言障碍等其他语言障碍类型。根据其语言发育迟缓的检查结果确定儿童处于哪个阶段水平，把此阶段定为开始训练的出发点来设定训练内容。训练策略如图 3-6 所示。

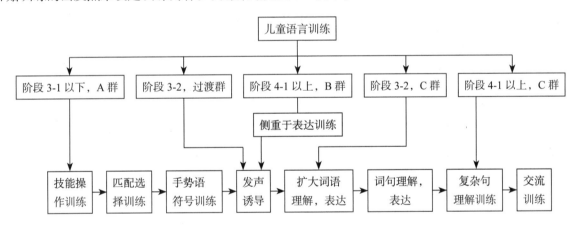

**图 3-6 儿童语言康复训练策略**

常用训练方法如下。

**1. 阶段性的治疗程序**

（1）言语符号尚未掌握阶段（A 群）：包括阶段 1、阶段 2 和阶段 3-1。此阶段训练以获得言语符号（理解）与建立初步交流关系为目标。方法为先导入手势语、幼儿语等象征性较高的符号。

1）事物、事态概念未分化阶段（阶段 1）训练：旨在充分调动儿童听、视觉及皮肤的痛、温、触、压等感觉，帮助儿童充分注意外界人与事物的存在。①注视及追视训练：采用听、触、视觉刺激，促进儿童对事物的注意及对活动事物的持续追视。②运动游戏训练：使用能使触觉和身体感觉变化而感到快乐的游戏，增加儿童与成人身体接触或其对人的注视。如哄抱、举高、转圈、荡秋千、羊角球等。③对事物持续记忆训练：建立事物恒存概念，让儿童注视到眼前存在的物品，然后将其遮盖或藏匿于箱中，让儿童寻找。④事物的动手性操作：通过对外界事物进行某种操作而发生变化的过程。从简单操作如触摸、抓握等发展到复杂操作如敲打、拿出等。可利用各种玩具，最初可帮助及引导儿童完成希望出现的反应，逐渐过渡到儿童能够独立做出适合事物用途的操作。

2）事物功能性操作到匹配、选择阶段（阶段 2）训练：以不断扩大能进行功能性操作事物的范围，从而使儿童能做到多数事物的辨别性操作为目的。①事物功能性操作的扩大训练：通过模仿引起儿童对身边日常用品（电话、水杯等）的注意，并能够执行治疗师的指令、掌握其用途。该训练应与家庭指导同时进行，使儿童能做到泛化，即在训练室、幼儿园、家庭等不同场所均能使用。②多种事物的辨别训练：A.以形式特点为基础的操作课题：通过匹配、选择等分类游戏，认识事物的属性，如对不同颜色、大小的球进行分组；B.以功能特性为基础的操作课题：通过匹配、选择等，让儿童认识事物的特征和用途。

3）手势符号阶段（阶段3-1）的训练：对儿童来说，手势符号比言语符号更容易理解、掌握和操作，故以此为媒介逐渐向获得言语符号过渡。训练手势符号的同时也要给予言语符号作为刺激。该训练适用于中重度语言发育迟缓、言语理解及表达尚未掌握的儿童，或言语符号理解正常但不能表达的儿童。①场景依存手势符号训练：以培养儿童对手势符号的注意程度为目的，训练应在日常生活空间及游戏场面中进行。例如儿童想要"妈妈抱"时，必须让其看到妈妈"张开双臂"的手势令其模仿。②表示事物的手势符号训练：以训练儿童对手势符号的模仿、理解其与事物的对应关系为目的。手势符号与指示内容相结合，训练过程中必须让儿童充分注意到手势符号的存在，如给玩具娃娃戴帽子，治疗师拍拍娃娃头部，再拍拍自己的头部，然后说"帽帽"，促使儿童选择帽子并进行动作模仿。③利用手势符号进行动词及短句训练：日常生活中根据儿童行为及要求，在给予言语刺激的同时给予一定的手势符号，并让儿童模仿，逐渐将动作固定下来，并将手势符号运用在日常生活当中。如"吃苹果"先做"吃"的动作，再做"苹果"的手势符号，让儿童模仿，使儿童学会自然地造句。

（2）阶段3-2过渡群、言语表达困难（B群，阶段4-1以上）：此类语言发育迟缓儿童侧重于模仿、掌握与理解水平相适应的言语表达行为、扩大理解与表达的范围。具体训练步骤如下：

1）发声诱导训练：从腹式呼吸训练着手，由下而上依次训练发声、共鸣、构音等。

2）从儿童熟悉的事物着手练习发音。早期引导的发音词汇包括：易于构音的词（mama、baba）；多音节词，但词头或词尾等词的一部分音能够发出，如西瓜（gua）。

3）结合儿童认知水平，由手势符号阶段逐渐过渡到言语符号阶段。先从事物名称开始引入，后引入动词、形容词。手势语向言语表达过渡阶段的儿童接受训练时，手势符号或言语符号引入的词、手势符号与言语符号共同引入的词应交替呈现，以逐渐增加口语表达的词汇量。

（3）语言发育水平低于实际年龄（C群）：该类语言发育迟缓儿童主要表现为语言水平落后于实际年龄，其语言理解与表达已具备一定基础，训练时应考虑扩大词汇量，增加理解与表达的语句长度与复杂度等。

1）扩大词汇量训练：词汇的导入可从最常接触的事物图片开始，进行词汇的理解训练。手势符号→言语符号（幼儿语→成人语）词汇的范围包括名词、动词、形容词、代词、量词、数词、副词、助词、连词、介词、叹词。正常2岁儿童词汇中各类词汇均已出现，其中以名词和动词占绝大多数。①名词分类训练：训练目的是对常用名词的同一范畴进行分类训练。如把猫、象、狗的词汇混在一起进行动物类别的训练不容易完成。此时，可用各种不同的猫、象、狗玩具和图片来辅助进行分类训练，以形成动物概念的分化。②动词训练：适合于名词词汇量已扩大，可以理解分类的儿童。可用单词结合游戏进行训练，从有手势语或幼儿词的动词句形式导入到动词的训练。③形容词训练：以图片和游戏为主，获得过程如下：体态符号→幼儿语（言语符号）→成人语（言语符号）。

2）词句训练：从实物、镶嵌板、图片中选择儿童感兴趣的语言素材，训练从两词句向三词句过渡，逐步进行句法训练。常见训练内容如下：①名词句（大小＋事物/颜色＋事物）训练：适合于可以理解人名、大小、事物、颜色等构成句子的要素，但对词句中的一个指示内容及对应关系掌握困难的患儿（例如儿童能理解大、小，鞋、帽等，但不能理解大的帽、小的鞋等对应关系）。治疗师需根据儿童理解程度，选择训练的句型。②动词句（主语＋谓语／谓语＋宾语）训练：适合于可以理解人名和动词的语言发育迟缓儿童。如在训练"爸爸切""姐姐洗"时，治疗师可利用"谁""做什么"等询问，应答关系训练的同时可逐渐扩展句长。③三词句（主语＋谓语＋宾语／大小＋颜色＋事物）训练：适合于可以理解两词句的儿童。训练程序如下：确定构成三词句中的两词句是否理解→能够理解三词句的图卡→三词的理解→表达。

3）句法训练：包括可逆句和被动句训练。其训练程序为：明确显示句子的内容→排列句子成分的位置→表达。例如，①可逆句"小猫洗小狗"的学习：治疗师出示大图"小猫洗小狗"，并让儿童注意观察拿刷子的动物；治疗师将小图按"小猫"＋"刷子"＋"小狗"顺序从左到右排列，让儿童注意主语的位置并让其联系排列顺序来说出句子。②被动句"兔子被小猫追"的学习：治疗师让儿童注意观察大图中被追的动物，并将小图按照"兔子"＋"小猫追"顺序从左到右排列，让儿童注意各自的位置来说出句子。训练过程中，治疗师可做相应的模仿动作或游戏来促进儿童对不同句型的理解，反复训练至儿童能自己排列、理解、说出。

（4）交流态度不良（I群）：根据言语符号的发育阶段，以改善其交流为目的进行训练，训练方式可多样。

1）语言与物体相结合：帮助儿童理解语言，促进其模仿和运用。对于有听力、视力缺陷的儿童还应采用口语与肢体语并行及口语与触觉相结合的训练方法。

2）语言训练与操作训练相结合：应用扣衣扣、彩色绘画等操作性训练，促进手指的精细功能，增进智力和语言发育。

3）语言训练与娱乐相结合：唱、跳、敲打击乐、玩智力拼图、看卡通故事等，把语言和智力培养渗透在娱乐活动中，是一种轻松愉快的学习方法。

4）语言训练和运动相结合（集体游戏模式训练效果更佳）：蒙眼猜象、丢手绢等。

5）语言训练与文字教学相结合：在语言训练的同时，治疗师可进行简单的文字教学。如写数字、字母、拼音等，还可以训练辨认钱币，对于进步快的儿童还可教阅读短小句子和文章、数学和书写文字。

（5）言语代偿训练：进行上述训练后，许多语言发育迟缓儿童仍不具备言语表达能力，但却有语言接受能力；有的儿童言语清晰度极差，不能作为交流的手段，治疗师可采用辅助沟通系统，又称增益及替代性语音沟通辅助具（alternative and augmentative speech communication system，AAC），或文字阅读书写的方式来建立代偿性的非语言交流方式。

1）辅助沟通系统包括：沟通图卡、沟通簿、沟通板、笔记本电脑、便携式电子交流装置等。而专业的计算机软件系统也逐步运用于言语障碍患儿的交流，这些装置还可以合成言语声音来替患儿发声。

2）文字训练包括：①文字字形的辨别训练：几何图形辨别→单字字形辨别→单词水平辨别；②文字符号与意义的结合训练：字字匹配→字字选择→字图匹配→图字匹配，儿童能够辨别1~2个音节后即可进行此阶段的训练；③文字符号与意义、声音的结合训练：可进行图片与相应文字单词连接的作业，然后读出文字。

**2. 训练技巧** 主要包括一些常用的情绪调控与行为处理技术。

（1）示范与提示：儿童若缺乏反应或反应不当时，应予以示范，帮助其达到治疗要求。若仍反应不正确，可予以口语或手势提示。

（2）扩展与延伸：扩展是在儿童讲话的同时，治疗师予以语言回应，保留了儿童讲话的主要内容，将儿童不足的话语补充起来。延伸是在儿童的讲话内容外给予反馈或其他相关的内容。

（3）说明：当孩子正在进行一活动的同时，治疗师可适时予以相关的说明。

（4）鼓励：鼓励可分为物质鼓励（如：吃东西、玩玩具等）和精神鼓励（如：口头称赞、贴星星或大人的愉悦表情等）。

### （三）儿童语用障碍治疗

语言应用能力，简称语用能力，是个体在一定的语言环境下应用语言的能力。语用能力主要体现在三个方面：轮流讲话，在讲话中不断变换说话者和听者角色；说话时要表达清晰，所讲的话要让听者明白；听的时候要集中注意力，在说者词不达意时，让其知道。语用、语音和语言三者协同作用，促进人际交往中的有效沟通。

语用障碍主要表现为语用能力低下，多见于孤独症谱系障碍患儿，在阿斯伯格综合征（Asperger syndrome）中表现得尤为明显，已经作为症状之一写入阿斯伯格综合征的诊断标准。这类患儿沟通能力低下的主要原因之一就是其语用能力的低下。在人际交往中，这类患儿往往表现为不懂轮流说话的原则，在别人讲话时他们随时插嘴，打断别人，同时刻板重复性语言也体现不出说者和听者之间的角色转换；部分患儿虽然词汇量、语法、句法和语音等均已习得，但不能应用既有能力主动、清晰地表达自己的观点，不能根据讲话的场合和对象调整自己的讲话内容和讲话方式；不能认真倾听并通过身体语言或口头语言对讲者所讲内容给予反馈。患儿由于语用能力不足，往往不能主动发起话题并维持话题，最终导致沟通效率低下甚至为无效障碍。

语用障碍的常用治疗方法如下：

**1. 认识语用能力的发育进程**　儿童语用能力发育与习得语用能力发育过程：10月龄，语用能力开始发育；3岁，健谈，开始注意自己的语言如何影响他人的行为；4岁，对2岁幼儿讲话时会简化自己的语言；5岁，据听者情况调整自己说的话，尝试把所谈内容解释清晰；学龄期儿童，可以像成人一样自如使用语言。根据患儿现在语用的能力水平，促进患儿语用能力向下一个阶段过渡。

**2. 训练儿童学习听别人讲话的能力**　鼓励并引导患儿在别人讲话时，要注意听别人讲，比如看着对方，或者时不时给予语言上的回应，比如"嗯""是的""对"等；当别人没讲完时，不要离开；当不明白别人讲话内容时，可以使用"嗯？""请再说一遍？""我听不懂"或者其他身体语言表示自己的疑问；对于能力较强的儿童引导他们学着去听"言外之意、弦外之音"，学着去听比喻、寓意、幽默语、笑话等。

**3. 训练儿童正确表达自己的想法**　当别人听不懂自己讲的内容时，要重复或者使用其他方式进行解释；当别人对其讲话内容不感兴趣时，要学着去终止；对于能力较强的儿童，可以尝试训练儿童去讲别人感兴趣的话题；在不同场合讲适合该场合的话；根据听者特征、兴趣、年龄等调整自己讲话的方式；等等。

**4. 学习轮流讲话的原则**　听别人讲话的能力和正确表达自己想法的能力是轮流讲话的前提。不顾及别人正在谈话，随时打断别人讲话，或者喋喋不休地讲自己感兴趣而别人不感兴趣的都不符合轮流讲话的原则，不利于话题的维持。

在语用障碍的训练中，根据患儿的特点，可以选用ABA法（强化疗法）、自然疗法、视觉教法、语言行为教育模式，可以使用正性强化法、思维解读和角色扮演等技巧，合理使用奖励物和各种辅助技巧。

### （四）儿童失语症治疗

儿童失语症是指在儿童语言发育过程中，由于各种原因引起的脑损伤所导致的儿童语言功能损伤。包括对既有已经习得语言能力的损伤，也包括阻碍未发育成熟仍需进一步发育成熟的语言能力。发生年龄多为2~16岁儿童。

由于儿童处于运动、认知、语言等各项功能发展及学习中，儿童的语言功能具有迁移能力，其损伤后的语言功能替代和重组能力优于成人。儿童失语症一旦发生，应及早接受系统的语言治疗。

根据患儿失语症特征，尤其是对于年长儿童，可以酌情选用Schuell刺激法、阻断去除法、程序操作法、功能重组法、旋律语调治疗法以及计算机辅助下的失语症康复技术等。

### （五）构音障碍治疗

构音障碍（dysarthria）是指由于神经病变，与言语有关的肌肉麻痹、收缩力减弱或运动不协调所致的言语障碍。强调呼吸、共鸣、发音和韵律方面的异常，从大脑到肌肉本身的病变都可引起言语障碍。构音障碍包括运动性构音障碍、器质性构音障碍、功能性构音障碍三大类。儿童构音障碍的治疗主要从三方面入手：直接对有障碍的言语功能进行训练；强化和补助残留言语能力的训练；对儿童家长进行指导及改善周围语言环境。

常用训练方法如下。

**1. 基础训练**

（1）姿势体位训练：让儿童坐在矫正椅上，躯干固定，头稍后仰，两腿稍分开，脚面自然平稳地放在踏板上。此法较适用于有异常姿势的特殊儿童，能降低全身肌张力，抑制异常姿势，同时方便治疗师进行训练。

（2）放松训练：患儿取放松体位，做双肩上耸，保持3秒，然后放松，重复3次以放松肩关节。

（3）呼吸训练：呼吸气流及气流量的控制是正确发音的基础，是构音的动力，是语调、重音、音节、节奏形成的先决条件。呼吸训练体位：头部保持正中位，躯干挺直，双肩水平。

1）深呼吸与吸气控制训练：①同时堵住口鼻，屏住呼吸，一定时间后急速放开，从而促进深呼吸。操作时可先让儿童屏住呼吸3秒，逐渐延长至5秒、8秒、20秒。②让儿童取仰卧位，膝、髋关节同时屈曲，用大腿前部压迫腹部，然后迅速伸展下肢以解除其对腹部的压迫，从而促进深呼吸。③对有一定理解能力、年龄偏大的儿童，可给予口头指示，模仿治疗师"深吸一口气，然后慢慢地呼出去"。④若儿童呼气时间短且弱，可采取辅助呼吸训练法。患儿仰卧位，治疗师帮助其进行双臂外展和扩胸运动，或将双手放在儿童两侧肋弓稍上方，在呼气终末时给胸部压力，也可在呼气末向前下方轻按腹部以延长呼气时间和增加呼气力量，也可用吹口琴、吹肥皂泡、吸管等进行训练。同时可结合发声、发音一起训练。

2）口、鼻呼吸分离训练：患儿取抑制异常姿势体位，闭住嘴巴用鼻子吸气，再捏住鼻子用嘴呼气。呼气前需停顿以免过度换气，逐渐增加呼气时间，呼气时尽可能长时间地发"f""s"等摩擦音，但不出声音，数周训练后，呼气时同步发音并坚持10秒。亦可采用可视性口、鼻呼吸训练来提高儿童兴趣，如将薄纸撕成条状放于儿童口鼻前，让其吹或吸气。

3）促进发音与发音持续训练：利用"可视语音训练器"对儿童进行训练。

**2. 口部运动训练**

（1）口部运动及刺激训练：对智力较好的儿童可用语言指示做张口、闭口、嘟嘴、咧嘴、示齿、圆唇、鼓腮、微笑、吮颊的动作，反复练习至熟练为止。也可用拍打下颌法，或利用压舌板、毛刷、唇肌刺激器等刺激。

（2）口唇与下颌的运动训练：下颌控制不良口唇就难以闭合以致无法构音，也是儿童流涎的原因。

1）控制口唇闭合：利用冰块或冰棒对口唇及舌进行冷刺激；用刷子快速（5次／秒）刺激口周、口唇、下颌内侧；轻轻拍打下颌中央及颞颌关节部位皮肤以治疗下颌的过度张开；利用奶嘴或吸管让儿童做回吸运动；用口唇吹纸条、吹泡泡、吹喇叭等。遵循从易到难的原则。

2）下颌抬高：尽可能张口至最大开口位，然后缓慢闭合；下颌前伸，慢慢地由一侧向另一侧移动。

3）唇闭合、唇角外展：双唇最大限度向前噘起（发"u"音位置），然后尽可能地向后收拢（发"i"音位置），逐渐加快速度，重复数遍，但不发出声音。双唇闭紧夹住压舌板，治疗师可向外拉压舌板以增加唇闭合的力量。练习鼓腮有助于发爆破音。

4）腭运动：练习张口、闭口、用力叹气；反复发短"a"音。

（3）颌唇训练：闭唇、咧唇、咂唇、圆唇等。口唇与下颌的协调运动为发音打下初步基础。

（4）舌的运动训练：舌是最重要、最灵活的构音器官，其精细分化运动是发音训练的重要组成部分，训练内容包括舌前伸、后缩、上举抵上腭、向后卷舌以及舌在口腔内的各向运动。治疗前可先对舌内外肌做冰或毛刷刺激以提高其感知觉。

**3. 类似构音运动训练**

（1）/p/音：在纸片飘动的视觉反馈及治疗师的手法辅助（控制患儿闭唇动作及避免气流从鼻腔流出）下，诱导患儿做快速吐气的动作。

（2）/f/音：让儿童练习上齿咬下唇的动作，当动作能较流畅完成后，让其在做动作的同时以擦音方式呼出气流。

（3）/g/音：用舌根音训练器按压患儿舌中部并做下压向舌根方向推的活动，促进患儿舌根隆起。

（4）/j/音：使用舌抗阻训练器让患儿舌头前伸并用力顶训练器，治疗师缓慢调整训练器角度使其舌体呈"拱桥"形态。

（5）/s/音：将压舌板一侧顶端部分置于患儿下齿背稍后部位，让患儿舌尖轻触压舌板尖部，再嘱患儿轻咬压舌板并让其气流集结于舌尖部呼出。

（6）/zh/音：将舌定位训练器置于患儿硬腭前中部，嘱患儿用力顶训练器的小孔。

**4. 引导发音训练** 发音训练要按照语音发育规律，并与视、听、触觉等功能密切配合，根据儿童发音器官运动障碍程度，从易到难，选择与其相适应的训练方法。可先从简单的唇音 /b/、/p/、/m/、/f/ 开始，再进行较难的软腭音 /k/、/g/ 等，最后进行齿音及舌齿音 /t/、/d/、/n/ 等。也可按先训练发元音 /a/、/u/ 等到辅音 /b/、/p/、/m/ 等，再将已掌握的辅音与元音结合起来进行训练，如 /ba/、/pa/、/ma/ 等。训练时让儿童看着治疗师发音的口形，反复模仿，熟练掌握后采用元音＋辅音＋元音的形式，如 /ama/、/apa/ 等继续训练，最后过渡到单词和句子的练习。需注意发音清晰度、音量、语调和韵律。

其中进行软腭音 /k/、/g/ 训练时，要求舌头不触及上腭进行发音，儿童可采取仰卧位、两腿屈曲向胸部靠拢，或坐在矫正椅上身体稍后倾、头稍后仰，治疗师用压舌板限制舌尖触及上腭或用手轻压下颌舌根部，鼓励患儿发音，当压舌板或手拿开时则发出 /k/、/g/ 音。

进行齿音及舌齿音 /t/、/d/、/n/ 等训练时，儿童的姿势非常重要，可采取仰卧位，四肢伸展，治疗师托起其头部略向前屈；或采取坐位，两手支撑躯干，头向前屈。头向前屈是关键，能使下颌受到从下至上的压迫，令其被动地往上推，治疗师发音的同时令患儿模仿，或用工具固定舌再做发音训练。

**5. 泛化训练** 当患儿能够很容易地发出正确音时，治疗师应把重点转移到泛化训练。泛化训练主要是让患儿将所获得的正确音向多个情景迁移。此类训练内容的结构化程度较低，治疗师可以采用朗读、对话等方式进行训练，这些方式都比较接近正常说话的情景。

### （六）语言流畅性治疗

语言流畅性障碍是因不自主的声音重复、延长或中断，无法表达清楚自己所想表达的内容。常见的语言流畅性障碍为口吃。其中，运动与平衡及协调功能发展异常、语言功能发展异常、心理发展异常均可导致口吃的发生。针对已发生口吃的孩子，应采取综合的治疗措施以预防口吃程度进一步发展；由心理行为相关因素造成的口吃，应尽力了解造成口吃的对应心理行为因素并据此消除根本原因。口吃的治疗主要有家庭训练及相关专业人员（如语言治疗师）的训练。

常用训练方法如下。

**1. 指导性家庭训练**　家庭成员日常与孩子接触时间较长，治疗师有必要教父母如何鼓励孩子在放松的语言环境下说话。

（1）语速：口吃患儿及倾听者的语速是影响流畅性的因素之一，口吃患儿经常加快语速以紧跟成人的语言节奏，因而可能出现重复、拖音、发音不清晰现象及语音形成与呼吸不协调现象。家庭训练中，成人应减慢语速以引导儿童减慢语速。

（2）语言交流方式：当提问问题数量很多时，儿童的非流畅性语言增多。而许多成人与儿童的交流为提问式，这些问题常常把孩子卡住。治疗时，可改变口语交流方式，减少提问式语句，用陈述句方式与口吃患儿交流；说话语气要适中，不要让儿童感到你在给他做训练。

（3）语言交流内容：若家长在与儿童交流时能够经常谈论当时发生的事情，儿童的流畅语言会增加。当谈论的物体和事情摆在他们面前时，儿童发音会更加流畅，获取词汇速度加快。如果让儿童回忆昨天或2小时前他做了什么、看到了什么，他似乎要搜寻名字或单词来表达自己的想法，可能不利于他的流畅性语言的表达。实物特征可促进口语形成，也可用图画代替实物。家长与儿童一起看图书或故事书时，避免采用"合上书考试"的方式，应该让儿童看着图画来进行会话交流，如进行图画命名、描述图画的特征、评论图画上的行为等。若口吃患儿能够自发地给图画命名或进行评论，就更容易诱导出流畅性语言。

（4）倾听与关注：当儿童要求我们注意听他们说话时，其语言非流畅性有可能增加。因此，应尽可能地集中注意力听他们讲话，倾听时可注视他们的眼睛，切忌边听边做别的事。

**2. 流畅性技巧训练**　口吃的治疗重点不在口吃本身，而应尽可能地应用合适的指导性技巧教口吃儿童在口唇处于放松状态时如何发起始音或起始词。

（1）语速与节律：口吃患儿常有不良的语速与节律，如时快时慢、越来越快后阻塞的语速与节律。治疗师需设计一种缓慢说单词或短语的游戏，要求儿童缓慢说话并示范如何缓慢说话，如装机器人说话游戏、唱歌游戏（打拍子以获得缓慢的节奏）。这样减慢语速可减少单词重复的次数，易化起始音的发出。

（2）音量设计：一种让口吃儿童说话柔和的训练。治疗师要求儿童轻声说话（声带不震动而用呼吸声说话），切忌用力低语（会增加肌肉紧张度而出现喉部膈肌发紧现象）。

（3）语音：当起始词为浊辅音时，儿童语言更加流畅，起始音为元音或双元音时，口吃更加严重，甚至有时会出现停顿现象。

（4）呼吸和气流控制：口吃患儿的气流控制较难，容易导致深呼吸、喉头与口腔气流中止、喘气、说话气流不足、长句"拖延"等症状。治疗师需设计一种让其放松呼吸、回归正常呼吸模式的训练。如让儿童以"气息音"方式发 /o/、/u/ 音，从每次呼气只发一个音逐渐到每次呼气说出短语、短句，保持气流和发音的连续性。

（5）肌肉紧张度：有时患儿在说话时胸腹部僵硬紧张却不懂得如何自我放松，此时治疗师可以一边轻轻按摩其腹部，一边说"保持你的肚子软软的"，此法对某些口吃患儿比较奏效。

（6）态度：治疗师在与儿童口头交流时应尽可能不用评价性单词，如"好""坏""正确""错误""非常好"等，而应以称赞性话语代替，以减轻其开口说话的心理负担。

（欧阳辉）

# 第四节 心理治疗

## 一、概述

### （一）定义

心理治疗（psychotherapy）是以一定的理论体系为指导，以良好的医患关系为桥梁，应用心理学的方法，影响或改变患儿的感受、认识、情绪及行为，调整个体与环境之间的平衡，从而达到治疗的目的。心理治疗的目的在于解决病人所面临的心理困难，减少焦虑、抑郁、人际关系紧张等主观不适症状，改善其依赖、退缩、敌对等适应不良行为，促进其人格进一步成熟，以积极的态度、适当的行为方式来处理心理问题和适应社会生活。

### （二）分类

**1. 从理解上分**

（1）广义的心理治疗：指医疗全过程，通过各种方式和途径积极地影响患儿的心理状态而达到治疗目的。

（2）狭义的心理治疗：指医生运用心理学的理论和方法，对患儿进行有针对性的治疗，如精神分析、行为疗法、人本疗法等。

**2. 从形式上分**

（1）个别心理治疗：通过治疗者与患儿的个别谈话或其他方法进行的治疗。

（2）集体心理治疗：把数个或十几个病情相似或不同的患儿编成小组，由治疗者分次向集体实施的治疗。

**3. 根据患儿意识范围大小分**

（1）觉醒治疗：指患儿的神志处于清醒状态，根据医生表达的信息，患儿能自觉进行积极的思考，有意识地调整自己的情绪。

（2）催眠治疗：指患儿处于意识极度狭窄的状态下，患儿可接受医生的言语指导，可将在意识中已经忘却的心理创伤回忆起来。

**4. 根据学派理论分** 主要包括精神分析心理治疗、行为治疗、认知治疗、以人为中心的治疗等学派。

**5. 根据理论模式分**

（1）分析性心理治疗：以"精神分析"的原理为基础，经由探讨患儿的深层心理，了解潜意识之心理动机、欲望及精神动态，协助患儿增进对自己心理的了解，进一步改善适应困难的心理机制。

（2）认知治疗：主要原理是认为凡是情绪或行为反应，均与其认知有连带关系。因此其治疗的着眼点放在认知修正上。

（3）支持性心理治疗：并非帮助患儿了解自己的心理因素或动机，而是支持协助患儿去适应目前所面对的现实环境。

（4）行为性心理治疗：根据学习心理学，对患儿的行为给予适当的奖赏或处罚，以消除不适应的行为，建立适应的新行为。

（5）人际性心理治疗：包括人本主义治疗、婚姻治疗、家庭治疗或团体治疗等，主要着眼于人际关系，包括人与人之间的沟通、权利和分配、角色扮演、情感与关系、认同与联盟等。

**6. 根据实施的时间分**

（1）长期心理治疗：指治疗的时间较长久，如超过两三个月，甚至一两年。

（2）短期心理治疗：尽量在短期内完成，可能是五六次或十余次的会谈，也可经历两三个月的治疗。

（3）限期心理治疗：在治疗开始时，就立下一个共同的制约，如五次、十次或两个月等。

## （三）实施

### 1. 一般性原则

（1）尊重信任原则：尊重和信任是治疗过程中治疗关系得以健康发展的重要保证。对于前来治疗的人，不论其地位高低、职业好坏，病情轻重，也不管是否喜欢、经济收入如何，均要求医生自始至终对病人保持尊重、同情、关心、支持的态度，积极主动地与其建立相互信任的关系。

（2）保密原则：很多心理问题涉及个人隐私。作为心理治疗师要遵守保密的职业道德，不把他人的隐私向公众或媒体散播，不做茶前饭后的谈资和笑料。当有教学、科研和心理健康的宣传教育等工作需要，不得不引用某些案例时，可事先征得当事人同意，或隐去其真实姓名和身份。

（3）综合性原则：心理治疗所要解决的心理问题千变万化，心理治疗所涉及的理论、技术和知识也非常丰富。因此心理治疗师在分析问题时，应全面考虑各种影响因素，既要重视心理活动的内在联系，又要考虑心理、生理及社会因素的相互影响。在进行治疗时，要有综合的观点，将诸多的理论和技术整合在一起，综合运用于需要帮助的每一个人。

（4）发展性原则：在治疗过程中，病人病情是不断变化的。治疗师应以动态发展的眼光分析病人的心理问题的成因，用发展的观点解决病人的心理问题和预测心理治疗效果。

（5）中立原则：中立原则包括两个含义，一是要求心理治疗师对病人的思想暴露、行为表现不予任何批评和是非判断，鼓励对方自己评价个人的行为表现。另外也要求治疗师在治疗过程中，不替来访者做决定或选择，而是保持某种程度的"中立"，引导病人认识自己、自我成长。

（6）回避原则：亲人与熟人应在治疗中回避。心理治疗往往涉及个人隐私，交谈非常深入，因此不宜在熟人之间开展心理治疗。

（7）转介或转诊：在心理治疗过程中，治疗师一旦发现自己不适合或不能为病人提供专业性帮助，应该将病人转介给其他治疗师，以利于病人心理问题的解决和康复。

### 2. 儿童心理治疗的特殊性

（1）不会主动求助：儿童年龄小，心理发育不完善，他们不善于表述自己的心理问题和需求，也甚少主动求助，通常由周围的成人或者家长为其做出是否治疗的决定。由于并非儿童自己做出要治疗的决定，所以会影响治疗关系的建立，治疗依从性比较差。

（2）言语理解和表达能力弱：儿童语言和言语发展不完善，缺乏使用语言进行有效沟通的能力，理解"隐喻"或"旁敲侧击"的话存在困难。所以，用讲故事、做游戏、绘画等非言语技巧更适应于儿童，通过以上技巧让儿童得以表达自己的感受和想法，且不会造成他们的焦虑和挫折感。

（3）更多依赖于家庭环境：相对于成人对家庭环境变化的左右和控制，儿童往往是家庭环境变化的反应者，几乎没有力量采取行动去消除环境的压力，只能被动地对父母争吵、父母离异、学习压力等作出反应。由于儿童的生活完全依赖于环境，所以应该把环境作为治疗的一部分来处理。

（4）处于发展阶段：随着年龄的增长，儿童自身处于发展过程中，不同阶段会有不同的心理表现，相同的心理表现在不同年龄的意义差别很大，治疗师必须根据其年龄特点，来认识其问题的性质和严重程度。

（5）可塑性强：儿童的个性在不断地变化和发展，具有很大的潜力和可塑性，早期干预可能会起到事半功倍的效果。在治疗过程中，只要排除各种障碍因素，给予情绪上的关注，建立一个可信赖的关系，儿童就会自行发展。

**3. 实施步骤**

（1）了解儿童存在的行为问题：可通过治疗者的观察、与儿童的直接对话及家长对儿童情况的介绍来了解。

（2）进行诊断性评估：初步了解儿童的问题后，进一步了解儿童的出生史、生长发育史、疾病史、家族史、个性特点、情绪状态、同伴交往情况、学校的表现、同老师的关系、家庭文化背景、经济状况、父母的个性特征等，获得一个初步的印象。在此基础上，根据疾病的诊断标准进行详细的诊断性评估，明确儿童的问题。

（3）制订详细的治疗计划并实施干预：根据诊断评估，针对不同儿童制订长期而详细的行为矫正计划，同时提出改善家庭和学校教育环境的建议，使家长和教师充分合作，共同帮助儿童提高自尊心和自信心。同时还应包括给予有情绪困扰的家长的帮助，如指导他们正确认识孩子的问题、避免争吵、建立良好的亲子关系、充分沟通等。在制订治疗计划时，必须使家长对计划能够接受和理解，并容易执行治疗计划，否则会影响心理治疗的进程和最终的效果。

（4）监测治疗进展，必要时修订治疗计划。如能及时发现问题，则能对治疗方法和计划进行必要的修改从而达到治疗目标。

## （四）注意事项

**1. 与儿童建立良好的治疗关系** 年龄小的儿童，较多地依赖于父母或家人，不会轻易与外人接近，建立良好的治疗关系至关重要。首诊可多观察、少讲话，适时地发表观点；如果儿童对父母依恋明显，可以让父母陪在身边，顺便观察儿童与父母的互动方式，待慢慢熟悉后才让父母离开；要以欣赏的眼光、好奇的态度、适合儿童的语言使治疗得以顺利进行。

**2. 治疗环境应符合儿童的心理特点** 根据儿童的心理特点，在布置治疗环境时，应该光线明亮、安静温馨，室内墙壁上可挂些儿童喜闻乐见的卡通人物或儿童画，摆放些不会发出噪声的玩具。心理治疗师不宜穿白大褂，可以穿些暖色调衣服，以消除儿童的恐惧心理。总之，治疗环境的安排和布置要利于儿童心理放松，不存恐惧和戒心，能真实地表达自己。游戏室、活动间、图书室等都可以成为儿童治疗的场所。

**3. 交流的方式应符合儿童的心理特点** 比如在对儿童进行解释和指导时，要用通俗、儿童可以接受和理解的语言，正确表达自己的意图，让儿童明白。切忌模棱两可甚至相互矛盾的语言，以免儿童误解。在治疗过程中，要多用鼓励和支持的方法，帮助儿童挖掘自身和周围的潜力资源，以成熟适应社会的方式战胜困难。但避免包办，要授其渔，不是给其鱼。

**4. 善用"学习"并注重情感治疗** 由于儿童的言语及认知尚未成熟，难于靠自我的力量来操纵自己的情感与欲望，不能像成人一样，经由解释、辅导来改善自己的行为。因此，要善用行为治疗所依据的"学习"原则与技巧，采用奖励、惩罚、强化和负强化等来改善儿童行为。如果患儿还是婴幼儿，则要用"情感治疗"方法，主要给婴幼儿以陪伴、照顾和爱护，使婴幼儿感到安全、舒适和快乐。婴幼儿如能获得基本的安全感，其身心状况通常会自然而然恢复常态。

**5. 重视父母的参与和合作** 由于儿童的身心发展深受父母的影响，对儿童的治疗，要尽量让父母参与，取得他们的合作，以改善儿童行为和生活习惯。儿童年龄越小，越需要父母的参与。父母亲的参与和养育行为的改变对儿童康复起着至关重要的作用。

**6. 认识和处理儿童治疗中可能存在的阻力** 儿童心理治疗可能遇到来自家长、教师和儿童自身的阻力，他们可能会表现出不合作的态度，从而影响治疗效果。为了消除阻力，对家长，治疗者应尽可能让家长了解，他们的参与对孩子的治疗是多么重要；对教师，应谦虚地向他们请教帮助孩子进步的策略，并邀请他们加入治疗小组；对儿童自身，则要做出保密的协议，并力求与儿童建立和谐、信任的关系。

## 二、 常用的心理治疗方法

### （一）精神分析心理治疗

精神分析心理治疗基于西格蒙德·弗洛伊德（Sigmund Freud）所创立的精神分析理论。精神分析心理治疗认为精神症状往往是对心理挫折或困难所发生的防御作用，尤其与早年的创伤性经历有关。这一理论相信每个人在愿望未能满足或产生不愉快、不可接受的情感时，会产生内在的心理冲突和紧张，个体往往通过保护性的防御机制，把这些冲突压抑在潜意识里，从而暂时缓解心理冲突和紧张。通常个体在意识领域里意识不到这些心理冲突和压抑的过程。一旦心理冲突过于激烈或防御机制失效，就会产生病态的心理和行为。因此，精神分析治疗时主要运用自由联想、梦的解析、移情、阻抗等技术，让病人回忆早年的经历，分析潜意识里的矛盾冲突与症状的关系。当这些被压抑的心理冲突被病人识别和接受，他们就能尝试以更成熟的防御机制去适应。

但对于心理发展尚不成熟的儿童来说，不能应用内省来探讨潜意识里的精神活动，因此不能直接运用自由联想等技术进行治疗，可以运用游戏、讲故事、说愿望等治疗技巧帮助儿童将潜意识里的欲望和困扰"投射"出来。精神分析心理治疗最常见的形式是对话，对于年幼的儿童则是通过游戏的形式展开对话。在游戏的过程中儿童会不知不觉地展现出自己家里或伙伴之间的人际关系或生活实况，表达出内心的不满和愿望。治疗者可在游戏中引导儿童正确处理人际关系，宣泄不良情绪，学习以成熟的方式处理问题，增加适应性。同时，治疗师还应向家长解释儿童病症的缘由，使他们积极配合治疗，及时纠正不良的教育方法，建立良好的亲子关系，减轻或消除儿童的病症。

精神分析心理治疗适用于某些有心因性情绪障碍的儿童，如恐怖症、焦虑症、癔症等。

### （二）行为治疗

行为治疗（behavior therapy）是以行为学习理论为指导，按一定的治疗程序，来消除或纠正人的不良行为的一种心理治疗方法。行为治疗基于经典条件反射原理、操作性条件反射学说和学习理论，认为个体的病态行为是通过学习并经条件反射固定下来，相反，通过条件反射、学习过程或强化手段，可以矫治病态行为或塑造良好的行为。行为治疗主要针对个体当前的问题，不考虑过去的经历或心理过程。适用于治疗抽动症、拔毛癖、睡眠和排泄障碍、恐怖、焦虑、重复行为、进食障碍等多种儿童心理和行为问题。行为治疗过程中建立良好的信任关系非常重要，同时需要家长的积极配合，学校和其他与家庭有重要联系者在治疗过程中有时也是必要的。

行为治疗方法较多，主要包括系统脱敏法、冲击疗法、厌恶疗法、强化疗法、放松疗法、模仿疗法、生物反馈疗法。

**1. 系统脱敏法** 系统脱敏法（systematic desensitization）的基本思想是：一个可引起微弱焦虑的刺激，由于在处于全身松弛状态下的患儿面前暴露，因而逐渐失去了引起焦虑的作用。系统脱敏法是由精神医学专家 Wolpe 根据条件反射学说，通过动物实验研究提出的。Wolpe 认为恐惧或焦虑不可能与肌肉松弛同时存在，而克制焦虑（或恐惧）最有效的反应是肌肉松弛，故以肌肉松弛作为阳性刺激，用于对抗焦虑（恐惧）情绪。对于年幼儿童，因其难以学会自我松弛，也不可能对焦虑情境进行想象，故可采取真实情景的逐级脱敏训练。操作方法是将儿童不良情绪分为若干层级，让其逐级暴露于引起焦虑的实际情境或实物前，并在暴露同时，给予阳性刺激（如给吃喜爱的食物），使二者产生拮抗而逐步脱敏。例如，对怕狗的儿童，治疗开始，让他吃喜爱的食品的同时，看狗的录像，讲关于狗的故事，之后看远处活动的狗，然后逐渐走近狗，直至消除害怕狗的情绪反应。系统脱敏法适于治疗儿童焦虑症、恐怖症、神经性厌食等。

**2. 冲击疗法** 冲击疗法（implosive therapy）又称暴露疗法（flooding therapy）或满灌疗法。其治疗的基本原则与系统脱敏法相反，是指让儿童直接大量地接触引起恐怖或焦虑的情境，坚持到恐怖或焦虑消失的一种快速行为治疗方法。在治疗过程中，当儿童体验到最可怕的恐惧时，看到自己仍安然无恙，恐惧便会降低或消退。如此反复重现刺激，让儿童重新充分体验全部不愉快的情绪，从而使原来引起的症状逐渐减弱，直至消失。冲击暴露疗法的次数不等，一般进行 1~4 次治疗，每次治疗时间大约 30~60 分钟。这种方法虽然简单，见效快，但痛苦也大，实施困难，应慎重使用，一般在采用脱敏治疗疗效不明显时，方可考虑改用冲击疗法或暴露疗法。此法适于治疗儿童恐怖症、焦虑症、强迫症等。

**3. 厌恶疗法** 厌恶疗法（aversion therapy）或称厌恶条件反射法，是基于学习原理建立的一种治疗方法。这种方法通过轻微的惩罚来消除适应不良行为，当某种不良行为或变态行为出现时，给予一个惩罚性的刺激引起不愉快的体验，如电击、药物或言语责备等，利用惩罚性的条件刺激引起的痛苦来替代异常行为带来的快感，从而减少或消除异常行为。因为厌恶疗法是一种惩罚性的治疗手段，应在严格控制下使用，治疗前应向儿童讲清楚厌恶治疗会引起痛苦的体验，争得他们及家长的同意后方可实施，在厌恶治疗的同时，应帮助他们建立适应性的行为，才能有长期的效果。厌恶疗法适于治疗青少年酗酒、贪食症、强迫症、性心理异常等。

**4. 正性强化法** 正性强化法（positive reinforcement procedures）或称阳性强化法，是应用操作性条件反射原理，使用正性强化手段，增加适应性行为，矫正不良行为的方法。例如，每当儿童出现所期望目标行为后，立即给予物质奖励或精神鼓励加以强化，以增加此种行为出现的频率。该法适于治疗多种行为问题，如儿童注意缺陷多动障碍、孤独症谱系障碍、神经性厌食等。代币制（token program）是正性强化疗法的一种，以代币作为条件强化物，在患儿出现目标行为时，立刻给予代币加以强化，当代币积累到一定的数额时，可以换取各种奖励物（如玩具、食品、购物券等）。此法较体罚法或暂时隔离法优越。适合治疗儿童多种行为障碍、情绪障碍、神经性厌食、功能性遗尿或遗粪等。

**5. 负性强化法** 负性强化法（negative reinforcement procedures）是将行为与减少厌恶刺激相结

合，使该行为增多。因此负性强化是通过厌恶刺激来抑制不良行为，并建立良好行为。适于多种行为障碍和情绪障碍。例如，当儿童无理哭闹时，不给予他喜爱的食物，当其不哭不闹时则立即给予食物，如此通过撤销不给他食物这一厌恶刺激来促使其建立起良好的行为。

**6. 其他行为治疗方法**　如惩罚法、消退法、示范和模仿疗法、生物反馈治疗等。

## （三）认知治疗

认知治疗（cognitive therapy）旨在纠正个体错误或歪曲的认识，改变他们对事物的看法与态度，从而改善和消除存在的心理问题。个体适应不良的情绪和行为往往缘于不正确的评价，纠正产生这些扭曲评价的认知过程就可改变个体的情绪和行为。该法适用于治疗抑郁症、焦虑障碍、惊恐障碍、恐怖症、强迫症、神经性厌食、性倒错、人格障碍及躯体形式障碍的病人，在成人的治疗过程中取得了较好的疗效，目前也逐步用于治疗儿童多种情绪与行为问题，并被证实有效。

认知治疗常用的有 Eills 的合理情绪疗法、Meichenbaum 的自我指令训练以及 Beck 的认知治疗构成。其中，最具有代表性的是 Eills 的合理情绪行为疗法（rational emotive behavior therapy，REBT）。该方法的核心理论是 ABC 理论，即对诱发事件（activating events，A）所持有的不合理的信念（believes，B）是导致情绪和行为问题等结果（consequence，C）的主要原因，因此治疗的主要方法是通过认知技术、情绪技术和行为技术使求助者的不合理信念得到改变，从而消除情绪和行为问题，并达到无条件地接纳自己这一治疗目标。REBT 属于短程高效的心理治疗方法，一般在 3~6 个月内取得明显效果。治疗形式包括个体治疗、小组治疗、大型工作坊、计算机辅助治疗、危机干预等。尽管 REBT 对于高智商、高教育水平、高治疗动机的求助者有较高的疗效，不过，它也可以通过适当改良，变成简单易懂的语言，指导儿童以及未受教育的求助者，在这方面这种治疗比其他治疗方法更有优势。目前，REBT 被许多临床对照研究证实有效，且其疗效优于其他流派。REBT 主要临床适应证包括：抑郁障碍、焦虑障碍、强迫症、恐怖症、广泛性焦虑、创伤后应激障碍、进食障碍、成瘾行为、疑病症、性功能异常、愤怒情绪管理、冲动控制障碍、反社会行为、嫉妒、性虐待、人格障碍、疼痛管理、应激管理、青少年行为问题、人际关系和家庭问题。

## （四）家庭治疗

家庭治疗（family therapy）是指当家庭功能失调时，将家庭作为一个动态的系统，对家庭的心理问题进行治疗，以改进家庭心理功能的方法。研究报道家庭治疗对各种儿童情绪和行为障碍均有良好的疗效。在儿童成长的过程中，家庭对他们情绪的分化发展、个性的形成及行为模式的建立发挥着重要的作用。欲矫治儿童的心理问题，从整个家庭的角度进行矫治是十分有效的。

家庭治疗与个人心理治疗不同，并不十分注重个人的内在心理活动，而是关注家庭成员之间的相互作用和整体的心理状况，目的是建立应有的家庭结构、促进良好的人际沟通、树立适当的家庭界限、形成必要的家庭规范、辅助家庭度过各个发展阶段、正确发挥家庭功能。家庭治疗建立在系统论的基础上，将家庭视为一个系统，这一系统并不是所有家庭成员的简单组合，系统中的任何改变将使其他部分发生变化，进而整个系统也随之改变。这种系统论的理论框架将家庭成员间的相互作用看成连续或循环的过程。

家庭治疗的方法包括结构性家庭治疗、策略性家庭治疗、分析性家庭治疗、支持性家庭治疗、认知行为等家庭治疗模式。这是因为不同的家庭治疗学派对行为问题起因的解释不同，所以分别建立了自己的治疗理论框架。在儿童心理问题矫治中，要根据儿童的心理特点及家庭状况，依据不同理论，有针对性地综合应用不同方法对家庭成员进行心理指导，从而达到心理矫治的目的。

### （五）团体心理治疗

团体心理治疗（group psychotherapy）是指以团体为治疗对象而实施的心理治疗。这种治疗方式一般是由1~2名治疗者主持，治疗对象可由8~15名具有相同或不同问题的成员组成。治疗以聚会的方式出现，每周可一次，每次时间约一个半至两个小时，治疗次数视患儿的问题和具体情况而定，一般10次左右。团体心理治疗必须考虑选择发展水平、问题类型、防御机制类似的个体集中进行治疗，可以帮助儿童发展与同伴交往的技巧，提供心理支持，经历其他成员疏泄情感的感觉，分享治疗成功的体验，增加治愈疾病的信心。适用于有某种焦虑障碍、恐怖症、癔症、强迫症、多动症、孤独症谱系障碍、功能性遗尿、智力低下、社交技巧差、自尊心降低、孤僻的儿童等。团体治疗运用心理分析、认知、行为等多种方法，培养积极的人际关系，改善错误认知，建立适应性行为。但有行为障碍、自杀倾向、精神病和发育障碍者不适合用团体治疗。

### （六）游戏治疗

游戏治疗（play therapy）是以游戏活动为手段或媒介，让儿童有机会自然地表达自己的感情或者暴露问题，从游戏中得到解脱并促进身心发展的一种心理治疗方法。游戏治疗是在儿童与治疗者之间建立的一种关系，目的在于解决儿童存在的症状，稳定其情绪，使之对环境的适应性更强。

**1. 游戏治疗的原则**　①儿童的问题多为亲子关系异常引起，故对儿童进行游戏治疗的同时，应对家长进行咨询；②在治疗的早期阶段，要尽快与儿童建立良好的关系；③尊重儿童的个性和特点；④让儿童有自由表现情感的机会，使儿童受压抑的情绪在游戏活动中得到宣泄或净化；⑤善于观察儿童的行为变化和心理状态；⑥以儿童为主题，相信儿童有自我认知的潜力，并能通过游戏发现问题、解决问题；⑦不轻易对儿童进行训斥和说教，采用循循善诱的辅导方式，遵循儿童先行、治疗者随后的原则；⑧不单方面终止治疗，治疗者要培养自己的耐心，应看到儿童的治疗过程较长；⑨有现实的眼光和头脑，只有当儿童走向非现实时（如有破坏、病理表现时），治疗者才实施限制。

**2. 游戏治疗的实施步骤**　①建立关系：在游戏互动中，当治疗者听到且明白儿童的象征性语言表达且和儿童对此展开交流时，儿童就开始自由探索复杂矛盾的想法、感受和行为了；②释放情感：儿童通过游戏宣泄情感、释放紧张情绪；③再现重要事件、关系：在游戏中提供机会让儿童玩出意识和无意识层面的感受，再次经历过去困扰的事件和关系；④通过这种修正经历，帮助儿童发现可以改变自己思考和行为的方法；⑤治疗者提供机会让儿童在游戏中练习新的行为，让他们可以解决问题并发展更有效的策略处理那些以前不能解决的问题。

**3. 游戏治疗的技术**　游戏治疗技术包括玩偶或木偶游戏、讲故事、阅读、棋盘游戏、沙盘等。

（1）沙盘游戏：沙盘游戏是建立在患儿自我康复基础上的治疗方式，给予受创者一个自由的和保护性的环境以及共情性的关注，自我康复的进程就可以被启动。在游戏过程中，治疗师不去评判，接受个体的独特性以及他们处理创伤、问题、疾病的方式。沙盘游戏有着很深的荣格精神分析理论背景，临床应用效果良好。沙盘游戏治疗的时间至少需要5~6次，治疗前要和孩子的父母商定他们是否可以坚持下去。如果父母要停止咨询，应提前通知治疗师，治疗师可以让孩子有结束的心理准备，并再咨询1~2次，否则，突然停止会使孩子不适应，进而对孩子的心理产生不良影响。

（2）玩偶或木偶游戏：玩偶用于治疗是因为儿童会把玩偶或洋娃娃当作自己，投射自己的感情到游戏的人或物上，把它们的冲突转移到玩偶身上。玩偶可以包括和实物大小相近的玩具娃娃、仿真玩偶、家庭成员玩偶、玩具房玩偶、填充好的布制动物以及其他和人相似的玩偶。玩偶游戏可被用于以下情况：①温和地帮助儿童将注意力集中于他不愿讨论的话题上；②评判儿童的性知识掌握得如何，包括不同性别儿童的姓名区别及不同人体部位的功能；③使儿童能展现出过去发生了什么，并能澄清什么是不适当的性虐待动作；④提供机会让儿童与玩偶互动，这会证实他们是否受过性虐待。与玩偶游戏相类似，木偶可以让儿童象征性地讲述故事并表演出他们的想象。木偶游戏形式在儿童和家庭中广受欢迎，研究者建议木偶游戏对 5~11 岁儿童最合适。

（3）讲故事：讲故事是采用儿童在游戏治疗中自编故事来帮助儿童探索已有问题的解决方法。讲故事是一种建立融洽关系的很好的方式，并能更多地了解儿童，明白儿童的防御、冲突和家庭动力系统。治疗过程包括：首先，让儿童说出自己的故事，然后治疗者回应故事，介绍一个更合理的解决故事中儿童冲突的方法。这个技术可以配合录音和录像来给予补充，以便让儿童直观地看见并听到他们自己讲的故事。有时，治疗者可以让儿童通过写作文的方式写下故事。此外，讲故事的时候还可以伴随玩具、木偶游戏一起进行，这种技术性的调整可以让儿童更生动地表演出他们的故事。

### （七）艺术治疗

艺术治疗分为广义的艺术治疗和狭义的艺术治疗。广义的艺术治疗或创造性治疗，即所有的艺术表现形式的治疗，包括视觉艺术、音乐、舞蹈、喜剧、文学、书法等形式的治疗。狭义的艺术治疗指绘画艺术治疗。艺术治疗的目的是借助绘画、音乐、舞蹈、戏剧、文学、书法及其各种创造性的自由表现活动，当事人可将潜意识内压抑的感情与冲突呈现出来，并在绘画或艺术表现活动过程中获得纾解与满足，进而达到诊断与治疗的效果。

绘画治疗是最早的艺术治疗形式，有助于儿童心理的发展。绘画不仅可以促进儿童的手腕、肘和手指各个关节的协调运动，促进儿童的感觉统合，眼、手和整个身体的协调发展，还可以促进儿童的人格发展。在绘画过程中儿童可以抒发情感，表达反抗，满足想象和创造的欲望，学习自我表现和控制。对于儿童来说，绘画是一种富有想象力的、可以满足某种愿望的游戏。绘画治疗包括涂鸦画、自由画、续笔画、绘人测验、动态"房 - 树 - 人"测验、家庭动态图、学校动态图、彩绘你的生活、3个愿望技术、自画像等多种技术。

绘画治疗特别适合下述人使用：不能说话或不想说话的患儿，如孤独症谱系障碍、失聪、迟钝、大脑损伤、妄想；对言语治疗有阻抗的人或情况，如对谈话疗法有抵触情绪，而其他方法均无疗效的。绘画治疗可以处理的心理问题有：饮食障碍（如食欲减退、贪食症、暴饮暴食）、物质滥用（如酗酒、吸毒）、性虐待受害者、分裂样人格障碍、精神分裂症等。

（李秀红）

# 第五节　中医康复治疗

中医康复治疗是指在中医理论指导下，采用针灸、推拿、中药等措施，对先天或后天各种因素造成残疾或急慢性疾病而导致功能障碍和（或）发育落后者进行康复的疗法。将中医康复技术与现代康复医学相结合，以整体康复、辨证康复理念，综合康复方法共同干预，最大限度减轻功能障碍，从而达到改善和提高生命质量的目的。中医康复治疗技术是我国康复医疗的特色，下面将介绍推拿、针灸、中药等中医疗法在康复治疗中的应用。

# 一、推拿疗法

## （一）概述

推拿又称按摩、按跷等，是运用一定的手法技巧或借助器具在人体的穴位及经脉或某个部位上施术操作，以达到防治病残、养生保健和功能障碍康复目的的一种治疗方法。是中医康复治疗技术的重要组成部分。

在康复过程中，推拿具有调理气血、通经活络功效。可以降低肌张力、提高肌力、改善关节的活动度及神经系统敏感性，同时可以提高机体免疫力，在增进食欲和改善体质等方面有独特疗效。

## （二）推拿手法

推拿手法可分为摆动类手法、摩擦类手法、振动类手法、挤压类手法、叩击类手法、运动关节类手法及捏脊法等。

1. **摆动类手法**　摆动类手法是指以指或掌、鱼际部作力于体表，通过腕关节协调的连续摆动，使手法产生的力轻重交替、持续不断地作用于操作部位的一类手法。主要包括擦法、推法和揉法。

（1）擦法：是以小指掌指关节背侧为着力点，肘部为支点，前臂做主动摆动，带动腕部做伸屈和前臂旋转的复合运动。适用于儿童颈、肩背、腰臀及四肢等肌肉较丰厚的部位。具有舒筋活血，滑利关节，缓解肌肉、韧带痉挛，增强肌肉、韧带活动能力，促进血液循环及消除肌肉疲劳等作用。

（2）推法：是用拇指指端、偏锋或螺纹面着力于施术部位或穴位，通过前臂的主动摆动带动腕关节有节律地摆动，从而产生轻重交替、持续不断的作用力的一种手法，称为一指禅推法。一指禅推法刺激中等，渗透力强，灵活度大，接触面小，适用于全身各部。

（3）揉法：是用手指螺纹面、手掌鱼际、掌根、前臂尺侧或肘尖吸定于一定部位或穴位上，以肘部为支点，前臂或上臂（前臂尺侧或肘尖吸定时）做主动摆动，带动腕部、掌指、前臂尺侧或肘尖做轻柔缓和的摆动。分指揉、鱼际揉、掌根揉、前臂揉、肘尖揉等，小儿大多以指揉、掌根揉、鱼际揉常用。操作时手不要离开接触的皮肤，使该处的皮下组织随手的揉而滑动。压力要轻柔，动作要协调而有节律。揉法轻柔缓和，刺激量小，适用于儿童全身各部位。具有活血祛瘀、消肿止痛、舒筋通络的作用。

2. **摩擦类手法**　以掌、指或肘臂部附在体表做直线来回或环旋移动，使之产生摩擦的一类手法称为摩擦类手法。包括摩法、擦法、推法、搓法、抹法等手法。

（1）摩法：是以手掌或食、中、无名指指面附着于一定部位或穴位上，以腕关节连同前臂做顺时针或逆时针方向环形移动摩擦。操作时，手法要轻柔、均匀协调，压力要适当。本法多用于儿童胸胁腹部，常用于治疗胃肠道疾患、呼吸道疾患。具有和中理气、消积导滞、调节胃肠蠕动等作用。

（2）推法：分直推法、旋推法、分推法。以拇指桡侧或指面，或食中二指在穴位上或经脉上做直线运动称直推法；以拇指指面在穴上做顺时针方向的旋转推动称旋推法；以两手拇指桡侧或指面，或食中二指指面自穴位向两旁分向推动称分推法，如从穴位两端向中间推动称合推法。操作时用力要稳，速度要缓慢而均匀、始终如一。直推法在儿童治疗中主要应用于腰背部。分推法多用于小儿手部，有行气活血、促进血液循环、舒筋活络的作用。

（3）擦法：是用手掌的（大、小）鱼际或掌根附着于一定部位，进行直线的来回摩擦，分大、小鱼际擦法和掌根擦法。小儿多用（大、小）鱼际擦法。操作时，可适当在操作部位涂润滑油、滑石粉或药膏。动作要均匀连续、自然灵活。（大、小）鱼际擦法，多用于儿童躯干四肢部位，掌根擦法多用于胸胁腹部。此法具有温经通络、行气活血等作用。

3. 振动类手法

（1）抖法：是用双手或单手握住患肢远端，微用力做小幅度的上下抖动，使肌肉、关节产生松动感。分上肢抖法和下肢抖法。操作时被抖肢体要自然伸直，完全松弛。适用于儿童四肢部位，有疏松脉络、滑利关节、松解粘连等作用。

（2）振法：是将指端或手掌紧贴体表上，通过前臂和手部的肌肉强力地静止性用力，做持续性快速振动，使治疗部位产生高速振动的手法称为振法。根据着力部位的不同分为指振法、掌振法，具有镇静安神、温中散寒等作用。

4. 挤压类手法

（1）按法：是用拇指端或指腹或掌根按压体表穴位。小儿常应用指按法。操作时用力要由轻至重，不可用暴力猛然按压。常与"揉法"复合使用，边按边揉称"按揉法"。该手法是最早出现的推拿手法之一，刺激性较强，指按法适用于儿童全身各处穴位，可替代针刺，也常称之为指针手法之一。掌按法常用于腰背腹部。具有放松肌肉、开通闭塞、活血止痛等作用。

（2）点法：是用拇指端点压体表穴位称拇指点。用拇指指间关节桡侧点或食指近侧指间关节点压体表穴位称屈指点。五指指腹尽量靠紧，以腕部抖动带动五指指端"啄"于体表穴位称五指点穴法。小儿多用拇指点，较大儿童肌肉丰厚处可应用五指点穴法。点法作用面积小，刺激性强。点法与按法的区别在于：接触面积大、压力较为缓和的为按法；接触面积小、压力较大的则为点法，有以指代针之义。点法多用于儿童肌肉较薄的骨缝处，具有开通闭塞、活血止痛、调整脏腑的作用。

（3）捏拿法：分三指捏拿和五指捏拿两种。三指捏拿是用拇指与食、中二指夹住肢体相对用力提起挤压，五指捏拿是用拇指与其余四指进行操作。操作时要循序渐进，由轻至重，和缓而有连贯性。该手法既有力又柔和，患儿感觉轻松舒适，本法适用于儿童全身各处，常用于治疗肌肉酸痛和放松肌肉紧张。具有舒筋通络、行气活血、祛风散寒、开窍止痛等作用。

（4）捻法：用拇、食指螺纹面捏住一定部位，两指相对做搓揉动作称捻法。操作时动作要灵活、快速，不可呆滞。该手法刺激较强，着力面积小，可在全身多处应用，多用于儿童四肢小关节。对指（趾）间关节屈伸不利者，具有理筋通络、滑利关节的作用。

5. 叩击类手法

（1）拍法：是用虚掌拍打体表及经脉走行处。用拳背、掌根、掌侧小鱼际、指尖或用桑枝棒叩击体表及经脉走行处称击法，小儿多用拳背击或掌侧小鱼际击。操作时拍击法速度要均匀而有节奏，拍法应平稳，击法用力要快速而短暂，垂直叩击体表。拍击法适用儿童身体各部，常用于肩背部、腰骶部和下肢后侧，具有缓解肌肉痉挛、舒筋通络、行气活血等作用，常作为结束手法。

（2）叩法：是以小指尺侧或空拳的尺侧缘叩击体表的手法，称之为叩法。常可分为佛手掌叩法、屈拳。叩法与拍击法操作相似，但刺激较拍击法轻，有"轻击为之叩"之说。要两手交替上下叩捶。

6. 运动关节类手法

（1）摇法：是使关节做被动的环转活动。操作时动作要缓和，用力要稳，摇动方向及幅度须在儿童生理范围许可内，由小到大进行。摇法适用于儿童四肢关节及颈、腰部，小儿多用于四肢关节部。具有滑利关节、增强关节活动功能的作用。

（2）拔伸法：是固定肢体或关节的一端，牵拉另一端的方法。操作时两手要逐渐用力，均匀而持久，动作要缓和。拔伸法适用于儿童全身关节，临床中主要用于四肢关节。具有增加关节活动度、缓解肢体痉挛、改善关节循环等功能。

**7. 捏脊法** 捏脊法是用拇指桡侧缘顶住皮肤，食、中二指前按，三指同时用力提拿皮肤，双手交替捻动向前。也可食指屈曲，用食指中节桡侧顶住皮肤，拇指前按，两指同时用力提拿皮肤，双手交替捻动向前。操作时，一般先于背部经脉擦揉2~3次，使儿童先有一个适应过程。用力要适当，不可拧转。沿背部督脉及两侧膀胱经走行。

捏脊法目前在儿科临床应用较为广泛，具有调整阴阳的整体调整作用，可加强人体各脏腑功能，提高机体免疫力，尤其是健脾和胃的作用比较突出。此法具有行气活血、温经通络、健脾和胃、强身健体等作用。主要用于治疗小儿积滞、疳证以及腹泻、便秘、夜啼、佝偻病等病证。同时，还有双向调节之功效，既可增强儿童腰背肌肌力，又可降低腰背肌肌张力。

### （三）治疗作用

**1. 疏通经络，调和气血** 推拿手法作用于体表经络腧穴，激发和调整经气，并通过经络调节脏腑、组织、肢节的功能活动，达到百脉疏通、五脏安和、恢复机体生理功能的目的。推拿可引起胃运动的增强，促进脾的运化功能，有利于气血的化生。推拿具有调和气血、促进气血运行的作用。

**2. 理筋整复，滑利关节** 在中医学中，筋又称经筋，类似现代解剖学的软组织，如肌肉、肌腱、筋膜、韧带等。推拿通过手法作用，可以松解粘连，促进水肿、血肿吸收，活血止痛，促进软组织修复，纠正解剖位置异常。

**3. 调整脏腑功能，增强免疫能力** 脏腑是化生气血、通调经络、人体生命活动的主要器官。推拿是通过手法刺激相应的体表穴位、痛点，并通过经络的连属与传导作用，对内脏功能进行调节，达到治疗疾病的目的。推拿通过疏通经络和加强肝的疏泄功能，促进气机的调畅，推动气血循行，活血化瘀，增强机体免疫能力。

现代医学研究表明，推拿有扩张毛细血管，促进血液、淋巴循环；改善局部神经营养，促进神经细胞和神经纤维恢复；改善肌肉营养代谢，增加肌力；缓解肌肉痉挛，降低肌张力；增加关节活动度，矫正畸形等作用。

### （四）治疗技术

**1. 治疗原则** 推拿手法要求持久、有力、均匀、柔和、深透。强调整体观念，辨证施术；标本同治，缓急兼顾；以动为主，动静结合。

**2. 具体操作** 采用脏腑辨证与经络辨证相结合方法。临证处方中遵循"循经取穴、局部取穴"的原则，结合现代解剖及生物力学原理，了解患儿所患疾病或损伤的临床表现及功能障碍程度，针对不同部位实施不同的手法。

（1）循经推按：根据辨证在经络循行部位或肌肉走行方向，使用推法和按法的复合手法，以推为主，根据部位不同可选指推法、掌推法。可以疏通全身的经络，加速全身的血液循环，从而改善皮肤、肌肉的营养，能防止肌肉萎缩，促进运动，强筋壮骨，缓解肌肉痉挛，促进肢体活动。

（2）穴位点压：对全身各处重要穴位使用点揉、按压复合手法，对腧穴有较强的刺激，具有开通闭塞、活血止痛、调整脏腑功能的作用。

（3）异常部位肌肉按摩：对患儿异常部位肌肉采用揉、按、擦等手法，对肌张力高的部位，用柔缓手法，可缓解痉挛，降低肌张力；对肌力低下部位，用重着手法，以提高肌力。

（4）姿势矫正：采用扳法、摇法、拔伸法等手法，促进患儿肢体、关节活动，对异常的姿势进行矫正，具有滑利关节、增强关节活动、舒筋通络等作用。

**3. 注意事项**

（1）推拿强度：根据患儿症状、体征、治疗部位及耐受程度选择适宜的治疗手法。开始时手法轻而柔和，逐渐增加强度。

（2）操作顺序：一般先从刺激性较小的四肢推拿开始，其次是背部，最后是头面颈部。以防止儿童哭闹影响康复。

（3）推拿操作过程中，摇、扳、拔伸各关节时，手法刺激性都较强，应注意儿童的生理状态。对年龄较小儿童或体质较弱的儿童应适当减少操作时间及次数。在做一侧肢体推拿手法刺激时，患儿体位要安置得当，注意控制对侧肢体异常姿势，保持在功能位。

（4）综合治疗：推拿属于被动运动，因此必须与其他治疗，如物理因子治疗、运动疗法、作业疗法等相结合，才能取得较好疗效。

（5）推拿时间及疗程：手法治疗每日 1~2 次，每次 15~45 分钟。时间长短根据年龄、体质情况而定。每周治疗 6 天，每月为 1 个疗程。

（6）推拿师要注意个人卫生，必须勤剪指甲，以防损伤患儿；保持双手清洁，每次治疗前后洗手，以防交叉感染。冬天治疗时，双手要保持温暖，以免治疗部位受到凉的刺激而引起肌肉紧张。同时可选择性地应用按摩介质。治疗过程中如果出现不适反应，应及时调整治疗体位或改变推拿手法，若仍不见好转应及时停止治疗，并及时处理。

**4. 适应证**　小儿脑瘫、脑损伤高危儿、小儿斜颈、脑血管疾病、脑外伤、周围神经损伤、脊髓炎、外伤性截瘫、遗传代谢疾病等引起的各种功能障碍。

**5. 禁忌证**　局部皮肤感染、软组织或关节感染、开放性伤口、烧伤、神经嵌顿、深静脉血栓或栓塞、骨折。全身性疾病如严重感染、急性传染病、恶性疾病、血液病或正在接受抗凝治疗的患儿等。

## 二、 针灸疗法

### （一）概述

针灸是针法和灸法的合称。针法是把毫针按一定穴位刺入患儿体内，用捻、提等手法来治疗疾病。灸法是把燃烧着的艾绒按一定穴位熏灼皮肤，利用热的刺激来治疗疾病。针灸是在中医基础理论指导下，依据中医的脏腑、经络、腧穴、针法和灸法的基本原理，作用于经络、脏腑调和阴阳、扶正祛邪、疏通经络、行气活血，从而达到防病治病的目的。

### （二）治疗作用

**1. 疏通经络**　经络"内属于脏腑，外络于肢节"，具有运行气血、沟通机体表里上下、调节脏腑功能的作用。针灸选择相应的腧穴、经络和针刺手法等使经络通畅，气血运行正常，是针灸最基本最直接的治疗作用。

**2. 调和阴阳**　中医认为人体在健康状态下体内处于一种阴阳平衡状态，一旦这种状态被破坏，就容易出现疾病。针灸通过经络、脏腑、阴阳五行、腧穴配伍和针灸手法等达到调整阴阳而治疗疾病的目的。

**3. 扶正祛邪**　针灸时根据辨证虚实后采用补或泻不同手法，扶助机体正气，增强和提高机体抗病能力，达到邪去正安的目的。

## （三）具体治疗方法

**1. 针法** 包括毫针刺法、头皮针法、电针法、穴位注射法等。

（1）毫针刺法

1）概述：毫针刺法是以毫针为针刺工具，通过在人体经络腧穴上施行一定的操作方法，以通调卫气营血，调整经络、脏腑功能而治疗相关疾病的一种方法。

2）毫针的治疗作用：用毫针刺激躯干以及四肢的穴位，通过针感的传导以达到疏通经络、运行气血、改善肢体功能的目的。

3）治疗技术

① 取穴原则：基本原则是循经取穴。包括近部取穴：近部取穴是指在病变的局部和邻近的部位选取腧穴；远部取穴：远部取穴是指在距离病变较远的部位选取腧穴；随证取穴：又称辨证取穴，是指针对某些全身症状或疾病的病因病机而选取腧穴。

② 针刺方法与疗程：选用 0.35mm×25mm 毫针，快速进针，留针 30~60 分钟，15~20 分钟行针 1 次，每天 1 次，30 次为 1 个疗程。

（2）头皮针法

1）概述：头皮针法又称头针法，是通过毫针或其他方法刺激头部特定的刺激区，以治疗疾病的一种方法。

2）治疗作用：具有疏通经络、运行气血、调节阴阳的作用，能增加脑部的血流量，改善脑部的血循环，以及皮层缺氧缺血状态，促进脑细胞的代谢，减轻组织损伤，使患儿肢体肌力和关节功能得以改善或恢复。同时还可提高患儿的智力，促进患儿语言、听力发育。

3）治疗技术

① 头针穴位取穴：主要采用国际标准方案分区定位、焦氏头针及靳氏头针取穴。

② 头针的针刺方法与疗程：选用 0.35mm×25mm 毫针，针体与头皮成 15°~30° 角快速进针，刺入帽状腱膜下，快速捻转 3~5 次，留针 30~60 分钟，15~20 分钟行针 1 次，每天 1 次，30 次为 1 个疗程。

4）适应证：多用于脑源性疾病如脑性瘫痪、智力低下、言语障碍、脑损伤、脑炎后遗症、注意力缺陷多动症、孤独症谱系障碍等。

5）注意事项

① 严格消毒，防止感染；

② 头针刺激较强，注意观察患儿面色、表情，以防晕针；

③ 婴幼儿颅缝未闭合者慎用，前囟未闭者针刺时避开前囟；

④ 高热、心力衰竭、病情危重者不宜采用头针；

⑤ 头部血管丰富，容易出血，出针后必须用干棉球按压针孔 1~2 分钟，以防出血。

（3）电针法

1）概述：电针法是在毫针刺入腧穴得气后，再将电针仪输出的脉冲电流通过毫针作用于人体经络腧穴，以防治疾病的一种方法。

2）分类：电针器种类较多，常见的有蜂鸣式电针器、电子管电针器、半导体电针器等，其本质都属于低频电疗法。

3）治疗作用：电针不但可以提高毫针治疗效果，还可扩大针灸治疗范围。能提高人体痛阈，产生镇痛作用；调整人体功能；增强免疫力。

4）治疗技术

①毫针操作常规得气后，连接电极。

②打开电源，选择合适残疾参数，如波形、频率等。

③治疗结束，将各个旋钮转至零位，关闭电源，从毫针上取下导线夹，最后起针。

（4）穴位注射法

1）概述：穴位注射法又称水针，以中西医理论为指导，依据穴位作用和药物性能，在穴位内注入药物以防治疾病的方法。

2）穴位注射药物分类：注射剂应符合《中华人民共和国药典》的规定。

①中草药制剂：复方当归注射液、丹参注射液、黄芪注射液等。

②维生素类制剂：维生素 $B_1$ 注射液、维生素 $B_6$ 注射液、维生素 $B_{12}$ 注射液、甲钴胺注射液等。

③其他常用药物：脑蛋白水解物、神经节苷脂、鼠神经生长因子针、辅酶、三磷腺苷等。

3）治疗作用：它将针刺与药物的双重刺激作用有机结合起来，发挥综合效能，以提高疗效。

4）治疗技术

①针具：无菌的注射器和针头。

②穴位选择：选穴原则同针刺法，但作为本法的特点，常结合经络、临床症状以选择相应的穴位。穴位注射所选穴位不宜过多。

头部取穴：其主要作用是改善患儿的运动、智力、语言发育落后。主要选穴：百会、四神聪、智三针、运动区、语言一区、语言二区、语言三区、晕听区、脑三针、耳门、听宫、听会。

颈部取穴：其主要作用是治疗颈部痿软无力，竖头不稳。主要选穴：颈部夹脊穴。

腰部取穴：其主要作用是增强腰部肌肉力量，支持患儿坐位运动发育。主要选穴：腰部夹脊穴、肾俞。

上肢取穴：其主要作用是改善上肢的运动功能，纠正上肢的异常姿势，促进上肢精细动作的发育。主要选穴：肩髃、曲池、外关、手三里、合谷。

下肢的穴位注射：其主要作用是改善下肢的运动功能，纠正异常姿势。下肢痿软无力、抬腿困难：取伏兔、血海、梁丘、足三里、绝骨等。下肢外展、外旋：取箕门、血海、三阴交；足外翻取穴三阴交、太溪；足内翻取穴申脉、悬钟。

③注射方法：使患儿家长采用舒适体位，尽量固定好患儿，选择适宜的无菌注射器和针头，抽取适量的药液，在穴位消毒后，右手持注射器对准穴位或局部反应点，快速刺入皮下，然后缓慢推入，达到一定深度后产生得气感，如无回血，便可将药物注入。年纪稍长患儿可用较强刺激，推液可快；婴幼儿宜用较轻刺激，推液可慢；一般情况则用中等刺激，推液也用中等速度。如所用药液较多时，可由深至浅，边推液边退针，或将注射器分别向几个方向注射药液。

④注射剂量：应根据药物说明书规定的剂量使用，不能过量。可用原药剂量的五分之一到二分之一。一般以穴位来分，头面部可注射 0.35~0.5ml，四肢可注射 0.5~2ml，腰臀部可注射 2ml。

⑤疗程：每日一次或隔日一次，10 次到 15 次为一个疗程。每个疗程后休息一到两周。

5）适应证：穴位注射法的适用范围很广，凡是针灸的适应证大部分都可以采用本法治疗。

**2. 灸法**

（1）概述：灸法是用艾绒或其他药物放置在体表穴位或患病部位，点燃后熏熨或烧灼，借助温热性刺激及药物作用，通过经络的传导，起到温通气血、扶正祛邪作用，从而达到保健养生、防病治病的目的。

（2）分类：常用有艾炷灸、艾条灸和温针灸等。

1）艾炷灸：艾炷灸又分肤灸（直接灸）、隔物灸（间接灸）。临床多选用间接灸，施灸时在艾炷与穴位之间垫一隔物，将艾炷点燃施灸。施灸时既发挥艾灸的作用，又发挥药物的功能，因而具有特殊的疗效。

2）艾条灸：艾条灸有温和灸、雀啄灸、回旋灸、按压灸、隔物悬灸等不同种类。临床多用温和灸和雀啄灸。温和灸：将艾条的一端点燃，对准施灸处，约距 0.5~1 寸左右进行熏灸，使患儿局部有温热感而无灼痛。一般每处灸 3~5 分钟，至皮肤稍起红晕为度。雀啄灸：艾条燃着的一端，与施灸处不固定距离，而是像鸟雀啄食一样，上下移动或均匀地向左右方向移动或反复旋转施灸。

3）温针灸：是针刺与艾灸结合使用的一种方法，适用于既需要留针又必须施灸的疾病。方法是先针刺得气后，将毫针留在适当深度，再将艾绒捏在针柄上点燃，直到艾绒燃完为止。或在针柄上穿置一段长约 1~2cm 的艾条施灸，使热力通过针身传入体内，达到治疗目的。

（3）治疗作用：疏风解表，温经散寒；温通经络，活血逐痹；回阳固脱，升阳举陷；消瘀散结，拔毒泄热；防病保健，延年益寿。

（4）治疗技术

1）穴位配伍原则

① 主穴：神阙、关元、中脘、脾俞、肾俞、身柱。

② 配穴：颈软者，可加颈百劳、大椎等；腰软者，可加大肠俞、脊中等；免疫力低下、易患呼吸道感染者，可加肺俞、风门、丰隆等；脾胃虚弱、不欲进食者，可加梁门、足三里、三阴交等；四肢不温者，可加气海俞、关元俞等。

2）操作方法及疗程：儿童进行灸法治疗，可选用艾条悬灸、艾灸盒、艾灸棒或电子艾灸器等，避免直接灸，以免因患儿不能配合而导致烫伤。施艾条悬灸时，艾卷点燃的一端对准应灸的腧穴或患处，距离皮肤约 2~3cm 进行熏灸，使患儿局部有温热感而无灼痛为宜，可将中、示两指分开，置于施灸部位两侧，这样可通过医者手指的感觉来测知患儿局部的受热程度，以便随时调节施灸的距离以防止烫伤。一般每穴灸 10~15 分钟，至皮肤红晕为度。每天 1 次，10~15 次为一疗程。

（5）注意事项：在施灸过程中，随时询问患儿有无灼痛感，及时调整距离，防止烧伤，应认真观察病情变化及有无体位不适引起的痛苦等。

（6）适应证：灸法适应证范围较为广泛，临床多用于虚证、寒证和阴证。小儿脑瘫、脑损伤高危儿、小儿斜颈、脑血管疾病、脑外伤、周围神经损伤、脊髓损伤、外伤性截瘫、遗传代谢疾病等引起的各种功能障碍。

（7）禁忌证：热证、实证、阴虚阳亢、邪热内炽者慎用；局部皮肤感染、软组织或关节感染、开放性伤口、烧伤、神经嵌顿、深静脉血栓或栓塞、骨折。全身性疾病如严重感染、急性传染病，恶性疾病、血液病或正在接受抗凝治疗的患儿等。

## 三、理筋正骨疗法

### （一）理筋手法

1. **概述**　理筋手法指用手或其他部位在患儿的经络、穴位或某些特定部位进行技巧性操作，以达到治疗伤科筋伤疾病的目的。

2. **分类**　舒筋通络手法和活络关节手法。

（1）舒筋通络手法：术者利用一定的手法技巧（手部动作）直接作用于患儿肌肉丰满部位，或按摩，或揉擦，或搓抖，或击打等，起到活血止痛、舒筋活络的作用。是所有理筋手法的基础。

（2）活络关节手法：术者用一个或数个手法作用于患部关节处，从而达到活络或通利关节的目的。适用于组织粘连、挛缩，关节功能障碍、活动受限，或伤后关节微有错落不合缝者。通过活络关节手法，逐步使关节功能恢复正常。一般在舒筋手法之后实施。常用手法有屈伸法、旋转摇动法、腰部背伸法、拔伸牵引法、按压踩跷法等。

**3. 治疗作用** 活血化瘀、消肿止痛；解除痉挛、放松肌肉；舒筋活络、滑利关节；理筋顺络、整复错位；散寒除痹、调和气血等。

**4. 治疗技术**

（1）操作方法：自上而下、先左后右、从前到后、由浅入深，先松解手法后整复手法。一般先用按、推、摩、揉、擦等手法，镇痛解痉，散瘀活血，疏松肌肉；继用屈伸、旋转、牵抖、摇晃等手法，调和营卫，理顺经络，分离粘连；最后运用叩击、揉搓、运展等手法，调和气血经脉。

（2）手法要求：持久、有力、均匀、柔和，从而达到深透。

（3）适应证：主要适用于骨伤科筋伤疾病如各类骨折、颈椎病、腰椎病、骨质增生、关节炎、风湿病、类风湿病、软组织损伤等。

（4）禁忌证：恶性肿瘤患儿，骨强度明显降低者，骨、关节化脓性感染、结核等感染性疾患，严重的软组织感染者，内伤属脏腑损伤者，凝血机制障碍或血管脆性增加者。

## （二）正骨手法

**1. 概述** 正骨手法是运用手法诊断治疗骨关节损伤的技术，通过特定的手法来达到正骨的一种手法。是中医骨伤科常用外治法。

**2. 手法分类**

（1）手摸心会：用手指指腹触摸骨折局部，并用心体会，手法由轻逐渐加重，由浅及深，从远到近了解骨折移位情况，是分离还是骨碎等。

（2）拔伸牵引：整复骨折的起始手法，由一人或是数人持握骨折远近段，先使肢体在原来畸形的位置下，沿肢体纵轴方向对抗牵引，然后按照正骨步骤改变肢体方向，持续牵引以矫正肢体的短缩畸形，恢复肢体长度，为其他正骨手法的实施创造条件。

（3）旋转屈伸：近侧骨折段位置不易改变，远端段因失去连续可以活动，故应用旋转、屈伸、外展、内收等方法，整复骨折断端的旋转或成角移位。

（4）提按端挤：用于整复骨折侧方移位的方法，古称捺正。骨折的侧方移位分为前后侧移位和内外侧移位，前者用提按法纠正，后者用端挤手法矫正。医者一只手固定骨折近端，另一只手握住骨折远端，或上下提按，或左右端挤。

（5）摇摆触碰：用于横断、锯齿形骨折，可使骨折面紧密接触，增加复位的稳定。用双手固定骨折部，在助手维持牵引下，轻轻左右或上下方向摇摆骨折远端至骨擦音消失称摇摆法。触碰法可使骨折端紧密嵌插，医生一只手固定骨折部，另一只手轻轻叩击骨折远端。

（6）挤捏分骨：用于矫正两骨并列部位骨折移位的手法，医者用两手拇指及食、中三指由骨折部的掌背侧对面挤捏或夹挤两骨间隙，使骨间膜紧张，靠拢的骨折断端便分开，远近骨折段相对稳定，并列的双骨折就能像单骨折一样一起复位。

（7）折顶回旋：折顶法用于矫正肌肉丰厚部位的骨折，且较大的重叠移位仅靠拔伸牵引法不能矫正者。双拇指并列抵压骨折突出的一端，两手余指环抱骨折下陷的一端，用力挤按突出的一端使骨折处原有成角加大至30°~50°，当骨折端的骨皮质接近后，骤然用环抱的四指将远折端的成角伸直，进行反折，矫正畸形。回旋法用于矫正背向移位的斜形骨折、螺旋形骨折、软组织嵌入骨折。双手分别握住远近折端，按原来骨折移位方向逆向回旋，使断端相对。

（8）推拿按摩：是理筋手法在整复骨折时的具体运用，目的是骨折复位后调理骨折周围受损的筋络，但使用理筋手法时要轻柔，仅作为结束时的辅助性手法。

3. 治疗技术

（1）正骨手法操作要求：稳、准、敏捷，用力均匀，动作连贯，力量要稳重适当，切忌猛力、暴力。正骨复位最好是一次达到满意效果，多次反复地正复，往往会加重局部软组织的损伤，使肿胀更加严重，复位更加困难，而且有造成骨折愈合延迟或关节强硬的可能。

（2）适应证：主要适用于骨伤科疾病如各类骨折、颈椎病、腰椎病等。

## 四、 中药疗法

### （一）中药熏洗疗法

1. **概述** 中药熏洗疗法是将"热"与"药"的效应相结合，通过辨证论治选用不同的中药结合热因子作用，使患处或熏蒸者气血调和，经络通畅，可放松筋骨，疏通经络，促进气血循环，达到康复的目的。

2. **分类** 包括中药洗浴和中药熏蒸。

3. **治疗作用** 利用熏洗时的温热和药物双重效应，以及肌梭传导受温度影响的特性，来有效松解痉挛，降低肌张力，改善患儿的运动功能，适用于筋脉拘急、肢体强直、关节活动不利的患儿。

4. **治疗技术**

（1）中药洗浴

1）操作：通过辨证配方，配制中药，用棉纱布将草药包成药包，放入 3~4L 水中浸泡 30 分钟，煎煮 30 分钟后取出药液 2000ml，与温水混合到 38~40℃，药浴洗液量为 30~40L。将适宜的游泳圈（根据患儿的年龄和体重，选用不同型号的游泳圈）套在患儿的颈部，将患儿放入药浴盆，并且让儿童乳头与药液面平行，勿使药液进入口鼻，在治疗师的辅助下让患儿自由活动。治疗师同时用药袋擦拭患儿的躯干和四肢，使皮肤充分接触药液，并施以手法作用于患侧，由轻到重，由浅入深。洗浴10 分钟后将患儿慢慢扶起，抱出药浴盆。将患儿放入温水浴盆，浸泡 3 分钟，充分洗掉患儿身上残留的药液。

2）中药洗浴常用药物：多采用活血化瘀、通经活络的药物，常用药有当归、牛膝、伸筋草、透骨草、木瓜、红花、黄芪、川芎、白芍、杜仲、防风、鸡血藤、赤芍等。

3）禁忌证：伴有癫痫发作者；过敏性体质；有皮肤破损、急性炎症及感染性皮肤病者。

4）注意事项

① 空腹、饭后不应立即进行洗浴，宜在饭后 1~2 小时后进行，防止患儿出现不良反应。

② 整个洗浴过程中，药浴师及家长必须在旁守护，注意患儿面色精神变化，随时询问并观察患儿情况，防止出现虚脱。

③ 洗浴完毕后，应立即用浴巾擦干身体上的水分，协助患儿穿好衣服，嘱家长多喂患儿温开水，注意保暖，防止感冒。

（2）中药熏蒸

1）操作方法

① 检查熏蒸床各个装置及通电、供水系统是否完好。

② 核对患儿姓名、诊断，解释，屏风遮挡。

③ 打开熏蒸床电源，通过辨证配方，配制中药放入熏蒸仪药仓，调节蒸汽至所需温度，铺一次性治疗巾。

④ 蒸汽温度适宜后协助患儿脱去衣着，将其放置于熏蒸床内，摆好体位，头部暴露在外。

⑤ 熏蒸过程中，随时观察蒸汽温度，患儿面色、生命体征，询问有无头晕、心慌、恶心等不适。

⑥ 熏蒸时间结束，协助患儿离开熏蒸床，浴巾包裹，擦干皮肤，穿衣。

⑦ 关闭熏蒸床电源，整理用物，清洁消毒。

2）疗程：每天 1~2 次，每次 30~45 分钟，30 天为 1 个疗程。

3）禁忌证

① 皮肤溃破、皮肤过敏、高热、智能低下、传染病患儿。

② 个子矮小致使头不能伸出舱外者不宜入舱熏蒸。

4）注意事项

① 注意观察患儿有无恶心、呕吐、胸闷、气促、心跳加快等不适。

② 中药熏蒸的温度不可过热，特别是年龄幼小，对温热刺激感觉表述不清，以防烫伤皮肤。

③ 饭前、饭后 30 分钟不宜进行熏蒸，空腹、饱餐或极度劳累时避免熏蒸。

④ 熏蒸前后嘱患儿多饮水，排空大、小便。

⑤ 严寒季节要注意保暖，尤其是局部熏蒸者，应在患处盖上毛巾，防止受凉感冒。

## （二）中药穴位贴敷治疗

1. **概述**　穴位贴敷疗法，是以中医经络学说为理论依据，把药物研成细末，用水、醋、酒、蛋清、蜂蜜或呈凝固状的油脂（如凡士林等）制成软膏、丸剂或饼剂，或将药末撒于膏药上，再直接贴敷穴位、患处，用来治疗疾病的一种外治法。

2. **治疗作用**

（1）穴位刺激作用：运用穴位贴敷疗法，刺激和作用于体表腧穴相应的皮部，通过经络的传导和调整，纠正脏腑阴阳的偏盛或偏衰，产生良好的治疗和调整作用。

（2）贴敷药物作用：药物直接作用于体表穴位或表面病灶，使局部血管扩张，血液循环加速，起到改善周围组织营养的作用。

（3）药物与穴位叠加治疗作用。

3. **治疗技术**

（1）药物选择：通过辨证论治、三因制宜，临床多选气味俱厚之品。一则易透入皮肤起到由外达内之效；二则气味俱厚之品经皮透入，对穴位局部起到针灸样刺激作用；其三是所含芳香性物质能促进药物的透皮吸收。

（2）穴位选择：遵循辨证选穴、循经选穴、近部选穴、远部选穴、特点选穴原则。

（3）贴敷方法：将配制好的药物贴敷于选定穴位，用医用胶布固定。对胶布过敏者可选用低过敏胶带，或用绷带固定贴敷药物。

4. **注意事项**

（1）贴敷后若出现范围较大、程度较重的皮肤红斑、水疱、瘙痒现象，应立即停药，进行对症处理。

（2）年龄小、病轻、体质偏虚者贴敷时间宜短，出现皮肤过敏如瘙痒、疼痛者应即刻取下。

5. **适应证**　穴位贴敷治疗适应证广泛，可用于小儿面神经麻痹、肢体瘫痪、肌无力、风湿性关节炎、骨性关节炎、小儿肺炎、咳嗽、厌食、腹泻、肥胖症等。

### 6. 禁忌证

（1）诊断不清、意识障碍者。

（2）凡皮肤病的病变部位，严禁穴位贴敷。

（3）对敷贴药物过敏者。

## （三）中药辨证应用

**1. 概述** 辨证论治，又称为辨证施治。辨证：将四诊（望、闻、问、切）所收集的资料、症状和体征，通过分析、综合，辨清疾病的原因、性质、部位，以及邪正之间的关系，从而概括、判断为某种性质证候的过程。论治：又叫施治，根据辨证分析的结果，来确定相应的治疗原则和治疗方法。辨证是决定治疗的前提和依据，论治则是治疗疾病的手段和方法。辨证论治是中医诊断治疗疾病的特色，是中医学的精髓。

**2. 常用辨证方法**

（1）八纲辨证：将四诊收集的资料归纳、分析，概括为表、里、寒、热、虚、实、阴、阳八类证候，用于表示疾病病位、病性、小儿体质强弱和邪正盛衰以及病症类别的总印象。是中医辨证的基本方法，也是各种辨证的总纲。

（2）脏腑辨证：是在认识脏腑生理功能和病理变化的基础上，对四诊所获得的临床资料进行综合分析，以判断疾病的病因病机，辨清病变的脏腑和性质。

（3）气血津液辨证：分析人体气血津液的病理变化所表现出来的不同证候，常与八纲辨证、脏腑辨证结合起来应用。

（4）病因辨证：根据发病的客观因素和各种发病原因作用于机体后产生不同证候表现的规律性，分析、归纳、推求病因，辨别证候的属性。

**3. 中药常用内治法** 在审明病因、分析病机、明确诊断、辨清证候之后，应针对性选择一定的治疗方法，其中"汗、和、下、吐、温、清、消、补"是中医学最基本的治法。根据儿科特点，按照八法原则，常用以下治法。

（1）疏风解表法：主要适用于外邪袭表所致的表证。

（2）止咳平喘法：主要适用于邪郁肺经，痰阻肺络所致的咳喘。

（3）镇惊开窍法：主要适用于小儿惊风、癫痫等病证。

（4）利水消肿法：主要适用于水湿停聚、小便短少而水肿的患儿。

（5）健脾益气法：主要适用于脾胃虚弱、气血不足的小儿。

（6）培元补肾法：主要适用于小儿胎禀不足，肾气虚弱及肾不纳气之证。

（7）活血化瘀法：主要适用于各种血瘀之证。

## 五、 传统运动疗法

## （一）概述

传统运动疗法，古代称为"导引按跷"，是在中医理论指导下，根据患儿病情特点，运用我国传统的运动形式以帮助患儿康复治疗疾病的方法。

## （二）分类

一般分为操术如易筋经、八段锦、五禽戏等，拳术如太极拳、少林拳、长拳等，械术如刀、枪、剑等。

## （三）治疗作用

**1. 调摄情志** 通过以意领气，调意识以养神。

**2. 促进肢体功能** 神能御气，以气导形，调呼吸以练气，推动气血运通，畅流全身；通过形体锻炼、活动筋骨，使周身经脉畅通，营养整个机体。

**3. 促进代偿功能** 通过运动疗法锻炼，提高健侧的代偿能力，尽量恢复机体协调，维持正常的整体功能。

## （四）应用原则

松静自然，准确灵活；因人制宜，因时制宜；循序渐进，持之以恒；形神共养，动静结合。

## 六、 针刀疗法

### （一）概述

以针的理念刺入人体，在人体内又能发挥刀的治疗作用的医疗器械称为针刀。针刀是针灸针和手术刀的融合，因此针刀既可以通过针刺手法起到针灸作用，又能在体内起到切割、剥离等手术刀作用，因为针刀能像针灸针一样刺入人体，所以在切割剥离时产生的损伤很小。

针刀疗法：在精细解剖、立体解剖、动态解剖等知识的指导下，应用针刀来治疗多种疾病的方法，称为针刀疗法。

### （二）治疗作用

针刀器械是针灸针和手术刀的融合，因此，在治疗中既能发挥针刺作用，又能发挥手术刀的作用。通过针体对穴位的提插来调阴阳、通经络、活气血，通过刀剥离粘连、松解挛缩。针刀治疗疾病是通过调节力平衡、调节动态平衡、促进补充和释放能量、促进体液循环和微循环来发挥作用的。

### （三）治疗技术

**1. 针刀操作规程**

（1）常规消毒。

（2）定点：在确定病变部位和该处的解剖结构后，确定最佳的进针点，在进针点用紫药水做一记号，并常规消毒，覆盖上无菌小洞巾。

（3）定向：使刀口线和大血管、神经及肌肉纤维走向平行，将刀口压在进针点上。然后根据手术入路的要求确定针体和进针平面的角度。

（4）加压分离：在完成第二步后，右手拇、食指捏住针柄，其余3指托住针体，稍加压力但不使刺破皮肤，使进针点处形成一个长形凹陷，刀口线和重要血管、神经及肌肉纤维走向平行，使神经、血管被分离在刀刃两侧。

（5）刺入：继续加压，感到一种坚硬感时，说明刀口下皮肤已被推挤到接近骨质表面，稍一加压，穿过皮肤，根据需要施行针刀手术方法，进行治疗。

（6）出针：治疗结束拔出针刀，局部无菌纱布按压 3~5 分钟。

**2. 适应证**　肌肉、肌腱和韧带积累性损伤，肌紧张，脑损伤后遗症，痉挛型疾病；慢性软组织损伤引起的顽固性疼痛；部分骨质增生性疾病，如颈椎病、腰椎间盘突出症、骨性关节病等；某些脊柱相关性内脏疾病；部分关节内骨折和骨折畸形愈合；瘢痕挛缩。

**3. 禁忌证**　严重内脏疾病或体质虚弱不能耐受针刀治疗者；全身或局部患有急性感染性疾病者；施术部位有重要神经、血管或有重要脏器而施术时无法避开；凝血机制不良或有其他出血倾向者；高血压，且情绪紧张者。

（马丙祥）

# 第六节　教育康复

教育康复是全面康复的重要组成部分。通过使用特别设计的课程、教材、教法、教学管理和设备，对特殊需求儿童进行的达到一般和特殊培养目标的教育，这对特殊需求儿童的成长至关重要。

## 一、教育康复

### （一）概述

**1. 定义**　儿童教育康复是通过特殊教育和培训促进康复。随着社会的发展，康复技术的进步，人们的传统观念逐渐发生变化，尤其是家长从仅重视医学康复，到关注教育康复，更多地强调全面康复。全面康复包括医学康复、教育康复、职业康复、社会康复等。其中医学康复是全面康复的基础，而教育康复同样是一个重要环节。只有将医学康复与教育相结合，才能使其掌握基本文化知识和必备的职业技能，最终生活自理，回归社会。

儿童教育康复的目的：①使儿童具有健康的心理，并树立乐观、顽强的生活信念，积极向上，使学习的课程更具实用性。②充分利用所学的课程，改善身体状况，重建儿童功能。比如美术课中，利用捏一些小物品、用画笔涂绘一些作品来训练手的功能。③使儿童掌握生活和劳动技能，为独立生活、重返社会奠定基础。

**2. 实施**

（1）主要的康复对象：智力障碍、肢体障碍、视力障碍、听力语言障碍、孤独症谱系障碍、多重残疾或存在两种或两种以上残疾的儿童。

（2）儿童教育康复的主要途径：在康复机构开展的教学及医教结合康复措施，特殊学校、特殊教育班的特殊教育，随班就读、社区教育、家庭教育等。

（3）儿童教育康复的原则：早期发现、早期干预；热爱儿童、严格要求；激发兴趣、体验喜悦；重视目标、因材施教；重复练习、不断巩固；提供反馈、增强反应；教育内容要有系统性，循序渐进；强化直观性教育，关注教学活动的变化；采取集体性训练与活动，提升各种技能；强调家长的合作和参与。

**3. 注意事项**

（1）儿童教育康复应运用多种方法，不应只强调某一种方法的重要性，应当根据实际情况具体分析，根据需求选择适宜的教育方法。

（2）文化知识教育与缺陷补偿教育结合的形式是教学内容的主要构成。

（3）教学过程需医疗监督的参与，使医疗康复与教育康复有机结合。

（4）教学设施和教具应方便特殊需求儿童使用并符合卫生规范。

## （二）常用的教育康复方法

我国综合运用智力障碍教育的历史已有 30 余年，可根据实际情况进行选择，常用的方法如下。

**1. 诊疗教学法**　这是依照教学诊断资料为个别儿童设计个体化的教学方案，是一种典型的个性化教学法。在诊疗教学中作为施教的依据是：教师不仅要了解儿童学习能力的程度，还要了解其失败的原因和如何通过有关心理过程与发展线索促使其取得成功。诊疗教学是"教学—检验—教学—测验"的交替过程，由诊断、计划、实施教学、评估和修正等 5 个阶段组成，周而复始。最常用的有 3 种方法：①独立学习：即在老师的辅导帮助下进行自学的方法；②个人指导：即一对一的指导；③小组教学：即让类似或相似的儿童组成小组进行教学。

**2. 循序渐进法**　循序渐进法也称主题单元教学法，是将各种课程系列地划分为具有逻辑顺序的、小型的学习单元，然后循序渐进地教学。例如，课题是秋天，可以划分为秋天的月份、秋天的歌、秋天的天气、秋天的花朵和秋天的蔬菜与水果等若干个小单元，通过学习唱秋天的歌，在日历上找出秋天的月份，到室外找秋天的花草，品尝秋天的蔬菜及水果，充分运用视、听、味、嗅、触等各种感觉器官体验秋天。

**3. 行为矫正法**　行为矫治即矫正或消除不合适的行为情绪问题及功能障碍，建立和发展正常的行为。缺陷儿童往往伴有智力、性格、情绪、行为等方面的问题，或特殊功能障碍，通常可采用阳性强化法、阴性强化法、间歇强化法和惩罚等行为矫正法。

**4. 任务分析法**　任务分析是运用行为分析技巧，将教学任务作全面的分析，着重于分析学习的操作方面。具体来说，就是把缺陷儿童学习的目标行为作为主题，然后将它分解为一连串的小步骤动作行为，让儿童逐个学习小步骤的动作行为，最终完成目标行为的学习。任务分析有多种方法，主要有链锁法、塑型法、辨别学习法、渐消法等。

（1）链锁法：大多用于学习处理技能。将一个目标行为拆分成几个连贯的小步骤，例如儿童学习喝水，可以分成以下 5 个环节的链锁，行为能力比较差的儿童，还可以分成更多环节。

1）右手（或左手）拿起杯子；

2）把杯子送到嘴边；

3）喝一口水；

4）咽下水；

5）把杯子放下。

链锁法可分为整个链锁、前链锁和后链锁 3 种。整个链锁法，即练习从链的开端，一直到末尾，依次都必须要教完所有的步骤，并让其做完之后，再予强化。用前链锁法时，最先教链锁行为中的第一个步骤或环节；后链锁法，则是最先教最后一个环节，亦可从儿童最喜欢的那一个环节教起。根据选用的链锁法，逐步学习，教师协助的程度则逐渐减少，直至儿童能自己完成整个目标行为的要求为止。

（2）塑型法：主要用于建立和强化一些从未做过的目标行为，通过鼓励相似目标的行为，进行正性强化，以及随需要变换教具，使特殊需求儿童逐渐掌握目标行为。运用此法分解成小步骤的不是目标行为，而是从开始到完成目标不断变更其接近目标行为的反应与教具，儿童都学着同一个目标行为，只是学习行为不断改变，教具亦随之更换。例如学习串珠，教师可以用大孔木珠和胶管开始，逐渐依照儿童表现，更改所需的木珠和穿线，直至达到会串珠的目标。

（3）辨别学习法：多用于概念方面的学习，包括两个原则：一是目标物与非目标物愈来愈近似；二是非目标物的数目渐增。

（4）渐消法：逐渐减低某个行为的协助程度，或改变提示形式，以及性质的更改，缓慢减少对协助的依赖，直至缺陷儿童能自己做出该项行为的方法。如教儿童沿黑点线画圆：开始用画有黑点线较深色的圆，逐渐变成浅色的黑点线。教师可分几个步骤，从握着儿童手沿点线画，直至只给口头指示，由儿童独自画圆。

**5. 电脑辅助教学** 儿童的教育与辅导可以借助现代科技，主要是通过电脑辅导教学。可以让儿童根据自身情况触摸荧光屏上显示内容的某一部分，或按一下数字键，即可完成作答，并立即反馈答案的对与错。这种辅助教学不仅能进行个体化的学习，而且还能保持儿童的学习兴趣。

**6. 其他**

（1）新的教学手段：为增强儿童与他人沟通的能力，可运用语言合成声、电动符号沟通板等。注意力缺陷的儿童，可设计感应器装置，佩戴在他们的衣服上，一旦学习出现分心，即将有关信息传送至电脑处理，通过发出相关信号提醒他们。对于他们的记忆力缺陷，也同样可以设计自动提醒装置。为增进重度缺陷儿童的生活技能，已陆续设计出一些器具以协助进食、排泄和淋浴等活动。

（2）儿童医教结合康复的探讨：①残疾儿童的比例在上升，残疾类别结构亦更为复杂，多数残疾儿童不同程度伴有视觉、听觉、感觉、触觉、认知、语言、智力、行为等复合障碍，愈来愈呈低龄化趋向，重度残障学生、多重障碍学生日益增多。单一性的医疗或教育服务已经不能适应特殊群体身心发展的需求，这是一个迫在眉睫亟须解决的重要社会问题。②早期发现、早期诊断、早期康复已成了综合服务的必然趋势。"医教结合"的办学模式，不仅解决了家长对康复和教育的选择不能兼顾的矛盾，也为这些儿童的身心健康发展提供了较为科学的发展空间，更体现了"权利为本""儿童为本"的赋权理念。"医教结合"是一种整合了现代康复医学和特殊教育的理念和追求的办学模式，满足特殊需求儿童康复与教育需求，整合教育、康复训练的内容和手段，从运动功能、感知功能、日常生活活动能力、语言交流能力、认知能力、心理功能、社会功能等领域对其提供综合服务。③医教结合康复有别于医院里的康复训练的模式，也与一般学校中课程教学的教育模式有差别。现阶段已有很多特殊学校及教育机构开展了"医教结合"研究，他们在教育教学中，有机地加入和运用现代康复的理念、内容和手段，力争科学、有效地对残疾孩子进行教育和干预，最大程度地使缺陷儿童进行缺陷补偿和潜能开发，提高素质和能力。

感觉统合训练、音乐治疗也是常用的儿童教育康复的方法（具体详见本章第二节、第九节）。儿童的教育康复是全面康复的重要组成部分，对于缺陷儿童至关重要。教育康复的开展需要学校、康复机构、社区、家长以及整个社会共同关注、支持和参与。通过教育康复，让缺陷儿童掌握必备的文化知识和生存技能，可以为将来生活自理、重返社会创造条件。

## 二、 引导式教育

### （一）概述

**1. 定义** 引导式教育（conductive education）是由匈牙利学者 András Pető 教授创建的，主要应用于各种原因引起功能障碍的儿童的康复。Petö 主张对缺陷儿童进行全面的康复训练，强调一个儿童所需要的各种训练治疗和教育应由同一个人在同一个环境中给予，这个人被称为引导员。引导式教育最大的特点是引导员通过娱乐性、节律性意向激发儿童的兴趣，引导儿童积极参与完成任务。用环境设施、学习实践机会和小组动力诱发作用，最大限度地调动儿童利用自主运动的潜力，去迎接挑战，解决他们所面临的实际问题。

为了便于学习，引导式教育把一些复杂的、难以完成的习作，拆解成一系列细小的步骤，这一过程称为习作分析，然后借助节律性口令性语言，将一系列习作程序组合起来，融入 24 小时日常生活的活动之中，这一连串的习作程序组合称为引导日课。引导式教育需要连贯，这种连贯不仅是一日之内的连贯，更是一周、一月、一年甚至更长时间的连贯，这样就构成了一整套的引导式教育系统。

引导式教育体系中最重要的就是引导式教育这一概念，就是要通过引导式教育的方式使功能障碍者的异常功能得以改善或恢复正常，也就是将教育这一概念引入到康复医学中，应用教育的概念体系进行康复治疗，是一种教育与训练相结合的方法。近年来又与幼儿园及中小学文化教育相结合，受到国际上广泛重视，是目前世界上公认的治疗小儿脑瘫和运动发育迟缓最有效的方法之一，已被大多数发达国家所采用。

**2. 引导式教育原理** 功能障碍者通过学习可获得适当的功能，在学习过程中除了障碍者本人努力外，还需要其他人的帮助，即通过其他人的引导、诱发与教育，促进功能障碍的改善，创建有效功能替代原有的功能障碍。引导的方式是以适当的方式为媒介，通过复杂的引导者与功能障碍者的整体互动，诱发功能障碍者本身的神经系统形成组织化和协调性。

这一目的的达成，必须通过神经系统的传入、传出，经过中枢神经的调节来实现。引导式教育就是引导员根据设计的目的，通过语言、动作等向儿童发出指令，儿童通过感官等传入神经至大脑，大脑接收指令后经过分析发出各种指令，通过传出神经到执行命令的器官而做出对引导员指令的反应，这样就完成了引导员与儿童之间互动的目标。正是通过这样不断的教与学的互动过程达到促进儿童各种功能的协调和发展，同时也促进了脑组织的协调化和康复。

**3. 引导式教育的实施** 适用范围：对不同年龄的脑性瘫痪，尤其是 3 岁以上小儿脑瘫效果最好；低龄儿因语言尚未发育，由父母的协助参与；某些神经、遗传和心理障碍性疾病，如轻中度智力障碍、运动失调、语言发育落后、肌肉萎缩症、关节弯曲症、孤独症谱系障碍等；其他疾病或障碍，如缺氧缺血性脑病、早产儿、新生儿窒息和核黄疸等高危儿早期干预。引导式教育的实施应遵循以下原则：①引导式教育小组要对每个儿童有全面的了解，以儿童需要为中心，发挥好团队精神；②积极激发儿童学习动机，最大限度地调动儿童自主运动的潜力；③将功能残疾性质和程度相近的儿童组成小组，与各种治疗相结合；④融会贯通于整日的生活流程，过程需循序渐进。

## （二）引导式教育的基本元素与实践应用

**1. 引导员** 引导员应具有多方面的才能，同时担任着老师、护士、物理引导员、语言引导员，甚至心理学家等各种身份。

（1）引导员是周详的策划者：引导员应对每一个儿童根据年龄、障碍类型及障碍程度，按粗大动作、精细动作、语言和智力等各方面的功能进行认真评定、分组，根据正常儿童基本模式详细策划特殊需求儿童所要学习的内容及所要达到的目标，制订日计划、月计划及年度计划。在实施过程中，根据儿童进展情况实行再评定并认真修改。如每日计划，从早上起床、穿衣、上厕所、洗漱等个人卫生、向餐厅移动、早餐、向训练室移动、习作课题程序准备工作（浸泡手脚、按摩和肌肉拉展）、躺卧习作程序、手部习作程序、体操、坐到站等习作程序、茶点、行走课题、交换场地、午餐、文化课（语文、数学、自然科学、音乐、美术和地理等）、手工、晚餐、引导式文体活动、游戏、铺床、个人卫生、沐浴、听（讲）故事等到晚上睡觉有机地结合起来形成一个整日流程。

（2）引导员是课题实施的楷模：在习作课题实施的过程中，引导员发出口令，用自己的形体向儿童展示动作的过程，提供动作的样板让儿童模仿，儿童一边重复口令一边有节奏地进行模仿。在引导课的过程中，儿童与引导员不断进行沟通与交流，进行循序渐进、持之以恒的训练。

（3）引导员是能力的诱发者：缺陷儿童的运动功能、语言及生活能力要靠引导员诱发，首先引导员要对小组中的每一个儿童进行全面了解，包括他的能力和困难，然后采用口头、视觉、触体、情感和工具等诱发形式，把儿童的能力诱发出来。

（4）引导员是细心的观察者：引导员通过不断地观察与评估，可以了解儿童的体能、智能以及抽象概念等各个层面的发展，了解儿童是否能完成自己设计的习作程序，是否需要进一步调整与改进等。

（5）引导员是具体的指挥者和计划的执行者：如果说小组是一个乐队，那么引导员就是乐队的指挥。按照年龄、功能残疾性质和程度等进行分组，使学习的目标、内容和教学方法等能更切合大多数儿童的需要。在同一组中，哪个儿童动作要快些，哪个动作要慢些，以及哪个儿童某一个动作应多做几次，引导员都必须充分了解。

（6）引导员应掌握沟通技巧：引导员要讲普通话，音量适中，吐字清楚，发出的口令简单明了，富有节奏感，语言形象生动，还要善于用目光、表情、手势等形体语言与儿童沟通，要有足够的耐心。对儿童取得的成绩要恰当赞扬，尊重儿童的情感，善于发现儿童的潜能，要富于幽默感，在训练时营造一种轻松愉快的气氛。

（7）引导员要富有爱心和献身精神：在练习的过程中，引导员要有足够的耐心和爱心，理解缺陷儿童的困难与处境，在实践中不断发掘诱发技巧，给予儿童明确的目标取向，让儿童主动完成动作，在体能、智能、语言、心理及社交能力等方面得到同步发展。

（8）引导员要有丰富的幼儿心理学基础：引导式教育是一个很长的过程，在这个过程中引导员必须要随时掌握儿童的心理状态，对儿童的进步及时予以鼓励。对于日常计划项目，可使用声音、图画、颜色和图表去引起儿童的注意和激发他们的兴趣去做。

**2. 引导式教育的环境和设施**

（1）引导式教育的环境：要求安静、舒适、明亮，可布置一些壁画、背景音乐，给儿童一个宽松愉快的空间。如有场地，还可配备一些实景的情景训练场所。

（2）引导式教育的工具：引导式教育最常用的训练工具有木条台、梯背椅/架、木棍、塑胶圈、拐杖、木条凳、楼梯、地梯、平衡架、木箱凳、方垫、平行杠、步行器和特制自行车等。常用辅助工具有轮椅、扶手、镜子、各种肢体矫形带/扎/套、矫形鞋、电脑、电视和教学工具等。梯背椅是儿童独立活动的主要助手，可以协助下蹲，从坐位到扶站、独走等多种运动功能的训练（图3-7）。木条台易于抓握、固定，是儿童学习和康复的主要工具，他们可以在木条台上学会躺卧、翻身、独坐等，木条台上可以插置塑胶圈，帮助固定肢体，纠正姿势的异常（图3-8）。圆木棒和塑胶圈是儿童训练上肢功能的主要工具。

**3. 节律性意向**　节律性意向是一种诱发技巧，是 Petö 用来形容用语言诱发动作的术语。节律性意向根据组别及动作的不同而发生相应变化，节律就是指动作的节拍，可以采用不同的方法来帮助行动有障碍的儿童，发展动作的节拍感。意向是指一个人想要达到某个目标，当把这个意向用语言讲出来，就建立了语言和动作的连贯性，从而促使了学习动作的过程。

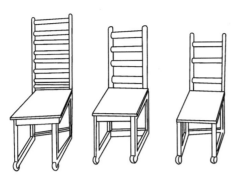

图 3-7　能推着走的梯背椅

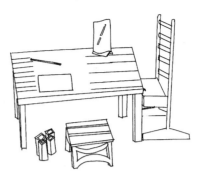

图 3-8　木条台

节律性意向是训练的基础成分，它可以保证儿童的意识供给。节律性、意向性是引导式教育中唯一不同于其他类似的教育系统。儿童通过运用自己的语言，来诱发及调节自己的动作和活动。引导员发出指令："我躺下，1、2、3、4、5。"儿童重复并高声喊"我躺下，1、2、3、4、5"，同时实施这一动作。也可以应用儿歌或诗词来代替数字。在这里，言语指令就是准备完成这一动作的意向，数字 1~5 为动作的节奏。这种在引导式教育课中使用的节律性调节动作的方法称为节律性意向。节律性意向性可以通过调节行为节奏来改善肌肉的张力，如明快的节奏可提高肌肉的张力，而优美舒缓的节奏可缓解痉挛肌肉的紧张。它可以协助受损的脑部再发展，可以增强儿童对声音的感觉，使活动成为孩子主动的努力，帮助协调整个小组及统筹小组的活动。

4. **引导式诱发**　引导者通过一定的科学手段引导功能障碍者产生预先设定的动作反应，并使其主动地、相对独立地完成这些动作，以获得满足个人生理及社会需要的能力称为引导式诱发。诱发的目的是使儿童在运动、语言、智力、心理行为和社会交往等方面得到同步而全面的发展。引导式诱发与物理学疗法中所提及的诱发有着本质的区别，物理学疗法中的诱发是指采用触体的手法使障碍者产生动作反应，即所谓"我为你做"的被动方法。这种方法虽然使动作容易完成，但会导致儿童产生依赖心理和缺乏自己解决问题的勇气。因此，Pető 主张障碍者应学会主动解决自己的问题，变被动为主动，即"我要自己做"。一个引导者必须掌握正常儿童动作的基本模式，根据基本模式去设定儿童应达到的目标，让障碍者学会生活必需技能，并将这些技能运用于他的日常生活之中。在具体操作中，应了解缺陷儿童在哪方面需要诱发和怎样诱发，通过诱发能达到什么目标，在初始的目标达成后，在日常生活应用中不断完善，然后制订新的目标，使儿童在学习过程中不断进步。

5. **评估和记录**　对每个儿童每天都有记录，每周一小结，每月一大结，每半年进行测试，以了解进步情况和修改训练方案。引导式教育要求评估时，家长参与观察视频动态资料和评估小组对儿童的现场评估。

6. **日课析解习作程序**　习作程序指对在日课中难以完成的动作进行分解训练，等儿童基本掌握后再连起来在日课中进行序列训练。每天第一个进行的习作程序通常是躺卧程序，而站立、步行及坐着等程序则安排在其他不同时间进行。这些习作程序紧密地联系着，并互相补充，而每个程序所需时间则由数分钟至超过一小时不等。如从蹲位到站立位的析解训练（图 3-9）。

7. **日课**　包括以下内容。

（1）日课的内容：可以是练习析解习作程序，也可以是将儿童练习好的析解习作程序连接起来进行连贯的系统性训练。日课是一个连续的过程，要有节奏，不可以中途停滞或中断。在引导员的努力下，日课应在一个活跃的气氛中进行并完成。

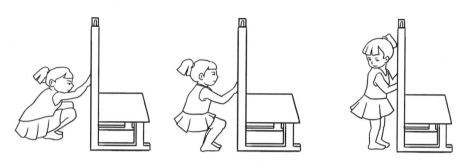

图 3-9　从蹲位到站立位的析解训练

日课内容根据小组整体水平和每个儿童的具体情况来设计，根据年龄特点，婴幼儿以日常生活最需要的运动和语言功能训练为主，学龄期要增加文化课（体育、人文社会、德育、语文、数学、科学及科技、美育及创作），学习要素（知识、技能和态度）、重点、深度和时间分配则根据学生的能力和需要，做出适当的调节。

（2）日课设计和选择课程内容的原则：包括以下内容。

1）分组教学，以智力水平相近的为一组；

2）以学生为本，选择教材；

3）全面性、可接受性的原则；

4）学习内容应以实际生活需要为准则；

5）学习要辅助学生融入社会；

6）娱乐性、趣味性和科学性；

7）文化课学习参考幼儿园、中小学的教育大纲；

8）将文化课学习与感知、认知、个人及社会适应能力和体能训练相融合，加强培养上述的基本学习能力，提升学习效果和个人能力的发展；

9）集体教学时要充分考虑到班中大多数儿童的水平，必要时要为个别学生制订学习内容；

10）学习的目的是获得知识、技能和积极的生活态度，除了学习核心科目和选修科目外，日常生活能力训练和职业前技能培训要重点进行，同时积极进行一些社会道德、性知识、社会交往等方面的教育。

日课的各个部分之间要有机地结合起来。引导员不仅要教育和指导该组，还要善于观察组中各个儿童的情况，对每一个成员的能力进行仔细观察，以便于制订恰当的训练方案。对出现的问题要综合考虑，并融汇到连续的课题中去解决问题。如吃饭时，引导者就应想到儿童应采取何种姿势，以及怎样使手与眼保持协调。

引导式教育体系并不是让患儿每天重复相同的程序。引导者要制订周密的计划，并根据情况不断改变这一计划。

运动训练（抬头、翻身、坐、爬、站、走）可以与理解、感知、交流等智力训练等同步进行。编排时应将语言训练和运动训练同时结合进行。"我把彩棒举起来"，引导员一边说，一边举起双手示范，让儿童边说边做。应用1、2、3、4、5或者儿歌来延长儿童的举手时间达到训练的目的。将语言运动结合起来训练，提高了儿童的兴趣和互动作用，达到全面康复、主动康复的效果。将要训练的内容进行连贯的和系统的编排和实践日课。

（3）日课范例：见图3-10、图3-11。

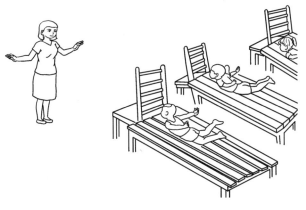

图 3-10　小组木条床上俯卧位上肢运动集体训练

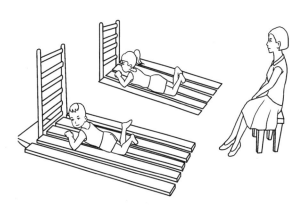

图 3-11　小组木条床上俯卧位下肢运动集体训练

（龙耀斌）

# 第七节　康复护理与管理

婴幼儿时期是人生理、心理发展的关键时期，是成长的基础。特殊需求儿童除肢体运动障碍外多伴有精神发育迟滞、视听障碍、癫痫、行为异常等并发损害。因而易出现学习困难、流涎、龋齿以及消化系统、泌尿系统等问题，对其护理和管理非常重要。

## 一、概述

### （一）定义

康复护理与管理是为达到全面康复目标，系统地利用康复护士的潜在能力配合康复团队其他成员、设备、环境，对康复对象日常生活动作及康复过程的各个环节进行导向性护理与管理。

### （二）实施

首先要全面详细地评估缺陷儿童的现状和问题，然后制订康复目标和方法，实施原则：早期发现、早期干预、综合康复。基本内容如下：

1. 对儿童作出全面正确的预后判断（不仅仅考虑行走和移动）；

2. 填写儿童存在问题的表格；

3. 判断儿童哪些问题可以改善，哪些问题不能改善；

4. 全面了解儿童情况，例如，儿童什么时间可以治疗？儿童家长配合情况如何？治疗是否会影响其他活动？夜间睡眠如何？能否耐受穿戴矫形器入睡或保持特定的体位等；

5. 制订康复治疗的目标、方式和优先选择的治疗项目等；

6. 护理与日常生活动作结合干预能促进或恢复功能；

7. 所有内容经过治疗小组讨论达成一致意见。

### （三）注意事项

1. 需要掌握儿童所特有的发育特点，在确定治疗和康复方案时须与年龄适应性和个体特异性相结合，对缺陷儿童应实施全面综合康复；

2. 以家长和儿童为中心，以康复目标为导向，采取多样化的康复治疗，通过有效的护理干预和护理管理，调动儿童的内在潜能；

3. 特殊需求儿童往往因发育迟缓，各种运动的发育迟于同龄的健康小儿，行动不便，故应有专人看护，注意安全，以免造成跌伤、烫伤等意外伤害。

## 二、常用的方法

### （一）机构康复护理与管理

应该进行严格的康复医疗机构、人员、医疗流程的管理。机构的护理与管理是为了保证临床护理的科学性、完整性和连续性。儿童康复是一个非常特殊的科室，由于儿童年龄小、病情变化快、语言表达能力欠佳、自我保护意识差，护理工作具有复杂化、琐碎化等特点，需要非常规护理。

1. **护理要求** 护理人员首先需要学习儿童康复相关知识。护理人员接触儿童时间最多，最熟悉儿童的各种情况，所以应从护理管理的角度给每个儿童制订一个灵活地适应儿童情况变化的康复管理计划，将康复治疗与护理管理密切地结合起来，将康复治疗目标与日常生活结合在一起，这样儿童才会有较大的进步。医院护理部需做好护士长直至护士层次的管理，制订临床路径、护理流程、质量评价标准、质量考核、护理评定和记录。明确儿童康复目标导向性护理管理，开展家长培训，做好基本康复技术的指导。

2. **环境管理** 室内保持空气新鲜、阳光充足、通风良好、温度适宜，定期用紫外线消毒，常用消毒液擦地，以预防和减少院内感染。康复环境应宽敞、整洁、典雅、舒适、安全。灯光应特别设计，通过光的反射作用照亮病房，避免灯光直接刺激儿童的眼睛；病床应选择带有床栏的多功能床，病床间距不应小于1.5m；门的设计应宽敞，安装滑道并侧拉，方便儿童及轮椅出入；通道应安装扶手、呼叫器，利于行走训练及安全；地面应防滑，卫生间应无台阶，淋浴间应有软管喷头并安有呼叫装置，以保障儿童的安全；病房应备有大小不同的软枕。训练器械边缘锐利突出或有棱角处，加用棉垫防护。电源插座应安装在儿童不易触摸到的地方。有条件的可以给儿童建立多感官刺激室，营造儿童乐园式、家庭式住院环境。病区走廊墙壁挂上精美的卡通图片，色彩鲜艳的气球、彩带，使病区气氛活泼，充满童趣；病房醒目的区域设置小朋友生活照、手工制作、绘画等专栏；播放儿童背景音乐等。

### （二）病房护理与管理

1. **基础护理** 加强儿童及其家长的入院宣教、清洁知识教育、用药指导等；完善相关入院检查、生命体征监测；婴幼儿静脉穿刺的难度大，而且每天要做多项康复治疗，不宜使用静脉留置针，因此提高护士的静脉穿刺水平是重点。

2. **康复护理** 包括发育指导、家长指导、儿童自我活动、搞好护患关系、进餐护理、日常生活护理、心理护理、沟通协调、康复护理记录、康复护理评定、文娱体育及游戏等。

（1）开展辅助治疗，做好家长培训：早期有效的功能训练是障碍儿童早日恢复正常功能、回归社会的关键。主管护士或管床的康复技师每隔 1~2 天对家长予以指导、示范，并强调持之以恒（每天坚持训练 1~2 次，每次 20~30 分钟），训练与儿童的日常生活相结合。每周 2~3 次检查家长对家庭康复训练方法的掌握情况。

（2）加强心理护理，做好沟通协调：护士着装以儿童喜爱的色彩为主，在称呼上用温馨、亲切的"宝宝、宝贝"等，改变以往用床号来代替称呼，建立良好的护患关系，创造一个和谐、轻松的护患交流氛围，使儿童感觉在家里或幼儿园；在进行各项操作前说一些鼓励性的话，尽量缩短操作时间，减轻儿童的恐惧感；用儿童能理解、能接受的语言进行交谈，对有语言障碍的儿童，交谈中不可急于求成，要善于理解对方情感表达的内容和方式。

（3）衣食住行护理

1）口腔卫生护理：儿童咀嚼功能和舌活动差，食物残渣易存留，并且咀嚼功能不良而以软食为中心，食物易滞留在牙齿间。所以，家长要监督自己的孩子刷牙和保持牙齿的清洁，及时正确地添加辅食，减少含糖食物的摄入量，定期访问牙医，对于儿童防止各类牙病的发生是十分重要的。

2）进餐护理：一般取面对面坐位的进食方法，儿童要半坐着，头微微向前屈，身体两侧对称。选择食物种类应逐步过渡，从流质、半流质、软食到固体食物。对吞咽困难的儿童，喂食时要耐心，给易于咽下的食物，吞咽训练、发音训练及吹气训练可改善咀嚼吞咽，对无力自行吞咽者应采取鼻饲喂养。进食用边缘平浅的、匙柄长而粗的汤匙，如儿童有不自主吐舌，可以用勺压舌，训练合唇；用勺饮水时将杯边放在儿童下唇上，勿放齿间，以防咬杯；若勺被咬住，不要用力拉出，应等儿童自行放松；对流口水的儿童，避免用力擦嘴，以减低唇部敏感度，行为疗法和口、舌的运动疗法可治疗流涎症。

3）穿衣护理：可选择坐位或侧卧位，尽量选择对称的方法，使儿童的姿势保持左右对称；衣物应选择宽松、前开、纽扣大的衣物；应先穿患侧肢体的衣服，脱衣服时先脱健侧肢体的衣服；儿童肩后缩应将其上身前倾，便于手臂伸出，但不要强拉，这样会引起屈肘；穿裤子、鞋、袜时要保持儿童髋、膝关节弯曲，应注意重心左右转移；必须避免向儿童头部、肩部施加向下的压力。

4）抱姿护理：对于肌张力增高的儿童需采用特殊的抱姿。痉挛型脑瘫儿童：护理人员一手托住儿童的臀部，另一手扶住儿童的肩背部，把儿童头部竖直，与护理人员之间保持良好的视觉交流（或头放在护理人员的肩部），并侧抱在怀中，将内收肌痉挛的双腿分开在护理人员的身体两侧，轻度屈曲外展，达到缓解内收肌痉挛的目的。不随意运动型脑瘫儿童的抱法：让儿童呈"抱球"姿势，让儿童的双手合在一起，双侧腿靠拢，关节屈曲，并尽量接近胸部，做好这一姿势后，护理者才把儿童抱在胸前，主要是控制儿童不自主的动作，使儿童保持姿势和体位的稳定性。

5）睡眠护理：正确的睡眠体位对抑制儿童的异常姿势、促进正常姿势的发育至关重要。如脑瘫儿童由于受到紧张性颈反射的影响，头部很难摆至正中位，常常是偏向一侧，易发生脊柱关节变形。痉挛型儿童宜采用侧卧位，有利于降低肌张力，促进动作的对称性，使痉挛肌肉张力得到改善。另外，屈曲痉挛严重的儿童，可取俯卧位睡眠；伸肌痉挛的儿童，可采用仰卧位放置在恰当的悬吊床内，保持头部中线位置。

6）大小便训练：孩子大概在 19 月龄就能控制大便，21 月龄能控制排尿。这个时候停止使用尿布，告诉孩子要自己练习排便，并定时将孩子放在便盆或马桶上，理想的坐姿是臀部轻微弯曲，两腿微微分开。可以鼓励孩子在便盆或马桶上多坐几分钟，但不要太久。还应加强局部清洁卫生，大小便后清洗会阴部，教会孩子自己脱裤子和便后洗手。神经源性膀胱功能障碍儿童常需佩带尿不湿。推拿、摄入充足的水分、合理的饮食结构和运动可改善便秘。

7）沐浴护理：儿童小的时候，洗澡相对容易，只要浴缸底部有防滑表面，让儿童觉得安全，把儿童放进或抱出浴缸时，应先屈曲儿童的身体，使髋部弯曲，躯干和手臂向前，这样做将使控制儿童变得容易。对于缺乏坐位平衡的儿童，需使用婴儿浴缸或特殊的洗澡座椅。

8）坐、站训练：坐位练习时，护理人员坐（跪）在儿童后面，用自己胸腹部顶住儿童腰背部，保持儿童的脊柱正直，防止后凸；使儿童的髋部屈曲90°，减轻脊柱后凸，角椅是训练儿童坐姿的器具。站立练习时，护理人员在儿童后面，用双手扶住儿童骨盆两侧，让儿童尽可能双腿直立，骨盆保持在中立位上，处于正确的静态站立姿势；在完成静态站立后，逐步在站立时头、躯干、四肢等进行随意活动，并保持相对的平衡，体验正确的站立姿势。

（4）开展儿童文娱活动：安排护士或家长有计划地组织活动，如做游戏、讲故事、唱歌等，在节日或儿童生日时，送上小礼物、贺卡、生日蛋糕等，活跃儿童的病房生活。

（5）做好发育指导，获得家庭支持：护士要以真诚的态度主动接近家长，向家长介绍疾病发生的原因、检查、治疗方案及预后情况，鼓励家长参与制订护理计划，取得家长的理解与支持，帮助家长树立一定的信心，以战胜疾病。

（6）做好记录：包括康复护理记录、康复护理评定，设计患儿满意度评价表，进一步提高护理与管理的质量。康复目标导向性护理管理，实际常常比看似技巧性很强的训练手法更能奏效，更能使孩子像正常儿童一样发展，父母更能现实地面对孩子的状况。

（7）辅助用具的使用：儿童出现肌肉关节的挛缩和变形，出现各种异常的姿势和运动模式，除了应用康复功能训练和手法外，可以使用辅助器具加以辅助。包括对尖足畸形、外翻扁平足畸形、内翻足畸形、膝过伸畸形等配备合适的矫形器。轮椅可帮助行走困难的儿童移动，必要时可在轮椅上配备适当的托板及靠垫矫正其异常姿势。拐杖、步行器的应用可使儿童身体的支撑面积增大、重心摆幅减小、增加身体的稳定性，从而达到辅助站立和行走的目的。

## （三）家庭护理与管理

患儿最熟悉的环境就是家庭，家庭康复护理延续了医院内的康复，能够用更多的时间对患儿进行康复训练，并能减轻家庭经济和生活负担，因此，出院后的家庭康复护理与管理对于巩固临床治疗效果、提高患儿康复效果具有十分重要的影响。

1. **融入日常生活活动**　除根据小儿运动发育的规律依次训练竖头、肘支撑、翻身、独坐、站立、行走，尽量让患儿掌握穿衣、脱衣、洗漱、如厕、进食、学习、游戏等日常生活技能，以增强患儿信心，促进功能改善，提高生活质量。做好家庭探视或电话指导，及时处理家庭康复中遇到的问题。

2. **加强饮食护理**　患儿大都由于体质较弱、牙齿发育不良、吸吮困难、胃肠系统功能障碍等因素导致营养失调，需要补充充足的营养，家长应给予患儿高热量、高蛋白质、低脂、易消化的饮食，补充各种矿物质、维生素等；每日要适当进行户外活动，让阳光照射皮肤，可增进食欲。

3. **做好安全宣教**　药物应妥善保存，以免患儿当成食物吞下；杀虫剂、清洁剂应放在患儿触不到的地方；患儿由于肌张力、感觉、平衡等的异常，易摔倒、跌伤，癫痫的发作也使患儿更易出现危险；如果单独处在一个有危险因素的环境中，就有可能发生坠床、撞伤、烫伤、自伤等意外，应当有家属看护，提高安全意识。

4. **注意环境改造**　根据患儿的运动能力，及早对周围环境进行改造，保证患儿活动空间和生活环境的安全性。阳台、窗户应加设护栏防止患儿从高处坠落；避免具有伤害性的玩具、用物接触患儿，防止其受伤；室内各家具之间应该有足够的活动空间，以方便患儿360°旋转轮椅满足各种生活需要；取消门槛，门的有效宽度至少为85厘米，以方便轮椅通过；在厕所及每个房间的墙壁上安装扶手，方便儿童站立和行走等。

**5. 选择适当的辅具** 如适合的坐便器、浴缸、改装座椅、助行器以及方便患儿穿脱的衣物。餐具应选择有吸盘的碗或能固定盘碗的其他装置，杯子可选择宽底杯，防止杯子摔倒，也可以选择双耳杯，便于患儿双手抓握，保持在身体的中线内完成喝水动作，勺子应选择粗柄勺。

### （四）社区护理与管理

社区康复护理与管理只是重点的转移，是从以医院为中心转移到更实际的社会生活、教育和家庭方面，起到联系院内康复和家庭康复的纽带作用。社区要对患儿进行全面的评估，包括功能情况、生活自理能力、家庭成员与环境的支持情况，以及社会的支持情况，然后指导制订操作性比较强的社区康复计划：①重视家庭康复作用，按照 WHO 作业治疗联盟的"帮助残疾人家属去帮助她们自己"的模式进行专业培训，提供适当家庭康复辅具，进行社区健康教育宣传，定期监督家庭康复训练等；②加强社区环境改造，包括患儿住房的无障碍设计，建筑中的无障碍通道，公共厕所中的扶手和适合患儿使用的卫生设备，楼房中设立电梯间，小区道路的适当改造等；③积极组织各类活动，如患儿开展手拉手残健活动，一起参与和社区康复有关的文娱、体育及游艺活动，对患儿进行社区引导式教育等。

（龙耀斌）

# 第八节 辅 助 器 具

人类很早以前就通过制作一些简单器具来弥补已失去的功能，"矫形器""假肢""拐杖"等名称的使用在国内外已有上千年的历史，但康复辅具等规范化共性名词，在国内外近 20 年才出现。2016年《国务院关于加快发展康复辅助器具产业的若干意见》的正式颁布，将"残疾儿童抢救性康复等作为优先发展领域"和"增强我国康复辅具自主创新能力"等上升到国家战略。

## 一、概述

ICF 理论的诞生对康复医学产生了巨大的影响，ICF 核心是活动和参与能力，强调通过环境因素可以改善、提高、代偿功能障碍者在活动和参与能力等方面的限制，极大地推动了康复辅具在临床上的应用和发展。

### （一）定义

辅助器具是指能预防、改善、代偿、监护、减轻或降低残损、活动受限和参与限制的任何产品（包括器具、设备、工具、技术和软件），可以是特别生产的产品，也可以是通用的产品。

2001 年 WHO 发布 ICF 环境因素的第一章中提出了"辅助产品"（assistive products）这个名词，辅助产品包括硬件辅助产品的"辅助器具"和软件辅助产品的"辅助技术"。国内由于习惯等原因将"辅助产品"称为"辅助器具"（assistive devices）。ICF 中 disability 定义为"是对损伤、活动受限和参与限制的一个总括性术语。它表示在个体（在某种健康条件下）和个体所处的情景性因素（环境和个人因素）之间发生交互作用的消极方面"。功能障碍的特征是在个体健康状况及个人因素，以及个体生活所处环境的外部因素之间复杂关系的结果，说明功能障碍的原因是自身损伤和环境障碍两方面造成的，这是最新的残疾观。

## （二）分类

1. **按辅助器具的使用人群分类**　由于辅助器具的服务对象是功能障碍者，可按六类残疾人相应的六类功能障碍者来分类，包括视觉障碍者、听觉障碍者、言语障碍者、肢体障碍者、智力障碍者、精神障碍者。

2. **按辅助器具的使用环境分类**　ICF 将辅助器具的使用环境分为生活用、移动用、交流用、教育用、就业用、文体用、宗教用、居家用、公共用等 9 个环境。见表 3-6。

表 3-6　ICF 中按辅助器具的使用环境分类

| ICF 编码 | 内容 |
| --- | --- |
| e1151 | 个人日常生活中用辅助产品和技术 |
| e1201 | 个人室内或室外移动和运输用辅助产品和技术 |
| e1251 | 交流用辅助产品和技术 |
| e1301 | 教育用辅助产品和技术 |
| e1351 | 就业用辅助产品和技术 |
| e1401 | 文化、娱乐和体育用辅助产品和技术 |
| e1451 | 宗教和精神活动实践用辅助产品和技术 |
| e150 | 公共建筑物的设计、构造及建造的产品和技术 |
| e155 | 私人建筑物的设计、构造及建造的产品和技术 |

3. **按辅助器具的使用功能分类**　2007 年的第四版 ISO 9999《功能障碍者辅助产品—分类和术语》（Assistive products for persons with disability—Classification and terminology）将 725 种类的辅助产品分为 11 个主类、129 个次类和 707 个支类。

## （三）作用

ICF 中讲述功能障碍者所遇到的活动受限和参与限制，是由于自身损伤和环境障碍交互作用的结果，用辅助器具来构建无障碍环境，改善功能障碍者的功能水平。由于功能障碍来自自身和环境两个方面，所以为了更好地发挥辅助器具的作用，可以有两个途径互为补充：①用辅助器具来克服自身障碍；②用辅助器具来克服环境障碍。

1. **发挥功能障碍者的潜能以补偿或代偿损伤**　功能障碍者虽然自身有损伤，但总有潜能，通过辅助器具就能发挥他们的潜能来代偿损伤。

2. **改造环境以适应功能障碍者的损伤**　对于功能障碍者的某些损伤，通过医疗康复后能有所改善，而有些损伤是无法改变的，所以为了克服他们的功能障碍，就只能站在功能障碍者的立场上来评估妨碍他们活动和参与的环境障碍，然后用辅助器具来创建无障碍环境。

## （四）原则

应用康复辅具改变环境因素，提高、改善功能障碍者活动和参与能力，应遵循以下原则。

1. **适用性**　世界卫生组织（WHO）在 2001 年第十届假肢矫形器 ISPO 世界大会上提出了著名的辅助器具 3A 特色：适用技术（appropriate technology）、适用思路（appropriate thinking）、适用质量

（appropriate quality）。是指辅助器具不是强调技术、思路、质量越高就越好，而是要适用，能够改善、提高功能障碍者的实际问题。

2. **个性化** 大多数辅助器具是功能障碍者个人使用，甚至伴随其一生，可见个性化是辅助器具的最主要特色。另外每个功能障碍者的功能障碍特点、程度都不一致，尤其是儿童期还要考虑对发育的影响。所以，辅助器具适配要充分考虑到每一位功能障碍者的个体化需求。

3. **早应用** 辅助器具适配力争做到早发现、早介入、早使用，效果好。功能障碍者在医疗康复期就应该介入辅助器具，早使用可减缓功能障碍进一步加重，起到预防二次损伤、促进生理和心理康复的作用。

## 二、常用的辅助器具

### （一）康复治疗的辅助器具

1. **平衡板** 通过重心前后或左右转移，诱发坐位、跪立位、站立位保护性伸展反射，促进平衡反应建立和发育完善（图 3-12）。

2. **木箱组合** 可以用来调整坐姿，促进坐位脊柱伸展。可以用来练习坐位 - 立位 - 坐位姿势转换，促进不同形式的肌肉收缩和运动控制。可以用来模拟练习上下楼梯训练，以及提高廓清能力等训练（图 3-13）。

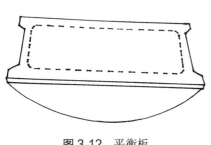
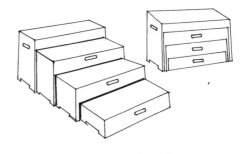

图 3-12　平衡板　　　　　　　　　　图 3-13　木箱组合

### （二）姿势保持辅具

在日常生活中，最基本的姿势是卧姿、坐姿和站姿。

1. **脊柱抗重力伸展** 脊柱抗重力伸展能力是从头到尾的方向上发育，小月龄婴儿和功能障碍儿童可以采用楔形垫和 Bobath 球等辅助器具进行脊柱抗重力伸展能力的训练。

（1）楔形垫：可以采用俯卧肘支撑或手支撑的体位下，诱发抬头促进脊柱抗重力伸展（图 3-14）。

（2）训练球：体位同上，治疗师可压低脊柱尾端（臀部），利用球的弹性，促进脊柱抗重力伸展（图 3-15）。

2. **坐姿** 坐姿是为了工作、学习等目的而进行的一种活动姿势，坐姿可以分为地板上的坐姿和椅子上的坐姿两种。针对坐姿障碍的儿童，必须及时采用适配的坐姿椅来矫正坐姿。

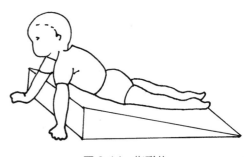

图 3-14　楔形垫

（1）坐姿矫正椅：要求髋、膝、踝关节保持90°，坐位支撑面和脚踏板高度适中，躯干保持脊柱充分伸展或略前倾能完成功能性活动的位置（图3-16）。

（2）坐姿矫正器：控制骨盆的位置，充分牵伸腘绳肌，促进骨盆前倾，促进脊柱伸展（图3-17）。

**3. 站姿** 用于不能独立站立的儿童进行站立位训练，常根据年龄和需求选择立位促通板或站立架。

（1）立位促通板：常用于特殊婴幼儿立位负荷体重训练，调整站立位下肢对线（图3-18）。

（2）站立架：有膝部、腹部和胸部护带及膝部挡板、桌面等，可调整站立位下肢对线，完成站立位下的功能性活动（图3-19）。

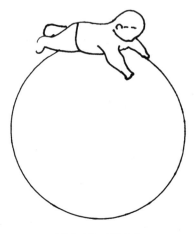

图3-15 训练球

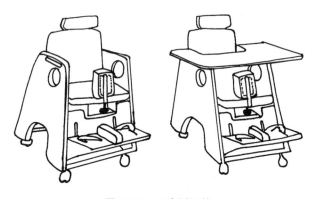

图3-16 坐姿矫正椅

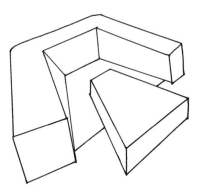

图3-17 坐姿矫正器

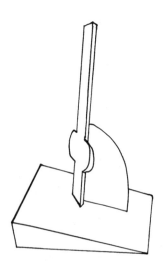

图3-18 立位促通板

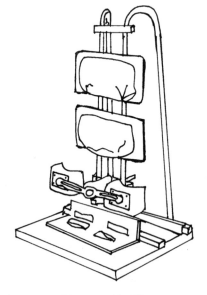

图3-19 站立架

## （三）移动用辅助器具

特殊儿童康复中常用的有爬行器、坐位移动辅助器具、步行辅助器具等。

1. **爬行器** 促进俯卧位或四点支撑位下的爬行训练，四肢负荷体重和交互运动训练。

（1）爬行架：发育迟缓或功能障碍儿童俯卧在爬行架上，进行爬行训练（图 3-20）。

（2）辅助爬行架：调整两条腹带的长度进行减重状态下的爬行训练（图 3-21）。

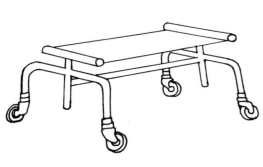

图 3-20 爬行架

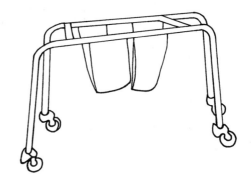

图 3-21 辅助爬行架

2. **坐位移动辅助器具** 根据功能障碍儿童的特点选用不同的坐位移动辅助器具。

（1）改造后的儿童自行车：改造后的儿童三轮脚踏车，可以促进双下肢交互运动等（图 3-22）。

（2）轮椅：根据运动功能分级与参与和活动能力受限情况选用不同的轮椅（图 3-23）。

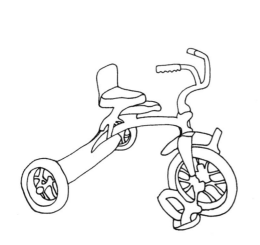

图 3-22 改造后的儿童自行车

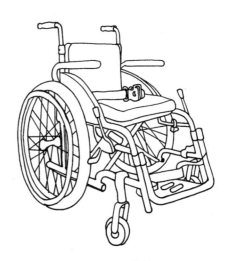

图 3-23 轮椅

3. **步行辅助器具**

（1）手杖和拐杖：可用于步行训练中支持体重、保持平衡、辅助步行，提高步行能力（图 3-24）。

（2）助行器：有带轮和不带轮两种，还可以根据年龄和功能选择前置助行器和后置助行器（图 3-25）。

## （四）生活自理辅具

给餐具配置不同手柄便于抓握，辅助功能障碍者进食（图 3-26）。

## （五）学习用辅助器具

绘本等幼儿图书，可以用来提高认知、语言和交流等能力（图 3-27）。

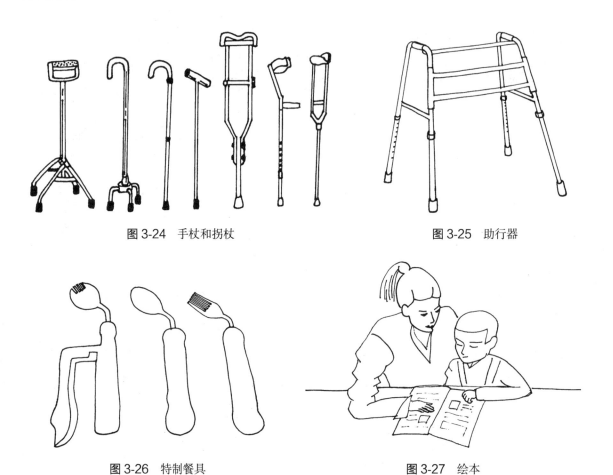

图 3-24　手杖和拐杖　　　　　　　　　　图 3-25　助行器

图 3-26　特制餐具　　　　　　　　　　图 3-27　绘本

## （六）辅助替代沟通系统

辅助替代沟通系统（augmentative and alternative communication，AAC）是指能提高、代偿语言功能的康复辅具，常见的有交流板、触摸式电脑、语言交流辅助器等。

1. **交流板**　存在严重语言表达障碍、书写障碍、手势语应用的患儿，可使用文字交流板或图片交流板进行简单日常交流（图 3-28）。

2. **触摸式电脑**　适用于不能正常使用鼠标或普通键盘等严重上肢功能障碍的患儿，通过直接触摸屏幕来进行学习、交流等（图 3-29）。

## （七）肌力训练辅助器具

主要进行核心肌群、下肢抗重力肌肌力训练，步态训练等。常用的相关辅助器具包括悬吊运动训练系统、密集运动训练治疗系统、康复机器人、上下肢主被动运动训练系统、功率自行车等。

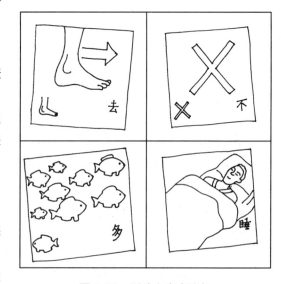

图 3-28　图片文字交流板

1. **悬吊运动训练系统**　治疗核心肌群的深层小肌肉，可激活"休眠"或失活的肌肉（图 3-30）。

2. **密集运动训练治疗系统**　给予肌力弱的肌肉支持，增强核心控制能力，矫正身体的异常姿势（图 3-31）。

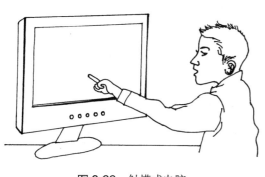

图 3-29 触摸式电脑

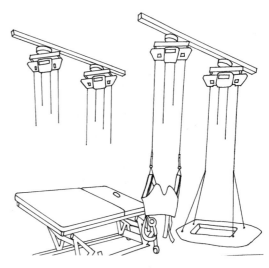

图 3-30 悬吊运动训练系统

**3. 康复机器人** 主要用于站立位抗重力肌群肌力训练，以及进行步态训练（图 3-32）。

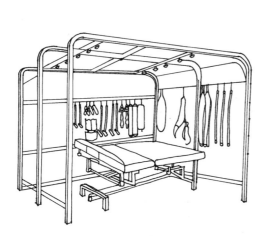

图 3-31 密集运动训练治疗系统

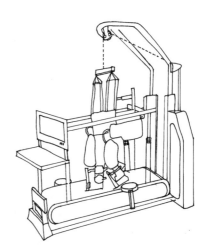

图 3-32 康复机器人

## （八）矫形器

常用的有头颈部矫形器、躯干部矫形器、上肢矫形器和下肢矫形器等。

1. **髋外展矫形器** 适用于婴儿期髋关节发育不良患儿的矫治（图 3-33）。

2. **踝足矫形器** 用于帮助下肢支撑，牵伸小腿三头肌高张力，纠正异常步态。分为带活动关节（动踝）和不带活动关节（静踝）两种（图 3-34）。

3. **矫形鞋垫** 纠正足内、外翻（图 3-35）。

4. **脊柱侧凸矫形器** 治疗脊柱侧凸的矫形器（图 3-36）。

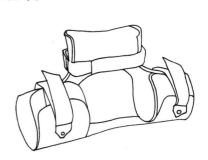

图 3-33 髋外展矫形器

## （九）其他常用康复辅助器具

1. **感觉统合训练设备** 通过各种形式持续的感觉输入，治疗感觉统合失调（图 3-37）。

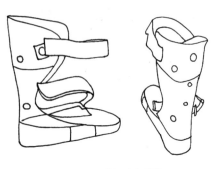

图 3-34　踝足矫形器

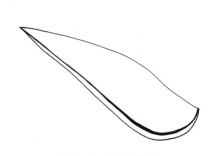

图 3-35　矫形鞋垫

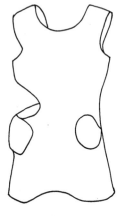

图 3-36　脊柱侧凸矫形器

**2. 口部肌肉运动训练系统**　通过口部肌肉的力量、协调性等训练，治疗构音障碍、吞咽障碍等患儿的功能障碍（图 3-38）。

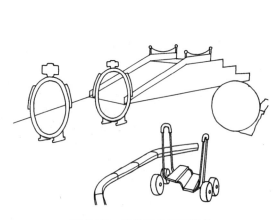

图 3-37　感觉统合训练设备

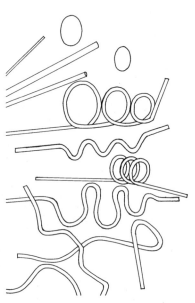

图 3-38　口部肌肉运动训练系统

（吕智海）

# 第九节　其他康复治疗

## 一、多感官刺激训练

### （一）概述

**1. 定义**　多感官刺激训练指应用各项设备及策划一系列适合儿童的活动程序，提升儿童接受感官刺激（包括视觉、听觉、触觉、嗅觉等）的反应能力及做出反应的表现，促进主动探索环境的兴趣及能力，从而培养和引发他们在日常生活技能及课程学习方面的动机、技巧及表现。

多感官刺激适用于各类型脑瘫、注意缺陷多动障碍、孤独症谱系障碍等发育障碍的儿童；弱视、协调性欠佳、易出现相似概念混淆的智力障碍儿童；形象思维与逻辑思维能力很差，在学习知识的过程中表现出反应迟钝，注意力短暂，缺乏学习动机，兴趣狭窄，情绪不稳定等的儿童。

2. **实施**　根据儿童的情况可选择个别学习或小组学习，学习时间可根据儿童状态灵活安排，学习过程中要保证每个儿童有足够的学习空间和学习沟通机会。训练应遵循以下原则：①儿童康复训练中需要重视多感官的经验或学习；②活动设计需结合多种感官活动；③活动设计要多样化，需结合小儿的发展能力和需要；④环境布置需考虑取材方便、耐用、易替代为主；⑤训练资源能够多元化、多功能地被使用；⑥训练过程中以提供儿童亲自探索、操作、体验为导向。

3. **注意事项**　①根据患儿的需要及兴趣制订个体化治疗方案；②环境及器材要注意安全性，不能对患儿有不良刺激及影响；③治疗宜循序渐进，不能急于求成。

## （二）常用的方法

1. **环境布置**　白色的房间提供了一个温和及松弛的环境，软墙壁、地垫、音乐水床等装置，营造了一个舒适和安全的环境。

2. **视觉刺激**　颜色和形状能刺激视觉及让儿童感到欢愉。幻彩投射机、彩色反射球及泡泡管形成一个较大范围的视觉刺激效果。其他灯光例如动感彩轮、荧光彩帘、闪光地毯及幻彩光纤，提供了多元化的视觉效果，让儿童有机会操控及探索环境，吸引及维持儿童的视觉注意，增加视觉经验，从而提高学习能力。

3. **听觉刺激**　充满韵律的音乐、抑扬顿挫的音调，配合不同的拍子，再加上如雀鸟声、海涛声或不同乐器发出的声音，提供多元化的听觉刺激。

4. **嗅觉刺激**　不同种类及程度的香料、精华油，透过香薰器，整个房间充满香味，使儿童感到舒适，激发参与的兴趣。

5. **触觉刺激**　儿童躺卧在音乐水床上，会感受到床内强烈的扩音器所产生轻微震动的韵律和节拍；按摩垫子、震动枕头均提供了不同的触觉刺激；通过双手及身体的接触使儿童认识到周围的环境，包括软、硬、粗糙、平滑、干、湿、震动等，提供不同质感及触觉刺激的玩具，增强儿童主动探索环境的动机。

6. **互动系统**　吸引儿童主动接触及操控各类输入装置而引发视觉、听觉、触觉、嗅觉的回馈，提高自主学习的兴趣及动机。

7. **自制控制**　根据缺陷儿童的功能情况及认知能力制造自控开关，使儿童通过这些装置而有机会控制环境，从而明白其中的因果关系。

## 二、娱乐疗法

### （一）概述

1. **定义**　娱乐疗法是指通过各种娱乐活动来陶冶性情，增进身心健康，促进智力及运动发育的一种治疗方法。

2. **实施**　娱乐疗法实施时治疗师要引导儿童按既定的方案分阶段、循序渐进地进行。主要利用儿童现有的能力和兴趣进行治疗、恢复或代偿性训练。在训练后期，应让儿童独立完成各项活动，学会管理自己，治疗师逐渐减少帮助。

3. **注意事项** ①由于儿童特殊的生理和心理特点，应遵从儿童的兴趣爱好、家庭教育背景、孩子的个性和各方面的具体情况确定文娱活动；②娱乐的疗效是在轻松、自然的活动中潜移默化实现的，不要用教条、强硬的方式进行；③活动的器材、场地的安全性是组织活动的基础；④活动时间也应根据活动强度、儿童的身体状况以及儿童的年龄阶段做出相应的调整。

### （二）常用的方法

娱乐疗法的种类很多，可根据实际情况进行选择，常用的有以下方法：

1. **音乐活动训练** 优美的音乐可以改善人体各系统的功能，促使人体分泌有益的活性物质；另一方面，良性的音乐能提高大脑皮质的兴奋性，可以改善儿童的情绪，振奋他们的精神，消除不良心理状态，提高应激能力。在组织音乐活动时首先要选好音乐，可以是舒缓或者欢快的音乐内容，增强吸引力。

2. **歌舞活动训练** 儿童唱歌发声训练可以更好地训练他们的肺活量，促进言语及智力的发展。对于有些儿童唱歌时可以伴有手指操。

3. **体育活动训练**

（1）粗大运动训练：常用训练有头部训练、轴心转体训练、前倾训练、位置感觉训练、爬行训练、行走训练、上台阶训练、沿直线行走等。

（2）精细动作训练：常用训练有掌心抓握、后三指抓握、前三指抓握、拇食指对捏东西、搭建积木、涂鸦、捡豆子等。

（3）体育游戏与感知训练：例如，通过隐蔽图形来训练视觉辨别能力；通过拼图游戏来训练辨别颜色、形体；通过扮演"快乐的小厨师"来进行味觉和嗅觉的训练等。

（4）感知训练与运动训练：从粗大运动到精细动作，儿童的活动几乎都需要手眼协调，各种视觉、听觉、触觉和平衡觉等方面的配合。治疗师通过给儿童提供走平衡木、跳床、爬楼梯、走迷宫、插棒、仿画、剪刻简单图样等类型的活动，将感知训练与大运动和精细运动训练结合起来。

## 三、游戏疗法

### （一）概述

1. **定义** 游戏疗法是将游戏作为治疗过程中不可缺少的要素的一种干预方法。游戏是一种比较松散的活动，没有压力和负担，使儿童获得满足、自信和成功的喜悦，能激发儿童兴趣，在轻松愉快的气氛中直接操作各种玩具和材料，有利于发展儿童的感觉、知觉、观察力、注意力、记忆力及创造思维能力，并促进其运动能力、平衡能力、协调能力的发育等。同时也为孩子拓展沟通交流能力创造了良好的平台。

游戏疗法广泛用于有情绪和（或）行为障碍的儿童的治疗，主要包括：脑瘫儿童、社会适应障碍、不良行为、学校恐惧症、孤独症谱系障碍、注意缺陷多动障碍、抑郁（轻度到中度）、神经性厌食、口吃、缄默等，其中以社会适应障碍和不良行为的效果最佳。

2. **实施** 治疗师对儿童进行评估，选择适合的游戏疗法，治疗过程中应遵循以下原则：①关系融洽的原则；②无条件接受儿童的原则；③治疗及时反馈的原则；④以儿童为中心的原则；⑤循序渐进的原则。

3. **注意事项** ①根据患儿的心理、生理特点选择合适的游戏治疗,如果选择的游戏难度大或者患儿不喜欢,患儿很难配合,达不到治疗目的;②患儿的专注力、体能有差异,游戏的时间不宜过长;③游戏中尽量让患儿表达自己,自己解决问题,提高儿童自信心;④游戏中确保儿童安全。

### (二)常用的游戏疗法

1. **拍手游戏** 通过拍手—举手、拍手—背手、拍手—上肢交叉抱手—拍肩、拍手—伸手(先手心向上,再手背向上)、拍手—握手等一系列运动进行游戏。通过双上肢及手的运动进行关节活动训练,提高协调运动能力及灵活性。

2. **推球游戏** 儿童面对面坐两排,互相将球推往对方,看谁推得又准又快,家属可坐在儿童身后,扶持儿童。可提高肩肘关节的屈伸运动及双手协调运动能力,改善儿童之间的交流沟通能力。

3. **追球游戏** 儿童俯卧位排成一排向前追球,可腹爬、四爬、高爬。通过改善肢体支撑能力,提高儿童树立信心、控制意志及解决问题的能力。

4. **沙包比赛** 坐位用单脚踢出,远者为胜。能提高下肢的控制力,增加股四头肌肌力。

5. **手摸五官游戏** 提示儿童以食指触摸自己的鼻子、耳朵、嘴巴、眼睛等部位,可左右分别进行。通过改善上肢的关节活动范围,提高儿童对自身的认识及反应能力。

6. **橡皮泥游戏** 让儿童两手握同一木棒,类似擀面一样去压橡皮泥或黏土,治疗师辅助儿童保持姿势对称,防止患侧肩胛带的后退。通过反复的类似运动,促进患侧的分离运动,同时用健侧手带动患侧手的运动。

## 四、 马术治疗

### (一)概述

1. **定义** 美国马术治疗协会(The American Hippotherapy Association,AHA)将马术治疗定义为,将马作为一种治疗工具来使用,在物理、作业和言语治疗师的指导下,利用马的规律性运动模式及人马互动的所有活动,针对各种功能障碍和神经肌肉疾病患儿的躯体、心理、认知、社会化及行为障碍进行治疗的一种康复治疗手段,它是为了实现最终的功能性康复目标所实施的全面整体康复训练项目中很重要的一部分。马术治疗在国外已经有了数十年的发展历史,并逐渐运用到儿童康复中。马术治疗能够促进儿童身体平衡、动作协调,增加肌肉力量及关节活动度,改善姿势的控制能力;强化心肺功能;帮助儿童建立起自信、自尊、自强、自律的信念,提高生活自理和社会适应能力,提高生活的乐趣;培养残疾儿童热爱动物、善待生灵的健康心理。

马术治疗可用于各种病因所致的神经系统障碍,通常包括各种类型的脑性瘫痪、小儿麻痹症、视觉缺损、听觉缺损、肢体畸形、肌肉萎缩、学习障碍、孤独症谱系障碍、注意缺陷多动障碍和各种行为问题;另外还包括其他非特异性诊断的疾病,如进行性运动功能障碍、感觉统合障碍、粗大运动功能障碍、平衡功能障碍、运动计划障碍、空间位置关系障碍、本体感觉缺乏和姿势异常等。

2. **实施** 马术治疗需要依从传统康复训练流程进行。首次训练前要进行初期康复评定,在整个疗程结束时进行末期康复评定,中间评定可间隔3~6个月或者更短的时间。根据评定结果制订短期和长期康复目标,康复目标要与患儿的家庭、学校或工作环境密切相关。一般一节训练课程持续时间为30~40分钟,在马鞍上的时间不能超过20~30分钟,每周训练1~2次,10~12周为一个疗程。为满足每一个骑马者的特殊需要,他们的训练项目内容都是个性化设计的。为了增加骑马的乐趣,提高患儿之间的互动,可以进行团体游戏,让许多患儿在一起治疗。物理治疗师、教导员、伴行者和骑马者都可以参与设计训练项目。在患儿最终达到康复目标时,需要对此过程、功能恢复情况进行详尽总结。

**3. 注意事项** ①领马人要确保马的行为能适应训练活动;②教练员负责马匹与团队成员的教导,要向其他成员和骑马者详细说明马术治疗的内容、骑马者注意事项,以及领马人与协助者应如何配合,并负责治疗过程的安全进行;③治疗师负责评定骑马者的能力,对患儿执行马术训练计划,必须对马术治疗的原则有全面的理解,制订适当的康复目标;④伴行者由志愿者或儿童父母担任,跟在马的旁边预防患儿落马并维持治疗中的正确姿势。

### (二)常用的马术治疗

**1. 被动性马术治疗** 患儿骑在马背上,通过专门训练的治疗师,利用马背行走时的三维运动作为器具来调整患儿的身体,达到某种治疗的目的。

**2. 主动性马术治疗** 患儿骑马时向马发出各种指令,让马做各种动作,马的各种动作通过身体反馈给患儿,达到人和马的互动与交流。可以对患儿的认知、思维和观念产生良好的矫正和治疗作用。

**3. 实用性马术治疗** 患儿在经过严格训练后,达到独立骑马的目标,并且获得一定的实用性功能。

## 五、 音乐治疗

### (一)概述

**1. 定义** 指音乐治疗师通过音乐体验和由音乐而建立、发展起来的良好的治疗关系,帮助求治者改善、维持或重获康复的治疗方法,是一个系统的干预过程。

音乐治疗能增强人的注意力,加强情绪体验记忆,促进大脑的发育;能提高大脑皮质的兴奋性,可以改善人们的情绪,促进儿童心理发展;音乐活动为儿童提供一个用音乐和语言交流来表达、宣泄内心情感的机会,促进儿童社会交往发展;音乐的声波振动,可改善神经系统的功能,能明显缓解紧张、焦虑情绪。

**2. 实施** 先由音乐治疗师对患儿的能力给予评估,设定音乐治疗目标,根据治疗目标制订与患儿的身心功能、智力、音乐能力相应的音乐活动计划,实施音乐活动计划并评价患儿的反应。

**3. 注意事项** ①除特殊的环境需要外,音乐播放的时间不宜过长;②音量应比通常音乐会小,过大的音量会使患儿感到不适;③管弦乐和其他乐器演奏形式比独奏更受大多数患儿所喜爱,钢琴是最受欢迎的乐器,声乐不太受欢迎,女高音歌曲尤其如此;④不宜使用较长的曲目,选择应以患儿的音乐趣味为主;⑤随着疗效的不断提高,应鼓励患儿参与集体音乐活动,如演唱和乐器合奏等。

### (二)常见的音乐疗法

**1. RBT 疗法(rhythm-based therapy,RBT)** 以节奏为基础的音乐疗法,帮助残疾儿童重建有节奏的运动方式,例如有节奏的步行,矫正顿足步以及减轻手足徐动。

**2. 奥尔夫音乐疗法** 将唱、动、奏三种音乐表现融为一体,在特殊儿童音乐教育中形成一种音乐游戏的模式。

3. **诺道夫·罗宾斯创造性音乐疗法（也称接受式音乐治疗）** 是美国著名音乐治疗大师罗宾斯等人创立，主张音乐治疗师应具备根据儿童的现场表现做针对性的即兴表演和创作音乐作品的能力。

4. **体感振动音乐疗法** 挪威专家 Olav Skille 从治疗脑瘫儿童开始开创了体感振动音乐疗法，他利用体感音乐床进行脑瘫儿童康复理疗，儿童不但表情明显表现出愉悦感，肌肉痉挛在很大程度上也能缓解放松。

5. **中医五行音乐的临床应用** 五行音乐以聆听为主，多配合体感音乐床共同治疗运动障碍、智力障碍、语言障碍、心理行为缺陷等儿童。

（龙耀斌）

# 第四章
# 高危儿早期干预与康复（0~1岁）

我国围生期医疗技术水平的快速发展，使早产儿、高危新生儿的存活率不断增高。但随之而来的认知、运动、心理及行为障碍等的发生率也随之增高，这将会严重影响这些儿童婴幼儿时期的生长发育，并对年长后的学习、运动、精神、行为等产生长时期的影响。本章主要介绍早产儿、高危新生儿常见病因，早期开展相关筛查评定和干预方法，倡导尽早开展科学、正规的筛查评定、预防工作，以利于改善患儿预后，并营造一个合适的康复环境。

## 第一节 概 述

随着医疗技术水平的发展，早产儿、危重新生儿的存活率不断提高，但随之而来的认知、运动、心理及行为等障碍的发生率也随之增加。神经系统发育障碍会严重影响婴幼儿时期的生长发育。此外，许多潜在的障碍，如学习困难、行为异常等则会伴随一生。

### 一、高危儿定义

高危儿（high risk infant）是指在胎儿期、分娩过程中、新生儿期以及婴儿期因受到各种高危因素（如早产、颅内出血、窒息、黄疸、感染等）的影响，其生长发育尤其是脑组织的发育可能发生或已经存在生长发育障碍（特别是神经心理发育障碍）潜在危险的小儿。高危儿与一般健康儿童相比，他们需要特别的监测和健康管理。

### 二、高危因素

高危儿的高危因素分为先天因素及后天因素，目前，后天因素范围逐渐扩大，国际上把社会、经济、心理环境、文化剥夺等因素也纳入其中。高危因素发生所处的时间阶段也由高危新生儿逐渐扩大到整个胎儿期、发育可塑性较高的儿童早期（婴儿期甚至幼儿期）。本章高危儿定义的时间范围是从孕期到婴儿期阶段，因为该时间段是高危因素的集中期，也是小儿组织器官可塑性和代偿性较高而临床表现不典型、模糊的时期，易被漏诊或忽视。

高危因素很多，需要筛查影响突出、危险显著、容易识别并可以干预的高危因素来重点管理。高危因素主要来自产前、分娩、新生儿，甚至婴儿期等，如孕期健康状况（如年龄、营养、吸烟、酗酒、妊高征、糖尿病、甲低、妊娠期发热、孕期TORCH病毒感染、服用有害胎儿的药物、接触高放射性物质）、难产、早产、过期产、多胎、出生时窒息、低体重、新生儿疾病、先天性遗传性家族病史、家庭社会因素（家庭结构、父母亲文化教育水平、家庭氛围、经济地位、卫生条件、社会发展水平、社会制度、文化）等。

## 三、 美国儿科学会对高危儿的认定标准

美国儿科学会将下列围产情况列为高危儿：①极低出生体重儿（小于 1500g）及孕周小于 34 周；②小于胎龄儿；③围产窒息；④惊厥；⑤脑室内出血；⑥严重的高胆红素血症；⑦严重的围产期感染；⑧母亲吸毒、酗酒等；⑨特殊的遗传代谢疾病。

## 四、 高危儿的三种状态

大部分高危儿属于正常儿童范畴，但高危儿存在发生发育障碍、脑损伤或相应疾病的潜在危险，高危儿的三种状态如下：

1. **出生时已经出现病损的高危儿** 有明确的脑损伤病史的高危儿，如窒息、颅内出血、高胆红素脑病、惊厥或有基础疾病的婴儿。

2. **疾病征象暂未表现出来的高危儿** 例如难产、早产儿、低体重儿、多胎、脑发育不良的婴儿等。

3. **存在高危因素的健康高危儿** 通过医学检测没有发现病损，如孕期高危因素等，可按照正常儿童保健方法实施保健。

我国每年出生的新生儿大约有 2000 万，随着二孩政策的全面放开，辅助生殖的增多，以及围产医学、新生儿重症监护技术的提高，高危儿越来越多。虽然高危儿的存活率逐年上升，但新生儿神经系统疾病的发生率也随之增加。高危儿常留有不同程度的近期或远期后遗症，如听视觉障碍、精神运动和语言发育障碍、心理行为疾病等。高危儿是一个特殊、复杂的群体，前期的高危因素、病理损害与后期发育障碍并不呈现明确的线性关系，前期病情严重的到后期不一定发生显著的异常，而一些前期高危因素不突出、症状不明显者后期也可能发生显著的神经系统发育障碍。因此高危儿需要长期系统的监测和管理。

（肖　农）

# 第二节　临床表现

引起脑损伤的原因较多，如新生儿缺氧缺血性脑病、新生儿颅内出血、早产儿脑白质损伤、新生儿胆红素脑病、胎儿和新生儿中枢系统感染性疾病、新生儿低血糖、小于胎龄儿、呼吸机治疗的新生儿等。以下介绍相关疾病的临床特点。

## 一、 新生儿缺氧缺血性脑病

新生儿缺氧缺血性脑病（hypoxic-ischemic encephalopathy，HIE）是指由于围生期缺氧窒息导致的脑缺氧缺血性损害，部分小儿可留有不同程度神经系统后遗症。据统计，我国每年活产婴儿 2000 万，新生儿 HIE 的发生率约为 3‰~6‰，其中 15%~20% 在新生儿期死亡，存活者中 25%~30% 可能

留有不同类型和程度的远期后遗症，成为危害我国儿童生活质量的重要疾病之一。

缺氧是 HIE 发病的核心，可发生在围产期的各个阶段。出生前缺氧主要是胎儿宫内窘迫，可能与孕妇患有妊娠高血压疾病、贫血、糖尿病、心肺疾病等全身性疾病有关；也可能与胎盘、脐带异常有关，如前置胎盘、胎盘早剥、胎盘功能不良、脐带下垂、打结、绕颈等。出生后缺氧的主要原因包括下列疾病，如胎粪吸入综合征、肺透明膜病、重度溶血、休克等。这些疾病如不能及时予以正确治疗，可发生 HIE。根据病情不同分为轻、中、重三度。

**1. 轻度**　生后 24 小时内症状最明显，72 小时内逐渐减轻直至消失，无意识障碍，出生时有短暂的嗜睡。一般无抽搐，如出现抽搐，多为低血糖、低血钙引起。检查时肢体自主运动存在，肌张力正常，神经反射基本正常，吃奶不受影响。脑电图正常。预后良好。

**2. 中度**　大多数在生后 48~72 小时症状明显，出现嗜睡或反应迟钝，哭声弱，常有惊厥、脑水肿。检查时缺乏自主运动，肌力减弱，神经反射减弱或消失，常有持续性踝阵挛，四肢抖动，瞳孔缩小，心率减慢，吸吮能力差，吃奶少。脑电图可见低电压，可见棘慢波、间歇抑制波。一般自第 3 天病情逐渐恢复，如 1 周后仍存在神经症状则提示可能预后不良。中度 HIE 需要早期及时治疗，以改善预后。

**3. 重度**　生后即昏迷，不哭，不会吸吮，呼吸不规则或呼吸暂停伴有惊厥，且药物不易控制。肌张力极度降低，呈松软状态，自发动作完全停止，原始反射消失，常伴有多脏器功能衰竭。重度患儿因病情危重，病死率高，存活者多有后遗症，大部分在医院接受治疗，但预后不好。

临床应对出生 3 天内的新生儿神经症状进行仔细的动态观察，并给予分度。轻、中度患儿预后较好，需给予早期积极治疗和干预。

## 二、新生儿颅内出血

新生儿颅内出血（intracranial hemorrhage，ICH）是新生儿时期的常见病，与这一阶段自身的解剖生理特点和多种围产期高危因素有关，严重者可有神经系统后遗症。根据不同病因、不同部位出血，可分为脑室周围-脑室内出血、蛛网膜下腔出血、硬膜下出血、脑实质出血，小脑、丘脑、基底核等部位出血。硬膜下出血和小脑出血等少见，病情较严重。

**1. 早产儿脑室内出血（intraventricular hemorrhage，ICH）**　是早产儿最常见的颅内出血类型，根据程度不同在临床上分为三种类型。

（1）临床无表现型：见于出血量较小的病例，此型最为常见，由常规头颅 B 超筛查中发现。

（2）继续进展型：由于短期内出血量较大或渐进性出血，症状在数小时至数天内持续进展，此类出血不多见。首要表现为兴奋性增高，如烦躁不安、易激惹、尖叫、惊厥，继而出现大脑皮质抑制症状，如神志异常、四肢张力低下、运动减少、呼吸异常等。部分患儿可存活。

（3）急剧恶化型：极少见，发生在短时间内严重出血的早产儿。在数分钟至数小时内病情急剧进展，很快出现意识障碍、光反射消失、前囟紧张、隆起，惊厥发作、呼吸抑制、肌张力低下、肢体松软。患儿常在短时间内死亡。头颅超声对此类出血具有特异性的诊断价值，根据出血发生发展的过程，将出血分为 I~IV 度，I~II 度预后较好，III~IV 度为严重，可留后遗症。

**2. 新生儿蛛网膜下腔出血（subarachnoid hemorrhage，SAH）**　是新生儿期常见的出血类型，病因与缺氧、酸中毒、低血糖等因素有关，产伤也可致严重 SAH。临床上分为 3 种类型：

（1）出血量很少：无临床征象，或仅有极轻的神经系统异常表现，预后良好。

（2）间歇性惊厥：由于出血对脑皮质的刺激而诱发惊厥，常于生后 2 天内发生，呈间歇性发作，

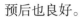

预后也良好。

（3）大量 SAH 并急剧进展：血液存留在脑间隙、后颅凹，表现为嗜睡、反应低下、中枢性反复呼吸暂停，反复惊厥、肌张力低下。此类出血极少见。

## 三、早产儿脑损伤

脑白质损伤（white matter injury，WMI）是早产儿特有的脑损伤形式之一，最严重的结局是早产儿脑室周围白质软化（periventricular leukomalacia，PVL），会导致小儿神经系统后遗症，如脑瘫、视听功能异常、认知障碍等。新生儿循环异常、低氧血症、低血糖，均可发生脑白质障碍而致损伤；感染对脑白质的损伤更广泛、更严重。

早产儿脑白质损伤时缺乏特异性的神经系统症状体征，往往同时伴有全身多种严重性疾病，临床表现呈非特异性。白质是脑实质的重要组成部分，在神经信息的传递中起重要作用，脑白质损伤典型的远期神经系统异常是脑瘫，侧脑室前角附近发生 PVL 时，下肢运动功能最易受累，严重的 PVL 可造成四肢痉挛性瘫痪，而弥漫性的大片白质损伤时，还会因皮质及皮质下神经元受损，星型胶质细胞迁移、增殖障碍，导致认知缺陷。当侧脑室后角及三角区附近白质或位于额中回的眼球协调运动中枢受损时，会使小儿发生视力、视野异常。当发自内侧膝状体、向额叶听觉中枢投射的白质纤维受损时，可影响听觉功能。

## 四、新生儿胆红素脑病

新生儿胆红素脑病（bilirubin encephalopathy，BE）是由于严重黄疸引起，早产儿黄疸不严重也可发生。

胆红素脑病的临床表现可分为急性胆红素脑病，包括既往分类的警告期、痉挛期、恢复期；慢性胆红素脑病，即后遗症期。急性胆红素脑病可分为三个临床阶段。

1. 第一临床阶段　在生后前几天，表现为反应略低下、嗜睡、轻度肌张力减低、活动减少、吸吮弱、轻微高调哭声。若胆红素迅速降低，上述表现是可逆的。

2. 第二临床阶段　表现为易激惹、哭声高调、拒乳、呼吸暂停、呼吸不规则、呼吸困难、嗜睡、肌张力增高。该阶段若能紧急换血，可能逆转改变。

3. 第三临床阶段　肌张力增高消失，逐渐转为肌张力减低。典型的核黄疸后遗症在发生痉挛后较易诊断，包括：①锥体外系运动障碍：主要表现为手足徐动，严重受累的儿童可有发音困难，表情怪异，吞咽困难；②听力异常：是胆红素神经毒性的突出表现，特别是高频音调失听；③眼球运动障碍：表现为眼球转动困难；④牙釉质发育异常：有绿色牙或棕褐色牙，门齿有弯月形缺陷。

## 五、中枢系统感染性疾病

在我国，感染性疾病的发生率及病死率占新生儿疾病的首位。引起中枢系统感染的病原体有TORCH［弓形虫（toxoplasma，TOX）、风疹病毒（rubella virus，RV）、巨细胞病毒（cytomegalovirus，CMV）、单纯疱疹病毒（herpes simplex virus，HSV）以及其他的微小病毒如梅毒、E-B 病毒等］，这些病原体可引起母亲和新生儿的无症状感染，但可影响神经系统发育过程，可有远期后遗症倾向，如发育迟缓、小头畸形、视听障碍及脑性瘫痪等。

新生儿化脓性脑膜炎临床表现不典型，颅内高压征出现较晚，常缺乏脑膜刺激征，早期诊断较困难。化脓性脑膜炎可以损伤脑组织，可留下失听、失明、脑积水、癫痫、智力或运动功能障碍等后遗症。

## 六、 低血糖脑损伤

新生儿脑细胞对葡萄糖的利用率很高，低血糖可使脑细胞失去基本能量来源，持续反复的低血糖可造成新生儿不可逆转的中枢神经系统损伤并留有不同程度的后遗症。新生儿低血糖为血糖低于2.2mmol/L，当低于2.6mmol/L时临床缺乏典型症状，需要仔细观察，积极处理。

（肖　农）

# 第三节　康复评定

早期识别和诊断是早期干预的前提，因此对高危儿的评定尤为重要。评定包括对干预治疗、训练、教育和康复效果的评定，保证不延误高危儿的早期干预，同时取得较好的效果是我们追求的目标。

## 一、 评定时间

一般来说新生儿期访视一次，生后半年内每个月随诊一次，半年后每两个月随诊一次，1岁后每3个月随诊一次，每次随访后根据婴儿情况告知家长下次随访时间。

## 二、 评定的内容

评定内容：对大运动、精细运动、适应性、语言发展、感知觉等五大功能区进行评定。高危儿脑损伤的主要后遗症是脑性瘫痪，所以高危儿的神经运动发育是评定的重要内容。

1. **采集主客观资料**　主观资料包括：①询问胎儿期、分娩过程中、新生儿期的高危因素，新生儿期间的治疗过程及后期的随访情况。询问婴儿喂养及生长发育情况，特别是仔细询问婴儿大运动和精细运动发育史，判断其发育的年龄阶段和发育趋势（发育的速度和质量）。询问婴儿的发音、在家庭活动中对语言的理解和表达能力，对周围环境和人的反应能力，初步了解其智能、认知等方面的发育水平。②患儿的健康状况，特别注意有无惊厥、自发活动、异常姿势。③询问婴儿发育性疾病家族史、家庭成员情况及生活环境。

2. **客观资料**　包括一般测量（特别是头围偏小或偏大、体格不匀称、矮小、消瘦）、皮肤、毛发、气味、面容、头颅、异常体征、发育性神经行为检查、智力评定、实验室检查及影像学检查等。

（1）发育性神经行为检查：新生儿行为神经测定见第二章第三节儿童运动功能评定。

（2）全身运动质量评估：见第二章第三节儿童运动功能评定。

（3）0~1岁神经运动20项检查：见第二章第三节儿童运动功能评定。

（4）Peabody运动发育量表（PDMS-2）：适用范围0~6岁。是美国发育评估和干预专家编写的一套婴幼儿运动发育评估量表，我国于 2006 年引进并翻译出版，包括反射、姿势、移动、实物操作、抓握、视觉 - 运动整合 6 部分共 249 项。测试结果以粗大运动商、精细运动商和总运动商表示。量表还配套有发育干预训练方案，具有很高的专业水平，但 PDMS-2 操作复杂、费时较长（一般 50~60 分钟），故在其他评估中发现运动发育有可疑问题时，或评估治疗疗效时可以选择该量表进行评价。

### 3. 智力与发育评定

（1）中国标准化的贝来量表（the standardization child developmental center of China，CDCC）：适用于 4 周 ~3 岁小儿。是中国儿童发展中心和中国科学院心理研究所的专家根据贝利婴儿发育量表所改编，分为智力发育和运动发育两部分。

（2）丹佛发育筛查测验（Denver developmental screening test，DDST）：适用于 2 个月 ~6 岁小儿。是世界范围内应用最广的儿童发育筛查量表，包括粗大运动、精细运动、语言、个人社会四个方面，是一个简单有效的量表，通过适当的培训，基层医院能够开展，多用于初步筛查。

（3）盖泽尔发育诊断量表（Gesell development diagnosis scale）：适用于 4 周 ~6 岁小儿智力评估。我国已经标准化的诊断性量表，包括适应行为、大运动、精细运动、语言和个人社会适应行为 5 个方面。智力水平以发育商（DQ）表示，发育商超过 86 分者为正常，75~85 分为临界值，低于 75 分为异常。

（4）贝利婴儿发育量表（Bayley scale of infant development Ⅱ）：适用于 2~30 月龄的婴幼儿。是目前世界上最流行的一个婴幼儿发育量表，内容包括 3 个部分：心理量表 163 个项目，运动量表 81 个项目，行为记录 24 个项目。其常模量表分均值为 100，标准差为 16。

### 4. 实验室检查及影像学检查

根据临床诊断需要，选择性检查血尿常规、TORCH 筛查、染色体、血或尿代谢性筛查、甲状腺功能检查、基因检测、骨龄检查、诱发电位检查、脑电图、肌电图、头颅超声、CT 或 MRI 等。

（1）诱发电位检查：①视觉诱发电位：已逐步应用于检测新生儿视功能和了解视觉神经传导通路的髓鞘化程度、视觉皮层的成熟度等相关中枢神经的功能状态；②脑干听觉诱发电位：可以早期诊断听力障碍，了解听路损害的部位是周围性（听神经、耳蜗神经核）还是中枢性（脑干）。在脑损伤和脑发育迟缓时，诱发电位检测可出现潜伏期延长、不出波或波幅异常、两侧不对称、阈值增高等异常。

（2）脑电图检查：可以评价患儿脑细胞电生理活动的成熟度是否与月龄相符，是否合并癫痫或合并癫痫的风险。脑电图异常可表现为：①广泛失律性慢波、快波；②脑波的波幅高低不定，可低至 20μV，或超过 150μV；③两侧不对称；④睡眠纺锤波异常；⑤有病理波出现，如棘波、尖波、棘慢波、尖慢波等。

（3）头颅超声检查：是婴儿颅内疾病诊断的首选方法，常用于缺氧缺血性脑病、颅内出血、脑损伤、脑发育不良、脑积水及脑内占位性病变的检查。脑损伤头颅超声常见的异常表现有：①丘脑与尾状核沟处回声增强，提示有室管膜下出血；②脑室内或脉络丛回声增强、增宽，提示有脑室内出血或脉络丛出血；③脑实质弥漫性或局限性回声增加，脑室变窄或消失，是缺氧缺血性脑病表现；④侧脑室前角增宽、脑室增大，是脑发育不良、脑萎缩或脑积水的表现。

（4）影像学检查头颅 CT 或 MRI：可以通过对颅内结构、脑的整体影像背景的显示，来对脑发育或脑损伤的程度进行评价。常见的异常表现有：①脑白质髓鞘化异常，明显的脑白质异常提示会出现严重的运动功能障碍；②脑外间隙增宽和脑室增大，提示大脑皮质萎缩和侧脑室旁脑白质软化灶存在可能；③胼胝体发育不良，是运动发育迟缓的高危因素之一，还可导致语言、智能发育障碍，癫痫等；④脑畸形表现：脑裂畸形、巨脑回畸形等。

（肖　农）

# 第四节　康复治疗

国内外干预研究结果显示，早期规范干预可减少高危儿神经发育障碍的发生，改善预后，提高其生存质量。高危儿病情稳定后给予早期干预，治疗越早，疗效越好，一些脑损伤可获得完全康复，脑功能得到充分代偿。

## 一、早期干预

1. **早期干预的定义**　广义的早期干预，是针对所有儿童；狭义早期干预，是针对有高危因素的儿童。为了预防和减轻高危儿伤残的发生，最大限度地减少可能造成儿童发育迟缓的因素，并提供发展、治疗的多种多样的服务支持，从而使其能力有所提高或达到正常水平。

2. **早期干预的理论基础**　"干预"主要是以行为主义的学习理论为依据，对动物自发的操作活动（如熊猫用脚踢了一下球）进行正强化（给它吃一点食物进行鼓励），多次后能够形成条件反射。对于某种动物来说，凡是一种操作活动发生后，紧接着给予强化，那么在这个操作活动发生后，紧随出现的次数就会增多。反之，给予负强化，紧随的出现次数就会减少。这种理论强调两点：①得到正强化的行为容易再出现；②行为的出现需要合适的条件，当一个儿童学不会某个行为的时候，应该研究是不是给了他足够产生这个行为的条件，而不是去埋怨他为什么不会，应该着重研究促进儿童学习成功的条件。所以干预还是一个长期的过程，不是数天、数月就能够实现的。在教育、训练过程中，应该提供良好的环境因素，综合长期的方法，摒弃短期突击、简单粗暴的错误做法。

3. **早期干预的类型**

（1）直接针对受干预婴儿（包括个别和集体训练）的干预方法；

（2）通过指导家长间接对干预对象进行训练（示教、家长会等）的干预方法；

（3）将对婴儿直接干预和指导家长进行干预相结合的干预方法。

4. **早期干预的意义**　"早期"的含义可理解为"生命的早期"或"症状出现的早期"，干预开始的年龄对干预效果具有极其重要的意义，特别是生后第一年最为重要。脑的可塑性不是神经细胞的再生，而是指由于突触再生所造就的神经回路的巨大潜力。研究表明动物脑皮质中的神经细胞只占皮质容积的3%，而轴突、树突及神经胶质却占97%。大脑早期可塑性表现为可变更性和代偿性，可变更性是指某些细胞的特殊功能可以改变；代偿性是指一些神经细胞能代替临近受损的神经细胞的功能，或通过较低级的神经中枢来代偿，但这必须发生在儿童早期。

生后第一年为改善及避免神经系统损伤后遗症的"黄金时间"，如果能够给予足够的良性刺激，尤其是针对高危儿，可促进损伤脑细胞修复，激发大脑的潜在代偿能力，从而有效地补偿高危因素所造成的脑损伤。但康复需要在疾病急性期后、生理功能稳定后开始，保证干预安全有效。且早期干预不能急功近利，需要尊重儿童早期发展的自然过程。在干预过程中还要根据个体的发育水平，制订个体化的教育、训练计划，并定期评估，必要时调整训练内容。

早期干预需要多学科、多理论、多方面综合提供服务支持，例如儿科学、教育学、护理学、儿童保健学、心理学、康复医学、社会服务等。所以高危儿的早期健康管理需要将儿科、保健、康复、教育、心理等多学科专业人员组建一支综合性团队，接受培训，学习分工与合作，共同管理高危儿，实行评估 - 干预 - 再评估 - 再干预的系统科学的管理。这种早期干预模式效果显著，实施性较强，需要大面积推广，以此减少高危儿的残障率，使我国"优生、优育、优教"的方针得到切实的落实与实施。

## 二、 康复治疗的实施

采用视觉刺激、听觉刺激（包括音乐疗法）、按摩、神经发育治疗、运动功能训练、喂养指导、课堂教学、亲子活动等方式进行干预。

按照婴儿的发育规律进行：3月前主要目标是视觉、听觉、触觉、前庭功能、抬头、身体扭转训练，4~6月主要目标是翻身、坐、手触物、平衡能力等，7~12月主要是手的精细动作、爬行、站立、语言、走。

以天为单位对患儿进行康复训练，每日训练时间为 60 分钟，分两次进行。以周为单位让患儿父母共同参与和干预内容相关的课堂教学活动。对于中度或重度神经系统发育障碍患儿来说，要抑制异常行为和运动模式，在治疗过程中还要配合理疗（脑循环治疗仪、高压氧治疗、电针、经颅磁治疗仪等）、认知功能训练、药物治疗等辅助干预。对高危儿采取医院内康复治疗与家庭康复护理相结合的治疗方案，使家庭康复护理能够贯穿始终，因为它是医院康复治疗的延续，是高危儿能够得到长期康复的保证。

## 三、 家庭支持的重要性

家庭支持在早期干预中起到了关键性作用。家庭成员首先要认识并面对自己孩子属于高危儿，坚持随访和监测。家长还需认识到存在潜在性脑损伤的高危儿如果能够早期诊断干预，大部分患儿可治愈或达到正常化，若耽误了关键期的干预，可能发生神经系统损伤后遗症，如脑瘫、癫痫、智力低下、行为异常等。我们不仅要教会家长必要的护理知识和康复技术，更重要的是增强家长为孩子进行康复治疗的信心和责任。家庭支持（family support）主要指建立以家庭为中心的服务，支持和尊重家庭的决定，通过多种方式为家庭提供早期干预，增强家庭的功能。人们目前已经认识到早期干预离不开家庭的支持，应当促使病儿家庭积极参与到早期干预计划中，建立家长与职业人员之间的长期合作关系。

## 四、 婴儿抚触、被动操

早期干预计划中，婴儿的被动操、抚触疗法可以通过皮肤触觉刺激传到中枢神经系统，对促进脑功能的发育有良好的作用；能提高婴儿的进食量，改善睡眠质量，利于婴儿的生长发育；加深母婴感情交流，使婴儿身心更加健康；此外，适当的被动运动对发展婴儿运动功能、姿势，锻炼肌肉和关节功能非常有利。

## 五、 0~1 岁神经发育治疗

在生命的早期接受丰富的视、听、感、触觉可塑造最优的大脑皮质结构，加速突触形成，重组大脑功能区。对可能发生异常的高危儿应采取有目的、有计划的教育活动，给予良好的育儿刺激，满足各个关键期和敏感期的生物需要。根据儿童神经发育规律，按照小儿的实际发育水平，确定训练的起点，从大运动、精细运动、语言、认识和社会能力 5 个方面进行训练。在训练前要进行评定，制订近远期目标，有计划有目的地开展训练。

1. 0~3 月龄婴儿的神经发育训练。（表 4-1 至表 4-5）

表 4-1　大运动训练（0~3 月龄）

| 训练项目 | 目标 | 训练方法 | 训练工具 |
| --- | --- | --- | --- |
| 来回转头 | 头在小范围内随意转动 | 婴儿仰卧、在距眼睛 30cm 处用红球弧行移动，训练眼和头随红球转动 | 直径 10cm 红球或彩色玩具 1~2 件 |
| 俯卧抬头 | 俯卧抬头 45°~90°，5 秒以上 | 婴儿俯卧、屈肘，在头前上方用玩具逗引，训练抬头，必要时稍加帮助 | 彩色带响玩具 2 件 |
| 拉起抬头 | 拉起时头能努力不滞后，直至头能随身体抬起 | 婴儿仰卧，轻轻拉双臂使身体成 45°角，训练抬头，必要时给以帮助 | 彩色带响玩具 2 件 |
| 双臂肘支撑 | 头竖直，双臂肘支撑 5 秒以上 | 婴儿俯卧、屈肘，在前上方用玩具逗引，训练抬头和肘支撑，使胸部能离开床面 | 彩色带响玩具 2 件 |

表 4-2　精细动作的训练（0~3 月龄）

| 训练项目 | 目标 | 训练方法 | 训练工具 |
| --- | --- | --- | --- |
| 抓握 | 抓住手中的东西 5 秒以上 | 婴儿仰卧，成人把手指或玩具细柄放在其手掌中，训练其抓握能力 | 细柄带响的玩具 2 个 |
| 两手抚摸 | 两手相互抚摸 5 秒以上 | 婴儿仰卧，将婴儿两手移到中线，帮助他将两手碰在一起抚摸，必要时可给予帮助 | — |
| 张开手掌 | 能张开、合拢手掌 2 次 | 轻击婴儿手心或手背，训练其张开或合拢，可给予帮助 | — |
| 摇响玩具 | 由无意识地弄响玩具到有意识地摇响手中玩具 | 婴儿仰卧，在其手中放一个能摇响的玩具，在他四肢舞动时玩具发出声响，反复多次后，婴儿能只活动握玩具的手，使之发出声响 | 色彩鲜艳的细柄带响玩具 |

表 4-3　语言的训练（0~3 月龄）

| 训练项目 | 目标 | 训练方法 | 训练工具 |
| --- | --- | --- | --- |
| 听声 | 对声音有反应：眨眼、惊奇表情 | 婴儿仰卧，在其看不见的地方摇小铃或拨浪鼓，训练其听反应 | 摇铃和拨浪鼓各 1 个 |
| 找声源 | 头转向声音方向 | 在耳边 10cm 处摇铃，训练婴儿的听反应，左右交替 | 摇铃或摇动时可发出"咚咚"声的玩具 |
| 笑出声 | 有声的笑 | 用玩具逗引，使婴儿兴奋而发出笑声 | 有声响的玩具 1~2 件 |

表 4-4　认知能力的训练（0~3 月龄）

| 训练项目 | 目标 | 训练方法 | 训练工具 |
| --- | --- | --- | --- |
| 注视物体 | 用眼看红球 | 在头上方 30cm 处用红球逗引，可摇动球或喊其名字让其注意 | 直径 8~10cm 红球 1 个 |
| 视线追随 180° | 眼睛能随红球左右 90°~180°转动，向上跟随 30° | 在眼上方 30cm 处用红球按弧行做 90°~180°移动，再向上方移动训练头和眼的反应，开始可以给予帮助 | 直径 8~10cm 红球 1 个 |
| 见物伸手 | 能伸手去抓视线内的东西，但不一定抓到 | 在距眼 30cm 处用红球或彩色玩具逗引，有伸手的反应。如无，可用红球触碰其手背并扶其手伸向红球 | 直径 8~10cm 红球或彩色玩具 |

表4-5　社会行为的训练（0~3月龄）

| 训练项目 | 目标 | 训练方法 | 训练工具 |
|---|---|---|---|
| 注视 | 能看人脸 | 成人脸距婴儿脸20~30cm，相互注视，训练婴儿眼的注视反应 | — |
| 能看走动的人 | 婴儿能看着在视线内走动的人 | 母亲在视线内走动，引逗婴儿注视 | 安静的房间 |
| 逗引时会微笑 | 当成人逗引时会注视人脸并微笑 | 成人面对婴儿用微笑和声音逗引，训练婴儿出现微笑反应 | — |
| 眼对眼 | 能注视人眼并追随 | 成人面对婴儿引起其注视，再稍稍移动头部，训练追视反应 | — |

## 2. 4~6月龄婴儿的神经发育训练（表4-6至表4-10）

表4-6　大运动训练（4~6月龄）

| 训练项目 | 目标 | 训练方法 | 训练工具 |
|---|---|---|---|
| 向一侧转身60°~90° | 能转动身体60°~90° | 竖直抱婴儿，用玩具从不同方向逗引或呼唤，使婴儿转动身体，开始时可给予帮助 | 彩色玩具与带响玩具各2~3件 |
| 翻身 | 先侧翻，后由仰卧位翻成俯卧位 | 先置婴儿于侧卧位，以玩具逗引翻身呈仰卧位再由仰卧位向一侧翻身呈俯卧位，开始时可扶一侧上肢（或下肢）给予帮助 | 彩色玩具与带响玩具各2~3件 |
| 扶坐 | 扶髋部可坐直10秒以上 | 两手扶婴儿髋部保持直坐位，用玩具逗引 | 硬板检查台，玩具1~2件 |
| 前倾坐 | 前倾独坐10秒以上 | 将婴儿坐在检查台上，不给支撑，训练独坐能力，可叩击背部给予帮助 | 硬板检查台，玩具1~2件 |
| 腹爬 | 能腹爬前进 | 俯卧位，双手在胸下部支撑，前方用玩具逗引，使其向前爬行 | 地毯或泡塑地面 |

表4-7　精细动作的训练（4~6月龄）

| 训练项目 | 目标 | 训练方法 | 训练工具 |
|---|---|---|---|
| 伸手取物 | 能伸手抓到玩具 | 婴儿仰卧，在距胸上方30cm处用玩具逗引，鼓励他伸手来取，开始可扶其手给一些帮助 | 直径8~10cm红绒球或带柄的玩具1~2件 |
| 两手拿物 | 两手各拿一个玩具 | 取两个玩具先后让婴儿左右手拿住 | 小胶球或小木球2~3个 |
| 以物击桌 | 能握住玩具连续敲击桌子2~3次 | 婴儿扶坐在小桌旁，给木制或铁制的玩具让婴儿握住。先示范用玩具敲打桌子，鼓励其敲打，必要时给予帮助 | 细柄硬质小玩具2~3件 |
| 换手握物 | 能将玩具从一只手换到另一只手，再以原来的手取新的玩具 | 婴儿扶坐，先给1个玩具让其右手握住，再把另一个玩具递给右手，婴儿会换手并再拿玩具。可示范并帮助训练 | 彩色小玩具2~4件 |
| 以物对敲 | 两手拿玩具会对敲2~3次 | 婴儿扶坐，给2件玩具让其两手拿住，先示范玩具对敲，训练手对敲的动作，开始可给一些帮助 | 木质或硬塑小玩具或积木2~4件 |

表4-8 语言的训练（4~6月龄）

| 训练项目 | 目标 | 训练方法 | 训练工具 |
|---|---|---|---|
| 叫名字有反应 | 听见呼唤声会寻找声源 | 在婴儿看不到的地方（1m内）轻声地呼叫其名字或摇响玩具2~3次，训练听反应 | 响铃玩具1~2件 |
| 咿呀学语 | 能随意地发出咿呀语音 | 成人与婴儿面对面发音，口形要清楚，使婴儿也能发出声音 | 在安静室内 |
| 发ba，ma音 | 自发拼音字，如ba，ma | 成人与婴儿面对面地发baba，mama音，口形要清楚，训练发ba，ma音 | 在安静室内 |
| 发baba，mama双音 | 能发baba，mama双音 | 成人与婴儿面对面地发baba，mama音，口形要清楚，训练发双音 | 在安静室内 |

表4-9 认知能力的训练（4~6月龄）

| 训练项目 | 目标 | 训练方法 | 训练工具 |
|---|---|---|---|
| 注意人和事 | 主动注意周围的人和事。当周围出现人和声音时会注意看和听 | 婴儿仰卧，床边突然出现人或发响玩具，使婴儿注意听或看 | 安静室内，发响玩具2~3件 |
| 注意30~60秒 | 对感兴趣的事物能注意30~60秒 | 在距眼30cm处给他看或玩玩具，训练其注意力 | 小桌椅，玩具2~3件 |
| 找失落的玩具 | 当正在玩的玩具突然失落时，会寻找 | 婴儿坐在母亲怀中，在小桌边玩玩具，将玩具从桌子上掉落，训练其寻找。先示范后训练 | 小桌椅，玩具2~3件 |
| 拉开盖脸巾 | 能自发地拉开盖脸的小毛巾 | 婴儿仰卧，把一块小毛巾盖在其脸上，让其自己把毛巾拉下，可给予鼓励和帮助 | 小毛巾1~2块 |
| 拉开盖布找东西 | 能拉开盖布找到玩具 | 婴儿坐在桌前，将正在玩的玩具用大手帕盖上，鼓励婴儿拉开盖布找出玩具 | 大手帕、小汽车、小娃娃各1个 |

表4-10 社会行为的训练（4~6月龄）

| 训练项目 | 目标 | 训练方法 | 训练工具 |
|---|---|---|---|
| 对母亲亲近 | 对母亲和亲近的人亲切、活跃，对陌生人不活跃 | 母亲或陌生人逗引，出现不同的反应 | — |
| 用声音回答语言 | 能用柔和的声音回答成人的语言 | 成人面对婴儿，亲切地与其讲话，使其发声回答 | — |
| 伸手接物 | 能伸手去拿成人给他的东西 | 给婴儿1件玩具并说"给"，婴儿看到后能伸手去拿到，可给予一些帮助，训练其伸手动作 | 有柄小玩具1~2件 |
| 躲猫猫 | 训练过程中会引发笑容和高兴 | 成人用大手帕把脸盖上，然后突然把手帕拉开，并说"喵—"，逗婴儿注视和大笑 | 大手帕1块 |

### 3. 7~9 月龄婴儿的神经发育训练（表 4-11 至表 4-15）

#### 表 4-11 大运动训练（7~9 月龄）

| 训练项目 | 目标 | 训练方法 | 训练工具 |
| --- | --- | --- | --- |
| 独坐 | 能直腰坐在硬床上 | 在硬床上训练婴儿能直腰坐正，不要扶持。可进行叩击腰部、坐角椅等辅助训练 | 训练台、玩具 1~2 件、角椅 |
| 动态坐位平衡 | 独坐时双手可玩玩具或左右转身 | 能静态独坐后，用玩具训练动态坐，向左向右转动身体能保持平衡 | 训练台、玩具 2~3 件 |
| 手膝爬 | 手膝爬 3 步以上 | 先训练腹爬，再训练手膝爬。开始时可两人给予帮助，分别辅助婴儿左右手和脚，协调配合向前爬行，以玩具逗引 | 训练台、玩具 2~3 件 |
| 扶两腋下站立 | 扶腋下可站立 10 秒以上 | 扶婴儿两侧腋下，逐渐减小扶助力量，训练婴儿自己用力站立 | 训练台、带响玩具 2~3 件 |

#### 表 4-12 精细动作的训练（7~9 月龄）

| 训练项目 | 目标 | 训练方法 | 训练工具 |
| --- | --- | --- | --- |
| 用拇指和食指拿小物件 | 能用拇指和食指对捏大米花 | 在婴儿面前放 4~5 粒大米花或葡萄干，示意婴儿用手去取，可示范，必要时可给予帮助 | 大米花或葡萄干 4~5 粒 |
| 索物能给 | 能把玩具交给索取的人 | 婴儿玩了一会儿玩具后，向他索取，示意他给出 | 小动物玩具 2~3 个 |
| 将物放入盒内 | 能把 1 块方积木投入盒内 | 婴儿坐在桌前，递给他 1 块方积木，示意他投入盒内，可先示范 | 方积木 5 块，普通罐头盒 1 个 |
| 放下一物取另一物 | 能放下手中玩具，用这只手去取另一个玩具 | 婴儿坐在桌前，先给他一个玩具，再向同一只手出示另一个更鲜艳的玩具，示意他取物，必要时给予帮助 | 小动物、小汽车、小碗等玩具 2~3 件 |

#### 表 4-13 语言的训练（7~9 月龄）

| 训练项目 | 目标 | 训练方法 | 训练工具 |
| --- | --- | --- | --- |
| 发 baba，mama 音 | 能对妈妈和爸爸叫出 mama，baba 音 | 训练婴儿对着妈妈叫 mama 音，对着爸爸叫 baba 音，反复训练 | — |
| 懂一件物品的名称 | 能用眼睛朝向所指物品 | 对婴儿说出物品的名称，示意他能指出来 | 玩具或日常用品 3~4 件 |

#### 表 4-14 认知能力的训练（7~9 月龄）

| 训练项目 | 目标 | 训练方法 | 训练工具 |
| --- | --- | --- | --- |
| 认生 | 见到陌生人会怕羞、后退甚至哭泣 | 母亲和其他人分别抱婴儿或逗引，观察其不同的表情 | — |
| 手帕下找玩具 | 能在有玩具的手帕下找到玩具 | 婴儿坐在桌前，桌上并排放着 2 块大手帕，然后出示一件小玩具给他看，当他要拿时，又把玩具放到手帕下，5 秒后取出，再放到另一块手帕下，然后把手伸出来给他看，示意其找出玩具 | 大手帕 2 块、小玩具 1~2 件 |
| 打开盒盖找东西 | 把塑料盒盖打开，找出小玩具或糖粒 | 婴儿坐在桌前，在桌子上放一只塑料盒，当着他的面把一块糖或一个玩具放入盒内，盖上盖，然后示意他打开盖取出东西，可先示范 | 有开合型盖的塑料圆盒，直径约 5cm，小玩具 3~4 个 |

表 4-15　社会行为的训练（7~9 月龄）

| 训练项目 | 目标 | 训练方法 | 训练工具 |
|---|---|---|---|
| 要亲人抱 | 见到亲近的人欠身要抱 | 成人抱着婴儿，母亲走进他，让他看到，但不逗引和喊他，婴儿有欠身要抱的需求 | — |
| 自己拿饼干吃 | 会自己拿饼干吃，连吃 3 口以上 | 成人抱着婴儿，给他一块饼干，示意他拿着吃，可示范并训练 | 饼干 3~4 块 |
| 模仿挥手再见 | 能模仿成人再见、拱手的动作 | 成人挥手、拱手，示意婴儿模仿 | — |

### 4. 10~12 月龄婴儿的神经发育训练（表 4-16 至表 4-20）

表 4-16　大运动训练（10~12 月龄）

| 训练项目 | 目标 | 训练方法 | 训练工具 |
|---|---|---|---|
| 跪位 | 扶和不扶的直跪与单跪 | 置婴儿直腰跪于肋木架旁，稳定后，再使右腿屈曲呈直腰单跪。先扶手训练，后不扶手，反复训练 | 肋木架 |
| 扶两手可站 | 扶婴儿双手可站立 10 秒以上 | 将婴儿放在地板上，扶双手可以站立，逐渐减少扶力，训练婴儿站立 | — |
| 扶物站立 | 婴儿自己扶物可站立 10 秒以上 | 让婴儿手扶着椅子或肋木架站立，腰膝不弯，开始时可以扶肋腰部给予帮助，慢慢使其独自扶站 | 椅子、肋木架或扶手架 |
| 独站 | 独站 10 秒以上，手中可拿东西 | 婴儿放在地上站立，不给帮助，可在一侧保护 | — |
| 牵一手走 | 牵一手或用一短棍牵小儿行走 | 让其扶物行走或牵一手或牵一短棍，然后能推助行器行走，逐步进展到扶一手行走 | 短棍或助行器 |
| 独走不稳 | 能独走几步 | 婴儿站在地上，母亲在前面逗引，训练者在小儿身后用下肢顶住其后背，促使其开步行走 | — |
| 弯腰直起 | 先扶物能弯腰站立，然后不扶物能站起 | 婴儿在围栏中或肋木架旁，可扶住栏杆弯腰站立，再训练不扶也能站立 | 围栏或肋木架 |

表 4-17　精细动作的训练（10~12 月龄）

| 训练项目 | 目标 | 训练方法 | 训练工具 |
|---|---|---|---|
| 撕纸 | 能用两手的力量把一张纸撕碎 | 给婴儿一张花纸，先示范撕破纸，让他也学样撕纸 | 花纸 2 张 |
| 小丸进瓶 | 能把小丸子投入瓶中 | 先示范把葡萄干或小糖丸投入瓶中，然后让小儿学着做 | 小丸或葡萄干，小瓶 |
| 钳式抓握 | 准确的拇指和食指对捏 | 让婴儿用拇指和食指捏住维生素 C 片，可先示范 | 维生素 C 片 2~3 片 |

表 4-18　语言的训练（10~12 月龄）

| 训练项目 | 目标 | 训练方法 | 训练工具 |
|---|---|---|---|
| 懂得 3~4 件物品的名称 | 能用眼睛朝向所问的 3~4 件物品 | 出示玩具或日常用品，并说出其名字，让小儿把物品与名字相联系，使婴儿理解名称并有记忆，然后把几种物品放在一起，说出一件物品的名字，小儿会用眼看该物品 | 玩具和日常用品 4~5 件 |
| 懂得人称 | 除爸爸、妈妈外，懂得 3~4 个人的称呼 | 训练婴儿懂得家庭成员的称呼，如爷爷、奶奶、公公、婆婆、哥哥、姐姐等 | — |

续表

| 训练项目 | 目标 | 训练方法 | 训练工具 |
|---|---|---|---|
| 懂得不要 | 示意不做某个动作，知道停下来 | 当小儿正在做一件事时，成人说"不要做"或用手示意"不"，训练他能停下来 | 一些玩具或日用品 |
| 会表示再见、欢迎、拍手等动作 | 要求做出再见、拍手、欢迎、飞吻等动作 | 在适当的时候要求婴儿用手势表示，可示范 | — |
| 懂得一些语言，能用动作表示 | 能理解谢谢、眯眼、飞吻、做个怪像等语言而做出特定的动作 | 对一定语言和特定的动作进行反复训练 | — |
| 能说出双音词 | 会说爸爸、妈妈外的一个双音词 | 指着婴儿最熟悉的东西教他说，如杯杯、灯灯等 | 小茶杯，奶瓶 |

表 4-19　认知能力的训练（10~12 月龄）

| 训练项目 | 目标 | 训练方法 | 训练工具 |
|---|---|---|---|
| 模仿摇铃 | 能模仿成人摇铃并把铃摇响 | 小儿和成人各拿一只小铃，成人摇响铃，鼓励婴儿也摇响 | 小铃 2 个 |
| 投球 | 会把小皮球抛出，能抛出 1m 远 | 成人与婴儿相距 1m 面对面，用一小皮球对抛，抛球高度不论 | 小皮球 1~2 个 |
| 认识身体 3 个部位 | 能认识自己身体 3 个部位 | 利用看图片、照镜子、讲故事训练认识身体部位 | 玩具娃娃、镜子 |

表 4-20　社会行为的训练（10~12 月龄）

| 训练项目 | 目标 | 训练方法 | 训练工具 |
|---|---|---|---|
| 自抱奶瓶喝奶 | 会自己抱着奶瓶喝奶或水 | 让婴儿自己抱一瓶奶或水喝，给予表扬鼓励 | 糖水或奶一瓶 |
| 表示需要 | 会用动作或声音表示想要的东西 | 婴儿想要东西时训练他能用动作或声音表示，否则不满足要求 | 生活用品、玩具、糖等各一份 |
| 玩游戏会大笑 | 玩有趣的游戏时会发出大笑声 | 成人与婴儿一起玩游戏引起婴儿大声地笑，成人可先示范性地笑出声 | |

## 六、 高危儿早期康复治疗中对职业人员的基本要求

1. **熟练掌握婴儿的体格和智能发育规律**　具有掌握包括新生儿和婴幼儿心理行为特点和发育规律、新生儿行为神经评定、婴幼儿智力评定和神经运动评定等方法的能力。

2. **制订每位婴儿早期干预目标**　包括根据评定结果，为干预对象制订早期干预的任务、目标和方法，同时能够对干预效果进行阶段性的评估，必要时可完成干预计划的修改的能力。

3. **协调医护及家庭对婴儿的综合干预及护理**　能够向家长解释早期干预与预后之间的关系和正确讲解和判断各种干预措施如婴儿抚触、婴儿被动操、推拿按摩法等的具体功能和效果，以及对干预中出现的问题予以及时解决的能力。

4. **熟练运用运动功能训练方法**　包括婴儿抚触、婴儿被动操、推拿按摩法以及各种物理疗法等治疗方法的能力。

（肖　农）

# 第五节　预防及预后

## 一、预防

**1. 预防总则**　高危儿的管理应该贯彻预防为主和防治结合的原则，开展高危儿童筛查、监测、干预及转诊工作，构建高危儿综合管理系统，可以预防残障，提高高危儿的生活质量，减轻家庭及社会的负担。

管理模式框架应以一个孩子为中心，以一个家庭为单位，以社区或妇幼机构为团队，以妇产科、儿童专科医院为依托共同构建。建立健全高危儿监测网，系统地管理到每一个高危儿，降低失访率。从怀孕开始甚至备孕即开始预防，妇产科医生、儿科医生需要做好婚前咨询，对孕妇做好早孕保健、定期产前检查及相关知识的宣教，新生儿科医生参与到产时 - 出生后高危儿的干预中，提高新生儿疾病的医疗水平，出院前告知家长孩子存在脑损伤的高危因素，建立高危儿的档案，并记录在高危儿监测网上。

社区或妇幼机构承担着新生儿访视工作，要对高危儿重点访视，访视成员应包括儿科、产科、保健、康复、护理、教育、心理等多学科专业人士。访视时做好新生儿护理、喂养、防病和早期检查以及早期教育指导（婴儿抚触、婴儿操、视听训练）等工作。访视过程中，一旦怀疑或诊断脑瘫即进行早期干预治疗，若出现无能力完成以上工作或效果不佳的情况，需要将患儿转诊至儿童专科医院进行规范的早期干预。

对高危儿的科学管理至关重要，必须在每个市、县范围内建立高危儿监测网，把当地的医疗保健机构、社区卫生保健机构以及家庭联系在一起，构筑起一道高危儿健康的保护墙。连续、系统、动态地对高危儿进行监测并不断扩大实施范围，才能使更多的高危儿受益，促进其健康发展。

**2. 监测的实施**

（1）胎儿期：各类医疗卫生机构（妇女保健科、产科等）、社区、乡镇卫生院均承担一定的孕期胎儿保健任务，做好相关知识的传授，完成对胎儿的定期检查，筛选、评定出各种孕期高危因素，记录在孕期档案中，并给予干预指导，直到分娩。超出本机构服务能力的做好转诊和随访。

（2）分娩期：产科要根据孕期档案充分了解孕期存在的高危因素，做好生产准备，选择合适的生产方式。对胎儿分娩时和新生儿在产科住院期间的高危情况进行筛查，对发生窒息、早产、低体重、过期产儿、多胎、新生儿疾病等高危儿及时请新生儿科会诊，需要住院治疗的转入新生儿科。对于在孕期和分娩期存在高危因素但不需要住院的高危儿，离开产科时告知家长婴儿存在的高危因素，并开具高危儿管理知情书，录入监测网，当地社区或乡镇卫生院完成其家庭访视。

（3）新生儿期：①新生儿科出院后高危儿的随访和管理：对于在新生儿重症监护室住院治疗出院的新生儿，均按照高危儿进行管理，出院时同样开具高危儿管理知情书，录入监测网。当地负责家庭访视的工作人员需要在普通访视的基础上，适当增加随访次数，由每月 1 次增加到每月 4 次，指导家长进行观察、护理，一旦有异常情况应及时到医疗机构就诊，防止延误诊断和病情加重。②普通新生儿的高危筛查与管理：在孕期、分娩期均没有高危因素的新生儿，进行常规新生儿访视。若在访视过程中发现异常情况，应做好记录，开具高危儿管理知情书，录入监测网，对其进行干预、专案管理。

（4）婴儿期：①高危儿的专案管理：由各级妇幼保健机构儿童保健科负责。凡在孕期、分娩期、新生儿期筛查确定为高危儿者，持高危儿管理知情书在其满月时到辖区妇幼保健机构儿童保健科建立专案，进行高危儿筛查、健康体检、发育评估，给予保健指导，必要时早期干预。各级妇幼保健机构是辖区儿童保健技术指导中心和专业服务机构，对辖区从事儿童保健的各级各类专业机构负有专业督导、技术培训和管理协调职责，也是接受基层医疗机构（社区卫生服务中心和乡镇卫生院）高危儿转诊的上级机构，在高危儿筛查、评定、管理网络中处于中枢地位。②普通婴儿的常规健康管理：由基层医疗机构（社区卫生服务机构和乡镇卫生院）或承担基本卫生服务的专业医疗机构负责。在常规儿童健康管理中发现的具有高危因素的高危婴儿可以转诊到妇幼保健机构进行管理，妇幼保健机构经过评估已经正常的高危儿可以转回基层医疗机构，社区卫生服务机构和乡镇卫生院是各时期高危儿筛查、评估、管理的前哨。通过上述的筛查和健康管理流程，能够最大程度地识别高危儿，并及时进行早期干预，有效减少误诊、漏诊。具体见各时期高危儿筛查、评估、管理流程图（图 4-1）。

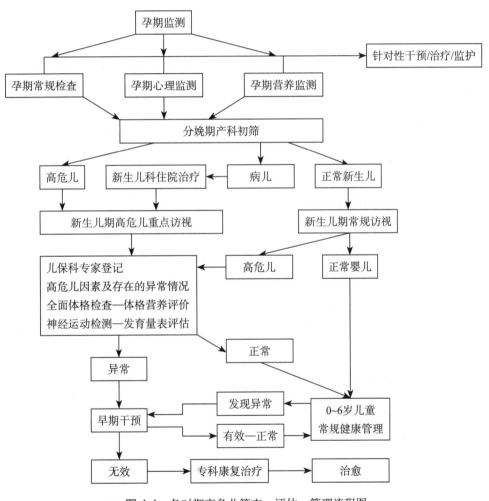

图 4-1　各时期高危儿筛查、评估、管理流程图

## 二、预后

早期干预及康复治疗能有效降低高危儿发生率和神经系统后遗症发生率（特别是智力发育障碍、脑瘫发生率），提高高危儿的存活质量和整体人口素质。

（肖　农）

# 第五章
# 神经发育障碍性疾病的康复

神经发育障碍性疾病（neurodevelopmental disorders disease）关系到儿童一生的生活质量，严重者可致终身残疾。这类疾病中的大部分患儿通过早期诊断、早期干预可发展为正常儿童，对其中的部分疾病或程度较重的儿童通过积极干预也可大大提高他们的生活质量，降低致残率和减轻残疾程度。同时神经发育障碍性疾病也是我国儿童康复的主要对象之一。因此，对神经发育障碍性疾病进行精准诊断、规范化治疗对避免诊断扩大化和治疗过度化、提高我国儿童康复水平具有重要的临床意义。

## 第一节　发育指标延迟

## 一、概述

### （一）定义

发育指标/里程碑延迟（developmental delay/delayed milestone，DD）是指婴幼儿运动、语言或认知中有一项标志性的发育指标/里程碑（如坐、站、走和语言等）没有达到相应年龄段应有的水平。DD 包括单纯的运动发育落后（motor delay）、语言发育落后（language delay）或认知发育落后（cognition delay）。最新的研究认为 DD 还应包括睡眠模式的变化和落后。DD 是暂时性、过渡性、症状描述性诊断，适合于婴幼儿。如病情发展或进一步检查明确诊断为脑性瘫痪、孤独症谱系障碍、某一遗传代谢病等时就不再诊断 DD。

### （二）流行病学特征

1. **发病率**　国外报道 DD 发病率为 5%~15%，男女比例为（1.5~4.7）：1。国内尚无报道。
2. **病因**　危险因素中排名前 3 位的是出生时有新生儿缺氧缺血性脑病（hypoxic-ischemic encephalopathy，HIE）、母亲妊娠不良史（妊娠期高血压、糖尿病及先兆流产保胎治疗）和早产；低出生体重、新生儿窒息、宫内窘迫、病理性黄疸和母亲多胎妊娠等均为发育指标延迟的高危因素；国外还报道母亲年龄、父母教育水平、家庭社会经济水平和环境因素等都是 DD 的危险因素。

## 二、 临床特点

### （一）临床表现

主要表现为运动、语言或认知等单一因素发育落后于同龄儿童发育水平。运动发育落后包括粗大运动和精细运动。发育里程碑的"危险信号"，如6周龄时对声音或视觉刺激无反应，3月龄时无社交反应，6月龄时头控仍差，8月龄时不会坐，12月龄时不会用手指物，18月龄不会走路和不会说单字，2岁时不会跑和不能说词语，3岁时不能爬楼梯或用简单的语句交流。睡眠模式发育迟缓包括小婴儿每天睡眠不足8小时，可伴有啼哭不安，或每天睡眠时间太长，新生儿期后每天累计清醒时间不足2小时。

运动发育迟缓依次为竖头、独坐、独站和独走；认知发育和社交发育迟缓主要表现为视、听等感知发育迟缓，以及眼神不与人交流、不能逗笑、笑不出声、不能认人、不能咿呀学语、不能与大人交流等；语言发育延迟主要表现为18~36月龄时还不会有意识地喊爸妈。临床以运动发育迟缓最多，一般要延迟2个月以上方可诊断。以下正常运动发育指标可作为参考。

**1. 粗大动作发育指标** 1个月俯卧时试抬头；3个月俯卧时抬胸；4个月扶两手和髋部能坐；4个月竖头；5个月扶两臂可站立；6个月试独坐；8个月会爬；11个月牵一只手会走，会自己站立；1岁左右自己会走；15个月会蹲着玩，可倒走；16个月会爬上小梯子；2岁左右会双足跳或单足立，举手过肩；3岁能自由地两脚交替上下楼梯。

**2. 精细动作（手指功能）发育指标** 1个月两手握拳，刺激后握得更紧；3~4个月能松开双手，并将双手放到面前观看和玩自己的手，出现企图抓握玩具的动作；5个月能抓近的玩具；6~7个月能在两手间有意识地交换玩具；9~10个月能用拇指与食指取玩具，可敲击玩具；12个月会翻书，握笔乱涂；18个月会叠4块方木；2岁会一页页翻书，可叠放6块积木，会模仿画线条；3岁会叠放8块积木，会临摹画"O"和"+"；4岁会自己穿衣，画正方形，甚至绘画人体1~2个部位；5岁能写简单字，模仿画；6岁能画三角形、房屋，能绘人体6个部位。

### （二）诊断

1. 只有1项标志性的发育指标/里程碑（如竖头、坐、站、走和语言等）没有达到相应年龄段应有水平，如6个月不能竖头，8个月不能独坐，18个月不能独走，可诊断为运动发育指标延迟。18个月不会说单字可诊断为语言发育指标延迟。

2. 发育量表检查有1个能区或项目分值低于人群均值2个标准差，或智力发育指数（MDI）或运动发育指数（PDI）低于70分。其他能区或项目均正常即可诊断DD。

3. 如果2个能区是粗大动作和精细动作发育指标延迟，而其他能区均正常仍可诊断为运动发育指标延迟。如一个18个月的孩子有不能独走的粗大运动和手部的精细动作两个能区发育延迟，而语言、交流和认知等发育均正常，还应诊断为运动发育指标延迟。

4. 对于翻身和爬，可能因为儿童不需要或没有给他机会而脱漏，如果其他运动发育正常可暂不作为发育指标，需要进行训练后随访。如果伴有其他发育指标延迟还应综合考虑。

### （三）鉴别诊断

**1. 全面性发育迟缓（global developmental delay，GDD）** 5岁以下的婴幼儿具有运动加认

知或社会适应能力两个以上发育指标延迟，因年龄过小而不能完成一个标准化智力功能的系统性测试，病情的严重性等级不能确切地被评估者。

2. **智力发育障碍**（intellectual developmental disorder，IDD） IDD 是一种起始于发育期的障碍，包括在思维、社会和实践三大领域中认知功能损害和适应能力两种缺陷者，同时强调只有智力和社会适应能力共同缺陷才可诊断。因此，一个低智商（intelligence quotient，IQ）的患儿不能被诊断为智力发育障碍。DSM-5 中将 DSM-4 及 ICD-10 中的精神发育迟滞（mental retardation，MR）改为智力残疾或智力发育障碍。

3. **脑性瘫痪**（cerebral palsy，CP） 是指一组持续存在的导致活动受限的运动和姿势发育障碍症候群，这种症候群是由于胎儿或婴幼儿发育中的脑部非进行性损伤引起的。常伴有感觉、认知、交流、感知和（或）行为障碍，以及癫痫和继发性肌肉骨骼问题。

4. **孤独症谱系障碍**（autism spectrum disorder，ASD） 主要表现为：①持续性的多情境下目前存在或曾经有的社会沟通及社会交往的缺失；②限制性的、重复的行为、兴趣或活动模式，可以是现症的，也可以以病史形式出现；③症状在发育早期出现；④症状导致了在社会、职场等其他很多重要领域中非常严重的功能缺陷；⑤交流障碍不能用 IDD 或 GDD 解释，有时 IDD 和 ASD 经常共同存在。

5. **先天性甲状腺功能低下** 有发育落后、生理功能低下和特殊面容（黏液性水肿）。血清游离甲状腺素 4（$T_4$）水平较低、促甲状腺素（TSH）水平增高和骨龄发育落后可确诊。

6. **遗传病及遗传代谢病** 对有明显发育指标延迟伴有神经系统损害表现、发育倒退、惊厥、肌张力异常、代谢性酸中毒、酮症酸中毒、低血糖、高血氨等代谢紊乱，不明原因的肝功能损伤或其他脏器受累，骨骼畸形、特殊气味（鼠尿味、汗脚）、皮肤白皙、毛发色浅、色素沉着、湿疹、容貌怪异、喂养困难、反复呕吐、腹泻、体格发育不良、嗜睡、易激惹等临床表现，要进一步做染色体或基因检查等以除外遗传代谢病。

## 三、 康复评定

### （一）量表评定

1. **Gesell 发育量表** 是对婴幼儿的一个发育评定，判断小儿神经系统发育的完整性和功能成熟的手段。具有发育诊断的作用：①评价中枢神经系统的功能；②识别神经肌肉或感觉系统是否有缺陷；③检测是否存在发育异常；④评估和随访高危儿的神经系统发育情况。

2. **贝利婴幼儿发展量表**（Bayley Scales of Infant development，BSID） 评定婴幼儿行为发展的工具，信度和效度很高。大多数国家都已相继引用或修订了各国自己的 BSID 常模，成为国际通用的婴幼儿发展量表之一。适用于 0~42 个月婴幼儿，包括精神发育量表、运动量表和婴儿行为记录。

3. **全身运动质量评估**（general movements assessment，GMA） GMA 是一种评估早产儿、足月儿和小婴儿中枢神经系统功能的保健工具。能够在 4 个月内对脑瘫等严重精神学异常发育障碍作出较可靠的预测。尤其是连贯一致的"痉挛-同步"和"不安运动缺乏"可以应用于早期预测脑瘫。对运动发育指标延迟的小婴儿应做 GMA 检查早期预测脑瘫，以便早期干预阻止其向脑瘫发展。

4. **韦氏学龄前儿童智力量表**（Wechsler preschool and primary scale of intelligence，WPPSI） 是美国心理学家 D. 韦克斯勒制定的幼儿智力测量工具，已经在我国完成了标准化工作。

通过测试获得语言和操作分测验智商和总智商，智商的均数定为 100，标准差为 15，总智商均值低于 2 个标准差（70 分）为异常。适用于 3.5~6 岁的儿童。

5. 儿童语言发育迟缓评定（sign-significate relations，S-S 法）　S-S 法依照语言行为，从语法规则、语义、语言应用三个方面对语言发育迟缓儿童的语言能力进行评定及分类，具体内容包括"符号形式 - 指示内容关系""促进学习有关的基础性过程"和"交流态度"三个方面。将评定结果与正常儿童年龄水平相比较，即可发现语言发育迟缓儿童。适用于 1.5~6 岁。

6. Hammersmith 神经系统评定

（1）颅脑神经功能评定：包括面容、眼睛外形、听力和视觉反应、吸吮和吞咽功能；头颅、躯干、手臂、双手、腿、足的姿势；运动的幅度和数量；肌张力：围巾征、肩部高度、旋前 / 旋后、内收肌、腘窝角、踝背屈角、拉坐、俯卧位悬吊；神经反射：腱反射、支持反射、俯卧位悬吊、横向倾斜、降落伞反射等。

（2）发育里程碑测试：包括竖头、坐、主动抓握、抬腿能力、翻身、爬、站、走等。

（3）行为测试：包括意识状态、情绪状态、社会取向等。

## （二）主要体征

1. 肌力和肌张力　运动发育指标延迟者部分可表现为肌力和肌张力偏低，如竖头延迟可有控制头颈部的肌力和肌张力降低；独坐延迟可伴有腰背部肌力和肌张力降低；可伴有部分一过性的双下肢肌张力轻度增高和尖足，但不能满足脑性瘫痪的体征要求。认知、语言发育指标延迟的肌力和肌张力一般正常。

2. 反射发育　一般正常，可伴有握持反射消失延迟，少数可伴有踝阵挛阳性。

3. 姿势发育　大多正常，少数运动发育迟缓可伴有一过性轻微尖足。

## （三）辅助检查

1. 头颅影像学　头颅 MRI 分辨率较头颅 CT 高，运动发育指标延迟多表现额叶脑外间隙增宽、脑室稍扩大和脑室周围轻微白质软化；语言认知发育指标延迟多表现颞叶脑外间隙增宽和脑白质偏少。部分患儿头颅影像学可完全正常。

2. 听视觉脑干诱发电位　对疑有听视觉障碍者，应做听视觉脑干诱发电位和相应检查。

3. 脑电图　有惊厥者应做脑电图检查以排除癫痫。

4. 肌电图　对肌力和肌张力很低的患儿应做肌电图检查，以排除脊髓性疾病（损伤、脊髓空洞症、脊髓压迫症）和脊髓性肌萎缩等。

5. 其他　疑有内分泌或遗传及遗传代谢病，应做血清 $T_4$、TSH、血糖、血氨、肝功能、磷酸肌酸激酶、染色体核型、基因测序等检测，进一步明确诊断。

## 四、　康复治疗

### （一）早期干预

早期干预是指对发育偏离正常或可能偏离正常的高危儿进行有组织、有目的的综合性康复治疗。早期干预可提高 DD 患儿的感受能力、活动能力和身心协调能力。通过增加感知活动、肌肉活动对大脑的刺激频率，丰富大脑信息量，以及大脑本身的分析、综合、调节等反复进行的思维活动，促进大脑的功能代偿和组织的修复，提高运动、语言和认知功能。早期干预含义包括早期和干预两方面。

**1. 早期的含义**　早期可解释为生命的早期或症状出现的早期，但干预开始的年龄对干预效果具有极其重要的意义，特别是生后第一年极为重要，早期干预越早效果越好。早产儿、高危儿最好从出生后就开始干预。

**2. 干预的含义有两种**

（1）根据婴幼儿智力发育规律进行有组织有目的的丰富环境的教育活动，即利用触觉、视觉、听觉、运动的本体感觉和前庭平衡觉，促进婴幼儿智能和运动发育，促进婴幼儿发育里程碑的获得，减少发育指标延迟的风险。

（2）发现有发育偏离正常或可能偏离正常的高危儿：及早发现发育指标延迟或出现神经发育障碍的临床表现，早期干预，可直接针对功能障碍和只应用于有选择的人群。因此，早期干预既包括预防也包括康复。对于那些在后来显示神经发育异常需要特殊干预治疗（物理、语言、认知、教育和行为康复等）的患儿而言，早期干预是同一过程的两个不同阶段。

新生儿生后第 1 个月内，由于中枢神经系统具有很强的适应性和可塑性，将有更多机会通过神经元替代原理补偿功能性障碍。在出生后 1~4 个月开展早期物理治疗非常重要，可防止肌肉挛缩及关节变形，阻止异常姿势的发展。

## （二）早期干预的方法

早期干预强调时间越早越好，内容是指导家长进行运动、认知、感觉刺激、喂养、睡眠和睡姿等训练。同时要遵循适量原则。

**1. 认知训练**　通过多感官刺激训练，如视觉、触觉、听觉、嗅觉等不同的感官活动来输送信息，促进幼儿对知识的理解，加强其对外界的认知，丰富他们的信息量。人工化设计的多感官刺激训练单元，将放松及刺激经验通过多感官环境进行互动，与特殊教育相结合，是促进脑发育和提高认知功能的最佳治疗方式之一。

**2. 运动训练**　早期积极的运动和干预可促进运动皮层活动，使大脑运动系统发育和细化、神经可塑性最大化，产生有效功能。婴儿与环境的相互作用的运动可促进行为控制和肌肉、韧带、骨骼的生长发育，以及推进神经运动系统的持续发展。应结合日常生活活动进行粗大运动和精细运动的训练。运动训练不仅可以提高他们的运动功能，扩大活动范围，增长新的知识，同时可增进认知功能的发育。运动训练主要针对竖头、坐、站和走的大运动以及精细动作进行训练。

**3. 语言与交流能力训练**　语言训练包括个别训练和小组训练。个别训练的环境应安静、安全，室内布置简单，避免因丰富的环境分散孩子的注意力。时间最好是上午，30~60 分钟为宜。治疗师要和孩子目光平视，诱发孩子的语言，及时鼓励非常重要。同时应用小组的形式进行集体语言和交流能力的训练，结合实际，与人和物密切接触中进行训练，循序渐进，稳步提高，以达目标。训练内容主要是舌操、口型、语音、言语、吞咽和交流互动等。

**4. 感觉统合训练**　为特殊儿童提供一套科学与游戏相结合的训练环境作为一种有效的治疗手段，能改善儿童的感觉障碍及神经心理发育，刺激患儿前庭 - 眼动系统，增加视觉感觉统合、视觉功能和协调功能，尤其对伴有感觉统合失调的特殊儿童综合能力的提高有明显效果。此外，感觉统合训练还能有效提高运动功能，改善立位平衡和步行能力，可明显提高康复疗效，促进认知和心理行为的发育。

**5. 引导式教育**　通过娱乐性、节律性意向激发儿童的兴趣，引导诱发儿童学习动机，鼓励和引导孩子具有主动思考的意识，向往目标，主动积极参与各种训练。利用环境设施、学习实践机会和小

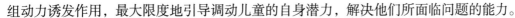

组动力诱发作用，最大限度地引导调动儿童的自身潜力，解决他们所面临问题的能力。

**6. 游戏治疗** 游戏治疗是目前国内外公认和推崇的最有效的康复治疗方法之一。通过游戏让患儿在欢乐愉快的环境中主动接受语言、运动、交流、认知和行为等各种功能训练，使他们能在与其他孩子、老师的反复互动过程中学习，并使运动能力、认知能力和交流能力等得到全面提高。

**7. 活动观察训练**（action observation traning，AOT） 让患儿主动观察人（微笑、伸舌、点头和面部表情变化等）或物（玩具、个性化和特殊的仪器设备）进行反复主动的模仿训练。每次15~30 分钟，每天 1~2 次，3 个月为一个疗程。有报道 AOT 对正常儿童、特需儿童和遗传疾病（Williams 综合征、Prader-Willi 综合征和 Dawn 综合征等）均有效。

**8. 目标 - 活动 - 运动环境**（goals-activity-motor enrichment，GAME）**疗法** GAME 疗法是基于现代运动学习原理，以家庭为中心的康复治疗方式，所有教授给家庭的信息及方法都是根据父母的问题和要求，以及患儿所面临的问题而制订的。将运动训练、家长教育和丰富的儿童学习环境相结合。运动训练包括 CIMT、蹲、站、坐等。家长教育包括患儿的发育、喂养、睡眠、玩耍以及其他信息。每周至少进行 1~2 次，每次 30~90 分钟。有报道应用 GAME 疗法对一些重症的高危儿进行干预训练，可以有效减轻或阻止其向脑瘫发展。

## 五、 预防及预后

### （一）预防

1. 早期大范围的筛查有利于 DD 的早期发现和诊治，改善预后。
2. 对有明显脑损伤的高危儿要早期筛查、早期干预，可减少 DD 的发生率。

### （二）预后

1. 大多数患儿预后良好，通过积极的早期干预可发展为正常儿。
2. 部分患儿可进一步加重，可能发展为 GDD、CP、IDD、ASD、语言发育障碍、学习困难和多动伴注意力缺陷等。
3. 对 222 例 DD 患儿的随访研究表明：发育达到正常占 71.62%，仍为 DD 占 15.31%，进一步加重发展为 GDD 占 6.30%、CP 占 4.50%、婴儿痉挛症占 0.14%、ASD 占 0.9%。

（唐久来）

# 第二节 全面性发育迟缓

## 一、 概述

### （一）定义

全面性发育迟缓（global developmental delay，GDD）是指婴幼儿运动、语言或认知中有 2 项或 2

项以上标志性的发育指标/里程碑（如坐、站、走和语言等）没有达到相应年龄段应有的水平。表现为患儿在粗大动作/精细动作、认知能力、语言、交流、社会适应能力和日常生活能力等方面存在两种以上发育迟缓的神经发育障碍性疾病。诊断年龄小于5岁。GDD是暂时性/过渡性、症状描述性诊断。

## （二）流行病学特征

1. **发病率**　发病率3%左右。男女比例为2.84∶1。5%~10%的正常儿童在发育早期出现过GDD。

2. **病因**　多数病例往往兼有数种病因，且相互转化，互为因果。

（1）围生期因素：胚胎期的药物或毒物致畸、宫内感染、新生儿期重症感染、宫内营养不良、宫内外窒息、HIE、早产儿脑病、胆红素脑病和低出生体重等。

（2）婴幼儿期：中枢神经系统外伤或感染、铅中毒或环境感觉剥夺等。

（3）遗传性疾病：染色体病变和基因病变，尤其是一些遗传代谢病早期主要表现为GDD。

（4）母亲不良妊娠史：多胎、妊娠高血压综合征、妊娠糖尿病、泌尿生殖系统感染、吸毒和酗酒等。

# 二、临床特点

## （一）临床表现

1. **具有2项或2项以上标志性的发育指标/里程碑（如坐、站、走和语言等）没有达到相应年龄段应有的水平**　临床特征主要为运动合并语言发育落后，运动合并认知发育落后，语言合并认知发育落后，运动、语言、认知发育均落后。

2. **临床上具有暂时性、预后不确定性的特征**　部分GDD患儿可发育成为正常儿童，部分则预后不良，可发展成为IDD、语言发育障碍、学习困难、CP、多动注意力缺陷综合征、发育性协调障碍、视力障碍、ASD和神经系统退行性疾病等。

3. **与遗传代谢病相关**　部分GDD是遗传及遗传代谢病的早期表现，有报道GDD中有20%可能是遗传及遗传代谢病。

4. **共患病**　有报道GDD中共患癫痫占10.3%、听觉障碍占9.2%、先心病（房缺、室缺）占5.9%。

## （二）诊断

1. 5岁以下发育早期的儿童。

2. **有2项或2项以上标志性的发育指标/里程碑（如坐、站、走和语言等）没有达到相应年龄段应有的水平**　主要为运动功能、认知功能、语言功能、交流能力、社会适应能力和日常生活能力等中有2项或2项以上标志性的发育指标/里程碑明显落后于同龄儿童。

3. **因年龄过小而不能完成一个标准化智力功能的系统性测试**　病情的严重性等级不能确切地被评估。

4. **发育量表测试结果指标低**　有2个或2个以上能区分值低于人群均值2个标准差，或智力发育指数（MDI）、运动发育指数（PDI）低于70分。

5. **有高危因素**　脑损伤病史和母亲不良妊娠史。

（三）鉴别诊断

1. **发育指标／里程碑延迟（DD）** 是指婴幼儿的运动、语言或认知发育只有 1 项标志性的发育指标／里程碑没有达到相应年龄段应有的水平。

2. **智力发育障碍（IDD）** 如果小儿 5 岁后没有达到同龄发育水平，需进行智商（intelligence quotient，IQ）和社会适应能力检测，如 IQ 和社会适应能力均显著降低，结合临床可诊断为 IDD。

3. **脑性瘫痪（CP）** 患儿出现运动发育障碍、姿势发育异常、反射发育异常和肌张力及肌力异常，可结合临床诊断为 CP。

4. **孤独症谱系障碍（ASD）** 患儿以交流障碍、语言障碍和异常刻板行为为主进一步发展，可做 ASD 方面的量表检查，诊断是否为 ASD。GDD 和 ASD 经常共同存在。

5. **先天性甲状腺功能低下** 有发育落后、生理功能低下和特殊面容（黏液性水肿）。血清游离甲状腺素 4（$T_4$）水平较低、促甲状腺素（TSH）水平增高和骨龄发育落后可确诊。

6. **遗传病及遗传代谢病** GDD 中部分是一些遗传代谢病的早期表现。因此，对 GDD 伴有发育倒退、惊厥、肌张力异常、代谢性酸中毒、酮酸中毒症、低血糖和高血氨等代谢紊乱，要进一步检查染色体核型及基因测序等以排除遗传代谢病。

## 三、 康复评定

（一）量表评定

1. **Gesell 发育量表** 是 GDD 诊断和随访的最常用量表（详见本章第一节）。

2. **贝利婴幼儿发展量表（BSID）** 国际通用的婴幼儿发展量表之一。适用于 0~42 个月婴幼儿，包括精神发育量表、运动量表和婴儿行为记录。

3. **全身运动质量评估（GMA）** 是一种评估早产儿、足月儿和小婴儿中枢神经系统功能的保健工具。能够在 4 个月内对脑瘫等严重精神学异常发育障碍作出较可靠的预测。对以运动发育迟缓为主的小婴儿应做 GMA 检查以早期预测脑瘫，以便早期干预，阻止其向脑瘫发展。

4. **韦氏学龄前儿童智力量表（WPPSI）** 为国内外公认的智力发育检查量表。适用于 Gesell 发育量表不能满足测试 5 岁前的 GDD 患儿。

5. **儿童语言发育迟缓评定（S-S 法）** S-S 法依照语言行为，从语法规则、语义、语言应用三个方面对语言发育迟缓儿童的语言能力进行评定及分类。将评定结果与正常儿童年龄水平相比较，即可发现语言发育迟缓儿童。适用于 1.5~6 岁儿童。

6. **Peabody 运动发育评定量表 2（PDMS-2）** 是目前广泛应用的一种定量和定性的全面运动功能评定量表，综合评定发育商和总运动商。适用于 0~72 个月儿童。

7. **婴儿 - 初中生社会生活能力量表** 根据独立生活能力、作业操作、交往、参加集体活动、自我管理五个方面进行测评。评定结果：≤5 分，为极重度；6 分，为重度；7 分，为中度；8 分，为轻度；9 分，为边缘；10 分，为正常；11 分，为高常；12 分，为优秀；≥13 分，为非常优秀。适用年龄：6 个月 ~15 岁。

（二）主要体征

1. **肌力和肌张力** GDD 患儿部分可表现为肌力和肌张力偏低；部分可伴有一过性的双下肢肌张

力轻度增高，但不能满足脑性瘫痪诊断的体征要求。

2. **反射发育** 一般正常，可伴有握持反射消失延迟，少数可伴有踝阵挛阳性。

3. **姿势发育** 大多正常，少数以运动发育迟缓为主的 GDD 可伴有一过性轻微尖足。

### （三）辅助检查

1. **头颅影像学** 可表现为脑外间隙增宽、脑室稍扩大、脑室周围白质软化和脑白质减少等。部分患儿头颅影像学可正常。

2. **听视觉脑干诱发电位** 对疑有听视觉障碍者，应做听视觉脑干诱发电位和相应检查。

3. **脑电图** 有惊厥者应做动态脑电图检查，以除外癫痫；严重的 GDD 患儿可出现脑电图背景波的改变。

4. **肌电图** 对肌力和肌张力很低的患儿应做肌电图检查，以除外脊髓损伤性病变和婴儿型脊髓性肌萎缩（韦德尼希-霍夫曼病）。

5. **疑有内分泌或遗传及遗传代谢病** 应做 $T_4$、TSH、血糖、血氨、肝功能、磷酸肌酸激酶、染色体核型及基因测序等进一步明确诊断。

## 四、 康复治疗

### （一）早期干预

1. **以游戏为载体，让患儿在欢乐愉快的环境中主动接受训练** 以游戏为载体，通过视觉、听觉、触觉、嗅觉等多感官刺激训练，让患儿在欢乐愉快的环境中主动接受认知、语言、运动、交流和行为等各种功能训练；同时让他们和其他孩子和老师，以及外界环境的反复互动中学习，丰富他们的信息量，促进他们的脑发育和发育功能的提高。（详见本章第一节。）

2. **引导式教育法** 通过娱乐性、节律性意向激发患儿的兴趣，引导诱发儿童的学习动机，鼓励和引导孩子主动思考，向往目标，主动积极参与各种训练。利用环境设施、学习实践机会和小组动力诱发作用，最大限度地引导调动患儿的自身潜力。引导式教育将各种障碍儿童作为"全人"来对待，对语言、智力、情绪、性格、人际关系、意志、日常生活技能和体能结合起来进行教育训练，实现全面康复的目的。引导式教育将教育训练与其他治疗相结合，要求在训练过程中，引导员不要过多地帮助患儿完成某个动作，而是诱发患儿自主地完成该项动作。

3. **活动观察训练（AOT）** 让患儿主动观察人（微笑、伸舌、点头和面部表情变化等）或物（玩具、个性化和特殊的仪器设备），进行反复主动的模仿训练。

4. **目标-活动-运动环境（GAME）疗法** GAME 疗法是以家庭为中心的康复治疗方式，所有教授给家庭的信息及方法都是根据父母的问题和要求，以及患儿所面临的问题而制订的。运动训练、家长教育和丰富的儿童学习环境相结合。（详见本章第一节。）

### （二）物理治疗

物理治疗（physiotherapy, physical therapy, PT）分为两大类：一类以功能训练和手法治疗为主要手段，称为运动疗法（therapeutic exercise）；另一类以各种物理因子（如电、光、声、磁、冷、热、水等）治疗为主要手段，称为物理因子疗法。

1. **运动疗法（kinesiotherapy）** 采用主动运动（active movement）和被动运动（passive

movement），通过改善、代偿和替代的途径，旨在改善运动组织（肌肉、骨骼、关节、韧带等）的血液循环和代谢，促通神经肌肉功能，提高肌力、耐力、平衡功能而改善功能障碍。儿童常应用神经发育学疗法（neurodevelopmental treatment，NDT）中的 Bobath 疗法、Vojta 疗法、神经肌肉激活（neuromuscular activation）技术和任务导向性训练（task-oriented training，TOT）等。

早期积极的运动疗法可促进 GDD 患儿的运动皮层活动，使大脑运动系统发育和细化，神经可塑性最大化，产生有效功能。婴儿与环境相互作用的运动可促进行为控制和肌肉、韧带、骨骼的生长发育，以及推进神经运动系统的持续发展。应结合日常生活活动进行粗大运动和精细运动的训练。运动训练不仅可以提高他们的运动功能，扩大活动范围，增长新的知识，同时可增进认知功能的发育。

**2. 物理因子疗法** 是应用电、声、光、磁和热动力学等物理因子结合现代科学技术治疗疾病的方法。旨在直接引起局部组织的物理、化学、生理、病理变化，从而产生不同的作用。如神经反射作用、经络作用、体液作用和组织适应等，达到治疗的目的。物理因子疗法的分类主要有电疗法、水疗法、传导热疗法、光疗法、超声波疗法、经颅磁刺激疗法、磁疗等许多种类。物理因子疗法一般无创伤、无痛苦、无毒副作用，感觉舒适，儿童易于接受。根据 GDD 患儿的临床特点常选用水疗、经颅磁刺激疗法和电疗法等。

### （三）作业治疗

儿童作业治疗（occupational therapy，OT）是指通过有目的的训练、游戏、文娱活动等，促进感觉和运动技能的发展，提高儿童生活自理能力和帮助其获得学习的能力。儿童作业治疗的目的是尽可能减轻患儿的障碍，提高其功能，使患儿获得生活、学习能力，帮助患儿发展与日常生活技能有关的各种功能，最终融入主流社会。OT 可改善 GDD 患儿常伴有的精细动作、语言和生活技能等发育迟缓的状况。

### （四）药物治疗

对较重的 GDD 患儿出生时有明显的脑损伤病史，同时伴有头颅影像学的异常，无癫痫发作史，可酌情应用 NGF 和 GM1 神经营养药物。一般应用 1~2 个疗程未见明显效果就不宜再应用。

**1. 神经生长因子（nerve growth factor，NGF）** NGF 具有促进神经元分化和成熟、刺激胞体和树突的发育、防止和延缓神经元的死亡、阻止异常炎症反应有关的三级损伤、促进轴突生长和髓鞘再生的作用。

**2. 神经节苷脂（monosialo-ganglioside，GM1）** GM1 易于通过 BBB，嵌入神经细胞膜结构，调节膜介导的细胞功能，促进神经重构（neuroplasticity）和神经组织修复。

## 五、 预防及预后

### （一）预防

1. 早期大范围的筛查有利于早期发现异常，早期诊治，提高预后。

2. 对有明显脑损伤的高危儿要早期筛查、早期干预，可减少 GDD 或其他神经发育障碍性疾病的发生率和减轻其残疾程度。

### （二）预后

1. 部分 GDD 患儿通过积极的早期干预可发展为正常儿。

2. 少数 GDD 患儿可发展为 IDD、CP、ASD、语言发育障碍、学习困难和多动伴注意力缺陷等。

有报道 185 例 GDD 患儿 3 年随访结果显示有 21.6% 患儿进入正常，16.2% 患儿转化为 IDD，9.7% 进展为 CP，其余仍为 GDD 患儿，经治疗后都有明显好转。

（唐久来）

# 第三节　发育性协调障碍

## 一、概述

### （一）定义

发育性协调障碍（developmental coordination disorder，DCD）是指由于运动能力和运动协调能力的不足导致日常生活能力和学习成就受到影响的一组神经发育障碍性疾病。又称笨拙儿童综合征（clumsy child syndrome）、运动技能障碍（motor skill disorder）、发育性运用障碍（developmental dyspraxia）和运动失调（dyspraxia）等。DCD 是儿童期的慢性神经系统障碍，可致运动的计划和协调障碍，使大脑发出的信号不能准确地传递给肢体，即皮层对运动的自动处理过程缺陷或皮层参与的运动内部模式的缺陷而导致运动协调障碍。如不治疗会持续终身，影响学习和日常生活活动。

### （二）流行病学特征

1. **发病率**　发病率为 5%~10%，男女比例为 4∶1。

2. **病因与发病机制**　DCD 是一组病因复杂、发病机制尚未明确的发育障碍性疾病。早产儿和极低出生体重儿发生 DCD 的风险高。有研究表明我国儿童的 DCD 发病率较高，尤其独生子女发生 DCD 风险高于非独生子女。DCD 产生的主要学说有：

（1）感觉统合障碍（sensory integration dysfunction，SID）学说：是指大脑不能对接收到的外界感觉刺激信息进行有效组织，身体不能进行有效和谐运动，导致注意力不集中、自我控制能力差、学习困难、推理能力差等。

（2）视觉 - 空间知觉障碍学说：认为 DCD 儿童有知觉 - 运动功能障碍、视觉 - 空间知觉障碍、运动知觉障碍和言语理解障碍等。

（3）感知动作障碍学说：指 DCD 儿童动作感知或动作计划存在障碍，主要是外界刺激信息通过肌肉神经传输到大脑神经中枢时存在异常，导致中枢神经处理和分析信息时存在障碍，以及动作操作或执行过程存在障碍。

（4）符号化障碍学说：是动作姿势、语言抽象表征过程存在困难，认为动作姿势抽象表征受损会导致儿童姿势操作能力障碍，表现出动作不协调、笨拙等。

（5）脑发育障碍学说：DCD 与丘脑负责的产生运动意识，大脑额叶、顶枕颞联络区的意识活动，纹状体的运动控制和指挥程序及指令，小脑参与意识、感受、运动精准度等方面的损伤有关。

（6）心理机制：DCD 儿童因动作学习缓慢、协调能力差受到同伴取笑，自尊心受到伤害，从而不愿参加体育活动，出现如运动焦虑、自卑、自信心不足、挫败感，甚至出现抑郁症和孤独现象。

（7）社会因素和生长发育因素：母亲妊娠期有先兆流产、酗酒、抽烟和吸毒等不良习惯，影响胎儿脑发育；围生期和婴幼儿期有窒息、HIE、低血糖、感染、中毒和外伤等，造成的脑损伤；过分娇惯、溺爱和虐待等教育失当。

## 二、临床特点

### （一）主要临床表现

1. **运动技能获得困难** 临床主要表现为粗大运动技能障碍，如骑小三轮车/自行车、跳绳、接球、跨步、跳跃等障碍。精细运动技能障碍主要表现为扣纽扣、系鞋带、使用剪刀等有困难，或两者兼有。运动时显得笨拙或不协调，可能会撞到物体、弄洒液体或碰翻物体。

2. **感觉运动协调障碍** 视觉空间信息处理过程障碍，需要不断变换身体姿势或必须适应周边环境中的各种变化时（打棒球、网球），会感到更加困难；在进行需要协调使用身体两侧的活动（用剪刀、跨步跳跃、挥舞棒球棒或使用曲棍球棒）时会有障碍。

3. **体位控制和平衡能力障碍** 在做需要身体平衡技能的运动（上楼梯、站着穿衣裤）时更加明显。在需要不断变换姿势来适应周边环境的活动中有困难，如球类游戏、做操等。

4. **处理问题的计划策略障碍** 不能快速而准确地处理运动中出现的变化和判断运动将出现的结果和应对策略，尤其是在兼顾速度和精确度的某些特定运动技能方面有困难，如书写、整理书桌和储物柜等。

5. **学习新运动技能困难** 一旦学会某种运动技能，这种运动可以做得很好，但在其他运动方面仍然表现不佳；运动能力与其他能力有差异，可表现为智力和语言能力很强，而运动能力滞后。

### （二）共患病

单纯的 DCD 儿童相对少见，大多伴发其他多种障碍。因此，应同时做出共患病的诊断，有利于更全面更有效地进行干预。最常见的共患病如下：

1. **注意缺陷多动障碍**（attention deficit hyperactivity disorder，ADHD） 大约 50%~70% 的 DCD 儿童同时伴有 ADHD 的注意力缺陷、多动和冲动等。

2. **学习障碍**（learning disabilities，LD） 大约 50%~70% 的 DCD 儿童同时患有 LD，且伴有 LD 的 DCD 儿童常提示病情比较严重。

3. **语言发育迟缓**（specific language impairment，SLI） DCD 儿童可伴有 SLI，以及视空间知觉、知觉-运动功能、工作记忆、言语理解、推理能力等方面均存在损害。

4. **情绪行为问题** 社交退缩、挫败感、缺乏自尊，甚至焦虑、抑郁等情绪，以及易疲劳。随着年龄的成长，行为问题可能表现更加突出，如对挫折的低耐受性，逃避与同龄人交往，尤其在运动场所中出现；可终生伴有情感、行为和社会交往障碍等症状。

### （三）诊断

1. **运动协调性能力的获得和执行低于正常同龄人** 动作笨拙、缓慢、不精确。可伴有显著的运动发育里程碑（抓握、坐着玩、行走、蹦跳等）落后，以及运动技能和书写能力的障碍。

2. 运动协调能力障碍会持续显著地影响日常生活、学业、工作，甚至娱乐。

3. 障碍在发育早期出现。

4. 运动技能的障碍不能用 IDD 或视觉障碍解释，也不是 CP、肌营养不良、脊髓性肌萎缩和退行性疾病等所致；如果同时存在 IDD，运动障碍的症状要显著高于 IDD 所应有的运动障碍。

### （四）鉴别诊断

1. **脑性瘫痪**　CP 具有运动障碍、姿势异常、肌张力及肌力改变和反射异常。DCD 没有显著的走、跑等大的运动功能障碍，主要表现在以精细动作为主的运动协调功能的障碍。

2. **肌营养不良**　主要表现为进行性下肢无力、腓肠肌肥大、肌酸磷酸激酶显著增高和家族遗传史等。肌电图提示肌源性损伤，肌活检和基因检测可确诊。

3. **脊髓性肌萎缩**　Ⅰ型主要表现为全身软瘫、肌力和肌张力降低、腱反射减弱或消失，同时伴有舌头震颤；Ⅱ型表现为对称性双下肢软瘫，肌电图提示神经传导受损，肌酶不高和家族遗传史等。特异性基因测序可明确诊断。

## 三、 康复评定

### （一）评定量表

1. **发育性协调障碍问卷**（developmental coordination disorder questionnaire-revised，DCDQ-R）　是国际上公认的较好的筛查量表，主要包括精细动作、控制能力、协调能力等儿童功能性运动技能。量表共 15 个项目，每个项目 1~5 分。得分与协调能力呈正相关，总分≤49 分为 DCD，49~57 分为疑似 DCD，≥57 分为正常。DCDQ-R 临床应用较多，对其他运动发育问题的疾病流行病学调查也有借鉴作用。适用于 5~15 岁儿童。

2. **儿童发育协调障碍评估工具**（movement assessment battery for children，M-ABC）是判定儿童运动能力是否正常的重要标准，也是临床和科研中评定 DCD 较权威的工具。儿童按照要求完成平衡能力、精细运动、协调能力等操作项目，根据完成得分情况评定是否为运动协调障碍。根据 M-ABC 使用手册中标准分转化表，将各测试项目的原始分转化为 1~19 的标准分，各项目标准分相加为运动障碍总分。适用的年龄范围为 3~16 岁，分为 3~6 岁、7~10 岁、11~16 岁三个年龄阶段。

3. **知觉效能和目标设定系统**（perceived efficacy and goal setting system，PEGS）　用于设立治疗目标及评估结局的评定工具。它体现以家庭为中心的康复干预理念，其核心原则是康复干预必须首先得到家庭的认可和儿童的意愿，促使儿童更积极主动地参与到相应的治疗中去。还可帮助治疗师了解儿童感知他们日常活动能力的情况，并依此设立治疗目标，有利于最大限度地优化治疗结局，提高儿童的自我效能，即儿童对他自己能胜任一项任务的信念和意识。强烈的自我效能感知意识是成功实施一项任务的关键，影响着他们行为的动机和实施水平。

4. **智力和社会适应能力的测试**　常用韦氏学龄前及幼儿智力量表（WPPSI）、韦氏学龄儿童智力量表（Wechsler intelligence scale for children，WISC）或联合型瑞文测验（CRT）测试患儿的智力水平和婴儿 - 初中生社会生活能力量表测试儿童的社会适应能力，以除外 IDD。

5. **其他**　粗大运动功能评定（gross motor function measure，GMFM）、精细运动功能评定和 Peabody 运动发育量表（Peabody developmental motor scale）对 DCD 有协助诊断的作用。

### （二）运动协调性评定

指鼻试验、指指试验、跟膝胫试验、轮替动作、闭目难立征、上肢准确性测验和手指灵巧性评价等。

### （三）辅助检查

**1. 普通头颅影像学和脑电图检查均可正常。**

**2. 功能 MRI** 可通过持续视觉运动追踪任务检测，动态观察 DCD 儿童的顶叶脑激活水平是否降低。有研究表明顶叶脑激活的降低提示与协调功能障碍有关。

**3. MRI 弥散张量成像技术** 对 DCD 儿童进行感觉运动和小脑通路的整合实验研究可见皮质脊髓束和皮质丘脑束后部的平均弥散水平降低，表明 DCD 儿童可能存在感觉运动神经通路超微结构的改变。

## 四、康复治疗

### （一）以任务为导向的干预方法

以任务为导向的干预方法（task-oriented intervention，TOI）的干预效果比感觉统合训练、粗大动作和精细动作训练等传统干预手段治疗效果更好。治疗师必须给予 DCD 儿童丰富的语言提示，使儿童在进行认知与日常作业能力训练过程中更好地理解任务，使其在活动中获得更好的效果。

**1. 认知和日常动作技能导向训练法** 通过对儿童日常生活的基本活动进行教学，使认知和日常动作技能在生活、学习、娱乐和体育运动中得到强化。是一种较为有效的干预手段。

**2. 神经动作任务疗法** 根据儿童神经系统正常生理功能及发育过程，运用诱导或抑制的手段使患儿逐步学会如何以正常的运动模式去完成日常生活动作的一系列治疗方法，对 DCD 儿童粗大动作和精细运动产生积极的影响。

**3. 运动想象训练** 让患儿根据正常儿童的动作模式反复在大脑中想象模仿、再现、唤起感觉的训练方法。通过多次动作表象训练提高患儿的表象再现及表象记忆能力，可以使患儿的注意力集中于正确的技术要求，有利于提高心理稳定性而促进运动技能的掌握。

**4. 虚拟现实技术（virtual reality，VR）** 是仿真技术与计算机图形学、人机接口、多媒体、传感和网络技术结合起来进行实时互动的交叉技术前沿的新技术。通过输入设备、输出反馈设备和输入技能，向计算机送入各种命令，通过严密设计的三维交互传感设备，由计算机生成的实时动态三维立体逼真图像，将模拟环境、多感知（视觉、听觉、触觉、力觉、运动、嗅觉和味觉等）、自然技能（人的头部转动、眼睛、手势、其他人体行为动作）等分别反馈到 DCD 儿童的五官，进行反复的互动训练。对提高 DCD 患儿的运动协调功能正常化具有重要的作用。

**5. 特定任务训练法** 特定任务治疗能提高 DCD 儿童的运动功能。特定的运动与心理干预相结合能够提高 DCD 儿童运动表现和自我概念。对于以基础动作训练和职能治疗为基础的现代物理治疗，目前研究较少。

**6. 治疗师指导下的家长和教师干预法** 是治疗师根据每个 DCD 儿童的特点，为儿童设定简单易行的治疗方法，指导家长和老师进行干预，是行之有效的必不可少的治疗方法。

### （二）以过程为导向的干预方法

以过程为导向的干预方法（process-oriented therapies，POT）包括感觉统合训练、本体感觉训练和知觉动作训练。其中以运动程序为导向治疗方法包括感觉统合训练、感觉运动导向治疗和程序导向治疗。这些训练方法主要是纠正运动过程中存在的缺陷，提高运动功能，但研究结果不一。

### （三）生态干预法

生态干预法（ecological intervention，EI）认为运动技能的产生和发展是由于"协调结构"不断完善的结果。人的每一项技能动作所涉及的肌肉和关节不是直接由运动控制中枢调控，而是由神经系统中特定功能单位-协调结构或动作单元进行调节。动作单元是从运动"实践"和"经验"与运动环境互动中获取。EI干预法不仅强调个体现阶段本身运动功能的恢复，更强调利用个体环境中不断对DCD儿童产生影响的因素进行矫正，实现动力系统理论模型中个体状况、运动环境和运动方式之间的交互关系。

### （四）共患病的治疗

对最常见的共患病ADHD可应用哌甲酯治疗，哌甲酯能改善ADHD儿童的注意力和减缓行为问题，可同时改善DCD儿童的动作能力，这种改善不仅表现在运动技能和平衡等粗大动作上，而且动手能力和书写质量也有所提高。

### （五）家长、学校的参与

DCD儿童主要生活在家庭，在家庭的表现容易被家长忽视而延误治疗；但他们在幼儿园和学校受教育时，尤其是在做游戏和体育活动时动作笨拙，表现突出，易被其他同学取笑而感到自卑和孤僻。因此，要向家长和学校宣教DCD的相关知识，早期发现，配合治疗非常重要。

### （六）心理干预

对有社交退缩、挫败感、缺乏自尊，甚至焦虑、抑郁等情绪和行为问题要进行心理学的干预。

## 五、 预防及预后

### （一）预防

1. 加强围产期保健，对高危儿进行有效的防治，预防和减轻脑损伤。
2. 加强婴幼儿期的粗大运动、精细动作、平衡和运动协调能力的训练。
3. 早发现、早干预，可大大提高DCD患儿的预后。

### （二）预后

1. 有报道80%DCD患儿预后较好，20%预后较差。
2. DCD伴有共患病的预后　如有多动症、感觉统合障碍会影响儿童的学习和社会成就，可持续到青春期或成年。在儿童期主要影响生活自理和学业表现；少年时使他们感到困扰的主要是与同伴相处受挫；青春期则突显自我意识、情绪和行为问题。
3. 有研究显示DCD是肥胖和冠心病的高危因素。
4. 合理的康复干预可有效改善DCD儿童的功能状况及活动和参与水平，所有DCD儿童均应接受康复治疗。除了专业的医师和治疗师外，家长和学校老师的积极支持必不可少。

（唐久来）

# 第四节 学习障碍

## 一、概述

### （一）定义

学习障碍（learning disabilities，LD）是一组听、说、写、推理以及教学能力获得和使用方面明显障碍的多种异源性失调综合征。即智力正常儿童在阅读、书写、拼字、表达、计算、思考等方面的基本心理过程存在一种或一种以上的特殊性障碍，常伴有社会交往和自我行为调节障碍。这类儿童不存在感觉器官和运动能力缺陷，也不是由于原发性情绪障碍或教育剥夺所致。

### （二）流行病学特征

1. **发病率** LD 的发病率国外报道为 3%~5%；国内报道为 6.6%，男女比例为 4.3∶1。

2. **病因**

（1）遗传因素：有研究表明同卵双胞胎 LD 发病率明显高于异卵双胞胎或对照组，阅读障碍具有家族高发特征；LD 较多出现自身免疫缺陷疾病和过敏性疾病，且左利手者居多。

（2）神经系统发育因素：头颅 CT、fMRI、SPECT 等影像学研究发现阅读障碍者有呈对称性等大脑结构异常，神经递质等生化系统不平衡，围生期及发育早期营养不良、微量元素缺乏、情绪状态不佳和神经心理发育异常等。

（3）疾病因素：LD 与 ADHD、腭-心-面综合征（velo-cardio-facial syndrome，VCFS）、Turner 综合征、Rett 综合征、IDD、脆性 X 综合征等病因学可能有关联。

（4）环境因素：家庭环境不良、父母教养方式方法不当、学校教育水平和社会环境因素的影响，以及铅中毒等。

## 二、临床特点

### （一）临床表现与分型

学习困难不包括由于视力、听力或运动障碍，IDD、情绪紊乱或环境不利等所致。DSM-5 将学习障碍分为以下四类。

1. **阅读障碍** 包括字母辨认和拼读障碍、阅读理解障碍和流畅性等障碍。可伴有运动、语言及其他方面的发育延迟。阅读能力明显落后于同龄儿童，无性别差异，母亲平均智商往往偏低，家庭社会经济条件较差。

2. **数学计算障碍** 是指数学学业成绩与其智力水平所能达到的成绩相比有显著性落后，包括计算障碍和解决问题障碍。主要表现在基本数学知识、原理、方法的掌握，数学运算能力以及实际生活中数学应用等出现问题。

**3. 书写表达障碍** 包括书写障碍、拼写障碍和写作障碍。不一定与阅读困难共患，可能与发育延迟、注意缺陷和视听障碍等有关。拼写困难可能持续终生。

**4. 其他** 非语言学习障碍，包括视觉组织障碍、动作协调障碍、社会技能障碍、执行功能障碍和推理、思维及概括困难等。

## （二）诊断

诊断时首先要向家长了解儿童的出生情况、发育过程、发病过程及其表现特征，并对儿童现场行为进行观察记录，必要时向教师了解患儿在校的表现，需要多学科共同协作。诊断 LD 要考虑以下三个方面：①LD 儿童心理行为各方面的发展存在明显的不一致，或者学业成就的某些方面与其他能力的某些方面不一致；②LD 儿童的原因不是由于 IDD、视觉或听觉损伤、情绪障碍或缺乏学习动机等所造成；③LD 儿童在普通的教育措施下学习困难状况不会有太大改观，需要开展特殊教育。DSM-5 诊断标准如下：

**1. 学习和使用学习技能困难** 尽管已针对这些困难提供了干预，仍存在以下至少 1 个症状，至少持续 6 个月。

（1）阅读困难：①阅读不正确或缓慢：读词语费力，响亮读单词时不正确或慢，犹豫不决，常常猜词语，发词语音困难；②拼音困难：可出现增加、省略或元音、辅音的替代；③对朗读意思理解困难：能正确读课文但不能理解顺序、关系、推论或所朗读内容更深的意思。

（2）书写表达困难：句子中常出现多种语法或标点符号错误，段落条理性差，难以将想法用书面语言清晰地表达出来。

（3）数学困难：①掌握数字数据或计数困难：对数字大、小及其关系的理解困难，在字数计数上迷失方向，可出现用手指计加法，不能如同伴一样做算术；②数字推理困难：应用数字概念、数据或程序解答数量问题时有严重困难。

**2. 受累学习技能在质和量上均低于个体生理年龄所期望达到的水平** 明显影响学业或职业工作，或日常生活中的活动，在个人接受标准化的成就测试和综合性的临床评定中得到证实。年龄≥17 岁时，其受损的学习困难史可代替标准化的评定。

**3. 学习困难始于学龄期** 有些到学业要求高于个体受影响的能力时，才充分显现出来，如有时间限制的测验和学习负担过重等。

4. 学习困难并不能用 IDD、视力或听力障碍、其他精神或神经疾病、心理社会不良因素和教育不当等解释。

根据临床综合个人发育、医学、家庭、教育情况，学校报告和心理教育评定，符合上述 4 项诊断标准方可诊断。

## （三）鉴别诊断

**1. 智力发育障碍（IDD）** 此类患儿智力水平明显障碍，智商（IQ）在 70 分以下。同时伴有社会适应能力存在缺陷。IDD 是由于智力因素导致，各门功课成绩均低下。

**2. 孤独症谱系障碍（ASD）** ASD 有明显社会交往的障碍、语言障碍、兴趣狭窄和异常的刻板行为。其学习困难是由于上述结果所致，不难鉴别。

**3. 注意缺陷多动性障碍（ADHD）** ADHD 儿童主要表现注意力缺陷、多动、冲动，学习成绩普遍低下，且波动性大，家长及老师的管教严格时学习成绩上升，否则会急剧下降。

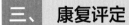

## 三、 康复评定

### （一）量表评定

1. **学业成绩测验量表（academic achievement tests，AAT）** AAT 常用于测量某项学习计划的具体效果。侧重于听力理解、语言表达、阅读理解、书写、计算和基本推理几个方面，有一项距智力期望值落后 2 个标准差即可诊断。

2. **学生学习障碍筛查量表（the pupil rating scale revised screening for learning disabilities，PRS）** PRS 是学术界较具权威和影响的 LD 诊断量表，国内已进行了标准化。是一种快速发现 LD 儿童的筛查测试方法，由接触儿童至少 3 个月以上的班主任或很熟悉这些儿童的人应用。量表分为语言和非语言两个类型的评定量表，主要对听觉的理解和记忆、会话用语、关系判断、运动能力和社会行为等进行评定。采用 5 级评分法，项目的总分为综合评定分，≤40 为可疑 LD。

3. **学习障碍评价量表** 中文版量表由 85 个项目组成，从 7 个方面对 LD 进行评定。量表由 3 个因子构成：第一个因子为基本的脑力技能（如记忆、注意力、思维力等），第二个因子为数学运算能力，第三个因子为处理语言文学资料的能力。该量表具有较好的信度和效度，可以较为准确地区分 LD 儿童与非 LD 儿童。

4. **学习困难检查表** 包括视知觉障碍和视觉-动觉协同障碍、听知觉障碍、概念能力障碍、记忆障碍、注意力障碍、失败综合征、危机干预、体质虚弱、过敏体质、起立性调节障碍、缺乏自立、情绪障碍、学习习惯不良、要求注意型、要求依赖型、要求权利型、要求报复型、视觉型、听觉型、动觉型等 20 个类型及 20 个分量表，共 230 个测试题。测验题按交叉排列的原则进行，将属于不同分量表的题目混合交叉排列，以避免评定者答题时受思维定势的影响。采用的是五级评分法，由最了解、熟悉儿童的家长或教师进行评分，避免测验的盲目性和片面性。为诊断提供了较全面的信息。效度和信度检验研究表明此量表是较好的诊断学习困难儿童的工具。

5. **神经心理测验** 如 Luria-Nebraska 儿童成套神经心理测验（Luria-Nebraska neuropsychological battery，LNNB）、Kaufman 儿童成套评定（Kaufman assessment battery for children，K-ABC）、记忆测验、单项神经心理测验等，主要用于评定 LD 儿童的神经心理模式或探索其神经心理机制。LD 儿童往往在这类测验上表现明显的结构偏异或者分值低下。

6. **智力和社会适应能力的测试** 常用韦氏学龄前及幼儿智力量表（WPPSI）、韦氏学龄儿童智力量表（WISC）或联合型瑞文测验（CRT）来测试患儿的智力水平，用婴儿-初中生社会生活能力量表（S-M）测试儿童的社会适应能力，以除外 IDD。

### （二）辅助检查

1. **头颅 CT、fMRI、SPECT 等影像学** 阅读障碍者两侧面积多呈对称性等大脑结构异常。

2. **脑电图** 脑电检查异常率高，具体表现为基础波形异常，慢波增多，甚至是发作性脑电图波形异常。但这类异常脑电图波形不具特异性，对学习障碍的诊断价值有限。

## 四、 康复治疗

学习障碍的出现是多种因素综合作用的结果，因此学习困难的防治方法应该采取多方面的综合措施。以心理治疗和特殊教育训练为主，药物治疗为辅。同时需要家长、老师、医务工作者和心理治疗工作者等各方面的通力合作。

## （一）学习方法和能力训练

LD 儿童的主要问题是基本学习能力不足，包括视知觉能力、语言能力、理解能力和感觉能力，以及多动 - 注意障碍等行为问题。通过操作训练能促进整个神经系统和大脑双侧半球的活动，有利于儿童手、眼、脑等的动作协调性发展，提高注意力和反思能力。通过提问的方式，建立视听旁路弥补或代偿视知觉的不足，建立鼓励机制，可以调节儿童的情绪和增强学习动力；通过综合调整，视知觉能力、语言能力、社交能力、理解和感觉运动能力均可得到有效提高，促进中枢神经系统发育和认知功能的全面发展。

1. **视听觉训练** 可以进行视听觉识别训练、划消训练、注意力训练、记忆训练、思维概括能力训练以及概念形成训练等。

2. **运动能力训练** 可以通过拍球、跳绳等训练，改善 LD 儿童的基本节奏感；通过辨识自己及空间物体的左右、丢接球等训练，来提高对空间方位的认识。随着基本运动能力的提高，可以开展一些需要较高运动技能的项目，如划消实验、触觉辨认训练、电脑操作训练、手语训练、视动训练、书法训练，以及打乒乓球等体育运动。提高儿童的各种运动平衡协调能力，促进注意力集中，从而提高学习效率。

## （二）特殊教育

应侧重通过多种方式，有针对性地对儿童进行技能训练，教会儿童补偿策略以提高承受力，调整环境以提高适应力，学校咨询或进行必要的课程修改和实施个别教育计划（individualized education program，IEP）。

## （三）心理行为干预

针对不良行为进行心理环境的调整，以改善与缓解不良行为；通过面谈进行咨询，给予支持与帮助，增加信心，以预防和治疗继发性的情绪问题；给予正负强化疗法及自控训练改善认知偏异和人际交往障碍；通过小组音乐、艺术、运动治疗，作业治疗等，可提高节奏感、自控力和协调等方面的能力。

## （四）感觉统合治疗

为 LD 儿童提供一套科学与游戏相结合的训练环境作为一种有效的治疗手段，改善儿童的感觉障碍及神经心理发育。通过系统刺激增加视觉感觉统合、视觉功能和协调功能。特别是对 LD 伴有感觉统合失调的特殊儿童的综合能力的提高有明显效果。

## （五）药物

1. **促进脑功能和智力发育的药物** 包括吡拉西坦、盐酸吡硫醇、γ- 氨基丁酸等口服治疗等。目前疗效不确切，没有循证医学依据。因此，目前尚无治疗 LD 的特效药物。

2. **LD 伴 ADHD** 盐酸哌甲酯缓释片 一般每天 1 次，每次 1 片（每片 18mg），症状重者下午上课前再追加一次，伴抽动障碍或癫痫的儿童则慎用或避免使用盐酸哌甲酯；睡前服用三环类抗抑郁药（丙米嗪、阿米替林）作为二线用药改善 LD 儿童的多动、焦虑、冲动、人际交往不良及遗尿等症状。

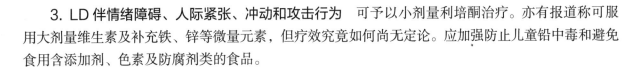

3. LD 伴情绪障碍、人际紧张、冲动和攻击行为 可予以小剂量利培酮治疗。亦有报道称可服用大剂量维生素及补充铁、锌等微量元素，但疗效究竟如何尚无定论。应加强防止儿童铅中毒和避免食用含添加剂、色素及防腐剂类的食品。

### （六）改善环境

父母和教师给 LD 儿童创造一个良好的发展环境可改善他们的行为问题。家长要多与孩子进行沟通，增加情感交流，建立和谐民主的家庭氛围，帮助孩子建立一个有针对性的学习生活计划，给予具体的指导和鼓励。教师要以平等、亲切、尊重、关心的态度对待 LD 儿童，多采用鼓励的方法。

## 五、 预防及预后

### （一）预防

**1. 早期预防** 孕产妇相关知识的健康教育咨询、管理指导、家庭功能培训等，防止母亲孕期受到烟酒等有害物质的侵害，加强围生期保健和高危儿的随访管理，正确开展早期教育。

**2. 早期干预** 一旦发现儿童有语言或其他类型学习问题时应及时就诊，指导家长改进养育条件和方式，尽早进行心理咨询与指导，这是防治学习障碍的重要环节之一。

### （二）预后

1. 约 50% 以上 LD 儿童的症状会随年龄增长而自行缓解或减轻，但有些特殊技能的缺陷可能持续至成年期以后。

2. 约 15%~30% 的 LD 儿童可能继发品行障碍和反社会行为，或导致长期社会适应不良，青春期后出现抑郁、自杀或精神疾病的风险高于一般人群。

3. 根据 LD 儿童的年龄、类型、程度、临床表现以及评定结果确定康复治疗计划与实施方案，改善 LD 儿童不良的自我意识，增强其自信心和学习动机。根据障碍儿童的认知特点，采取有针对性的、个体化的综合性康复治疗，尽可能取得家长与学校的配合，可大大提高 LD 儿童的学习成绩，减少其心理行为问题。

（唐久来）

## 第五节 抽动障碍

## 一、 概述

### （一）定义

抽动障碍（tic disorders，TD）是一种起病于儿童时期，以抽动（抽搐、眨眼、噘嘴、耸肩、摇头、不由自主出声、清喉咙和大叫等）为主要表现的神经发育障碍性疾病。临床表现具有多样性，常以突然发生的、快速的、重复或交替出现的无目的、不自主的单一或多部位肌群收缩为特征。可伴发多种共患病，部分患儿表现为难治性。法国妥瑞医生于 1885 年首次报道本病。

### （二）流行病学特征

**1. 发病率** TD 发病率约为 1%~7%。男性明显多于女性，男女之比为（3~5）:1。起病年龄为 2~21 岁，以 5~10 岁最多见，10~12 岁最严重。我国 TD 患病率为 2.42‰，城市高于农村，环境污染区与非污染区有明显差异。

**2. 病因**

（1）遗传因素：同卵双生子的同患病率是 75%~90%，单卵双生子的同患病率是 20%。

（2）神经生化异常：可能存在多巴胺（dopamine，DA）、去甲肾上腺素（norepinephrine，NE）、5- 羟色胺（5-hydroxytryptamine，5-HT）等神经递质的代谢紊乱。

（3）脑结构或功能异常：皮层 - 纹状体 - 丘脑 - 皮层环路结构和功能异常；发声抽动与皮层下神经回路活动调节异常有关。

（4）免疫因素：链球菌感染后自身免疫反应可能导致抽动障碍分类中的 Tourette 综合征。

（5）心理精神因素：忧伤、惊吓、情感激动、焦虑不安、学习负担过重，看惊险小说、刺激性的电视等。

（6）家庭因素：父母关系紧张或离异、经常被训斥或者打骂、管教过严、家庭环境不良、教育失当等。

（7）药源性因素：长期服用中枢兴奋剂、抗精神病药、激素等。

## 二、临床特点

### （一）临床分型和诊断

根据临床特点和病程长短，DSM-5 将 TD 分为短暂性抽动障碍（provisional tic disorder）、持久（慢性）运动或发声抽动障碍 [persistent（chronic） motor or vocal tic disorder] 和 Tourette 综合征（Tourette syndrome，TS）三种类型。

**1. 短暂性抽动障碍** ①出现单一或复杂运动或发声；②第一次发作至今时间不到 1 年；③18 周岁前出现；④不是由物质依赖引起或其他疾病或后遗症；⑤从未诊断为 Tourette 综合征。

**2. 持久（慢性）运动或发声抽动障碍** ①仅出现单一或复杂运动或一种发声的临床症状；②抽动可中止和次数减少，但从第一次发作至少持续一年以上；③18 周岁前出现；④不是由物质依赖引起或其他疾病或后遗症。⑤从未诊断为 Tourette 综合征、持续性（慢性）运动或发生抽动障碍。

**3. Tourette 综合征 / 面肌和声带抽动障碍，又称抽动秽语综合征** ①抽动和发声均有发作，可同时或非同时发生；②抽动可中止和次数减少，但从第一次发作至少持续一年以上；③18 周岁前出现；④不是由物质依赖引起或其他疾病或后遗症。

### （二）鉴别诊断

**1. 肌张力障碍（dystonia）** 是主动肌与拮抗肌收缩不协调或过度收缩引起的，以肌张力异常的动作和姿势为特征的运动障碍综合征。也可表现为不自主运动引起的扭曲、重复运动或姿势异常，在紧张、生气或疲劳时加重，易与 TD 相混淆，但肌张力障碍的肌肉收缩顶峰有短时间持续而呈特殊姿势或表情，异常运动的方向及模式较为恒定。

2. **刻板性运动障碍**（stereotypic movement disorder，SMD） ①重复，被驱使，明显的无目的性的运动行为（如摇手、摇摆身体、点头、撞击身体）；②重复性的运动行为影响患儿社会、学业或其他活动，甚至可能会造成自伤；③症状在发育早期出现；④重复性的运动行为不由心理或躯体疾病引起，也不能用其他神经发育性疾病或精神疾病解释。

根据临床症状分为：①轻度：症状可以被感觉刺激或分散注意力后可以抑制；②中度：症状需要明确的保护措施和行为纠正；③重度：持续性的监视及保护性的措施以避免其自伤。

3. **除外其他诊断** TD 的诊断还需排除风湿性舞蹈病、Huntington 舞蹈症、肝豆状核变性、癫痫、癔症性痉挛抽搐、心因性抽动、锥体外系疾病，即多种器质性疾病及有关因素引起的继发性 TD。

## （三）共患病

1. 大约 50% TD 患儿共患一种或多种共患病，包括 ADHD、LD、强迫障碍（obsessive-compulsive disorder，OCD）、睡眠障碍（sleep disorder，SD）、情绪障碍（emotional disorder，ED）、自伤行为（self-injurious behavior，SIB）、品行障碍（conduct disorder，CD）和暴怒发作等。

2. 共患 ADHD 最常见，其次是 OCD。

3. Tourette 综合征 50%~60% 合并 ADHD，40%~60% 合并强迫症状。

4. TD 共患病越多，病情越严重。共患病增加了疾病的复杂性和严重性，影响患儿学习、社会适应能力、个性及心理品质的健康发展，给治疗和管理增添诸多困难。

## 三、 康复评定

1. **诊断** TD 的诊断缺乏特异性诊断指标，主要采用临床描述性诊断方法，依据患儿抽动症状及相关共患精神行为表现进行诊断。

2. **体格检查** 包括神经、精神检查。

3. **脑电图** 脑电图检查可发现少数 TD 患儿背景慢化或不对称等现象。特别是对除外癫痫发作意义较大。

4. **头颅 CT 或 MRI** 主要在于排除基底核等部位有无器质性病变。

5. **心理行为量表测验** 如对疑有共患病 ADHD 的儿童应用持续性操作任务（continuous performance task，CPT）和 conners 行为量表进行评估，进一步确诊或排除 ADHD。

6. **评估抽动严重程度** 可采用耶鲁综合抽动严重程度量表（YGTSS）等进行量化评定，其 TD 严重程度判定标准为：YGTSS 总分 <25 分属轻度，25~50 分属中度，>50 分属重度。

## 四、 康复治疗

## （一）不要过度关注

对一些初发和程度较轻的 TD 患儿不要过度关注，过度关注反而造成孩子的心理紧张，加重病情。患儿有情绪紧张时要进行适当的心理疏导，密切观察，可暂不应用药物治疗。避免过度疲劳、过度兴奋、生气等剧烈的情绪变化，忌食酸性和辛辣食物。

## （二）靶症状治疗

对患儿日常生活、学习或社交活动影响最大的靶症状（target symptoms）进行治疗，TD 的靶症状通常是抽动。中重度 TD 患儿的治疗原则是药物治疗和心理行为治疗并重。而有些患儿靶症状是多动、冲动、强迫观念等共患病症状同时存在，需在精神科医生等多学科指导下制订个体治疗方案。

## （三）药物治疗

对于影响到日常生活、学习或社交活动的中重度 TD 患儿，单纯心理行为治疗效果不佳时，需要加用药物治疗。药物治疗应有一定的疗程，适宜的剂量，不宜过早换药或停药。

### 1. 常用药物

（1）硫必利（tiapride hydrochloride）：多巴胺 $D_2$ 受体阻滞剂，起始剂量 50~100mg/d，治疗剂量 50~500mg/d，不良反应少而轻，可有头晕、乏力、嗜睡和胃肠道反应等。为 TD 的一线药物。

（2）舒必利（sulpiride）：多巴胺 $D_2$ 受体阻滞剂，起始剂量 50~100mg/d，治疗剂量 200~400mg/d。不良反应为嗜睡、体重增加和轻度锥体外系反应。为 TD 的一线药物。

（3）阿立哌唑（aripiprazole）：多巴胺 $D_2$ 受体部分激动剂，起始剂量 1.25~2.5mg/d，治疗剂量 2.5~15mg/d。不良反应有头痛、失眠、易激惹、焦虑、嗜睡和胃肠道反应。为 TD 的一线药物。

（4）可乐定（clonidine）贴片（为透皮缓释贴片）：可乐定是 $\alpha_2$ 受体激动剂。起始剂量 1mg/7d，治疗剂量 1~2mg/7d。不良反应有镇静、头晕、头痛、乏力、口干、易激惹、嗜睡、直立性低血压和心电图 PR 间期延长。为 TD 共患 ADHD 的一线药物。只需每周贴耳后、上臂或背部皮肤处，适宜儿童使用。每片含 2mg，每周换贴 1 次，贴片前局部需擦洗干净。如贴药后局部出现过敏反应，可改换贴药部位。

（5）氟哌啶醇（haloperon）：多巴胺 $D_2$ 受体阻滞剂。起始剂量 0.25~0.5mg/d，治疗剂量 1~4mg/d。不良反应有嗜睡、锥体外系反应。为 TD 的二线药物。同服等量苯海索可减少其锥体外系反应。

### 2. 治疗方案

（1）一线药物：首选硫必利，效果不佳可选舒必利、阿立哌唑和可乐定等。从最低剂量起始，逐渐缓慢加量，1~2 周增加一次剂量，至目标治疗剂量。

（2）强化治疗：病情基本控制后，需继续治疗剂量至少 1~3 个月。

（3）维持治疗：强化治疗阶段后病情控制良好，仍需维持治疗 6~12 个月，一般为治疗剂量的 1/2~2/3。强化治疗和维持治疗的目的在于巩固疗效和减少复发。

（4）停药：经过维持治疗阶段后，若病情完全控制，可考虑逐渐减停药物，减量期至少 1~3 个月。用药总疗程为 1~2 年。若症状再发或加重，则应恢复用药或加大剂量。

（5）联合用药：当使用单一药物仅能使部分抽动症状改善，难治性 TD 亦需要联合用药。

（6）如共患 ADHD、OCD 或其他行为障碍时，可转诊至儿童精神/心理科进行综合治疗。

## （四）康复治疗

### 1. 心理行为治疗

是改善抽动症状、干预共患病和改善社会功能的重要手段。轻症 TD 患儿多数采用单纯心理行为治疗即可奏效。对患儿和家长进行心理咨询，调适其心理状态，消除病耻感；采用健康教育指导患儿、家长、老师正确认识本病，淡化患儿的抽动症状。同时可给予行为治疗，包括习惯逆转训练、效应预防暴露、放松训练、阳性强化、自我监察、消退练习、认知行为治疗等。习惯逆转训练和效应预防暴露是一线行为治疗。

2. **教育干预**　在对 TD 进行积极药物治疗的同时，对患儿的学习问题、社会适应能力和自尊心等方面予以教育干预。策略涉及家庭、学校和社会。鼓励患儿多参加文体活动等放松训练，避免接触不良刺激如打电玩游戏、看惊险恐怖片等。家长应与学校老师多沟通交流，并通过老师引导同学不要嘲笑或歧视患儿。鼓励患儿大胆与同学及周围人交往，增进社会适应能力。

3. **经颅磁刺激**（repetitive transcranial magnetic stimulation，rTMS）　rTMS 是一种新型的神经电生理技术，可应用于 TD 和癫痫的治疗。

4. **经颅微电流刺激**（cranial electrotherapy stimulation，CES）　通过低强度微量电流刺激大脑，改变患者大脑异常的脑电波，促使大脑分泌一系列与抑郁、焦虑、失眠和 TD 等疾病存在密切联系的神经递质和激素，以此实现对这些疾病的治疗。是安全、可靠的治疗焦虑的有效方法。疗效快、无副作用和依赖性是这种疗法的特点，该疗法已通过美国 FDA、欧洲 CE 和中国药监局认证。

5. **生物反馈疗法**（biofeedback therapy）　生物反馈疗法利用现代生理科学仪器，通过人体内生理或病理信息的自身反馈，使患者经过特殊训练后，进行有意识的"意念"控制和心理训练，通过内脏学习达到随意调节自身躯体功能，从而消除病理过程，恢复身心健康。

6. **迷走神经刺激术**（VNS）　是一种不开颅的神经刺激方法，改变了以往开颅手术切除病灶的治疗模式。该方法对于药物不能控制的难治性癫痫和难治性 TD 有积极的治疗作用。

7. **深部脑刺激**（deep brain stimulation，DBS）　属于有创侵入性治疗，主要适用于年长儿（12 岁以上）或成人难治性 TD。

应用多受体调节药物联合治疗或探索新药，已成为难治性 TD 治疗的趋势。同时要寻求多学科协作，及时转诊至儿童精神科或功能神经外科治疗。

## 五、 预防及预后

TD 是一种由遗传缺陷和不良环境因素所致的精神发育障碍性疾病，更有效的预防措施尚待研究。

TD 症状可随年龄增长和大脑发育逐渐完善而减轻或缓解，需在 18 岁青春期过后评估其预后，总体预后相对良好。大部分 TD 患儿成年后能像健康人一样工作和生活，但也有少部分患儿抽动症状迁延或因共患病而影响到工作和生活质量。TD 患儿到成年期的三种结局：近半数患者病情完全缓解；30%~50% 患者病情减轻；5%~10% 患者一直迁延至成年或终生，病情无变化或加重，可因抽动症状或共患病而影响生活质量。TD 患儿的预后与是否合并共患病、是否有精神或神经疾病家族史以及抽动严重程度等危险因素有关。

（唐久来）

# 第六节 注意缺陷多动障碍

## 一、概述

### （一）定义

注意缺陷多动障碍（attention deficit hyperactivity disorders，ADHD）是儿童时期最常见的神经发育障碍性疾病之一，临床上以持续存在且与年龄不相称的注意力不集中、多动、冲动为核心症状，可造成儿童的学业成就、职业表现、情感、认知功能、社交等多方面损害。智力可以正常或接近正常，男童发病率明显高于女童，约为 3∶1，学龄期症状明显，随年龄增大逐渐好转，约 60% 的病例可延续至成年期。

### （二）流行病学特征

1. **发病率** 国外报道 ADHD 的患病率约为 3%~6%。我国报道儿童 ADHD 的患病率为 4.31%~5.83%。粗略估计我国约有 1461 万 ~1979 万 ADHD 患儿。

2. **病因和发病机制** 尽管已经进行了大量的研究，但 ADHD 的病因和发病机制至今仍不明确，目前认为该病是多种遗传、生物、心理和社会因素所致的一种综合征。

（1）遗传因素：大量的研究证明 ADHD 具有高度的遗传性，是受遗传和环境因素共同作用的复杂疾病，ADHD 患儿的父母或兄妹患 ADHD 的风险是正常人的 2~8 倍。单卵双胎同时患有 ADHD 几乎为 100%。

（2）生物学因素

1）神经生化因素：神经系统的活动主要通过神经递质作为媒介进行信息交换。5-羟色胺（5-HT）和去甲肾上腺素（NE）在脑内属于两种功能拮抗的中枢神经递质，ADHD 患儿中枢神经递质两者之间存在不平衡。

2）脑结构：ADHD 儿童的脑结构和功能与正常对照组儿童存在差异，而且报告异常主要集中分布在脑的额叶、扣带回、纹状体及其相关的基底节结构和神经网络。目前已证实前额叶和纹状体的体积小与脑抑制功能不足有关。

3）轻度脑损伤和额叶发育迟缓：母亲患孕期综合征、毒血症、产程过长或早产等因素可导致胎儿大脑缺氧而引起损伤，凡影响额叶发育成熟的各种因素均可致病。

4）神经电生理功能：ADHD 患儿脑电图功率谱分析发现 ADHD 患儿具有觉醒不足的问题，觉醒不足属于大脑皮质抑制功能不足，从而诱发皮质下中枢活动释放，表现出多动。

（3）环境因素：家庭不和睦以及父母教育不当的 ADHD 患儿会有更多的破坏性行为问题，社会心理压力以及不当的家庭教育，很可能是导致 ADHD 发生的潜在因素。轻微的铅负荷增高即有可能引起神经生理过程的损害，导致多动、注意力不集中、易冲动等。

## 二、临床特点

### （一）症状

**1. ADHD 三大核心症状**　包括以下几方面。

（1）注意缺陷：难以将精力集中于所需完成任务当中；无法抵御干扰因素；注意力难以保持长久；难以完成任务的组织实施；常常无法完成任务。

（2）多动：无法安静地坐在课堂里听完一堂课；常常无目的地来回走动、奔跑、跳跃；总是不停地活动与说话，少有片刻安静；总是动手动脚，课堂小动作多，干扰他人。

（3）冲动：极端缺乏耐心；行为唐突；突然插话；干扰他人；难以自制。

**2. 继发症状**　包括以下几个方面。

（1）学习困难：多动症儿童在学业上最突出的表现是成绩波动性大，一般都学习成绩低下。

（2）运动与感知功能异常：部分患儿手指精细协调困难，快速轮替动作不灵活，拿筷子、握笔书写、扣纽扣、系鞋带、做手工操作等动作笨拙。手眼协调性差，共济活动不协调。视运动功能障碍，空间位置障碍，左右分辨困难，眼球轻微震颤。

（3）品行问题：由于患儿对环境中抑制性信息反应缺乏，难以接受约束和控制，所以部分多动症儿童出现违抗性、攻击性和反社会性行为。

（4）情绪问题：多动症患儿常常自我评价降低，自信心不足，把自己看成不成功和无能的人，表现为烦躁、烦恼、激越、烦闷，甚至还出现自伤、攻击他人的行为。

（5）人际关系问题：由于核心症状以及继发性品行问题，多动症患儿在与同伴、老师及父母关系方面经常存在问题，与环境发生冲突，社会适应和调节困难。

**3. 共患病**　ADHD 易于合并对立违抗性障碍（oppositional defiant disorder，ODD）、品行障碍（conduct disorder，CD）、焦虑、抑郁症、学习障碍、抽动障碍、睡眠障碍等多种心理行为异常，称为 ADHD 共患病。

**4. 起病时间**　ADHD 的起病大部分是在 6 岁以前，一些儿童在婴儿期就表现出好动的特征。其中部分在 3 岁左右起病，一般症状最突出的时期是 9~10 岁，到少年期后部分儿童的症状减轻或消失，也有一些儿童的部分症状持续到成年期。

### （二）诊断

ADHD 的诊断多以患儿家长和教师提供的病史、临床表现特征、体格和精神检查为主要依据，采用量表评分，辅以相关检查排除其他精神疾患后，作出诊断。

临床医生可以根据需要选用诊断标准，2016 年中国《ADHD 临床诊疗指南》建议采用 DSM-5 的诊断标准，以确保诊断的准确性和减少诊断方法的变异。DSM-5 标准将 ADHD 分为注意力不集中、多动 / 冲动和混合型三类，诊断必须符合以下 5 项标准。

**1. 症状学标准**　包括以下几个方面。

（1）注意缺陷症状：符合下述注意缺陷症状中至少 6 项（且症状出现在 7 岁以前）持续至少 6 个月，达到适应不良的程度，并与发育水平不相称。①在学习、工作或其他活动中，常常不注意细节，容易出现粗心所致的错误；②在学习或游戏活动时，常常难以保持注意力；③注意力不集中，说话时常常心不在焉，似听非听；④往往不能按照指示完成作业、日常家务或工作，不是由于对抗行为或未能理解所致；⑤经常难以完成有条理、有顺序的任务或其他活动；⑥不喜欢、不愿意从事那些需要精力持久的事情如作业或家务，常常设法逃避；⑦常常丢失学习、活动所必需的东西，如玩具、书、铅笔或工具等；⑧很容易受外界刺激而分心；⑨在日常活动中常常丢三落四。

（2）多动、冲动症状：符合下述多动、冲动症状中至少6项，持续至少6个月，达到适应不良的程度，并与发育水平不相称。①常常手脚动个不停或在座位上扭来扭去；②在教室或其他要求坐好的场合，常常擅自离开座位；③常常在不适当的场合过分地奔来奔去或爬上爬下，在青少年或成人可能只有坐立不安的主观感受；④往往不能安静地投入游戏或参加业余活动；⑤常常一刻不停地活动，好像有个马达在驱动他；⑥常常话多；⑦常常别人问话未完即抢着回答；⑧在活动中常常不能耐心地排队等待轮换上场；⑨常常打断或干扰他人，如别人讲话时插嘴或干扰其他儿童游戏。

**2. 起病与病程**　12岁前出现症状，至少持续6个月。

**3. 必须具有跨越至少两种以上场合的一致性**　即在家中和学校都必须表现此症状才符合要求。某些症状造成的损害至少在两种场合出现（例如学校和家里）。

**4. 严重程度标准**　在社交、学业或成年后职业功能上，具有负性的影响证据。

**5. 必须排除以下疾患**　智力障碍、孤独症谱系障碍、儿童精神分裂症、躁狂发作和双相障碍、焦虑障碍、特殊性学习技能发育障碍、各种器质性疾患如甲亢和各种药物的副作用所导致的多动症状等。

研究显示，对于小于4岁的儿童，简单利用标准中的一些指标来衡量（如往往不能按照指示完成作业、常常擅自离开座位等）则不是很合适，所以对于他们的表现（如好动、注意集中时间短、冲动、不听父母话等），可能还需要更多地结合日常的观察，以判断这些是孩子的正常发育还是ADHD。

综上所述，ADHD的诊断必须结合综合病史、临床表现、躯体和神经系统检查、行为量表评定、心理测验和必要的实验室检查，同时参考儿童的年龄、性别因素考虑，才能得到一个准确的诊断。

诊断ADHD时需与以下疾病相鉴别：正常儿童的多动、情景性多动、智力发育障碍、特殊学习障碍（SLD）、抽动障碍（tic disorders）、焦虑障碍、品行障碍和对抗行为等。

## 三、 康复评定

### （一）智力测验

常用韦氏学龄前儿童智力量表（WIPPS-CRR）和韦氏学龄儿童智力量表（WISC-CR）（见第二章第六节）：ADHD儿童大多智力正常，极少数处于临界状态。

### （二）学习能力评定

学生学习障碍筛查量表（the pupil rating scale revised screening for learning disabilities，PRS）：由言语和非言语两个类型及五个成分区共24个题目组成，以五级记分法评定，以言语得分在20分以下、非言语得分在40分以下为筛查阳性标准（见第五章第四节）。ADHD儿童常有学习成就低下或语言方面的问题。

### （三）注意测定

持续性操作任务（continuous performance task，CPT）评定：ADHD的核心症状并非多动，而是注意缺陷。患儿主要表现为持续注意障碍和冲动控制能力差。目前，对儿童注意缺陷的评定多采用 CPT。

CPT 是一系列的刺激（视觉和听觉）在计算机监视器或音响上快速呈现，要求被试者对预先指定的刺激进行反应，可以较直观、准确地测试其注意力集中的维持能力、冲动性和警觉性。该测试由受试者自己操作，不受语言、文化水平影响。CPT 有视觉和听觉测试两种模式，测试参数包括漏报错误、虚报错误和平均反应时间。漏报错误反映注意力不集中，虚报错误反映被试者的冲动性，反映冲动的抑制能力，平均反应时间可反映被试者的警觉性水平及认知加工速度，警觉性也是注意力的一个特征。CPT 为一种敏感性和特异性较强的 ADHD 辅助诊断方法，可以较科学地反映患儿个体的临床特征，为其针对性的干预提供科学的依据。

### （四）行为评定

1. Conner 儿童行为问卷量表　该量表分为父母症状问卷及教师评定量表，该量表主要由家长及教师用于儿童行为问题的观测和评定儿童行为问题。还可作为衡量 ADHD 药物治疗乃至行为治疗效果的一个客观指标（见第二章第六节）。

2. Achenbach 儿童行为量表（child behavior checklist，CBCL）　由家长根据儿童近 6 个月来的行为表现填写，按 0、1、2 计分法，专人收集、评分。CBCL 由 113 个行为症状组成，可分为 9 个行为因子，分别为分裂样、抑郁、交往不良、强迫性、体诉、社交退缩、多动、攻击性、违纪。把每个因子所包括的行为症状的粗分相加就是因子的分数，再与标准常数分项比较以判断是否有行为问题。如果有 1 个因子分超过国内常模第 98 百分位数时即确定该因子异常，若有 1 个因子异常即判定儿童有行为问题。分数越高问题越严重。

### （五）感觉统合能力评定

儿童感觉统合能力发展评定量表由 58 个题目组成，根据年龄及性别将各项原始分数转换成标准 T 分数。得分低于 40 分为有轻度感觉统合失调，低于 30 分为有严重的感觉统合失调。

## 四、康复治疗

早期识别和正确诊断是及时采取恰当治疗的前提，而综合应用多种治疗方法，是 ADHD 儿童获得满意预后的关键环节。

### （一）药物治疗

1. **中枢性兴奋剂**　中枢神经兴奋药仍是目前治疗 ADHD 的首选药物。中枢神经兴奋药主要有哌甲酯、盐酸哌甲酯控释片、苯异妥英（匹莫林）等。近年来的研究已证实了中枢神经兴奋药的短期疗效，有效率在 65%~75%。中枢神经兴奋药可缓解焦虑、抑郁及抽动障碍等症状，对伴品行障碍和攻击行为者，可减少其袭击行为和反社会行为，改善人际关系，还可降低 ADHD 患儿物质滥用的危险。

2. **非中枢兴奋药**　托莫西汀（atomoxetine）是高度特异性的去甲肾上腺素（NE）调节剂，原来用于抗抑郁治疗，国外近年来被批准用于治疗青少年 ADHD。作为我国 ADHD 防治指南中的主要推荐药物之一，可用于治疗成人及 7 岁以上儿童的 ADHD。

3. **$\alpha_2$-肾上腺素能受体激动剂**　可乐定（clonidine），美国 FDA 批准盐酸可乐定缓释片可单独或与兴奋剂联合使用治疗 ADHD（2011），作为治疗 ADHD 的二线用药，常与哌甲酯一起用于治疗活动过度、有攻击行为、伴抽动的患儿。现有可乐定透皮贴片使用更方便。

**4. 三环抗抑郁药** 如去甲丙米嗪和去甲替林，只有当在哌甲酯和阿托莫西汀无明显疗效，并且行为介入疗法已经施行且无明显疗效时使用。

**5. 用药周期及目标** 美国儿童青少年精神病学会（AACAP）建议：足剂量足疗程规范治疗ADHD，一般开始用药后 4~6 个月症状缓解，之后至少维持用药一年，达到功能缓解才停药。

## （二）非药物治疗

非药物治疗用于症状较轻的儿童或配合药物治疗，不仅能有效地控制和改善患儿的各种症状，更有利于建立孩子的自信心，使其更好地融入校园和社会。对于有 ADHD 症状的学龄前儿童，心理、社会的干预，尤其是家长教育是首选治疗，只有当其无效时才考虑使用药物。

**1. 行为矫正疗法** 行为矫正是指运用某些程序和方法，来帮助患儿改变他们的行为。行为治疗的目的，就是利用学习的原理，通过条件反射的形式来改变已经习得的行为。在训练中出现适当行为时，就给予奖励，以鼓励其保持并继续改进；当不适当行为出现时，就加以漠视或给予一定惩罚。一般用于不太严重的 ADHD。

（1）正性强化法：主要是指通过表扬、赞许、奖赏等强化物使患儿良好的行为得以持续。强化物简单分为物质性、活动性和社会性。行为矫正实施前需仔细评估问题行为，确定目标行为。目标行为的选择一般从易到难，逐个进行。正强化实施前，应将计划告诉患儿，以取得其积极配合。在选择强化物的类型时，应了解熟悉孩子的性格和喜好，以帮助选择恰当的强化物。

实施正强化应注意：①在目标行为出现后立即予以强化；②给予强化物时，要向儿童描述被强化的具体行为。例如，表扬时应说"你把地扫得很干净"，而不是说"你是一个好孩子"，这样能使他明确今后该怎么做；③分配强化物时，应灵活使用口头赞扬、拥抱、微笑等，并时常更换所用的赞扬语句；④为了防止饱厌情况出现，矫治者在每次强化时只给予少量的正强化物，适当地控制正强化物的发放数量；⑤可与惩罚法、消退法等联合使用。

（2）惩罚法：是指当儿童在一定情境下产生某一行为后，若即时使之承受厌恶刺激（又称惩罚物）或撤除正在享用的正强化物，那么其以后在类似情境下，该行为的发生频率就会降低。与正强化或负强化相反，惩罚过程企图减少某种行为的发生。

惩罚的方式是很多的，常用的包括体罚、谴责和隔离。应尽量避免或禁止使用体罚。谴责是指当儿童出现不良行为时，及时给予强烈的、否定的言语刺激或警告语句，以阻止或消除不良行为的出现。谴责只是一种惩罚的信号，它不能成为一种独立的方法，必须与其他的惩罚技巧结合使用。隔离是当儿童表现出某种不良行为时，及时撤除其正在享用的正强化物以阻止或削弱儿童这种不良行为的再现，或把个体转移到正强化物较少的情境中去，这种改变行为的策略称为隔离。对于儿童的一些外化性问题行为，例如攻击、违拗、破坏、无礼貌、危险行动、不服从、大叫大哭、威胁、不听劝告等，暂时隔离是非常有效的惩罚方法。需要的必备工具是一个闹钟。隔离的目的是让孩子因为失去一些活动而感到遗憾，以抑制其在今后的活动中出现类似不良行为。

（3）消退法：消退是指在一确定的情境中，一个以前被强化的反应，若此时这个反应之后并不跟随着通常的强化，那么在下一次遇到相似情境时，该行为的发生率就会降低。消退法是一种简单易行且效果显著的行为矫正方法。孩子一些无危险的、非破坏性的行为（如唠叨、发牢骚、哭、抱怨、制造噪音、顶嘴等），曾经常被批评而得以强化，若现在予以漠视或视而不见，久之则会因失去注意而逐渐减少或消失。值得注意的是，消退所期望的效果极少即时出现，常常是在行为减少前，不良行为在频率和强度方面均有一个短暂的增加，经过一段时间后才能逐步见效。

**2. 认知行为训练** 这种疗法的原理假设有两个：一是人类行为以认知为中介；二是认知的缺少

引起个人情绪的失调。这种疗法的主旨是改变患儿的思维形式、信念态度和意见及达到其行为的改变。认知行为治疗首先要识别患儿有害的自我认知方式，通过认知行为干预消除这种方式，患儿通过训练可以养成"三思而后行"以及在活动中"停下来，看一看，听一听，想一想"的习惯，增强患儿的自我控制、自我指导、自我调节，勤思考，提高解决问题的能力。

3. **感觉统合训练** 感觉统合是指大脑将从身体各种感觉器官传来的感觉信息进行多次的组织分析和综合处理，做出正确决策，使整个机体和谐有效地运作。当大脑对感觉信息的统合发生问题时，就会使机体不能有效运作，称为感觉统合失调。ADHD 患儿常常伴有感觉统合失调和协调平衡障碍的问题，因此，对患儿前庭功能、触觉和本体觉进行针对性的强化训练，可以帮助其建立和恢复健康和正常的运动模式。

4. **对父母和老师的培训** 多数患儿的家长和老师对 ADHD 认识不足，他们常为孩子的种种表现感到无奈、焦虑甚至气愤，因此，进行家长和老师的培训，改进他们对 ADHD 的认识，是患儿治疗效果得到保证必不可少的一部分。

除了说教式教学为主的传统意义上的父母管理训练外，另一种管理训练则是将发展理论融入社会学习，将重点放在亲子互动上。治疗师给家长提供反馈，并指导他们共同投入角色扮演中来实践技能。比较著名的家长管理模式有新森林育儿组合（new forest parenting package，NFPP）、3-P 正性育儿项目（the triple P-positive parenting program，PPP）和亲子交互性治疗（parent-child interaction therapy，PCIT）。

5. **运动疗法** 通过拳击、柔道、举重、田径、球类运动、游泳、健身等体能训练，指导他们控制冲动和攻击行为，形成良好的自我控制，增强自信心。有研究发现 ADHD 患儿部分伴有"小脑发育延迟"，对于这部分群体针对性地进行单脚站立，同时将沙包从一只手扔到另一只手等训练项目，往往能够改善患儿的注意力不集中、读写困难等状况。

## 五、 预防及预后

### （一）预防

ADHD 的预防主要是避免各种危险因素及对有高危因素者进行早期干预治疗。对孕期及哺乳期妇女应该加强宣传教育，普及孕期及哺乳期的妇女保健知识，提倡自然分娩及母乳喂养，劝导孕妇戒烟禁酒，劝诫丈夫不要在怀孕妻子面前吸烟等。对于有高危因素的儿童，如低出生体重儿、早产儿、出生时有脑损伤的婴儿、属于"难养育气质婴儿"应定期追踪观察；对于在婴幼儿早期和学龄前期就有易哭闹、不易入睡、注意力难集中、活动过多、冲动任性等症状的儿童，应尽早介入行为、心理等非药物治疗，家长要形成良好的养育习惯和家庭氛围，有助于减少以后 ADHD 的发生或减轻相关症状。

### （二）预后

ADHD 的预后与病情的轻重程度、是否及时有效地坚持治疗、是否有家族史、是否有共患病以及各种可能的致病因素是否持续存在等相关。大多数症状较轻的 ADHD 患儿，经过适当的治疗后，随着年龄的增长，自控能力增强，成年后可表现基本正常，或遗有注意力不集中、冲动、固执、社会适应能力和人际关系差等表现。ADHD 持续至成年期的危险因素包括：具有明显的 ADHD 家族史、共患其他精神障碍和致病因素持续存在。如果一个患儿在上面的三个因素中同时具备两个或以上的话，那么至成年期成为成年 ADHD 患者可能性极大。

（李 玲）

# 第七节 智力发育障碍

## 一、概述

### （一）定义

智力障碍／智力发育障碍（intellectual disability／intellectual developmental disorder，ID/IDD）是指在发育时期内的智力明显低于同龄儿童正常水平，同时伴有社会行为缺陷的发育障碍性疾病。只有智商（intelligence quotient，IQ）和社会适应能力（social adaptation ability）共同缺陷才可诊断。

DSM-5 强调临床症状评估和智力检测标准对疾病的诊断都是必需的。适应能力缺陷的严重性远比 IQ 的分数更重要。只要有两项或两项以上测试低于人群标准，就可以诊断为智力障碍。在 DSM-5 中对 5 岁以下儿童发育商 DQ≤75 的，不诊断为智力障碍而诊断为智力发育迟缓，这一类儿童需要在一段时间后进行再评估。

### （二）流行病学特征

**1. 发病率** 据美国智力低下协会（AAMD）和 WHO 报道，儿童 IDD 患病率为 1%～2%。我国报道总患病率为 1.20%；城市总患病率为 0.70%，农村为 1.41%；男孩总患病率为 1.24%，女孩为 1.16%；3 岁以下者总患病率为 0.76%，3～7 岁儿童为 1.10%，7～11 岁儿童为 1.44%，11～14 岁儿童为 1.50%，患病率随年龄的增长有增高趋势；不同经济文化条件下 IDD 患病率不同，城市为 0.78%，农村为 2.41%，山区为 3.84%，少数民族为 3.60%。

**2. 病因** 导致智力障碍的原因十分复杂，现在已经知道的病因已达数百种之多。多种疾病均可导致儿童表现为智力功能低下及适应性行为的异常。这些导致智力低下的病因主要分为两大类：生物医学因素，约占 90%；社会心理文化因素，约占 10%。生物医学因素是指大脑在发育过程中受到各种不利因素的影响，导致大脑的发育不能达到应有水平。社会心理文化因素是指文化剥夺、教养不当、感觉剥夺等因素导致信息输入不足或不适当，从而影响智力水平的发展。

（1）按照影响因素作用的时间分类：可以分为产前、产时和产后三大类。

1）产前因素：①遗传性疾病：染色体异常、代谢性疾病、近亲结婚；②药物影响：母孕期用药史；③宫内感染：风疹病毒感染等；④内分泌异常；⑤母孕期情绪压抑或有重大精神创伤；⑥母孕期饮酒、抽烟；⑦母孕期受到辐射影响。

2）产时因素：新生儿窒息、羊水吸入、母亲体质虚弱、分娩时间过长等。

3）产后因素：新生儿溶血导致高胆红素血症、交通事故等意外伤害、中枢神经系统感染、营养不良、癫痫、一氧化碳中毒、不良的教育环境、教育缺乏等。

（2）病因分类：依据 WHO1985 年分类法，智力障碍的病因分为以下几大类：

1）中毒及感染因素：指出生前、出生后的脑部感染，例如母孕期宫内弓形虫、巨细胞病毒、单纯疱疹病毒感染，生后颅内感染等。中毒因素包括高胆红素血症、铅中毒、长期服用过量的苯巴比妥等药物。

2）脑的机械性损伤和缺氧：出生前、出生时、出生后均可能发生，如孕妇重度贫血、新生儿窒息、产伤、溺水、麻醉意外等。

3）代谢、营养和内分泌疾患：体内氨基酸、脂肪、黏多糖、嘌呤等物质代谢障碍会影响神经细胞的发育及功能，例如苯丙酮酸尿症、半乳糖血症等。而出生前、出生后蛋白质、铁、维生素等物质的缺乏可能会导致胎儿、婴儿脑细胞数目形成减少或者功能低下。内分泌系统疾病也可能影响智力发育，如甲状腺功能减退。

4）脑的先天性发育畸形、遗传代谢性疾病：先天性发育畸形包括脑血管畸形、脑积水、小头畸形、神经管闭合不全、巨脑回畸形等。遗传代谢性疾病，如肾上腺脑白质营养不良等。

5）染色体畸变：包括常染色体、性染色体数目或者结构的改变，如21-三体综合征、猫叫综合征、脆性 X 染色体综合征、先天性卵巢发育不全综合征等。

6）其他围产期因素：包括早产儿、低出生体重儿、母孕期妊娠期高血压疾病等。

7）伴发于精神疾病：ASD、儿童期精神分裂症等。

8）社会心理因素：此类患儿无大脑器质性病变，主要有神经心理损害、感觉剥夺等不良环境因素导致，如严重缺乏早期合适的刺激和教育等。

9）特殊感官缺陷：盲、聋、哑等特殊感觉缺陷。

## 二、临床特点

### （一）根据临床表现对智力障碍的分度，分为四级

#### 1. 轻度智力障碍

（1）智商在 50~69 之间，心理年龄约 9~12 岁。

（2）学习成绩差（在普通学校中学习时常不及格或留级）或工作能力差（只能完成较简单的手工劳动）。

（3）能自理生活。

（4）无明显言语障碍，但对语言的理解和使用能力有不同程度的延迟。

#### 2. 中度智力障碍

（1）智商在 35~49 之间，心理年龄约 6~9 岁。

（2）不能适应普通学校学习，可进行个位数的加、减法计算；可从事简单劳动，但质量低、效率差。

（3）可学会自理简单生活，但需督促、帮助。

（4）可掌握简单生活用语，但词汇贫乏。

#### 3. 重度智力障碍

（1）智商在 20~34 之间，心理年龄约 3~6 岁。

（2）表现显著的运动损害或其他相关的缺陷，不能学习和劳动。

（3）生活不能自理。

（4）言语功能严重受损，不能进行有效的语言交流。

#### 4. 极重度智力障碍

（1）智商在 20 以下，心理年龄约在 3 岁以下。

（2）社会功能完全丧失，不会逃避危险。

（3）生活完全不能自理，大小便失禁。

（4）言语功能丧失。

## （二）美国DSM-5对智力障碍的分度

**1. 智力障碍分度的依据**　DSM-5描述智力障碍涉及整体精神能力的损害，具体影响以下三个领域的适应性功能方面，这些方面决定了个人是否可以很好地应对每天的日常生活和工作。

（1）概念性领域（语言、阅读、书写、数学、推理、知识、记忆方面的技能）。

（2）社会领域（移情、社会判断力、人际交流能力，朋友交往，维系友谊等类似的能力）。

（3）实践领域（自我管理、工作责任心、财富管理、个人娱乐、完成学习或生活任务）。

**2. 智力障碍的严重程度**　根据以上三个领域的适应性功能受限的严重程度，DSM-5将智力障碍分为四个严重程度。

（1）轻度智力障碍

1）概念性领域：对于学龄前儿童来说，无明显概念性差异。对于学龄期儿童或成年人来说，他们在学习学科技能，如写作、数学、时间或者金钱等方面时会存在困难，所以他们在学习一个或多领域时需要帮助，才能达到相应年龄的学习预期。在成年人中抽象思维、执行能力（计划、制订策略、配列顺序或认知灵活度）、短期记忆以及学科能力的实际应用（阅读、金钱管理）有损伤。可以通过一定的方法以达到与同龄人相同的水平。

2）社交领域：与一般的正在发育的同龄人相比，这些个体在社会交往中是不成熟的，例如他们不能正确地理解同龄人的社交性行为。沟通、对话以及语言与年龄期望值相比不成熟。他们在控制与年龄相符的情绪及行为方面存在困难，这种困难往往会被同龄人在社交场合下发现。他们在社交场合中可能不能正确地估量风险，与年龄预期相比，社交性判断较不成熟，该个体有被他人控制的风险（易受骗）。

3）实践领域：该个体能够生活自理，与同龄人相比该个体在应对复杂日常生活事物时更需要外界帮助。成年期，这些帮助通常实施在外出购物、出行、照顾家庭或孩子、准备食物，以及金钱管理等方面。他们的娱乐能力与同龄人相仿，尽管娱乐性行为需外界帮助。成年时期，在那些不强调概念性能力的工作中竞争是很激烈的，通常做医疗决定或法律决定，以及学习胜任某项技能型工作时需外界帮助。这些个体通常也需外界帮助才能建立家庭。

（2）中度智力障碍

1）概念性领域：在整个成长阶段，这些个体的概念性能力明显落后于同龄人。学龄前儿童，语言及学科预科能力发展缓慢。学龄期儿童，在阅读、写作、数学及认识时间和金钱方面进展缓慢，并大幅落后于同龄人。对于成年人而言，学科能力发展通常处于初级阶段，在学科能力运用于工作及生活方面需要外界帮助。在完成日常概念性能力时需要不间断的日常帮助，有时其他人可能需要全权为该个体承担所有责任。

2）社交领域：在成长阶段该个体与同龄人相比，在社交与沟通行为方面表现明显不同。口语为典型的社交沟通工具，但该个体口语复杂程度明显低于同龄人。与家人及朋友有建立明显关系的能力，该个体在生活中能结交朋友甚至有时在成年期建立情爱关系。但是，这些个体可能不能正确理解或解读社交性话语，这些个体在做出社交性判断或决定时能力有限，监护人在其做出日常生活决定时需给予帮助。与同龄人的友谊经常会受到沟通或社交型缺陷的影响。在工作领域若想获得成功，需要有利的社交或沟通能力的帮助。

3）实践领域：该个体在吃饭、穿衣、排泄及成年人个人卫生方面能自理，但该个体在实现以上各方面自理前，需要一定时间的学习或需给予提醒。在成年时期可以做所有家务活动，但需一定

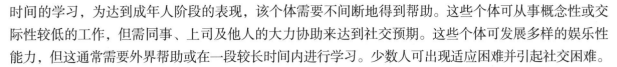

时间的学习，为达到成年人阶段的表现，该个体需要不间断地得到帮助。这些个体可从事概念性或交际性较低的工作，但需同事、上司及他人的大力协助来达到社交预期。这些个体可发展多样的娱乐性能力，但这通常需要外界帮助或在一段较长时间内进行学习。少数人可出现适应困难并引起社交困难。

（3）重度智力障碍

1）概念性领域：概念性能力的发展非常有限，这些个体通常在理解书面语或某些概念（数字、数量、时间及金钱方面）方面能力很有限。

2）社交领域：口语的词汇量及语法相当有限。他们可能只能说单个词或短语，通过争论的方式进行补充。在日常生活中，他们只能进行实时实地的沟通与谈话。语言更多地用于社交沟通而非解释说明。这些个体可以理解简单的对话或肢体沟通，与家庭成员或有亲密关系的人来往会给他们带去愉悦或帮助。

3）实践领域：这些个体，在所有的日常生活活动中都需得到帮助，包括饮食、穿衣、洗澡、排泄。这些个体一直需要看管和监护，不能做出涉及其自身或他人福利的决定。监护人需向这些个体提供终身帮助。在成年期，参与家庭活动、娱乐活动及工作时需要不间断地得到支持和帮助。获得各领域的能力皆需长期的教导和不间断的帮助。极少数可能会出现适应性困难，包括自残。

（4）极重度智力障碍

1）概念性领域：概念性能力通常涉及身体功能而非符号型过程。这些个体在进行个人护理、工作及娱乐等有目的的行为时需借助外物。

2）社交领域：这些个体在谈话或动作中出现的符号性交流非常有限，他们可能理解一些简单的指令或动作，在表达个人欲望或情绪时大幅使用非语言类、非符号性交流，非常享受与亲密的家庭成员、看护人及亲密朋友之间的关系，并且会主动运用肢体或情绪上的动作来回应。若同时出现感官或物理性损伤将会使个体失去进行多样社交性行为的能力。

3）实践领域：未受严重躯体损伤的个体，可以参与家务活动，如端菜上桌。在工作活动中，该个体可出现利用外物的简单行为，该工作的进行需大力的不间断的外界帮助。娱乐活动，如听音乐、看电影、外出散步，或水上活动皆需他人帮助。

## 三、 康复评定

智力障碍主要表现为智力功能和适应性行为两方面的障碍，因此，智能测试和适应行为测试应为智力障碍的主要评定内容。

### （一）智能测试

社会心理测试种类较多，从测试目的来看，可以分为筛查性测试、诊断性测试两大类，Gesell 发育诊断量表和韦克斯勒智力量表是我国最常使用的诊断性智能测试量表。

1. **Gesell 发育诊断量表** 该量表在国际上普遍应用（见第二章第六节），适用于 0~6 岁的儿童，结果以发育商（developmental quotient，DQ）表示，≥80 为正常。

2. **韦克斯勒智力量表** 用于儿童的量表有：韦克斯勒学龄前及幼儿智力量表（Wechsler preschool and primary scale of intelligence，WPPSI），适用于 4.5~6 岁的儿童；韦克斯勒学龄儿童智力量表（revised Wechsler intelligence scale for children，WISC-R），适用于 6~16 岁的儿童。这些量表均已在我国完成了标准化工作。通过测试获得语言和操作分测验智商和总智商，智商的均数定为 100，标准差为 15，智力障碍是指总智商均值减少 2 个标准差，即 70 以下（见第二章第六节）。

## （二）适应性行为量表

适应性行为评估标准包括：个人独立的程度和满足个人和社会要求的程度。美国精神发育缺陷协会（AAMR）对"适应社会的能力"提出了 10 个具体的标准：交流和沟通、生活自理、家居情况、社会交往技巧、社区参与、自律能力、保证健康和安全能力、学业水平、空闲时间、就业（工作）情况。以上 10 项适应能力中，至少有两项缺陷，才认为有适应性行为能力的缺陷。传统的适应性行为测量方式是由第三方（一般是父母或者老师）提供报告，将结果记录在等级量表上，以进行评估。目前，国外使用最为普遍的 3 个测验是 AAMR 适应性行为量表、文阑（Vineland）适应性行为量表（VABS）及巴尔萨泽适应性行为量表（BABS）。以下介绍我国临床常用的适应性行为测试量表。

1. **婴儿 - 初中生社会生活能力量表（S-M）** 由日本教育心理学者三木安正在 1980 年修订，1987 年北京大学等机构完成了国内的标准化工作。适用年龄：6 个月 ~15 岁，分为 7 个年龄阶段。共有 132 个项目，分布在 6 个领域中。

（1）独立生活能力（SH）：包括进食、衣服脱换、穿着、料理、大便、个人和集体清洁卫生情况（洗脸、刷牙、洗头、剪指甲、打扫和装饰房间）等。

（2）运动能力（L）：包括走路、上楼梯、过马路、串门，外出玩耍，到经常去的地方，独自上学，认知交通标志、遵守交通规则，利用交通工具到陌生的地方去等。

（3）作业操作（O）：包括抓握东西、乱画、倒牛奶，准备和收拾餐具，使用糨糊、嵌图形、开启瓶盖，解系鞋带，使用螺丝刀、电器、煤气灶、烧水、做菜，使用缝纫机、修理家具等。交往、参加集体活动以及自我管理等。

（4）交往（C）：包括叫名字转头、说话、懂得简单指令，说出自己的名字、说出所见所闻、交谈、打电话，看并理解简单文字书、小说、报纸，写便条、写信和日记、查字典等。

（5）参加集体活动（S）：包括做游戏，同小朋友一起玩，参加班内值日、校内外文体活动，组织旅游等。

（6）自我管理（SD）：包括总想自己独自干事情、理解"以后"能忍耐、不随便拿别人东西、不撒娇磨人、能独自看家、按时就寝，控制自己不随便花钱，有计划买东西，关心幼儿和老人，注意避免生病，独立制订学习计划等。

结果评定：≤5 分为极重度；6 分为重度；7 分为中度；8 分为轻度；9 分为边缘；10 分为正常；11 分为高常；12 分为优秀；≥13 分为非常优秀。

2. **儿童适应性行为评定量表** 1994 年由原湖南医科大学姚树桥、龚耀先编制，分城市和农村两个版本，包括感觉运动、生活自理、语言发展、个人取向、社会责任、时空定向、劳动技能和经济活动等 8 个分量表，共 59 个项目，适用于 3~12 岁小儿。量表作用：评定儿童适应性行为发展水平；诊断或筛查智力低下儿童；帮助制订智力低下儿童教育和训练计划。评分与分级标准见表 5-1。

表 5-1 儿童适应性行为评分与分级

| ADQ | ≥130 | 115~129 | 114~85 | 84~70 | 69~55 | 54~40 | 39~25 | ≤25 |
|---|---|---|---|---|---|---|---|---|
| 分级 | 极强 | 强 | 平常 | 边界 | 轻度缺损 | 中度缺陷 | 重度缺陷 | 极度缺陷 |
| 人数（%） | 2.27 | 13.59 | 68.26 | 13.59 | 2.14 | 0.13 | 0.02 | <0.001 |

3. **智力障碍儿童较常见的语言障碍类型**

（1）语言发育迟缓：即其语言的接受和表达均较实际年龄迟缓。在学习过程中，语言的理解迟缓，导致语言的表达也迟缓。另外，模仿语言等言语状态也可能存在迟缓。

（2）发音器官功能障碍：包括呼吸、发音异常以及构音器官运动障碍。

（3）语言环境影响：语言学习早期，被剥夺或脱离语言环境。

目前，我国较常用于儿童的言语 - 语言障碍检查法包括：构音障碍检查法、语言发育迟缓检查法（见第二章第五节）。

## 四、康复治疗

智力障碍在完善相关评估的基础上，开展全面的康复训练。总的训练原则：①早期筛查、早期诊断、早期干预、早期康复；②全面评估，全面康复；③个体化治疗；④家庭、学校、社会共同参与，共同支持。

对部分染色体疾病、遗传代谢病和内分泌疾病所导致的智力障碍可通过特殊饮食疗法和激素替代疗法等进行原发病的治疗。目前尚未发现能够提高智力水平的特效药物。

### （一）物理治疗

相对于智力而言，智力障碍儿童的运动系统发育较好。但智力障碍儿童在发育早期主要表现为大运动发育较同龄儿有不同程度的落后，同时其保护性伸展反应、平衡反应、运动协调性等也常常落后于同龄儿童。因此，物理疗法也是必要的，尤其是在发育早期。评估智力障碍儿童的大运动发育水平及运动障碍，进行针对性的训练，从而改善其运动发育落后状况。

### （二）作业治疗

训练的主要目的在于提高智力障碍儿童的精细动作、操作的灵巧性以及生活自理能力。通过日常生活动作的训练，如进食、更衣、书写等，提高其生活自理能力，从而提高其适应能力。

### （三）言语治疗

言语康复治疗是建立在系统的语言能力评估基础之上的。根据诊断结果和所确定的语言功能异常类别，确定康复目标，选择合适的康复内容和康复手段进行干预，并及时监控康复训练的效果。针对特殊儿童，这其中包括智力障碍儿童言语康复的 5 个阶段。

1. **前语言能力训练** 前语言时期指智力障碍儿童能说出第一个有意义的单词之前的那段时期。此阶段语言康复的目的是帮助其积累充分的语音表象以及发展学习语言所必需的一般能力。

康复的内容包括：①诱导儿童产生无意识交流；②训练其通过不同音调、音强和音长的哭叫声或眼神向外界表达他们的生理需要和情感；③培养听觉敏锐度，使其对语音敏感，关注主要照顾者的言语声，能辨别一些语调、语气和音色的变化；④引导发出一些单音节，逐渐发出连续的音节；⑤培养交际倾向，对成人的声音刺激能给予动作反馈，初步习得一些最基本的交际规则；⑥能理解一些表达具体概念的词。

在这一阶段，儿童可能达到的语言或与语言相关的一般认知目标或参考认知目标：①发展视觉和听觉注意能力，包括对词语的注意；②发展对语音的感知能力，对知觉信号的理解能力；③提高语音识别能力和发音水平；④发展有意识交流能力以及对因果关系的感知。

2. **词语的理解与表达能力训练** 此阶段训练的主要目的是将其所了解的以及想要表达的内容转化成简单的语言符号（词语），并用言语的方式表达出来。同时，通过词汇训练帮助其扩大词汇量，学习多种类别的词语，加深对常用词汇的词义理解。

康复的主要内容：学习常见名词（如有关称谓、人体部位、食物、衣物、餐具、洗漱用品、玩具、常见动物、交通工具等名词）和常见动词（如有关肢体动作、常见活动的动词）。训练时，康复治疗师应充分考虑儿童的需求、兴趣及能力水平，选择适当词汇，反复给予刺激；引导儿童理解简单语言，激发其表达语言的兴趣，鼓励其多用口语形式来回答问题。

在这一阶段，儿童可能达到的语言或与语言相关的一般认知目标或参考认知目标：①发展语言理解能力，能在一些语音和实体之间建立联系；②发展核心词汇，继续扩充词汇量，并增加词语的种类；③能够表达简单的单、双音节词语，并结合手势和环境来交流；④增加对各种符号的理解。

**3. 词组的理解与表达能力训练**　此阶段语言康复的主要内容：①在掌握一定数量常见词语的基础上，学习一些简单的词组形式，包括动宾词组、主谓词组、偏正词组、并列词组、介宾词组五类；②对所学词组进行表达训练；③对一些难学词语进行拓展训练；④让基础较好的儿童进一步学习较难的词组结构。

该康复训练的目标是让儿童掌握一些生活中的常见词组，初步认识词组成分间的语义关系，能够用两个或两个以上的词顺畅地与人交流（包括口语与非口语交流形式）。

在这一阶段儿童可能达到的语言或与语言相关的一般认知目标或参考认知目标：①继续扩充词汇量，并增加词语的种类；②语音逐渐稳定，能发出大部分母语的语音；③学习基本的语法结构，如并列关系和主谓关系等，逐步发展常见的句法结构；④学习简单的语义关系；⑤提高语言的探索能力。

**4. 句子的理解与表达能力训练**　此阶段康复的主要目的是：通过对儿童进行日常语言中的常见句式和常见语句的康复训练，帮助他们在一定程度上理解语义之间的关系，进一步熟悉汉语的语法结构，如基本句式和常见句型的语法结构等，让其习得一定的句子表达模式，提高语言理解和表达能力。

此阶段的主要康复内容：①学习主语、谓语和宾语的基本句式；②学习较难词组形式；③学习把字句、被字句、是字句、比较句、给字句、方所句和主谓谓语句等常用句式；④进行句式练习和句子成分的替代训练；⑤对决定句子结构的某些抽象词（如被、把、是、给和比等）进行拓展训练；⑥对所学句式进行表达训练。

在这一阶段，儿童可能达到的语言或与语言相关的一般认知目标或参考认知目标：①掌握基本句式结构和常见句型；②发展超过"这里和现在"事件的理解能力；③能理解部分抽象词语；④发展儿童之间自发模仿和相互交谈的行为；⑤能在生活和游戏中使用语言；⑥能使用简单和复杂的句子结构，能扩展符合基本语法规则的句子。

**5. 短文的理解与表达能力训练**　此阶段主要目标是通过这些训练，将先前所学的词语、词组和句子综合地运用，不断加深和巩固对词义和语法结构的认识，在此基础上，提升儿童的语用能力，教导儿童如何表示问候、如何提要求、如何描述事件等。

该阶段的主要康复内容：①学习有两个或两个以上从句的较复杂句子；②学习用正确的方式实现句子之间的过渡；③学习用两个或多个句子连贯地表述事件或传达意图；④学习用一个或多个句群较连贯和完整地表达自己的意图。

在这一阶段，儿童可能达到的语言或与语言相关的一般认知目标或参考认知目标：①掌握大部分的语法知识；②增加复杂语法结构的理解和使用能力；③有限地理解词语之间的抽象关系，有较丰富的语义知识；④在语法结构和语义知识的基础上建立语言体系；⑤发展阅读和书写技能；⑥能知道如何用语言表达问候、提要求、描述事件等。

## （四）感觉统合训练

感觉统合训练是指基于儿童的神经发育需要，引导对感觉刺激做适当反应的训练，训练内容包含了前庭（包括重力与运动）、本体感觉（包括肌肉与感觉）及触觉等多感官刺激的全身运动，其目的不在于增强运动技能，而是改善中枢神经系统处理及组织感觉刺激的能力。在训练中同时给予儿童前庭、肌肉、关节、皮肤触摸、视、听、嗅等多种刺激，并将这些刺激与运动相结合。

### （五）特殊教育

特殊教育是智力障碍儿童的主要康复训练手段，由教师、家长、治疗师等共同参与及实施。根据智力障碍儿童病情严重程度的不同，按照正常儿童的发育有目的、有计划、有步骤地开展针对性的教育，重点在于将日常生活情境融入其中。教育的最终目的是提高智力障碍儿童生活自理能力的水平，尽可能减少其参与学校、参与社会的受限程度。

1. **轻度智力障碍儿童** 可以在特殊学校接受教育，也可以在普通学校随班就读。循序渐进地训练其日常生活技能、基本劳动能力、回避危险和处理紧急事件的能力。训练目标：日常生活基本自理，成年后回归正常人的生活。

2. **中度智力障碍儿童** 部分可以在特殊学校接受教育。训练重点：生活自理能力和部分社会适应能力。训练目标：掌握简单的卫生习惯和基本生活能力，可以表达基本需求和愿望。

3. **重度智力障碍儿童** 主要是训练其基本生活能力，尽可能减少陪护人员的工作。

4. **极重度智力障碍儿童** 几乎无法接受相关训练。

## 五、 预防及预后

### （一）预防

预防是降低智力障碍患病率的最根本措施。1981年联合国儿童基金会提出了智力障碍的三级预防概念，其核心思想是将预防、治疗和服务紧密结合起来。智力障碍预防的根本途径是不断加深对智力障碍病因学的研究，只有针对病因采取措施，才能使预防更加有效。智力障碍的治疗需要社会、学校、家庭、专业康复机构各有关方面协作进行综合预防。早期发现智力障碍，早期干预和刺激，对家庭给予有效的帮助，保持家庭结构完整，使智力障碍儿童的功能有所改进。

1. **一级预防**

（1）政府、社会可采取的措施主要包括以下几方面

1）有效处理工业废水和有机物。

2）控制食品卫生，严格控制食品添加剂的使用。

3）控制药品安全。

4）严格控制玩具染料中的铅含量。

5）禁止近亲结婚。

（2）产前医疗保健机构可采取的措施主要包括以下几个方面

1）产妇的卫生教育和营养指导。

2）产前和围产期保健（高危妊娠管理、新生儿监护、劝阻孕妇饮酒吸烟、避免或停用对胎儿发育有不利影响的药物）。

3）产前诊断、羊水检查（染色体病、神经管畸形、代谢疾病）。

4）传染病管理（病毒、细菌、原虫）的免疫接种。

5）遗传代谢检查及咨询（避免近亲婚姻、发现携带者、避免高龄生育、孕早期避免辐射）。

6）完善婚前检查。

（3）其他

1）加强安全宣教，减少颅脑外伤及意外事故的发生。

2）定期体格检查，进行预防接种。

3）合理用药，正确治疗脑部疾病，控制癫痫发作。

4）加强学前教育和早期训练。

5）禁止对小儿忽视和虐待。

6）普及早期教育。

**2. 二级预防**　目的在于早期发现，早期诊断，从而开展早期干预及相关治疗，以减少智力障碍的发生或者降低智力障碍的障碍程度。预防措施：①遗传病产前筛查；②新生儿期进行代谢疾病（如甲状腺功能减退、苯丙酮酸尿症）筛查，出生后缺陷监测；③早期进行视觉、听觉及神经心理等方面的检查；④对高危新生儿进行随访，早期发现疾病，给予治疗，尤其应该注意，早期营养（蛋白质和铁、锌等微量元素）供应和适当的环境刺激对智力发育有良好作用。

**3. 三级预防**　因各种原因已经发生智力障碍，目的在于采取综合措施提高智力障碍患儿的智力功能水平、社会适应能力以及生活自理能力，减少智力障碍及参与受限的程度。

## （二）预后

智力障碍的预后与病情严重程度、诊断时间、治疗开展时间等因素密切相关。

**1. 轻度智力障碍**　通过特殊教育可获得实践技巧和实用的阅读能力。长大后可做一般性家务劳动和简单的具体工作。遇事缺乏主见，依赖性强，不善于应付外界的变化，易受他人的影响和支配。能在指导下适应社会。

**2. 中度智力障碍**　经过长期教育和训练，可以学会简单的人际交往、基本卫生习惯、安全习惯和简单的手工技巧。

**3. 重度智力障碍**　有一定的防卫能力，能躲避明显的危险。经过系统的习惯训练，可养成简单的生活和卫生习惯，但生活需要他人照顾。长大以后，可在监督之下做些固定和最简单的体力劳动。

**4. 极重度智力障碍**　生活不能处理，多数早年夭折。幸存者对手脚的技巧训练可以有反应。

（李　玲）

# 第八节　孤独症谱系障碍

## 一、概述

### （一）定义

孤独症谱系障碍（autism spectrum disorder，ASD）是一组以社会交往障碍、言语和非言语交流障碍、狭隘兴趣、刻板行为为主要特征的神经发育障碍性疾病，以往称广泛性发育障碍。

## （二）流行病学特征

**1. 发病率**　早期流行病学研究表明，典型孤独症的患病率约为 2/ 万 ~3/ 万。近年来 ASD 概念的提出，发病率显著上升，WHO 报告目前全球 ASD 发病率为 1/150，男女比例为 4：1。2014 年，美国疾病预防控制中心公布的最新 ASD 患病率为 1/68，男女比例为 4.5：1；海南省 2016 年 ASD 流行病学调查结果显示 ASD 患病率为 6.2‰，男女比例为 5.8：1。世界卫生组织根据我国现有总人口数量估计 ASD 儿童总数在 100 万 ~150 万左右，已占各类精神残疾的首位。

**2. 病因**

（1）遗传与环境因素共同作用：目前孤独症谱系障碍的病因不明，研究多集中在遗传基因、神经发育、神经生化、免疫及病毒感染等方面。越来越多的证据表明，生物学因素（主要是遗传因素）在孤独症谱系障碍的发病中起着重要的作用，近年来的遗传学研究大多集中在基因异常方面。认为孤独症谱系障碍是一种多基因遗传病，疾病的发生受多个基因控制，单个基因对疾病的作用微小。环境因素，特别是在胎儿大脑发育关键期接触的环境因素也会导致发病可能性增加。

表观遗传学异常的观点近年引起重视，该观点认为可能在 ASD、ID 以及众多其他复杂疾病中，可能并不必定存在 DNA 水平的突变和异常，但是可能在基因调控水平（主要是甲基化或组蛋白作用）出现了异常，从而导致在 DNA 表达方面的异常，在此过程中，某些目前未知的环境因素可能扮演着重要作用，这些环境因素调控着基因的表达并由此影响发育编程和重编程。

（2）胎儿期病毒感染：先天性风疹病毒感染、巨细胞病毒感染被认为可能与 ASD 发病有关。

（3）免疫系统异常：ASD 儿童中有自身免疫性疾病发生率较高，T 淋巴细胞亚群也与正常人群有差别，提示 ASD 存在免疫系统异常。上述结果的意义仍有待更多的研究证实。

综合各种研究，推测存在 ASD 遗传易感性的儿童，在诸如围产期感染、免疫、致病因子等未知环境有害因素影响下（第二次打击学说），神经系统发育异常，从而导致自婴儿时期开始，在感、知觉以及认知加工等神经系统高级功能有异于发育正常儿童，表现为 ASD。

## 二、临床特点

### （一）症状

儿童 ASD 起病于 3 岁前，其中约 2/3 的儿童出生后逐渐起病，约 1/4 的儿童经历了 1~2 年正常发育后退行性起病。临床表现在儿童发育的不同时期有所不同。

**1. 社会交往障碍**　儿童孤独症患儿在社会交往方面存在质的缺陷，他们不同程度地缺乏与人交往的兴趣，也缺乏正常的交往方式和技巧。具体表现随年龄和疾病严重程度的不同而有所不同，以与同龄儿童的交往障碍最为突出。

（1）婴儿期：患儿回避目光接触，对他人的呼唤及逗弄缺少兴趣和反应，没有期待被抱起的姿势或抱起时身体僵硬、不愿与人贴近，缺少社交性微笑，不观察和模仿他人的简单动作。

（2）幼儿期：患儿仍然回避目光接触，呼之常常不理，对主要抚养者常不产生依恋，对陌生人缺少应有的恐惧，缺乏与同龄儿童交往和玩耍的兴趣，交往方式和技巧也存在问题。患儿不会通过目光和声音引起他人对其所指事物的注意，不会与他人分享快乐，不会寻求安慰，不会对他人的身体不适或不愉快表示安慰和关心，常常不会玩想象性和角色扮演性游戏。

（3）学龄期：随着年龄增长和病情的改善，患儿对父母、同胞可能变得友好而有感情，但仍然不同程度地缺乏与他人主动交往的兴趣和行为。虽然部分患儿愿意与人交往，但交往方式和技巧依然存在问题。他们常常自娱自乐，独来独往，我行我素，不理解也很难学会和遵循一般的社会规则。

（4）成年期：患者仍然缺乏社会交往的兴趣和技能，虽然部分患者渴望结交朋友，对异性也可能产生兴趣，但是因为对社交情景缺乏应有的理解，对他人的兴趣、情感等缺乏适当的反应，难以理解幽默和隐喻等，较难建立友谊、恋爱和婚姻关系。

**2. 交流障碍**　在言语交流和非言语交流方面均存在障碍，其中以言语交流障碍最为突出，通常是儿童就诊的最主要原因。

（1）言语交流障碍：①言语发育迟缓或不发育：常常表现为语言发育较同龄儿晚，有些甚至不发育，有些儿童可有相对正常的言语发育阶段，后又逐渐减少甚至完全消失；②言语理解能力不同程度受损；③言语形式及内容异常：最大问题是"语用"障碍，即不会适当地用语言沟通，存在答非所问，人称代词分辨不清，即刻模仿言语、延迟模仿言语、刻板重复言语等表现；④语调、语速、节律、重音等异常。

（2）非言语交流障碍：常拉着别人的手伸向他想要的物品，多不会用点头、摇头以及手势、动作、表情、眼神表达想法，也不能理解他人的姿势、面部表情等的意义。

**3. 兴趣狭窄和刻板重复的行为方式**　倾向于使用僵化刻板、墨守成规的方式应付日常生活：①兴趣范围狭窄和不寻常的依恋行为：迷恋于看电视广告、动画片、天气预报、旋转物品、排列物品或听某段音乐、某种单调重复的声音等，对非生命物品可能产生强烈依恋，如瓶、盒、绳、棍等都有可能让儿童爱不释手，随时携带；②行为方式刻板重复：儿童常坚持用同一种方式做事，拒绝日常生活规律或环境的变化，如坚持走一条固定路线，坚持把物品放在固定位置，拒绝换其他衣服或只吃少数几种食物等；③仪式性或强迫性行为：常出现刻板重复、怪异的动作，如重复蹦跳、拍手、将手放在眼前扑动和凝视、用脚尖走路、反复闻物品或摸光滑的表面等。

**4. 其他表现**　常伴有精神发育迟滞、睡眠障碍、注意障碍、自笑、情绪不稳定、多动、冲动、攻击、自伤等行为；认知发展多不平衡，音乐、机械记忆、计算能力相对较好甚至超常；还有一部分儿童伴有抽动秽语综合征、癫痫、脑瘫、感觉系统损害、巨头症等。

## （二）诊断标准

美国 DSM-5 孤独症谱系障碍诊断标准。

1. 在各种情景下持续存在的社会交流和社会交往缺陷，不能用一般的发育迟缓解释，符合以下三项。

（1）社会 - 情感互动缺陷：轻者表现为异常的社交接触和不能进行来回对话；中者缺乏分享性的兴趣、情绪和情感，社交应答减少；重者完全不能发起社会交往。

（2）用于社会交往的非言语交流行为缺陷：轻者表现为言语和非言语交流整合困难；中者目光接触和肢体语言异常，或在理解和使用非言语交流方面缺陷；重者完全缺乏面部表情或手势。

（3）建立或维持与其发育水平相符的人际关系缺陷（与抚养者的除外）：轻者表现为难以调整自身行为以适应不同社交场景；中者在玩想象性游戏和结交朋友上存在困难；重者明显对他人没有兴趣。

2. 行为方式、兴趣或活动内容狭隘、重复，至少符合以下两项。

（1）语言、运动或物体运用刻板或重复（例如简单的刻板动作、回声语言、反复使用物体、怪异语句）。

（2）过分坚持某些常规以及言语或非言语行为的仪式，或对改变的过分抵抗（例如运动性仪式行为，坚持同样的路线或食物，重复提问，或对细微的变化感到极度痛苦）。

（3）高度狭隘、固定的兴趣，其在强度和关注度上是异常的（例如对不寻常的物品强烈依恋或沉迷，过度局限或持续的兴趣）。

（4）对感觉刺激反应过度或反应低下，对环境中的感觉刺激表现出异常的兴趣（例如对疼痛、热、冷感觉麻木，对某些特定的声音或物料出现负面反应，过多地嗅或触摸某些物体，沉迷于光线或旋转物体）。

3. 症状必须在儿童早期出现（但是由于对儿童早期社交需求不高，症状可能不会完全显现）。

4. 所有症状共同限制和损害了日常功能。

5. 这些失调都不能用智力障碍／智力发育障碍或全面性发育迟缓更好地解释。智力残疾和孤独症谱系障碍经常共同发生。诊断孤独症谱系障碍和智力残疾的合并症，对社会沟通的预期应低于一般发展水平。

## 三、 康复评定

对孤独症儿童进行全面评定是有针对性地指导家长和专业机构对孤独症儿童进行干预和训练的依据。专业人员须对孤独症儿童进行多侧面、多角度评定。一方面要注意对儿童可能具有的发育迟缓进行评定，另一方面又要注意对其具有的发育异常进行评定，同时，还要将儿童在个别领域的功能放到其整体功能中去分析理解。评定的方法很多，各有其独特的优点，也有其局限性，使用时必须谨慎，不可盲目滥用。一次评定反映的只是儿童当时、当地的表现，不能根据一次评定结果预测儿童将来甚至终生的发展情况。

### （一）发育评定

主要应用于 5 岁以下的婴幼儿。可用于发育评定的量表有丹佛发育筛查测验（Denver development screening test，DDST）、Gesell 发展诊断量表（Gesell development schedules，GDDS）、贝利婴儿发育量表（Bayley scales of infant development）等（见第二章第六节）。

### （二）心理学评定

主要包括智力发育评定、语言评定、适应能力评定等，这些评定有些不是专门为 ASD 儿童设计的，但可为康复干预计划的制订提供依据。

1. **智力评定量表** 常用的智力测验量表有韦氏智力测验、斯坦福 - 比内智力量表、Peabody 图片词汇测验、瑞文渐进模型测验（RPM）等（见第二章第六节）。

2. **适应能力评定量表** 适应能力评定不仅是孤独症儿童诊断的依据，而且可为教育训练及训练效果提供基础。

（1）文兰适应能力量表（Vineland adaptive behavior scales，VABS）：包括交流沟通、生活能力、社会交往、动作能力及问题行为 5 个分测验。评定时可根据特定的目的选择全部或其中数个分测验。①交流沟通分测验由 133 个问题组成，涉及儿童的理解能力、表达能力、书写能力等；②生活能力分测验包括 201 个问题，评定儿童在个人卫生、料理家务、社区活动等方面的实际问题；③社会交往分测验包括 134 个问题，儿童在人际关系、闲暇娱乐、处理问题等方面的能力是评定的重点；④动作能力分测验由 73 个问题组成，目的是了解儿童在肢体动作、手指动作方面的能力水平；⑤问题行为分测验包括 36 个问题，以了解儿童在负面行为方面有无障碍。其优点是确定孤独症儿童在特定领域的长处与问题，从而为干预方案的制订提供客观依据。适用年龄 2~18 岁。

（2）婴儿 - 初中生社会生活能力评定：适用于 6 个月 ~14 岁的儿童，包括独立生活（SH）、运动能力（L）、作业能力（O）、交往能力（C）、参加集体活动（S）、自我管理能力（SD）等几部分的 132 个项目，分为 7 个年龄阶段，由家长或照料人每天根据相应年龄逐项填写，≥10 分为正常（见本章第六节）。

### （三）ASD 评定

目的主要是检查受试儿童是否具有孤独症症状，主要有孤独症筛查量表、孤独症诊断量表。美国儿科学会（AAP）早期筛查指南提出三级筛查程序：初级保健筛查、一级筛查和二级筛查。在使用筛查量表时，要充分考虑到可能出现的假阳性或假阴性结果。诊断量表的评定结果也仅作为儿童孤独症诊断的参考依据，不能替代临床医师综合病史、精神检查并依据诊断标准作出的诊断。

#### 1. 初级保健筛查

（1）警示指标：6 个月后，不能被逗乐，眼睛很少注视人；10 个月左右，对叫自己名字没反应，听力正常；12 个月，对于言语指令没有反应，没有咿呀学语，没有动作手势语言，不能进行目光跟随；对动作模仿不感兴趣；16 个月，不说任何词汇，对语言反应少，不理睬别人说话；18 个月，不能用手指指物或用眼睛追随他人手指指向，没有显示给予行为；24 个月，没有自发的双词短语。任何年龄段出现语言功能倒退或社交技能倒退。

（2）录像分析方法：录像分析 18~24 个月 ASD、发育迟缓及健康儿童的行为区分 ASD 和其他两组儿童的 9 个危险信号：缺乏适当的目光注视；不能通过眼神交流来表达喜悦的情绪；不与他人分享高兴和感兴趣的事；听名字没反应；缺乏适当的眼神交流、面部表情、手势及语调；不喜欢向他人展示自己感兴趣的东西；特别的说话方式；刻板重复的肢体运动；刻板重复的运用物体的方式。其中前 6 个危险信号包含了 ASD 儿童缺少的正常行为，后 3 个危险信号是 ASD 儿童所表现出的特殊异常行为。72%~100% 的 ASD 儿童存在前 6 个危险信号，50% 的 ASD 儿童表现出特别的说话方式和刻板重复的肢体运动，75% 的儿童表现出刻板重复的运用物体的方式。发育迟缓儿童则很少表现出上述 3 种特殊异常行为。

（3）儿童心理行为发育问题预警征象筛查："儿童心理行为发育问题预警征象筛查表"是由国家卫生和计划生育委员会于 2013 年集合国内儿童心理、发育领域资深专家经验研定，拟作为我国基层儿童心理行为发育问题的早期筛查工具。在 0~3 岁年龄范围内涉及 8 个时点，每个时点包含 4 个条目。在初筛过程中应对儿童进行观察并且检查有无相应月龄的预警症状，该年龄段任何一条预警征象阳性，提示有发育偏异的可能。预警征象可由专业人员、父母、其他代养人、老师等任何人提出。（表 5-2）

#### 2. 一级筛查

用于在普通人群中发现 ASD 可疑人群，常用的有简易婴幼儿孤独症筛查量表（checklist for autism in toddler，CHAT）、简易婴幼儿孤独症筛查量表改良版（the modified checklist for autism in toddlers，M-CHAT）、CHAT-23（checklist for autism in toddler-23）、孤独症特征早期筛查问卷（early screening of autistic traits questionnaire，ESAT）、孤独症行为量表（ABC）等。

（1）简易婴幼儿孤独症筛查量表（CHAT）：是英国学者综合之前研究发展出的一种早期筛查工具，适用于 18 个月婴幼儿，完成约需 5~10 分钟。评估分两部分进行，A 部分包括 9 个项目，通过咨询父母完成；B 部分包括 5 个项目，通过专业人员观察，结合儿童的反应进行简短的访谈后作出判断。关键项目有 5 个（A5、A7、B2、B3、B4），主要评估共享注意和假装游戏两类目标行为，5 个关键项目均未通过者有孤独症高风险，未通过 A7 和 B4 者则具有中度风险。未通过 CHAT 筛查者 1

表 5-2 儿童心理行为发育问题预警征象筛查表（黑体字与 ASD 相关）

| 年龄 | 预警征象 | | 年龄 | 预警征象 |
|---|---|---|---|---|
| 3 月龄 | 1. 对很大声音没有反应 | ☐ | 18 月龄 | 1. **不会有意识叫"爸爸"或"妈妈"** |
| | 2. **不注视人脸，不追视移动人或物品** | ☐ | | 2. **不会按要求指人或物** |
| | 3. 逗引时不发音或不会笑 | ☐ | | 3. 不会独走 |
| | 4. 俯卧时不会抬头 | ☐ | | 4. **与人无目光对视** |
| 6 月龄 | 1. 发音少，不会笑出声 | ☐ | 2 岁 | 1. **无有意义的语言** |
| | 2. 紧握拳不松开 | ☐ | | 2. 不会扶栏上楼梯 / 台阶 |
| | 3. 不会伸手及抓物 | ☐ | | 3. 不会跑 |
| | 4. 不能扶坐 | ☐ | | 4. 不会用匙吃饭 |
| 8 月龄 | 1. 听到声音无应答 | ☐ | 2 岁半 | 1. **兴趣单一、刻板** |
| | 2. **不会区分生人和熟人** | ☐ | | 2. **不会说 2~3 个字的短语** |
| | 3. 不会双手传递玩具 | ☐ | | 3. 不会示意大小便 |
| | 4. 不会独坐 | ☐ | | 4. 走路经常跌倒 |
| 12 月龄 | 1. 不会挥手表示"再见"或拍手表示"欢迎" | ☐ | 3 岁 | 1. 不会双脚跳 |
| | 2. **呼唤名字无反应** | ☐ | | 2. 不会模仿画圆 |
| | 3. 不会用拇食指对捏小物品 | ☐ | | 3. **不能与其他儿童交流、游戏** |
| | 4. 不会扶物站立 | ☐ | | 4. 不会说自己的名字 |

个月后需进行二次筛查确定。

（2）简易婴幼儿孤独症筛查量表改良版（M-CHAT）：基于 CHAT 修改而成，是孤独症早期评估的理想工具。用于 16~30 个月儿童，共 23 个（其中包括 CHAT Section A 的 9 项）父母填写项目。6 个关键项目分别评估社会联结、共同注意、分享物品及应人能力。当 23 项中 3 项或 6 项关键项目中至少 2 项未通过则提示有孤独症高风险，未通过初筛者需进一步评估。

（3）CHAT-23：香港学者将 M-CHAT 汉化版和 CHAT 的 B 部分合并形成的用于筛查智龄达 18~24 个月儿童的评估工具，目前有中国内地版本。筛查阳性标准为 23 项中至少 6 项阳性，或 7 项关键项目中至少 2 项阳性，以及 B 部分中前 4 项有 2 项阳性。

（4）孤独症特征早期筛查问卷（ESAT）：共 13 个项目。包括：不会玩玩具，游戏方式单一，情感表达达不到同龄水平，面无表情，无目光对视，单独一人时无反应，刻板重复动作，不会炫耀，无交往性微笑，对他人无兴趣，对语言无反应，不喜欢玩游戏，不喜欢被拥抱。适用于 14~15 个月儿童，由父母与专业人员填写，每次评定时间约为 15 分钟。3 项未通过时判定为有患 ASD 风险。

（5）孤独症行为量表（ABC）：国内外广泛使用，稳定性好，阳性符合率可达 85%。涉及感觉、行为、情绪、语言等方面的异常表现，可归纳为生活自理（S）、语言（L）、身体运动（B）、感觉（S）和交往（R）5 个因子的 57 个项目，每个项目 4 级评分，总分≥53 分提示存在可疑孤独症样症状，总分≥67 分提示存在孤独症样症状，适用于 8 个月 ~28 岁的人群。由父母或与孩子共同生活达 2 周以上的人评定。

3. **二级筛查** 需要由专科医师来执行，用于排除 ASD 可疑人群中的其他发育障碍，协助诊断，如儿童孤独症评定量表（childhood autism rating scale，CARS）。

儿童孤独症评定量表（CARS）适用于 2 岁以上的人群，共包括 15 个项目，分别为与他人关系、模仿、情感反应、肢体动作、使用物体、对变化的反应、视觉反应、听觉反应、味嗅觉反应、害怕与紧张、语言交流、非语言交流、活动程度、智力及一致性、总体印象。每个项目 4 级评分，根据儿童在每一个项目从正常到不正常的表现，分别给予1~4的评分，必要时还可给半分，如1.5分或2.5分等。总分<30分为非孤独症，由专业人员评定，评定人员应通过直接观察、与家长访谈、各种病历报告获得受评定儿童的各项资料，在对每一领域进行评定打分时，应考虑儿童年龄以及行为特点、频率、强度和持续性。

我国由于ASD诊治工作起步较晚，目前在筛查诊断方面相关工具比较缺乏，目前常用量表中用ABC量表作为筛查工具，用CARS量表作为诊断工具，这些量表均为20世纪80年代创立，已经与当前ASD的认识有相当差距，有更新的需要。

**4. ASD诊断量表** 孤独症诊断观察量表（autism diagnostic observation schedule-generic，ADOS-G）和孤独症诊断访谈量表修订版（autism diagnostic interview-revised，ADI-R）是目前国外广泛使用的诊断量表，对评定人员的各方面要求特别是临床经验的要求较高，均须受过专门的训练并在操作达标后方可实际使用这些评定方法。我国尚未正式引进和修订。

（1）孤独症诊断观察量表（ADOS-G）：适用于所有年龄段，通过观察儿童在游戏中的表现和对材料的使用，重点对他们的沟通、社会交往及使用材料时的想象能力加以评估。由四个模块组成，每模块需用时35~40分钟。特点是可以根据评测对象的语言能力（从无表达性语言到言语流畅）选择适合其发展水平的模块。进行每个模块时都详加记录，在活动结束后根据记录做出整体评估。

（2）孤独症诊断访谈量表修订版（ADI-R）：适用于心理年龄大于2岁的儿童和成人。由专业人员对家长或监护人进行访谈。量表包括6个部分：社会交互作用方面质的缺陷（16项，B类），语言及交流方面的异常（13项，C类），刻板、局限、重复的兴趣与行为（8项，D类），判断起病年龄（5项，A类），非诊断记分（8项，O类）以及另外6个项目涉及孤独症儿童的一些特殊能力或天赋（如记忆、音乐、绘画、阅读等）。前三个核心部分反映了孤独症儿童的三大类核心症状，是评定和判断儿童有无异常的关键。评分标准与方法因各个项目而异，一般按0~3四级评分，评2分或3分表示该项目的异常明确存在，只是程度的差异；评1分表示界于有/无该类症状之间的情况，0分为无异常。若用于国内，该量表的个别项目应修改或删除。

以上两种量表的实施对测试人员的要求较高，他们均须受过专门的训练，拥有较丰富的临床经验，并在操作达标后方可实际使用这些量表。ADOS-G与ADI-R联合应用被公认为孤独症诊断的金标准，目前有中文译本，但未普及使用，是开展研究的必需工具，但依然不能代替临床观察。

## （四）心理教育评定量表（C-PEP）

国内修订后的心理教育评定量表修订版（psychoeducational profile- revised，PEP-R）命名为C-PEP。适用于3~7岁孤独症、非典型孤独症和其他类同的沟通障碍者。主要评定其在不同发育范围的能力和行为表现，以供制订训练计划有目标。包括功能发育量表和病理量表两个分量表，前者含95个项目，主要评定的功能领域为模仿、知觉、动作技能、手眼协调、认知表现及口语认知；后者由44个项目组成，用来评定儿童严重程度，包括情感、人际关系及合作行为、游戏及材料嗜好、感觉模式和语言5个领域。在C-PEP进行之前，必须经过包括CARS、智力测试、家长访谈及行为观察等评定。C-PEP评定使用丰富的材料，儿童易产生兴趣，评定中所需语言少，通过功能发育侧面图和病理侧面图可以直观地了解个别化训练方案的制订和行为矫正。

## （五）孤独症治疗评估量表（AETC）

孤独症治疗评估量表（autism treament evaluation checklist，AETC）分为说话/语言、社交、感知觉和健康/行为4项，共77题，量表总分为0~179分，分值越高，症状程度越重。说话/语言部分：

根据不能、有点能、完全能分别评为2、1、0分；社交部分：根据不像、有点像、非常像分别评为0、1、2分；感知觉部分：根据不能、有点能、完全能分别评为2、1、0分；健康/行为部分：根据不成问题、极小问题、中等问题、严重问题分别评为0、1、2、3分。

## 四、 康复治疗

迄今为止，儿童孤独症的治疗以教育和训练为主，药物治疗为辅。因孤独症儿童存在多方面的发育障碍及情绪行为异常，应当根据儿童的具体情况，采用教育干预、行为矫正、药物治疗等相结合的综合干预措施。

### （一）教育和训练

教育干预的目的在于改善核心症状，同时促进智力发展，培养生活自理和独立生活能力，减轻残疾程度，改善生活质量，力争使部分患儿在成年后具有独立学习、工作和生活的能力。

**1. 教育和训练原则**

（1）早期长程：应当早期诊断、早期干预、长期治疗，强调每日干预。对于可疑的患儿也应当及时进行教育干预。

（2）科学系统：应当使用明确有效的方法对患儿进行系统的教育干预，既包括针对 ASD 核心症状的干预训练，也包括促进患儿身体发育、防治疾病、减少滋扰行为、提高智能、促进生活自理能力和社会适应能力等方面的训练。

（3）个体训练：针对 ASD 患儿在症状、智力、行为等方面的问题，在评估的基础上开展有计划的个体训练。对于重度儿童孤独症患儿，早期训练时的师生比例应当为 1∶1。小组训练时也应当根据患儿发育水平和行为特征进行分组。

（4）家庭参与：应当给予患儿家庭全方位的支持和教育，提高家庭参与程度，帮助家庭评估教育干预的适当性和可行性，并指导家庭选择科学的训练方法。家庭经济状况、父母心态、环境和社会支持均会影响患儿的预后。父母要接受事实，妥善处理患儿教育干预与生活、工作的关系。

**2. 干预方法**

（1）应用行为分析疗法（applied behavioral analysis，ABA）：是迄今为止最广为人知的综合干预模式之一。以正性强化、负性强化、区分强化、消退、分化训练、泛化训练、惩罚等技术为主，矫正孤独症儿童的各类异常行为，同时促进儿童各项能力的发展。强调高强度、个体化和系统化。

经典 ABA 的核心是行为回合训练法（discrete trial training，DTT），其特点是具体和实用，主要步骤包括训练者发出指令、儿童反应、训练者对反应做出应答和停顿，目前仍在使用。现代 ABA 在经典ABA 的基础上融合其他技术，更强调情感与人际发展，根据不同的目标采取不同的步骤和方法。

用于促进 ASD 儿童能力发展、帮助儿童学习新技能时主要采取以下步骤：①任务分析与分解：对儿童行为和能力进行评估，对目标行为进行分析；②分解任务并逐步强化训练，在一定的时间内只进行某项分解任务的训练；③儿童每完成一个分解任务都必须给予奖励（正性强化），奖励物主要是食品、玩具和口头、身体姿势的表扬，奖励随着儿童的进步逐渐隐退；④运用提示（prompt）和渐隐（fade）技术，根据儿童的能力给予不同程度的提示或帮助，随着儿童对所学内容的熟练再逐渐减少提示和帮助；⑤间歇（intertrial interval）。两个任务训练间需要短暂的休息。每周干预 20~40 个小时，每天 1~3 次，每次 3 小时。

（2）作业治疗（occupation therapy，OT）：目的是改善 ASD 儿童对感觉刺激的异常反应、运动协调能力及认知障碍，提高认知水平；培养 ASD 儿童的兴趣，促进其社会交往；提高日常生活活动能力。

1）增加感官刺激以利于感知觉发展：根据孤独症儿童的感知觉特点，可设计不同的训练内容，在训练中提供感觉刺激，促进感知觉发展。注意在训练中要尽可能多地运用直观训练器具，补偿孤独症儿童抽象思维的不足。①视觉训练：视觉集中、光线刺激、颜色视觉、找出物体长短等；②听觉训练：声音辨别、找出声源、跟着节拍训练、听觉集中、听音乐等；③触觉训练：袋中寻宝，分出冷、温、热物体等；④整体知觉和部分知觉训练：先训练认识客体的个别部分，然后训练认识客体的整体部分，最后训练既认识客体的个别部分又认识客体的整体；⑤空间知觉训练：包括形状知觉、大小知觉、方位知觉训练。形状训练顺序是圆形、方形、三角形、椭圆形、菱形、五角形、六角形、圆柱形，方位知觉训练顺序是上下、前后、自己身体部位的左右。

2）感觉统合训练（sensory integration training，SIT）：是利用儿童发育过程中神经系统的可塑性，通过听觉、视觉、基础感觉、平衡、空间知觉等方面的训练，刺激大脑功能，使儿童能够统合这些感觉，促进脑神经生理发展，并能做出适应性反应。用于 ASD 的治疗在国外存在争议，未被主流医学所认可。

由于 ASD 儿童感觉统合水平不同，失调的表现也不同，训练要有针对性。包括触觉训练：球池、泥土、吹风、洗澡、小豆子或水放入小池中等训练；前庭系统训练：圆筒吊缆、圆木吊缆、大笼球、平衡台、独脚椅、羊角；本体感觉训练：趴地推球、脚踏车、小滑板、大滑板；触觉与身体协调训练：身体跷跷板、俯卧大笼球、俯卧大笼球抓东西；跳跃平衡训练：蹦床、花式跳床、跳床 + 手眼协调游戏。

3）精细运动训练（fine movement training）：训练需根据儿童的年龄和具体情况设计，有安全隐患的训练器材必须管理好，避免意外。可进行穿珠、放置各种形状的带孔模块、剪纸、折纸、填图、画线、补线、粘贴、画图、手指操等精细运动训练。

4）日常生活活动能力训练：训练原则包括实境实物训练，分类命名及一对一的概念，物品功能与关系概念，注意力集中、听指令行事，半结构式的生活作息及空间安排，增加生活经验。训练方法：饮食训练、更衣训练、洗漱训练、如厕训练、环境 - 家庭半结构式安排训练。

（3）结构化教学法（treatment and education of autistic and related communication handicapped children，TEACCH）：孤独症以及相关障碍儿童治疗教育课程，是当前西方国家获得最高评价的主流孤独症训练课程之一。以认知、行为理论为基础，针对孤独症儿童在语言、交流及感知觉运动等方面的缺陷进行有针对性的训练，实施个别化的治疗，适合在医院、康复训练机构开展，也适合在家庭中进行。能有效改善孤独症儿童社会交往、言语、感知觉、行为等方面的缺陷。结构化教学设计包括物质环境结构、作息时间结构、个别工作结构、视觉结构。

步骤：①根据不同训练内容安排训练场地，要强调视觉提示，即训练场所的特别布置，玩具及其他物品的特别摆放；②建立训练程序表，注重训练的程序化；③确定训练内容，包括儿童模仿、粗细运动、知觉、认知、手眼协调、语言理解和表达、生活自理、社交以及情绪情感等；④在教学方法上要求充分运用语言、身体姿势、提示、标签、图表、文字等各种方法增进儿童对训练内容的理解和掌握。同时运用行为强化原理和其他行为矫正技术帮助儿童克服异常行为，增加良好行为。

（4）图片交换交流系统（picture exchange communication system，PECS）：是美国孤独症干预人士 Bondy 和 Frost 建立的一套用于促进孤独症儿童沟通技能的方法。主要目的是教儿童学会图片这种简单易学的沟通方法，促进他们有意义地交流以及交流的主动性。适合任何年龄的孤独症儿童。特点是关注孤独症儿童的沟通及社会交往能力。遵从个别化原则，即根据每个儿童不同的情况决定要采取的策略，如对于理解力较强的儿童可以使用抽象一些的图片甚至文字，而对于理解力较弱的儿童则使用更为形象的图片或实物照片。PECS 由训练者 + 可视性媒介（图片、文字、沟通板）+ 设置的情境 + 被训练者构成。包括实物交换、扩大主动性、图片辨认、句子结构、对"你要什么"做出回应、回应性和主动性表达意见六个阶段。优点为用图片和实物来教儿童学习句子，导入比较容易；操作简单易行，不需要复杂和高难的技巧训练；在设置的社会情境中，儿童能学到实用的语言及正确的沟通方式学习功能性语言来表达基本需求和生活环境中做一般交流的语言；在训练中逐步理解问答的互动关系，从协助下的被动应答转为完全主动的表达。

（5）人际关系发展干预（relationship development intervention，RDI）：是人际关系训练的代表，着眼于孤独症儿童人际交往和适应能力的发展，运用系统的方法激发儿童产生运用社会性技能的动机，从而使儿童发展和最终建立社会化关系的能力。同时 RDI 也强调父母的引导式参与，是一种在家庭开展的训练方法。通过父母与儿童之间的各种互动，促进其交流能力，特别是情感交流能力。改善儿童的共同注意能力，加深儿童对他人心理的理解，提高儿童的人际交往能力。

步骤：①评估确定儿童人际关系发展水平；②根据评估结果，依照正常儿童人际关系发展的规律和次序，依次逐渐开展目光注视 - 社会参照 - 互动 - 协调 - 情感经验分享 - 享受友情等能力训练；③开展循序渐进的、多样化的训练游戏活动项目。活动多由父母或训练老师主导，内容包括各种互动游戏，例如目光对视、表情辨别、捉迷藏、"两人三腿"、抛接球等。要求训练者在训练中表情丰富夸张但不失真实，语调抑扬顿挫。

（6）社交能力训练（social skill training，SST）：目的是提高 ASD 儿童的社会交往能力。可进行对视训练、面部表情训练、共享注意训练、模仿训练、用手与人交流训练、拥抱训练、游戏训练、轮流等待训练等。

**3. 早期干预方法**　从早期干预的基本思维出发，一方面要从儿童的缺陷行为着手，另一方面要从正常儿童成长的经验来考虑。早期干预的重点为模仿能力、沟通能力及游戏能力，但是早期干预到底是什么，早期干预是一个生态的模式，更是一个跨越医疗、教育与社会福利的专业，尤其强调家长的参与。包括地板时光、人际关系发展干预、文化游戏介入、Denver 模式。

（1）地板时光（floor time）：将人际关系和社会交往作为训练的主要内容，与 RDI 不同的是，地板时光训练是以儿童的活动和兴趣决定训练的内容，即以儿童为中心，而成人只是引导者。训练中，训练者在配合儿童活动的同时，不断制造变化、惊喜和困难，引导儿童在自由愉快的时光中提高解决问题的能力和社会交往能力。训练活动分布在日常生活的各个时段。目前此方法在美国获得较高评价。

1）实施步骤：观察（面部表情、声调、肢体动作、有无语言、情绪、交流、需求等）；接近、开放式的交流；跟随儿童的兴趣和目标；扩展游戏活动；让儿童闭合交流的环节。

2）实施策略：以儿童的兴趣和活动为目标，并追随他们的目标去做；无论儿童出现什么行为和活动，都要将它看成是有意义的，追随他们的目标，帮助他们做成他们想做的事；不管儿童主动做了什么活动、模仿了什么行为，干预者都要出现在他们面前，要投入他们的活动中；在和儿童交流过程中，不要打断或更改主题，坚持重复做游戏或者进行日常生活事务，只要这些是儿童的水平可能做到而愿意做下去的即可；要灵活掌握，不断扩充儿童之间的互动，不要把儿童的回避或说"不"当成排斥活动来对待而应该继续进行下去；坚持要求儿童对干预发起的互动做出回应，同时鼓励儿童闭合，即结束一个交流环节，再开启另一个交流环节。

（2）文化游戏介入（PCI）：主要是以文化学习有关的能力为主要的介入目标，包括社会性趋向、相互调控、模仿、意图解读、社会性参照、游戏、分享式注意力、心智理论、会话与叙事等，介入的做法，主要是以日常生活中介入与游戏介入为主，在介入时，特别着重儿童的兴趣与主动性，让儿童亲身体验与建构各种日常文化活动，在游戏与日常生活中自然学会各种文化学习能力。训练原则：真正的爱和关怀、回应幼儿发出的任何讯号、尊重幼儿想法及自发性行为，适时调整弹性、稳定幼儿的情绪，让他保持愉悦状态。除了要从游戏与日常生活中教会 ASD 儿童文化学习的能力外，也强调要将当地的文化内涵传承给 ASD 儿童，而不是空有文化学习能力，而无文化的内涵；最后我们也要建构一个善意与接纳的助人文化来帮助 ASD 儿童。

（3）Denver 模式（ABA+ 人际关系干预）年龄：12 个月至学龄前。核心特征：在自然状态下应用 ABA，正常发育顺序，父母积极参与，用互动游戏分享鼓励，重点在人与人之间的互动和正面影响，在积极、有感情基础的关系中，学习语言和沟通技巧。课程覆盖领域：语言、联合注意、社交互动、精细运动、粗大运动、模仿、认知、游戏、生活自理。

**4. 其他干预方法**　应当充分考虑时间、经济等因素，慎重选择听觉统合治疗等治疗方法。

（1）社交故事（social story）：以讲故事的方式，向孤独症儿童仔细描述一个特定的社交处境，令他们明白在处境中应有的行为，从而引导他们模仿正确的社交行为和态度。

1）主要由四种句子组成：①描述句：描述事情发生时周围环境的情况、有哪些人参与、他们的行为等；②透视句：形容事情发生时别人对它有何感受和看法，为何他们会做出描述句中的行为；③指示句：指出应有之行为和态度，提示孤独症儿童做出适当的反应；④控制句：使用一些特别的提示，使孤独症儿童能记起应做的行为，使他们能自发地做出适当的反应。每出现零至一句指示句或控制句，必须附有两至五句描述句及（或）透视句。即社交故事中可以没有指示句及控制句，但必须要有描述句及透视句。

2）步骤：①确认一个问题行为；②找出可以改善该问题行为的适当社会技能；③收集适当行为的基准线；④协助儿童或教师编写社交故事；⑤视儿童能力和兴趣，使用必要的照片、图卡或图画；⑥要求儿童读 / 看社交故事，并演练适当行为；⑦收集介入的资料；⑧若两周内未改善，简单改变社交故事；⑨教导维持和类化。

（2）语言训练（speech therapy，ST）包括以下几方面

1）对儿童进行动作模仿训练：包括粗大动作模仿和嘴部动作模仿。

2）模仿儿童无意识的发音，促进儿童发音模仿：无论何时，只要儿童发出某个音节后立即模仿他刚才发过的音，并且观察他是否对你刚才发出相同的音做出了反应，通常有四种情况：①无反应；②停止发音，转向其他活动；③停止发音，观察对方；④停止发音后模仿对方发相同的音。第三、四种情况是训练者希望得到的结果，尤其是第四种情况。

3）口型和发音训练：在儿童有嘴部动作和一些身体大动作模仿能力的基础上，逐步过渡到口型、发音的模仿。对于年龄偏大的儿童，重在口型模仿训练，可用手、木片等辅助具协助儿童做出正确的反应。对于年龄偏小的无语言孤独症儿童，重在自然环境中的发音模仿训练。

4）从儿童已会发的音入手训练儿童发音：分析儿童情况后从能够发的音入手训练儿童的发音技能，对儿童进行长短音、组合音、声调训练，同时使用含爆破音的玩具、卡片作为语音训练辅助材料，在训练过程中训练儿童发音。

（3）听觉统合训练（auditory integration training，AIT）：通过让儿童听经过处理的音乐来矫正听觉系统对声音处理失调（主要是听觉过敏）的现象，并刺激脑部活动，从而改善语言障碍、交往障碍、情绪失调和行为紊乱。听觉过敏儿童常常表现为捂耳，听到环境中某些声音会烦躁、哭泣、发脾气、摔东西，躲避某些声音，畏缩，因为噪音的缘故制造噪音等。少数儿童出现短期的一过性的不良反应，包括烦躁不安、情绪易激动、易哭泣、兴奋、躁动、自言自语、重复语言增加、刻板动作增加、容易疲劳、捂耳朵现象增加、食欲下降、食量减少、睡眠减少，但这些现象、不良反应将会在治疗过程中及治疗后逐渐减少或消失。禁忌证：4 岁以下者、中耳充血或炎症、发热、高频耳聋者、戴

助听器者、第一次治疗 9~12 个月以内者、脑电图异常者。

## （二）药物治疗

尚缺乏针对儿童孤独症核心症状的药物，药物治疗为辅助性的对症治疗措施。

**1. 基本原则**

（1）权衡发育原则：0~6 岁患儿以康复训练为主，不推荐使用药物。若行为问题突出且其他干预措施无效时，可以在严格把握适应证或目标症状的前提下谨慎使用药物。6 岁以上患儿可根据目标症状或者合并症影响患儿生活或康复训练的程度适当选择药物。

（2）平衡药物副反应与疗效的原则：药物治疗对于 ASD 儿童只是对症、暂时、辅助的措施，因此是否选择药物治疗应当在充分考量副作用的基础上慎重决定。

（3）知情同意原则：儿童孤独症患儿使用药物前必须向其监护人说明可能的效果和风险，在充分知情并签署知情同意书的前提下使用药物。

（4）单一、对症用药原则：作为辅助措施，仅当某些症状突出（如严重的刻板重复、攻击、自伤、破坏等行为，严重的情绪问题，严重的睡眠问题以及极端多动等）时，才考虑使用药物治疗。应当根据药物的类别、适应证、安全性与疗效等因素选择药物，尽可能单一用药。

（5）逐渐增加剂量原则：根据儿童孤独症患儿的年龄、体重、身体健康状况等个体差异决定起始剂量，视临床效果和副反应情况逐日或逐周递增剂量，直到控制目标症状。药物剂量不得超过药物说明书推荐的剂量。

**2. 各类药物的主要副反应**

（1）抗精神病药：主要包括震颤、手抖、肌肉强直等锥体外系副反应，以及体重增加、催乳素升高等神经内分泌副反应，对部分患儿有镇静作用。偶见口干、恶心、呕吐等胃肠道反应。

（2）抗抑郁药：包括肠胃道不适、厌食、恶心、腹泻、头痛、焦虑、神经质、失眠、倦怠、流汗、颤抖、目眩或头重脚轻。肝肾功能不良者慎用或禁用。

（3）多动、注意缺陷治疗药物：包括上腹部不适、恶心、乏力、心慌及血压升高等。

**3. 中医药治疗**　有运用针灸、汤剂等中医方法治疗儿童孤独症的个案报告，但治疗效果有待验证。

## （三）家庭支持

**1. 家长的态度是孤独症儿童康复的关键**　家长要做到：①接受孩子患病的现实；②树立战胜困难的信心；③制订现实的努力目标；④培养孩子的独立性；⑤切忌过分投入。

**2. 家长要承担起教育者的重担**　对于孩子来说，家长一身兼有医生、护士、老师、父母四大角色。这就要求家长耐心、细致地了解孩子的病症，培养孩子的基本生活本领，安排好孩子的饮食起居，关注孩子的每一点细微进步。几点具体建议：①在家里尽可能保持有规律的日常生活；②保持教育方法的一致性；③及时奖励规范行为；④留意端倪，努力使不规范行为在发生之前化解；⑤要扬长避短，尽展其长；⑥要培养个人的兴趣、爱好。

**3. 家庭的团结和相互支持是战胜困难的坚实基础**　在家庭中提倡坦诚的交流，家庭成员不仅要及时交流有效的教育方法，更重要的是分享感情，如果大家能够宽容相待，分享感情，就能一起克服困难。团结、温馨、和睦的家庭会给孤独症儿童带来健康和快乐。

**4. 家庭和孩子互相适应是长期而艰巨的任务**　家庭的所有成员要理解、接纳孤独症儿童并与其保持沟通，积极配合机构对孩子进行家庭教育和训练，随着孩子成长的各个时期的不同需要，家庭成员要不断进行调整，以互相适应。

## 五、 预防及预后

ASD 儿童一般预后较差，是需长期医疗、教育、社会福利关照的一种慢性障碍，随着诊断能力、早期干预、康复训练质量的提高，ASD 儿童的预后正在逐步改善，部分 ASD 儿童的认知水平、社会适应能力和社交技巧可以达到正常水平。早期发现、早期干预、家庭积极参与等因素是实现 ASD 治愈的有利因素。

### （一）预防

到目前为止，没有特殊的预防方法可以预防孤独症。预防的根本途径是不断加强对 ASD 病因学的研究，只有针对病因采取措施，才能使预防更加有效。做好婚姻指导，开展遗传关键咨询；加强孕期和围生期卫生保健，积极进行优生优育工作；做好产前检查、预防妊娠并发症，防止产伤、窒息等；改变不良育儿态度，营造和睦的家庭氛围。

### （二）预后

ASD 儿童具有极强的可塑性，教与不教，教得是否得当，他们的发展方向是完全不同的。

1. **诊断和干预的时间**　早期发现意义重大，已经证明，始于 2 岁以内的早期干预可以显著改善 ASD 的预后。对于轻度、智力正常或接近正常的 ASD 儿童，早期发现和早期干预尤为重要。

2. **早期言语交流能力**　早期言语交流能力与 ASD 预后密切相关，早期（5 岁前）或在确诊为 ASD 之前已有较好言语功能者，预后一般较好。自幼有严重语言障碍，又未得到较好矫正者常预后不佳。

3. **病情严重程度及智力水平**　ASD 儿童的预后受病情严重程度和智力水平影响很大。病情越重，智力越低，预后越差；反之，病情越轻，智力越高，预后越好。

4. **有无伴发疾病**　ASD 儿童的预后还与伴发疾病相关。若儿童伴发脆性 X 染色体综合征、结节性硬化、精神发育迟滞、癫痫等疾病，预后较差。

5. **家庭的态度**　只有家长的心态调整好，有了战胜困难的信心，为孩子制订合理的努力目标，夫妻默契，配合训练孩子的独立能力，孩子的整体状况才能得到改善。

6. **社会的接纳程度**　ASD 儿童即使接受了系统治疗，也会或多或少存在异常行为，仍然遭到人们的排斥，社会对 ASD 的接纳才是治疗 ASD 儿童最好的方法。

（李　玲）

# 第六章
# 神经系统疾病的康复

神经系统疾病是儿童时期的常见病、多发病，可影响儿童的精神、认知和运动功能等发育，严重者可因其后遗症而导致终生残疾。早期诊断、早期介入康复治疗可以大大减少神经系统疾病后遗症的发生或减轻其后遗症的程度。神经系统疾病及其后遗症是儿童康复的主要内容，占住院儿童康复患儿的首位。因此，神经系统疾病的康复在儿童康复领域中具有重要的地位。

## 第一节　脑　性　瘫　痪

### 一、概述

#### （一）定义

脑性瘫痪（cerebral palsy，CP）简称脑瘫，目前国际上公认脑性瘫痪是由未发育成熟的脑，先天性或获得性的各种原因所导致的非进行性损伤所致。我国对脑性瘫痪定义提出过四次建议和修改，分别为 1988 年、2004 年、2006 年以及 2014 年第六届全国儿童康复、第十三届全国小儿脑性瘫痪康复学术会议。

**1. 定义**　我国最新修改的定义：脑性瘫痪是一组持续存在的中枢性运动和姿势发育障碍、活动受限症候群，这种症候群是由于发育中的胎儿或婴幼儿脑部非进行性损伤所致。脑性瘫痪的运动障碍常伴有感觉、知觉、认知、交流和行为障碍，以及癫痫和继发性肌肉骨骼问题。

**2. 定义的特点**　有如下特点：①脑损伤的时间界限：由于种族及个体差异，很难严格而统一界定发育中的脑，特别是脑发育早期的时间界限，目前国际上大多数学者认为脑性瘫痪的发生应界定于婴幼儿期内（包括胚胎期）。②全面阐述了脑性瘫痪的主要特征：是一组症候群，可由不同原因和疾病导致，其主要临床表现是持续存在的运动和姿势发育障碍及活动受限。其临床表现可发生一定程度的变化，但应排除一过性障碍或进行性疾病，可同时伴有一种或多种其他功能障碍或合并症，最常见的是智力障碍、癫痫、语言障碍、视觉障碍、听觉障碍、吞咽障碍和行为异常等，也可发生继发性肌肉萎缩、挛缩和骨、关节的变形或脱位等损伤。③脑性瘫痪的核心问题：中枢性姿势运动控制障碍是其核心问题，其脑损伤或发育缺陷部位可以是单一的，也可以是复合的，因此可只累及运动功能，也可不同程度地累及其他功能，还可产生继发性损伤。④病理改变特征：目前国际上公认脑性瘫痪脑部的病理改变是非进行性的，应与脑肿瘤、退行性脑部病变和进行性疾病所致中枢性瘫痪相区别，也应与小儿一过性运动发育落后或发育不均衡相区别。随着神经生物学的迅速发展，人们对脑部结构损伤的认识在不断进步，但仍有不明之处。⑤干预的理论基础和关键特征：发育是脑性瘫痪定义中所强调的关键特征，发育本质决定了脑性瘫痪干预的理论基础和方法。脑性瘫痪应包括那些脑部非进行性先天性疾病或先天畸形所导致的瘫痪。由于儿童时期的脑在持续不断地发育，婴幼儿期更是处于快速生长发育阶段，因此，脑性瘫痪患儿的临床表现并不是静止不变的。根据定义，出生前至新生儿期的病因引起的脑性瘫痪，其临床症状大多发生于 1 岁半以前；新生儿期以后及婴幼儿期非进行性脑损伤引起的脑性瘫痪症状，与脑损伤发生的时间相关。

### （二）分型及分级

各国学者对脑性瘫痪的分型主要依据以下几方面：临床神经病学表现、解剖学特征、运动障碍的程度、病理学特征、脑损伤部位等，虽然目前尚无统一的国际分型，但对脑性瘫痪分型标准的制定趋于简化，在注重临床表现及解剖学特征的同时，注重功能的判定。我国对脑性瘫痪分型同样提出过四次建议和修改，最新一次建议和修改增加了对脑性瘫痪的分级，最新分型和分级标准如下。

1. **按运动障碍类型及瘫痪部位分型（六型）** ①痉挛型四肢瘫（spastic quadriplegia）；②痉挛型双瘫（spastic diplegia）；③痉挛型偏瘫（spastic hemiplegia）；④不随意运动型（dyskinetic）；⑤共济失调型（ataxia）；⑥混合型（mixed）。

2. **按粗大运动功能分级系统（gross motor function classification system，GMFCS）分级（五级）** 按照 GMFCS 0~2 岁、2~4 岁、4~6 岁、6~12 岁、12~18 岁的五个年龄段粗大运动功能分级标准，功能从高至低分为 I 级、II 级、III 级、IV 级、V 级。

3. **最新分型及分级的特点** ①脑性瘫痪各型特点：上述分型中，痉挛型以锥体系受损为主，在痉挛型脑性瘫痪分型中取消了单瘫、三肢瘫，一般可归类于偏瘫、双瘫及四肢瘫。不随意运动型主要包括手足徐动型（athetoid）和肌张力障碍型（dystonic），以锥体外系受损为主。共济失调型以小脑受损为主。混合型为两种或两种以上类型临床表现同时存在，多以一种类型的表现为主。②最新分型的主要变化：此次分型取消了强直型，可归类于不随意运动型。临床表现为肌张力低下的儿童，主要是其他类型的早期表现，因此最新分型未单独列该型（小婴儿时表现肌张力低下，1 岁以后逐渐呈现出运动障碍的实际类型）。震颤多与共济失调、不随意运动等共同存在，最新分型未单独列震颤型。

### （三）流行病学特征

1. **发病率及患病率** 据报道脑性瘫痪发病率在世界范围内没有大的变化，活产儿中约为 2.0‰~3.5‰。虽然近 50 年儿童康复医学发展迅速，脑性瘫痪患儿的康复效果明显提高，由于产科技术、围产医学、新生儿医学的发展，新生儿死亡率、死胎发生率明显下降，但脑性瘫痪发病率并无减少，重症脑性瘫痪的比例有增多趋势。人们解释这种现象是由于抢救重危新生儿技术的提高，使许多过去很难存活的早产儿和极低体重儿得以存活，而这些小儿患脑性瘫痪的机会明显高于足月儿和正常体重儿。美国 2001 年报道有脑性瘫痪患者 76.4 万人，患病率约为 4‰活婴；英国每年新发生脑性瘫痪患儿 2000 名左右；韩国 1997 年统计脑性瘫痪发病率为 2.7‰。我国最新脑性瘫痪流行病学调查为 1~6 岁儿童的脑性瘫痪发病率为 2.48‰，患病率为 2.46‰。

2. **流行病学特征** 我国由于幅员辽阔，各地自然条件、生活习俗、经济发展水平及医疗技术水平不尽相同，因此脑性瘫痪的发病率及患病率在不同地域存在一定差别。我国最新脑性瘫痪流行病学调查结果显示，男性患病率为 2.64‰，女性患病率为 2.25‰，男性患病率高于女性。各种类型脑性瘫痪分布从高至低为（依据 2006 年我国脑性瘫痪分型标准）：痉挛型 58.85%，混合型 13.17%，不随意运动型 9.79%，肌张力低下型 8.28%，共济失调型 6.25%，强直型 3.39%。从以上调查结果看，脑性瘫痪发病率各国差别不大，城乡差别不大，男性略高于女性。

**3. 病因**　流行病学研究表明，70%~80% 的脑性瘫痪与产前因素有关，出生窒息所造成的脑性瘫痪仅占 10% 左右。早产、先天性畸形、宫内感染、胎儿生长受限、多胎妊娠和胎盘异常等增加了脑性瘫痪的风险。脑性瘫痪的直接病因是在脑发育成熟前，脑损伤和（或）发育缺陷导致以运动障碍和姿势异常为主的症候群。脑损伤和脑发育缺陷的时间可划分为三个阶段，即出生前、围生期和出生后。近年认为对脑性瘫痪病因学的研究应重点转入胚胎发育生物学的领域。

（1）出生前因素：出生前脑发育障碍或损伤所致，主要包括以下几种因素。

1）遗传因素：近年来研究认为，遗传因素对脑性瘫痪的影响很重要，在有血缘关系的家庭和同卵双胞胎中脑性瘫痪的风险增加，家族中已经有脑性瘫痪患儿再发生脑性瘫痪的概率偏高。由于遗传因素与先天性畸形有关，因此遗传因素一直被怀疑是脑性瘫痪的危险因素。目前在较多的脑性瘫痪家系中发现了单基因突变，基因变异的遗传方式通常包括常染色体隐性遗传、罕见的常染色体显性遗传以及与性染色体相关的遗传。

2）母体因素：母亲孕期的不良因素可能与脑性瘫痪的发生相关，主要为大量吸烟、酗酒、理化因素、妊娠期感染、先兆流产、用药、妊娠中毒症、外伤、风湿病、糖尿病、胎儿期的循环障碍、母亲智力落后、母体营养障碍、重度贫血等。我国最新脑性瘫痪流行病学调查结果显示，排在第一位的不良因素是孕妇长期接触有害物理因素。

3）宫内感染：又称先天性感染，是指孕妇在妊娠期间受到感染而引起胎儿的宫内感染。宫内感染是造成先天性缺陷和先天性残疾的重要原因，是脑性瘫痪明确的高危因素之一。临床上常见的宫内感染包括经典的 TORCH 感染，即弓形体病、风疹病毒感染、巨细胞病毒感染、单纯疱疹病毒感染和其他病原微生物感染。其中，疱疹病毒感染可以造成胎儿中枢神经系统损伤，引起小头畸形、脑发育不良等，从而导致脑性瘫痪。

4）宫内生长迟缓：指胎儿体重低于同龄平均体重的两个标准差，低于胎儿体重生长曲线第 10 百分位数。有研究结果显示，宫内生长迟缓是脑性瘫痪的主要危险因素之一。随着胎儿生长发育迟缓程度的增加，痉挛型脑性瘫痪的风险也随之增加。宫内生长迟缓可由许多原因导致，从遗传学、解剖学和病理学角度分析，通常可反映受精卵的种植和胎盘营养不良。妊娠晚期胎儿的生长速度最快，母体和胎盘的营养供应不能满足胎儿的需求，也可导致宫内生长迟缓。

5）绒毛膜羊膜炎：研究表明，绒毛膜羊膜炎与早产和新生儿感染显著相关。胎盘和胎膜的组织学绒毛膜羊膜炎及产时发热，使足月儿脑性瘫痪的发生率增加；大多数患有绒毛膜羊膜炎的儿童更易发生早产；患有绒毛膜羊膜炎的儿童，更易发生痉挛型脑性瘫痪和脑室周围白质损伤。

6）先天性畸形：脑性瘫痪儿童先天性畸形的发生率远高于一般人群。大部分先天性畸形是脑畸形，如脑裂和脑积水；伴有其他畸形也较多，如心脏、骨骼肌和泌尿系统畸形。出生缺陷与脑性瘫痪的相关性最高，出生缺陷伴有生长迟缓的婴儿发生脑性瘫痪的风险更大。先天畸形的原因，除先天性感染、营养障碍和致畸因素导致发育不良外，也可能有遗传因素的影响。

（2）围生期因素：主要与以下因素相关。

1）围生期感染：是指由细菌、病毒、原虫、支原体、衣原体等病原体，通过胎盘引起宫内感染或分娩时感染胎儿，也可通过生产后母乳、手等感染新生儿。围生期感染由于病原体不同，可导致不同的疾病和症状，可引起流产、死胎、早产、先天畸形和宫内发育迟缓等。围生期感染是脑白质损伤及脑性瘫痪的危险因素之一。有研究表明，围生期感染是足月儿痉挛型脑性瘫痪独立的危险因素，在痉挛型偏瘫中尤其明显。

2）早产：早产是脑性瘫痪最主要的危险因素之一，约 35% 的脑性瘫痪为早产，胎龄越小风险越大。早产和产前及产时因素相关，可导致不同类型的脑损伤。近年来认为，胚胎早期阶段的发育异常，很可能是导致婴儿早产、低出生体重的重要原因。近年来研究发现，早产儿脑室内出血和脑室周围白质软化（periventricular lucency，PVL）是脑性瘫痪的一个重要危险因素，而感染是导致 PVL 发生的原因之一。

3）新生儿脑卒中：可发生于早产儿，也可发生于足月儿，通常累及大脑中动脉，可发生一侧大脑半球的楔形缺陷和囊肿，往往导致偏瘫。因此即使缺陷或囊肿很大，患儿的功能也不受太大影响，尤其认知功能一般很好。

4）其他：胎盘功能不全，缺氧缺血、胎粪吸入、Rh 或 ABO 血型不合、葡萄糖 -6- 磷酸脱氢酶缺乏症等也被认为与脑性瘫痪有关。足月妊娠的胎盘早剥、前置胎盘、脐带绕颈或胎粪吸入，可能会引起新生儿窒息，由缺氧缺血性脑病（hypoxic-ischemic encephalopathy，HIE）导致脑性瘫痪的发生。严重的缺氧缺血性脑病可导致皮层下多囊性脑软化，一旦这种情况发生，多数会引起严重的四肢瘫并伴有重度智力低下。多囊性脑软化累及丘脑或基底节区，则会导致肌张力障碍。

（3）出生后因素：可与产前、产时因素重叠，但创伤、感染、惊厥、缺氧缺血性脑病、颅内出血、脑积水、胆红素脑病、中毒等被认为是主要因素。近年来，环境因素的影响越来越受到人们的重视。出生后因素所致脑性瘫痪约占 10%~15%。主要因素有以下几种。

1）新生儿脑病：患有新生儿脑病的足月儿，约 13% 发展为脑性瘫痪。新生儿脑病的病因大多与产前因素有关，约 70% 无明确的窒息史。产时窒息造成的脑损伤只占中重度新生儿脑病的一小部分。急性分娩或孕期的慢性病可导致羊水胎粪污染、胎心率异常、Apgar 评分低和新生儿脑病。围生期及新生儿期的缺氧缺血和感染事件，对极低出生体重早产儿脑性瘫痪的风险增加有累积效应。缺氧缺血还包括出生时心肺复苏、动脉导管未闭结扎术、慢性肺疾病以及合并败血症等，均增加了发生脑性瘫痪的风险。

2）胆红素脑病：高胆红素血症时，胆红素通过血 - 脑脊液屏障，损害中枢神经系统的基底节、海马区、丘脑下部、齿状核等神经核，这些神经核团被染成亮黄色或深黄色，发生神经元变性、坏死，神经胶质细胞增生等变化。动物实验研究发现，高胆红素可致脑性瘫痪兔海马、基底节区神经元数量减少，脑干、海马、基底节区神经髓鞘脱失。血清总胆红素水平升高程度越低的新生儿，发生脑性瘫痪的风险越小。

3）感染因素：新生儿各种感染所致永久性、非进展性的中枢神经损伤应被视为导致脑性瘫痪发生的病因之一。90% 人巨细胞病毒（HCMV）感染的儿童会导致智力障碍和耳聋，50% 会发生脑性瘫痪和运动障碍。先天性风疹病毒感染导致智力低下非常普遍，15% 可以发展为脑性瘫痪。新生儿单纯疱疹病毒感染具有较高死亡率，30%~60% 幸存者留有包括脑性瘫痪在内的神经系统后遗症。30%~50% 新生儿细菌性脑膜炎最终会导致脑性瘫痪。

4）中毒及创伤等：重金属及有机磷农药中毒、镰状细胞贫血、重症先心病等也与脑性瘫痪发生相关。新生儿期惊厥、呼吸窘迫综合征、吸入性肺炎、败血症、颅内出血、脑积水以及脑部感染、低血糖症、脑外伤等都被认为是脑性瘫痪的危险因素。虐待儿童或意外创伤，可导致钝性外伤伴有颅骨骨折。摔倒或剧烈摇晃，可导致摇晃婴儿综合征的发生，往往在 1 岁前，由于大脑皮质毛细血管及神经轴突的长轴突被牵拉、剪切和撕裂，多会导致严重的痉挛型四肢瘫，预后较差。交通事故所致脑部的直接损伤或继发性脑肿胀、闭合性颅脑损伤等均可导致脑性瘫痪的发生。

5）性别与种族：在大多数的流行病学研究中，男性脑性瘫痪患病率比女性高。有研究显示，黑种人发生痉挛型脑性瘫痪的风险比白种人高 50% 以上，亚洲人比白种人脑性瘫痪的患病率低，具体机制尚不明确。

6）环境因素：①脑性瘫痪发病可能与社会经济地位及各类自然环境与条件相关，偏远地区或经济欠发达地区低经济收入家庭中的脑性瘫痪发病率偏高，可能与是否得到良好的初级卫生保健服务，是否能够得到早期诊断和早期干预相关；②孕妇长期受到放射性物质的辐射会影响胎儿的脑发育，导致脑性瘫痪、小脑畸形和智力障碍的发生；③孕期营养代谢障碍如叶酸缺乏等可使脑性瘫痪风险增加，孕妇吸烟、酗酒及食用含有甲基汞等的有毒食品可导致痉挛型四肢瘫；④孕期保健和家长培训、家庭成员的文化修养及知识水平、社会机构对脑性瘫痪防治知识的宣传教育以及法规政策等，均与脑性瘫痪防治工作质量相关，从而影响脑性瘫痪患病率。

### （四）病理学改变

**1. 三大体系病变与脑性瘫痪类型及临床表现的关系** 脑性瘫痪的病理学改变多样，病变可单独累及锥体系、锥体外系或小脑，也可同时累及多个体系，因此脑性瘫痪的临床表现既有其共性，又常以一种损伤的临床表现为主，还可表现为多体系损伤的特点。

（1）锥体系损伤：多为大脑皮质（灰质）不同部位、锥体束（白质）不同部位损伤。可引起躯干及肢体的随意运动障碍，主要为痉挛型脑性瘫痪，临床可见全身性瘫痪或不同部位的瘫痪。

（2）锥体外系损伤：主要损伤部位为基底节、丘脑及海马等部位，可引起随意运动障碍、肌张力障碍（肌强直、痉挛扭转等）、肌张力突然变化或动摇不定，临床多见不随意运动型脑性瘫痪，锥体外系损伤多累及全身。

（3）小脑损伤：小脑不同部位的损伤，可导致共济失调、平衡障碍、震颤等，临床多见共济失调型脑性瘫痪，累及全身。

**2. 中枢神经系统发育障碍及先天畸形特点** 主要为脑干神经核、灰质神经元结构改变，白质神经纤维变化、髓鞘形成障碍、轴突受损、先天性小脑发育不全等。病变可累及语言中枢、听觉中枢或视觉中枢及传导路，可伴有语言障碍、听觉障碍或视觉障碍。如果白质广泛软化，皮层及皮层下神经元受累，可伴有认知、智力发育落后及癫痫等。相当比例的脑性瘫痪，很难发现其特定的"干扰"因素或特定的时间事件对脑发育成熟的影响。这种"干扰"因素所导致的脑性瘫痪，被推断为发生于功能发育之前。脑性瘫痪的损伤不包括脊髓、周围神经、肌肉及运动器官的损伤，脑性瘫痪所发生的神经肌肉或骨骼肌肉系统的改变，是由于慢性运动障碍所致。这些变化进一步限制了脑性瘫痪患儿的运动功能，从而导致二次损伤并与原发性损伤交织在一起，加重了病情。

## 二、临床特点

### （一）临床表现

持续性运动障碍及姿势异常是脑性瘫痪的核心表现，可表现为不同模式，同时伴有肌张力和肌力的改变。这些异常往往以姿势运动发育延迟、反射发育异常以及肌张力和肌力异常最早出现，通常在18个月之前被发现。

**1. 典型特征** 表现为五个方面：①运动功能障碍，早期以运动发育落后为主；②持续性姿势及运动模式异常；③反射发育异常主要为原始反射延迟消失，立直（矫正）反射及平衡（倾斜）反应延迟出现，痉挛型脑性瘫痪可出现病理反射；④肌张力和肌力异常（牵张反射亢进、关节活动度异常等）；⑤随年龄增长的继发性损伤。

**2. 运动障碍的特点**

（1）运动发育的未成熟性：可表现为整体运动功能落后，也可表现为部分运动功能落后。

（2）运动发育的不均衡性：可表现为运动发育与精神发育的不均衡性；粗大运动和精细运动发育过程中的分离现象；身体不同部位运动发育的不均衡性；不同体位下运动发育的不均衡性；不同运动方式或不同运动方向下运动发育的不均衡；各种功能发育不能沿着正确的轨道平衡发展；对于外界刺激的异常反应而导致的运动紊乱。

（3）运动发育的异常性：可表现为运动发育延迟的同时伴有异常姿势和异常运动模式，如非对称性姿势、固定的运动模式、做分离运动困难的整体运动模式、联合反应和代偿性运动模式等；抗重力运动困难；肌张力及肌力异常；反射发育异常；感觉运动发育落后，感觉"过敏"而导致运动失调；不随意运动；违背了姿势运动发育由上到下、由近到远、由粗到细、由低级到高级、由简单到复杂、由反射到自主运动的六大规律。

（4）运动障碍的多样性：表现为锥体系损伤呈痉挛性瘫痪；锥体外系损伤呈不随意运动、肌阵挛、肌强直或肌张力障碍等；小脑损伤呈平衡障碍、共济失调及震颤等。

（5）异常发育的顺应性：表现为脑性瘫痪患儿得不到正常运动、姿势、肌张力的感受，而不断体会和感受异常姿势和运动模式，形成异常的感觉神经通路和神经反馈；发育向异常方向发展、强化而固定下来，异常姿势和运动模式逐渐明显，症状逐渐加重。

**3. 临床表现**　按我国 2014 年脑性瘫痪分型标准，各型主要特点如下。

（1）痉挛型四肢瘫：以锥体系受损为主，包括皮层运动区及传导束损伤。

1）姿势运动模式异常：以全身屈曲模式为主，运动范围变小，抗重力伸展不足，多见拱背坐；由于大多一侧重于另一侧，因此具有明显的姿势运动不对称；动作发展速度慢、功能不充分，姿势异常导致对姿势变化有不快感，活动应变能力弱；分离运动受限，动作幅度小，方向固定，运动速率慢等。

2）姿势运动发育异常：婴幼儿早期即表现为姿势运动发育落后于同龄正常儿童，一般落后 3 个月以上。

3）反射发育异常：原始反射延迟消失，立直（矫正）反射及平衡（倾斜）反应延迟出现；可出现病理反射（2 岁后有意义）阳性、锥体束征阳性、牵张反射亢进（腱反射亢进、踝阵挛阳性），是区别于锥体外系受损的典型特征。

4）肌张力、肌力异常：四肢肌张力增高呈折刀征，以屈肌张力增高为主；以躯干及上肢伸肌、下肢部分屈肌以及部分伸肌肌力降低为主。由于长期肌张力增高，关节活动范围变小而加重运动障碍和姿势异常。上肢多表现为手指关节掌屈，手握拳，拇指内收，腕关节屈曲，前臂旋前，肘关节屈曲，肩关节内收，上肢后背、内旋、内收，拇指内收，躯干前屈。过多使用上肢，易出现联合反应，使上肢发育受到影响。下肢表现为尖足，马蹄足内、外翻，膝关节屈曲或过伸展，髋关节屈曲、内收、内旋，下肢内收，行走时足尖着地，呈剪刀步态。下肢分离运动受限，足底接触地面时下肢支持体重困难。痉挛型四肢瘫一般临床表现重于痉挛型双瘫，可表现为全身肌张力过高，上下肢损害程度相似，或上肢重于下肢。

（2）痉挛型双瘫：以锥体系受损为主，包括皮层运动区及传导束损伤。

1）在脑性瘫痪患儿中最为常见。

2）症状同痉挛型四肢瘫，主要表现为全身受累，双下肢痉挛及功能障碍重于双上肢。

（3）痉挛型偏瘫：以锥体系受损为主，包括皮层运动区及传导束损伤。

1）症状同痉挛型四肢瘫，临床症状较轻，具有明显的非对称性姿势运动模式，主要障碍在一侧肢体。

2）正常小儿很少在 12 个月前出现利手，痉挛型偏瘫的患儿却可在 12 个月前出现利手。

3）此型多见明确的颅脑影像学改变。

低出生体重儿和窒息儿易患本型，痉挛型约占脑性瘫痪患儿的60%~70%。

（4）不随意运动型：以锥体外系受损为主。

1）非对称性姿势：原始反射持续存在并通常反应强烈，尤以非对称性紧张性颈反射（ATNR）姿势为显著特征，呈现非对称性、头及躯干背屈姿势，脸歪向一侧。

2）不随意运动：难以用意志控制的全身性不自主运动，颜面肌肉、发音和构音器官受累，常伴有流涎、咀嚼吞咽困难、语言障碍。当进行有意识、有目的运动时，表现为不自主、不协调和无效的运动增多，与意图相反的不随意运动扩延至全身，安静时不随意运动消失。远端运动障碍重于近端。头部控制差，与躯干分离动作困难，难以实现以体轴为中心的正中位姿势运动模式。

3）肌张力变化：该型肌张力多表现为可高可低，静止时肌张力低下，随意运动时增强。肌张力变化可随年龄改变，婴儿期多见肌张力低下，年长儿多见肌阵挛、肌强直等。主动肌、拮抗肌、固定肌、协同肌收缩顺序、方向、力的大小不能协调，肌张力强度和性质不断发生变化，主动运动或姿势变化时肌张力突然增高，安静时变化不明显。由于多关节出现过度活动，使姿势难以保持，因而平衡能力差。强直型肌张力增高特点为被动运动时，伸肌和屈肌都有持续抵抗，因此肌张力呈现"铅管状"或"齿轮状"增高。

4）原始反射亢进或残存：多项原始反射亢进或阳性，如紧张性迷路反射（+）、非对称性紧张性颈反射（+）；腱反射正常，病理反射阴性，锥体外系征（+）。

5）表情奇特：对刺激敏感，亦可见皱眉、眨眼、张口、颈部肌肉收缩，所谓"挤眉弄眼"等独特的面部表情等。颈部不稳定，构音与发音障碍，流涎、摄食困难。

6）临床表现类型不同：本型可表现为手足徐动、舞蹈样动作、扭转痉挛、肌张力障碍（强直）等，也可同时具有上述几种表现。

7）智力较好：此型患儿一般智商较痉挛型患儿高，有较好的理解能力。多开朗、热情，但高度紧张、怕刺激，感觉"过敏"。此型约占脑性瘫痪的20%。

（5）共济失调型：以小脑受损为主，可存在锥体系及锥体外系损伤。主要特点是运动感觉和平衡感觉障碍所致保持稳定姿势和协调运动障碍、平衡功能障碍，无不自主运动等。本型不多见，多与其他型混合，约占脑性瘫痪的5%左右。

1）平衡障碍及运动笨拙：平衡协调障碍，步态不稳，不能调节步伐，醉酒步态或步态蹒跚，容易跌倒，步幅小，重心在足跟部，两脚左右分离较远称为基底宽，身体僵硬，方向不准确，运动速度慢，过度动作或多余动作较多，动作呆板机械而且缓慢。头部活动少，分离动作差。闭目难立（+），指鼻试验、对指试验、跟胫膝试验等难以完成。腱反射正常。

2）震颤：可见轻度震颤，意向性震颤，眼球震颤极为常见。

3）肌张力偏低。

4）语言障碍：语言缺少抑扬声调，而且徐缓。

（6）混合型：具有两种或两种以上类型的特点，以痉挛型和不随意运动型症状同时存在为多见。两种或两种以上症状同时存在时，多以一种类型的表现为主，也可以不同类型的症状大致相同。

**4. 其他问题** 脑性瘫痪除上述主要临床表现外，多伴有不同的功能障碍或共患病，主要为以下几方面。

（1）视觉障碍：部分脑性瘫痪儿童存在视觉中枢或传导通路损伤，导致控制运动功能的眼部肌肉受累，发生斜视（内斜视、外斜视、单眼斜视等），几乎占痉挛型脑性瘫痪的半数。部分脑性瘫痪儿童存在弱视，需要佩戴矫正弱视的眼镜。

（2）听觉障碍：部分脑性瘫痪儿童可能伴有听觉中枢或神经通路的损伤，发生中枢性听觉障碍，不易早期发现。脑性瘫痪儿童更易患耳或咽部感染，因此也可导致传导性听力障碍。临床上应鉴别不同听力障碍，采取不同应对策略。

（3）语言障碍：由于语言中枢或传导通路的损伤，可导致构音障碍或语言发育障碍。由于控制语言和发音的肌肉受累，虽然清楚要说什么，但无法表达，常见于不随意运动型脑性瘫痪。也有部分脑性瘫痪儿童在语言发育迟缓的同时伴有智力发育障碍。

（4）癫痫：脑损伤的异常放电导致癫痫，在痉挛型脑性瘫痪患儿中最为常见，大约占痉挛型脑性瘫痪的半数。部分脑性瘫痪患儿由于没有明显的临床症状而被忽视，因此应及时进行脑电图检测，做到早期及时发现并采取有效措施。

（5）智力障碍及学习困难：脑性瘫痪儿童伴有轻度或中度智力发育障碍的比例较高，因此应及时进行相关评定，采取综合康复方法，促进脑性瘫痪儿童的智力发育。部分脑性瘫痪儿童存在学习困难，如阅读困难或计算困难，难以建立形状的概念而画图画的能力极差等。严重的智力发育障碍严重影响脑性瘫痪患儿对走路、说话、活动等的学习。

（6）孤独症谱系障碍及心理行为异常：脑性瘫痪儿童也可同时伴有孤独症谱系障碍的临床表现，存在程度不等的交流障碍及刻板行为等。也有脑性瘫痪儿童伴有自残行为、睡眠障碍、性格异常以及情绪不稳定、自我控制能力低、依赖性强、易冲动、攻击性强等性格特征。脑性瘫痪儿童对社会、家庭的适应性低于正常儿童，对客观环境变化产生应变的心理适应力低。

（7）饮食困难及胃食管反流：大多数脑性瘫痪儿童伴有饮食困难，婴儿期表现为吸吮困难，稍大后表现为咀嚼、吞咽困难。脑性瘫痪儿童的喉部肌张力偏高，难以使空气顺畅地进入气管和肺，也容易导致液体或固体食物进入气管和肺部，引起呛食或反复感染。脑性瘫痪婴幼儿常会出现胃中食物反流现象，由于胃酸的长期反流，导致食管壁损伤而疼痛，最终导致脑性瘫痪儿童的拒食，因此对于进食困难和拒食的患儿，需要家长及护理人员的仔细观察和正确处置。

（8）流涎及牙齿牙龈问题：由于中枢性咀嚼吞咽肌群的控制障碍，脑性瘫痪儿童很难控制口水和口唇闭合，很难规律地吞咽口水，持续流涎致使口周和前胸总是处于潮湿状态。由于舌运动不灵活并伴有残存的原始反射，导致咀嚼吞咽困难，牙齿常有附着物存留，因此更易患牙龈感染等牙周及牙病。

（9）直肠及膀胱问题：脑性瘫痪儿童由于活动少而导致大便干燥，排泄困难并影响饮食。因此水果、蔬菜、纤维素多的饮食，有利于大便通畅，直肠规律地排空并形成习惯。脑性瘫痪儿童学习控制膀胱的能力很差，如果膀胱长期不能排空，则容易引起膀胱的细菌感染。以上问题同样严重影响脑性瘫痪儿童的生命质量及身心发育。

（10）感染：有研究表明，脑性瘫痪儿童由于咀嚼、吸吮及吞咽障碍，饮食及排泄均困难，得不到充足的营养和微量元素，免疫力较低。长期固定的异常姿势和体位，长期以特定姿势卧床，极易引起局部组织器官的感染；气管及肺部感染、泌尿系统感染等也因前述的多种原因极易发生。

## （二）诊断

**1. 诊断**　根据《中国脑性瘫痪康复指南》（2015 版）最新修订的脑性瘫痪诊断标准，脑性瘫痪诊断依据为四项必备条件及两项参考条件。

（1）四项必备条件：①中枢性运动障碍持续存在；②运动姿势发育异常；③反射发育异常；④肌张力及肌力异常。诊断脑性瘫痪必须具备以上 4 项必备条件，缺一不可。发育神经学异常，是脑性瘫痪的特征和核心要素。对以上四项必备条件的解释如下。

1）中枢性运动障碍持续存在：抬头、翻身、坐、爬、站和走等粗大运动功能障碍和手的精细运动功能障碍、生活活动能力障碍等持续存在。功能障碍的特点是持久性、非进行性，但并非一成不变。临床表现可轻可重，可缓解也可加重，重症可导致继发性损伤（二次损伤），产生关节挛缩和畸形，从而加重运动障碍。

2）运动姿势发育异常：未遵循小儿正常姿势运动发育的规律和特点，姿势运动发育落后于运动发育里程碑，表现为姿势运动发育的未成熟性、不均衡性、异常性、多样性和异常发育的顺应性。在动态和静态下以及不同体位（俯卧位、仰卧位、坐位和立位）下均存在异常的运动和姿势模式，轻重程度存在个体差异。

3）反射发育异常：主要表现为原始反射延迟消失或持续存在（拥抱反射、非对称性紧张性颈反射等），立直（矫正）反射（降落伞反射等）延迟出现或不出现，平衡（倾斜）反应（坐位、立位为主）延迟出现或不出现，锥体系损伤时可出现病理反射（2岁后有意义）。

4）肌张力及肌力异常：所有脑性瘫痪儿童都存在不同程度的肌张力异常并伴有轻重不等的肌力降低。痉挛型肌张力增高，不随意运动型肌张力变化或障碍（强直为主），共济失调型肌张力偏低。可通过检查肌肉硬度、牵张反射（膝腱反射、踝阵挛等）、静止性肌张力、姿势性肌张力和运动性肌张力以及关节活动度进行判断。

（2）两项参考条件：以下两项参考条件有利于寻找病因及佐证，是非必备条件，有利于诊断及康复策略的选择。

1）有引起脑性瘫痪的病因学依据：如前所述出生前、围生期、出生后至3岁前的各类病因导致的非进行性脑损伤。

2）可有头颅影像学佐证：包括头颅B超、CT、MRI等影像学检测结果异常。

**2. 辅助检查**

（1）直接相关检查：有利于脑性瘫痪的诊断。

1）头颅影像学检查（MRI、CT和B超）：是脑性瘫痪诊断的有力支持。

2）遗传代谢和凝血机制检查：是脑性瘫痪诊断较好的支持，但不作为常规检查项目。影像学检查发现不好解释的脑梗死可做凝血机制检查，有脑畸形和不能确定某一特定的结构异常，或疑有遗传代谢病，应考虑遗传代谢检查。

（2）合并症的相关检查：根据病情特点和需要选择以下相关检查。

1）脑电图（EEG）：合并癫痫发作时进行EEG检查，EEG背景波可帮助判断脑发育情况，但不作为脑性瘫痪病因学诊断的常规检查项目。

2）肌电图：区分肌源性或神经源性瘫痪，特别是对上运动神经元损伤还是下运动神经元损伤具有鉴别意义。

3）脑干听、视觉诱发电位：疑有听觉损害者，行脑干听觉诱发电位检查；疑有视觉损害者，行脑干视觉诱发电位检查。

4）其他相关检查：有智力发育、语言、营养、生长和吞咽等障碍者进行智商/发育商及其他相关检查。

## （三）鉴别诊断

临床上很多其他疾病可表现为程度不等的运动障碍或落后、姿势运动模式异常、肌张力肌力异常、反射或反射发育异常等，因此如何将脑性瘫痪与存在上述临床表现的疾病相鉴别十分重要。鉴别诊断主要包括以下几类障碍或疾病。

**1. 发育落后或障碍性疾病** 无论何种发育落后或障碍，大多存在或伴有运动发育迟滞，多在婴儿期就出现程度不等的发育指标和里程碑延迟，随着生长发育和早期干预等因素，会有不同的转归，要与脑性瘫痪进行鉴别。

（1）发育指标/里程碑延迟（developmental delay/delayed milestone，DD）：包括单纯的运动发育落后、语言发育落后或认知发育落后等。一过性（暂时性）运动障碍或发育迟缓与脑性瘫痪的区别是将来运动发育可以正常化，没有明显的异常姿势运动模式。大约90%存在一个方面发育落后的小儿不需要进行医疗干预，未来可以发育正常。大约10%发育指标/里程碑延迟的儿童需要进行医疗干预。早期筛查、早期干预有利于预后。

（2）全面性发育迟缓（global developmental delay，GDD）：5岁以下处于发育早期的儿童，存在两个或两个以上发育指标和里程碑落后，因年龄过小而不能完成一个标准化智力或运动功能的系统性测试，病情严重性等级不能确切地被评估，应暂时诊断为GDD，其发病率约为3%，最终诊断要依据多次重复检查和评估的结果进行判断。因此，GDD是一个暂时性的诊断。

（3）发育性协调障碍（developmental coordination disorder，DCD）：DCD的典型特点为：①运动协调性的获得和执行低于正常同龄人应该获得的运动技能，动作笨拙、缓慢、不精确；②这种运动障碍会持续而明显地影响日常生活和学业、工作，甚至娱乐（不能组织实施一系列有效的随意动作和完成技巧性动作，或学习技巧性动作有困难）；③障碍在发育早期出现（大约25%的DCD儿童在入学前出现异常，主要表现为发育落后，尤其是爬行、行走发育迟缓，语言发育缓慢，穿衣困难，精细动作困难等）；④运动技能的缺失不能用智力低下或视觉障碍解释，也不是由脑性瘫痪、肌营养不良和退行性疾病引起的运动障碍所致。DCD曾被称为"特定运动技能发育障碍、发育性运用障碍、笨拙儿童综合征、原发性运动功能发育障碍"等。该病多见于6~12岁儿童，发病率约为5%~6%，男女比例约为2∶1。

（4）孤独症谱系障碍（autism spectrum disorder，ASD）：ICD-10的广泛性发育障碍分类中以下几项在DSM-5中被分类为ASD：①未分类的广泛性发育障碍；②孤独症（autism）和不典型孤独症（atypical autism）；③阿斯伯格综合征（Asperger's syndrome）；④儿童崩解症/童年瓦解性障碍（Heller's/disintegration disorder）。ASD的典型特点包括以下几方面。

1）持续性多情境下目前存在或曾经有过的社会沟通及社会交往的缺失。

2）限制性的、重复的行为、兴趣或活动模式异常。要求至少表现为以下4项中的2项，可以是现症的，也可以病史形式出现：刻板或重复的运动动作、物体使用或言语（例如简单的刻板运动、排列玩具或轻弹物体，鹦鹉学舌、怪异的短语）的不在乎，对具体声音或质感呈现不良反应，过度的嗅或接触物体，对光线或运动的视觉痴迷。

3）症状在发育早期出现，也许早期由于社会环境的限制，症状不明显，或由阶段性的学习所掩盖。

4）症状导致了在社会很多重要领域中非常严重的功能缺陷，缺陷不能用智力残疾或GDD解释，智力残疾和ASD共同存在时，社会交流能力通常会低于智力残疾水平。部分ASD患儿可伴有运动发育迟缓，易误认为GDD或脑性瘫痪。

**2. 骨骼疾病** 脑性瘫痪主要需与以下骨骼疾病相鉴别。

（1）发育性先天性髋关节脱臼（developmental dysplasia of the hip，DDH）：是由于遗传、臀位产、捆腿等因素造成单侧或双侧髋关节不稳定，股骨头与髋臼对位不良的一种疾病。智力正常，上肢运动功能正常，站立困难，骨盆X线片、CT和MRI均可诊断。

（2）先天性韧带松弛症（inborn laxity of ligament）：大运动发育落后，独走延迟、走不稳、易摔倒、上下楼费力，关节活动范围明显增大及过伸、内收或外展，肌力正常、腱反射正常、无病理反射、无惊厥、智力正常，可有家族史，随年龄增大症状逐渐好转。

**3. 脊椎及脊髓疾病**　脊椎损伤、脊椎肿瘤、脊椎先天畸形、脊髓压迫症、脊髓空洞症等，应与痉挛型脑性瘫痪相鉴别。可通过影像学检查、脑脊液检查、脊髓造影检查，结合临床表现进行诊断。应除外小婴儿脊髓灰质炎和脊髓炎遗留的下肢瘫痪，必要时做脊髓 MRI 除外脊髓空洞症（syringomyelia）、脊髓压迫症（compressive myelopathy）和脊髓性肌萎缩等。

**4. 内分泌疾病**　脑性瘫痪应与先天性甲状腺功能减退症相鉴别，该病存在反应低下、哭声低微、体温低、呼吸慢、脉搏慢、智力低下和肌张力低下等生理功能低下的表现，因其存在运动发育落后，因此易与脑性瘫痪相混淆。特殊面容、血清游离甲状腺素降低、TSH 增高和骨龄落后可作为鉴别依据。

**5. 自身免疫病**　自身免疫性疾病是指机体对自身抗原发生免疫反应而导致自身组织损害所引起的疾病。脑性瘫痪应与自身免疫性疾病相鉴别，如多发性硬化（multiple sclerosis，MS），是以中枢神经系统白质炎性脱髓鞘病变为主要特点的自身免疫病。本病最常累及的部位为脑室周围白质、视神经、脊髓、脑干和小脑，主要临床特点为中枢神经系统白质散在分布的多病灶与病程中呈现的缓解复发，症状和体征的空间多发性和病程的时间多发性。该病运动发育异常的 5 个早期信号为：①身体发软；②踢蹬动作明显少；③行走时步态异常；④两侧运动不对称；⑤不会准确抓握。可通过典型临床表现及实验室检查结果进行鉴别。

**6. 常见的遗传性疾病**　有些遗传性疾病有运动障碍、姿势异常和肌张力及肌力改变，容易误诊为脑性瘫痪。举例如下。

（1）婴儿型进行性脊髓性肌萎缩（spinal muscular atrophy，SMA）：呈进行性肌无力，病情进展较快，往往因呼吸肌受累导致感染引起死亡。与脑性瘫痪的鉴别要点为肌电图运动神经元损伤并有家族史，行肌活检或者基因检查可协助确诊。

（2）雷特综合征（Rett syndrome）：临床特征为女孩起病，出生后 6~18 个月精神运动发育正常，发病后发育停滞或迅速倒退，呈进行性智力下降、孤独症行为、手的失用、刻板动作及共济失调等。

（3）脊髓性小脑性共济失调（spinocerebellar ataxia）：应与共济失调型脑性瘫痪相鉴别，前者表现为缓慢进展随年龄增长逐渐加重的特征。

（4）异染色性脑白质营养不良（metachromatic leukodystrophy，MLD）：是一种常染色体隐性遗传性疾病，为脑白质营养不良中的较常见类型，应与痉挛型脑性瘫痪相鉴别。前者病情呈进行性发展，至疾病末期，患儿呈去皮层强直，通常在 3~7 岁间死亡。芳基硫酸脂酶 A（ASA）活力检测低。

（5）强直性肌营养不良（myotonic muscle dystrophy）、杜氏肌营养不良（Duchenne muscle dystrophy，DMD）等：是一组原发于肌肉的遗传性变性疾病，主要临床特征为受累骨骼肌肉的进行性无力和萎缩，电生理表现主要为肌源性损害，组织学特征主要为进行性肌纤维坏死、再生和脂肪及结缔组织增生，肌肉无异常代谢产物堆积。

（6）21 三体综合征（21 trisomy syndrome）：具有典型的特殊面容，可有运动发育落后，但以后运动功能会正常或接近正常，以智力落后为主要表现。

（7）进行性肌营养不良：应与肌张力低下型脑性瘫痪相鉴别，前者存在腱反射消失、肌萎缩、假性肌肥大、特殊的起立姿势、血清肌酸激酶增高、肌电图改变、肌活检有特征性改变等。

（8）先天性肌迟缓及良性先天性肌张力低下：应与肌张力低下型脑性瘫痪相鉴别，前两者多在以后逐渐好转或恢复正常。此外，临床上还可见多种遗传性疾病，除了有运动功能障碍外，都有特征性的临床表现和实验室检查结果。

**7. 其他疾病** 主要包括以下疾病：

（1）颅内感染性疾病：以颅内感染为主要临床表现，治愈后可无运动障碍。

（2）脑肿瘤：为进行性发展的疾病，伴有脑肿瘤的特征性症状。

（3）小脑退行性病变：应与共济失调型脑性瘫痪相鉴别，前者表现为缓慢进展，随年龄增长逐渐加重。

（李晓捷）

## 三、 康复评定

脑性瘫痪的评定是康复的重要环节，通过评定可以全面了解患儿的生理功能、心理功能、社会功能，综合分析个人因素以及环境因素对其病情的影响，为设计合理的康复治疗方案、判定康复治疗效果提供依据。

### （一）评定目的、程序及原则

**1. 评定目的** ①对患儿的身体功能与结构、活动和参与、家庭和社会环境相关信息进行收集，掌握患儿运动、语言、社交、个性方面的能力；②对患儿所具有的身体功能与结构、活动和参与能力进行分析和量化；③分析其发育水平、功能和能力的障碍程度与正常标准的差别；④提出功能障碍和能力障碍的特点及关键因素，掌握患儿的优势因素和劣势因素；⑤为制订康复训练计划提供客观有效的依据；⑥对康复治疗效果提供客观指标；⑦为判定残疾等级提供依据；⑧为享有平等权利、义务及参与社会提供客观依据。

**2. 评定程序** 评定一般从家长的主诉开始，根据收集的病史资料和对患儿的观察，全面地获得患儿身体功能与结构、活动和参与、家庭和社会环境相关信息，综合地掌握患儿运动、语言、社交、个性方面的能力。根据患儿的具体情况选择相应的检查方法和评定量表。脑性瘫痪的临床症状复杂，不可能通过一次评定就能全面了解其障碍的全部情况，也不能凭借一次评定就决定长期治疗方案。一个疗程或治疗周期，评定应分如下三个步骤：

（1）初期评定：初期评定是在刚刚接触患儿时对其进行的评定，在接触之前应先与患儿建立良好的关系，可使用吹泡泡、拨浪鼓等玩具简单有效地吸引患儿并同时进行视觉注意、够取、抓握等能力的测试。由于患儿的恐惧感和紧张感，在进行评定的过程中往往不能表现出其实际的运动发育水平，评定的结果可能不会十分准确，初期评定着重于评定功能和能力障碍，制订相应的康复训练计划，康复治疗师要注意在治疗中详细观察患儿对治疗的反应，判断治疗的方法和手段正确与否，找出不当之处，为中期评定作准备。

（2）中期评定：在经过初期评定的一段治疗时间后，一般一个月后，要对患儿进行再次评定。此次评定重点是评估在前一段时间治疗中患儿的反应和变化，检验治疗的有效性。根据患儿的反应和变化及治疗的效果决定原来的治疗方法和手段中有哪些是可以保留的，哪些是需要改变的，据此调整治疗方案。

中期评定要根据患儿治疗过程中的状况，采取多次评定的方式，一般每3~4周进行一次。中期评定要以团队的形式进行，包括康复医师、治疗师、护士、家属等，共同讨论评定结果、治疗的有效性和实施的障碍，结合患儿本身的感受和家长的诉求，制订治疗目标以及康复治疗方案。在治疗过程中如有特殊情况或大的病情变化等要进行即时评定。

（3）末期评定：其目的是掌握患儿一个康复治疗周期的效果，以及目前仍存在的问题，对患儿今后的治疗和社区及家庭康复提出具体建议，并指导家长如何进行家庭疗育。

**3. 评定原则** ①强调身心全面评定的重要性，依据 ICF-CY 框架对脑性瘫痪儿童进行身体功能与结构、活动与参与、环境的评定，描述各种类型脑性瘫痪患儿的全部功能水平；②重视脑性瘫痪患儿的能力及潜在功能，重视其智力、性格、家长支持等优势；③正确判断原发损伤和继发障碍；④在进行运动功能评定的同时，判定是否伴有智力、视觉、听觉、感知觉、认知、交流和行为障碍，是否存在癫痫、肌肉 / 关节挛缩、躯干扭转、髋脱位、脊柱畸形等；⑤遵循循证医学的原则，重视量化指标及客观依据；⑥以评定为前提，将评定贯穿于康复治疗全程的不同阶段。

## （二）病史采集

病史采集主要方式是通过康复医师与患儿家属进行提问与回答来了解疾病发生与发展的过程。包括主诉、现病史、个人史（出生史、发育史、喂养史、预防接种史）、既往史（高危因素、早期症状、曾经检查和用药情况）、家族遗传史、社会和教育史等。同时应该收集患儿的日常生活活动、交往及家人情况，治疗师及相关人员掌握的资料，家庭及周边环境、房屋构造、幼儿园及学校情况，主要看护人、母亲的养育态度、康复训练经历、治疗目标等，儿童家长对康复治疗的要求、希望，儿童家庭经济状况等。

## （三）体格检查

体格检查的内容包括患儿的一般状况、精神状态、语言状况、皮肤、头部、颈部、胸部、腹部、脊柱、骨盆、四肢及肢体形态、肛门与外阴等的检查。同时评定是否存在其他脏器畸形或功能障碍等问题，有利于了解患儿的身体素质，患儿对康复治疗的承受能力等。体格检查的过程中应注意性格特点、情绪、行为、反应能力等，以利于制订具有针对性的康复治疗措施。对婴幼儿发育、感知、认知及智力状况等进行判定，对于制订康复治疗方案十分必要。

## （四）身体功能与结构评定

身体功能与结构评定包括肌肉、骨骼、神经反射、感知觉、认知觉，运动功能，言语功能，以及精神功能的评定。

**1. 肌张力评定** 肌张力（muscle tone）是维持身体各种姿势和正常运动的基础，表现形式有静息性肌张力、姿势性肌张力和运动性肌张力。只有这三种肌张力有机结合、相互协调，才会维持与保证人的正常姿势与运动。肌张力的变化可反映神经系统的成熟程度和损伤程度，脑性瘫痪患儿均存在肌张力的异常。肌张力评定的指标量化比较困难，目前评定多从以下几个方面进行（表 6-1）。

表 6-1　肌张力评定分类表

| 检查方法 | | | 评定 | |
| --- | --- | --- | --- | --- |
| | | | 肌张力亢进 | 肌张力低下 |
| 安静时 | 肌肉形态 | 望诊：肌肉的外观 | 丰满 | 平坦 |
| | 肌肉硬度 | 触诊：肌肉的硬度 | 硬 | 软 |
| | 伸张性 | 过伸展检查，被动检查 | 活动受限 | 关节过展 |
| | | | 抗阻力增加 | 抗阻力降低 |
| 活动时 | 摆动度 | 摆动运动检查 | 振幅减少 | 振幅增加 |
| | 姿势变化 | 姿势性肌张力检查 | 肌紧张 | 无肌紧张变化 |
| | 主动运动 | 主动运动检查 | 过度抵抗 | 关节过度伸展 |

（1）静息性肌张力评定：是指肌肉处于安静状态的肌张力评定。检查时患儿保持安静、不活动、精神不紧张，临床多取仰卧位。检查包括肌肉形态、肌肉硬度、肢体运动幅度的改变以及关节伸展度。①通过观察可以判定肌肉形态。②通过触诊可以了解肌肉硬度。③用手固定肢体的近位端关节，被动摆动远位端关节，观察摆动幅度大小，判定肌张力状况。④关节伸展度的检查可通过以下检查和测量进行判断：头部侧向转动试验；头背屈角；臂弹回试验；围巾征；手掌屈角；腘窝角；足背屈角；跟耳试验；股角等。

（2）姿势性肌张力评定：姿势性肌张力是在主动运动或被动运动时，姿势变化产生的肌张力，在姿势变化时出现，安静时消失。可以利用四肢的各种姿势变化，观察四肢肌张力的变化；利用各种平衡反应观察躯干肌张力，也可转动小儿头部，发生姿势改变时观察肌张力的变化。不随意运动型脑性瘫痪患儿，姿势变化时肌张力变化明显。

（3）运动性肌张力评定：运动性肌张力评定多在身体运动时，观察主动肌与拮抗肌之间的肌张力变化。利用主动或被动伸展四肢时，检查肌张力的变化。

（4）异常肌张力的几种主要表现：主要包括以下几种表现。

1）肌张力低下的典型表现：蛙位姿势，W字姿势，对折姿势，倒U字姿势，外翻或内翻扁平足，站立时腰椎前弯，骨盆固定差而走路左右摇摆似鸭步，翼状肩，膝反张等。

2）肌张力增高的典型表现：头背屈，角弓反张，下肢交叉，尖足，特殊的坐位姿势，非对称性姿势等。对肌张力增高的传统分级是分为轻度、中度和重度三个等级，比较粗略。目前较为通用的评定标准多采用Ashworth痉挛量表或改良Ashworth痉挛量表，二者都将肌张力分为0~4级，改良Ashworth量表较Ashworth量表分得更细（表6-2）。

表6-2 改良Ashworth痉挛量表

| 级别 | 评级标准 |
| --- | --- |
| 0 | 无肌张力增高 |
| 1 | 肌张力轻度增高：被动运动患侧肢体在ROM终末呈现最小阻力或突然卡住 |
| 1$^+$ | 肌张力轻度增高：被动运动患侧肢体在ROM后50%内突然卡住，然后出现较小的阻力 |
| 2 | 肌张力较明显地增高：被动运动患侧肢体在大部分ROM内均有阻力，但仍能比较容易地进行被动运动 |
| 3 | 肌张力显著增高：被动运动患侧肢体在整个ROM内均有阻力，被动运动困难 |
| 4 | 僵直：患侧肢体呈僵直状态，不能完成被动运动 |

**2. 肌力评定** 肌力（muscle strength）是指肌肉主动运动时的力量、幅度和速度，在全身各个部位，通过一定的动作姿势，分别对各个肌群的肌力作出评定。

（1）评定注意事项

1）局部或全身不同程度的肌力降低：可表现为不能实现抗重力伸展，抗阻力运动差，从而影响运动发育。

2）对不同肌群的评定：可在全身各个部位，通过一定的动作姿势，分别对各个肌群的肌力作出评定。

3）评定中所检查的运动方向：主要为屈 - 伸、内收 - 外展、内旋 - 外旋、旋前 - 旋后。

4）通常检查的肌群：关节周围肌群以及躯干的肌群。

（2）检查方法：肌力检查常用徒手肌力评定和器械肌力评定。

1）徒手肌力检查（manual muscle testing，MMT）：分级标准通常采用六级分级法（表6-3），也可采用 MMT 肌力检查的详细分级标准，即在六级分级法的基础上以加、减号进行细化的标准。

表6-3　MMT 肌力分级标准

| 级别 | 名称 | 标准 | 相当正常肌力的 % |
|---|---|---|---|
| 0 | 零（Zero，O） | 无可测知的肌肉收缩 | 0 |
| 1 | 微缩（Trace，T） | 有轻微收缩，但不能引起关节活动 | 10 |
| 2 | 差（Poor，P） | 在减重状态下能做关节全范围运动 | 25 |
| 3 | 尚可（Fair，F） | 能抗重力做关节全范围运动，但不能抗阻力 | 50 |
| 4 | 良好（Good，G） | 能抗重力，抗一定阻力运动 | 75 |
| 5 | 正常（Normal，N） | 能抗重力，抗充分阻力运动 | 100 |

2）器械评定：①等长肌力评定：采用握力计测试握力，用捏压力计或捏力计测试捏力，用拉力计测试背部肌肉肌力；②等张肌力评定：采用运动负荷方法测定一组肌群在做等张收缩时，能使关节做全幅度运动的最大阻力；③等速肌力测定：采用等速测试仪测定肌肉在进行等速运动时的肌力；④功能肌力评定：采用功能性肌力测试、肌力冲刺测试等测试方法或仪器进行功能性动作时的肌力。

**3. 肌耐力评定**　肌耐力（muscular endurance）指人体长时间进行持续肌肉工作的能力，有以下几种评定方法。

（1）运动性肌肉疲劳度测定：最大主动收缩力量（maximal voluntary contraction，MVC）和最大做功功率检测；最大刺激肌力检测；表面肌电检测；主观疲劳感检测。

（2）负重抗阻强度测定：是指负重时抗阻力的大小，根据竭尽全力时能做的次数，分为大、中、小三个强度。大强度为 1~3 次，中强度为 6~12 次，小强度为 15 次以上。

（3）动作重复次数测定：是指一组当中动作重复的次数，以组数多少分为三个级别。多组数为 8 组以上，中组数为 4~8 组，少组数为 4 组以下。

**4. 关节和骨骼功能评定**

（1）关节活动度评定：关节活动度（range of motion，ROM）评定是在被动运动下对关节活动范围的测定。当关节活动受限时，还应同时测定主动运动的关节活动范围，并注意被动 ROM 与主动 ROM 的比较。对小年龄组脑性瘫痪患儿通常采用以下评定方法：

1）头部侧向转动试验：正常时下颌可达肩峰，左右对称，肌张力增高时阻力增大，下颌难以达肩峰。

2）臂弹回试验：使小儿上肢伸展后，突然松手，正常时在伸展上肢时有抵抗，松手后马上恢复原来的屈曲位置。

3）围巾征：将小儿手通过前胸拉向对侧肩部，使上臂围绕颈部，尽可能向后拉，观察肘关节是否过中线，新生儿不过中线，4~6 个月小儿过中线。肌张力低下时，手臂会像围巾一样紧紧围在脖子上，无间隙；肌张力增高时肘不过中线。

4）腘窝角：小儿仰卧位，屈曲大腿使其紧贴到胸腹部，然后伸直小腿，观察大腿与小腿之间的角度（图 6-1）。肌张力增高时角度减小，降低时角度增大。正常 4 月龄后应大于 90°（1~3 个月 80°~100°、4~6 个月 90°~120°、7~9 个月 110°~160°、10~12 个月 150°~170°）。

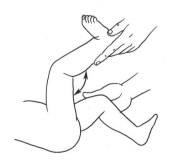

图6-1　腘窝角

5）足背屈角：小儿仰卧位，检查者一手固定小腿远端，另一手托住足底向背推，观察足从中立位开始背屈的角度（图6-2）。肌张力增高时足背屈角减小，降低时足背屈角增大。正常4~12月龄为0°~20°（1~3个月60°、3~6个月30°~45°、7~12个月0°~20°）。

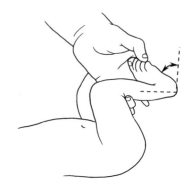

图6-2　足背屈角

6）跟耳试验：小儿仰卧位，检查者牵拉足部尽量靠向同侧耳部，骨盆不离开床面，观察足跟与髋关节的连线与桌面的角度。正常4月龄后应大于90°，或足跟可触及耳垂。

7）股角（又称内收肌角）：小儿仰卧位，检查者握住小儿膝部使下肢伸直并缓缓拉向两侧，尽可能达到最大角度，观察两大腿之间的角度，左右两侧不对称时应分别记录。肌张力增高时角度减小，降低时角度增大（图6-3）。正常4月龄后应大于90°（1~3个月40°~80°、4~6个月70°~110°、7~9个月100°~140°、10~12个月130°~150°）。

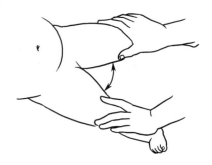

图6-3　股角

8）牵拉试验：小儿呈仰卧位，检查者握住小儿双手向小儿前上方牵拉，正常小儿5个月时头不再后垂，上肢主动屈肘用力。肌张力低时头后垂，不能主动屈肘。

9）对于变形与挛缩的评定：脑性瘫痪患儿易发生挛缩，容易出现关节的变形，如斜颈、脊柱侧弯，骨盆的前倾或侧倾，髋关节的脱臼或半脱臼，膝关节屈曲或过伸展，足的内外翻等。通过被动屈伸及在不同体位下进行关节活动度的检测，通常可以较好地辨别关节是否存在挛缩。变形后容易造成肢体的形态变化，因此，还要注意测量肢体的长度以及肢体的周径等。

（2）关节稳定功能评定

1）关节稳定性评定：应用运动解剖学知识对身体各关节的稳定性进行评定。

2）髋关节脱位评定：进行X线检查，应用头臼指数（acetabular head index，AHI）评定髋关节脱位的程度，AHI值表示股骨头的大小与髋臼深度相称的状态，头臼指数随着年龄增长而下降，正常值在84~85左右。

3）髋关节脱位预测：进行X线检查，通过定期观测股骨头偏移百分比（migration percentage，MP）动态预测脑性瘫痪儿童髋关节脱位与半脱位的风险，MP值小于33%为正常，33%~50%为髋关节半脱位，大于50%为全脱位。

（3）骨骼活动功能评定：脑性瘫痪儿童可能存在脊柱、肩胛骨、骨盆带、肢体长骨、腕骨和跗骨等的活动功能障碍。

**5. 反射发育评定**　小儿反射发育（reflection development）十分准确地反映中枢神经系统发育情况，是脑性瘫痪诊断与评定的重要手段之一。按神经成熟度，可分为原始反射、姿势反射、平衡反应以及正常情况下诱导不出来的病理反射。

（1）原始反射：脑性瘫痪患儿往往表现为原始反射不出现、亢进或延迟消失，临床常检查觅食反射、吸吮反射、手与足握持反射、拥抱反射、张口反射、跨步反射、踏步反射、侧弯反射等。

（2）姿势反射：人生后就有抗重力维持立位和能够立位移动的基本能力，这种抗重力维持姿势的平衡、修正姿势的反射总称为姿势反射，大多是无意识的反射活动。人在活动中保持姿势是多个反射协调的结果，所以姿势反射可以反映神经系统的成熟度，是评定运动障碍的根据。根据神经系统发育状况，不同的姿势反射应在不同时期出现、消失或终生存在。姿势反射主要包括原始反射的

ATNR、STNR、TLR 以及各类立直反射、降落伞反射（保护性伸展反射）等。

（3）平衡反应：是最高层次（皮质水平）的反应。当倾斜小儿身体支持面，移动其身体重心时，小儿为了保持平衡，四肢代偿运动，调节肌张力以保持整体的正常姿势。平衡反应的成熟发展，可以使人维持正常姿势。不同体位的平衡反应出现时间不同，终生存在。临床通常检查卧位、坐位、跪立位、立位平衡反应。脑性瘫痪患儿平衡反应出现延迟或异常。

（4）背屈反应：从背后拉立位的小儿使之向后方倾斜，则踝关节和足趾出现背屈，对于无支持的站立和行走十分重要。正常小儿出生后 15~18 个月出现，不出现或出现延迟为异常。

（5）病理反射及牵张反射：锥体系受到损伤时可以诱发出病理反射、牵张反射亢进、踝阵挛、髌阵挛及联合反应等。此外，锥体系及锥体外系损伤都有可能出现联合反应，如主动用力、张口、闭嘴时发生姿势的改变等。在检查评价和治疗中，要尽力避免和减少患儿的联合反应。

6. **步态分析**　步态分析（gait analysis）是利用力学的原理和人体解剖学知识、生理学知识等对一个人行走的功能状态进行分析的研究方法，用以评定步行的异常，确定治疗方案和判断治疗前后的疗效，评定肢体的伤残程度等。小儿的步行方式与成人基本相似的时期大约是在 2 岁，完全与成人相同则需到 5 岁左右。详细评定方法见第二章。

7. **感知觉评定**　感知觉评定包括感觉处理、视觉、听觉、触觉、平衡觉、本体感觉、左右分辨、空间位置与关系、视觉整合、图形背景分辨、深度分辨、形状分辨、地点定向、感觉统合发展能力等评定。

8. **认知觉评定**　认知觉评定包括记忆力、理解力、定向能力、分辨能力、注意力、判断力、活动主动性、终止活动能力、排列能力、分类能力、概念形成、空间运用、问题解决能力、学习能力、醒觉层次等评定。

9. **言语功能评定**　言语功能评定包括语言发育迟缓、构音障碍的评定。

（1）语言发育迟缓评定：脑性瘫痪语言发育迟缓的评定主要应用"S-S 语言发育迟缓评价法"，S-S 语言发育迟缓评价法检查内容包括符号形式与内容指示关系、基础性过程、交流态度三个方面。

（2）运动性构音障碍评定：应用中国康复研究中心运动性构音障碍评定法进行评定，该评定法由李胜利等依据日本运动性构音障碍检查评定法和其他发达国家运动性构音障碍评定理论形成。该评定法包括两项：构音器官检查和构音检查。通过此方法的评定不仅可以检查出脑性瘫痪患儿是否存在运动性构音障碍及程度，而且对治疗计划的制订具有重要的指导作用。

10. **精神功能评定**　精神功能评定包括对患儿智力和气质的评定。常用的量表有韦氏智力测验、中国比内智力量表、Peabody 图片词汇测验、瑞文标准推理测验等。

（1）韦氏智力测验：是世界上应用最广泛的智力测验诊断量表，我国已进行了修订。对于 3 岁以上的儿童要根据其年龄选用适当的韦氏量表。

1）韦氏儿童智力量表（Wechsler intelligence scale for children，WISC）：适用于 6~16 岁，目前使用的是第Ⅳ版（WISC-Ⅳ），包括 14 个分测验，分 10 个核心分测验和 4 个补充分测验。

2）韦氏幼儿智力量表第 4 版中文版（Wechsler preschool and primary scale of intelligence-fourth edition-Chinese version，WPPSI-Ⅳ-CN）：适用于 2 岁 6 个月 ~6 岁 11 个月。可用于评定一般智力功能，也可用于评定资优儿童、认知发育迟缓和智力残疾。使用 WPPSI-Ⅳ 能为早期教育干预提供有价值的信息，如评定入学预备或学习前的问题，或者为存在学习障碍的儿童提供专门的课程。共 13 个分测验，反映五大方面的问题，包括言语理解、视觉空间、流体推理、工作记忆、加工速度，可得出总智商。

（2）中国比内智力量表：适用于 2~18 岁。内容涉及儿童的运动、词汇、记忆、空间知觉等能力，包括言语推理分量表、抽象/视觉推理分量表、数量推理分量表及短时记忆分量表4个分量表、15个分测验，共51个项目。

### （五）活动与参与的评定

活动与参与的评定包括粗大运动功能、精细运动功能、日常生活活动功能、交流能力、主要生活领域、社会交往技能的评定。

**1. 粗大运动功能发育评定** 粗大运动功能（gross motor function）发育是指抬头、翻身、坐、爬、站、走、跳等运动发育，是人类最基本的姿势和移动等运动功能的发育。粗大运动功能发育评定主要包括以下几方面：

（1）患儿目前的运动发育龄：根据正常小儿的平均运动发育规律判断患儿的运动发育水平，由于患儿在各种体位上的发育未必是平行的，所以要对各种体位的发育分别进行评定与分析，应评定仰卧位、俯卧位、坐位、四点支持位、膝立位、单膝立位、扶持立位、独自立位等各体位上的发育水平，计算出发育商。

（2）常用的粗大运动功能评定量表：包括以下量表。

1）丹佛发育筛查测验（Denver development screening test，DDST）进行筛查测试，Gesell发育诊断量表（Gesell development diagnosis schedules，GDDS）进行发育商检测。上述两量表是对运动发育、社会性发育以及语言发育的全面评定方法，反映儿童，特别是婴幼儿整体发育状况。

2）新生儿20项行为神经测定（neonatal behavioral neurological assessment，NBNA）：采用NBNA检测新生儿行为能力（6项）、被动肌张力（4项）、主动肌张力（4项）、原始反射（3项）和一般评估（3项），从而早期发现异常，早期干预。

3）GM Trust全身运动评估（general movements assessment，GMs）：采用GMs进行婴儿神经学评估，通过直接评估法或录像评估法对婴儿自发性运动模式进行观察和评估，从而预测高危新生儿后期发展趋势。

4）Alberta婴儿运动量表（Alberta infant motor scale，AIMS）：采用AIMS对正常运动发育、运动发育迟缓及可疑异常运动模式进行监测。

5）粗大运动功能评定（gross motor function measure，GMFM）：该量表将不同体位的反射、姿势和运动模式分为88项评定指标，共分五个功能区，最后得出原始分（5个能区原始分）、各能区百分比（原始分/总分×100%）、总百分比（各能区百分比相加/5）、目标区分值（选定能区百分比相加/所选能区数），全面评定粗大运动功能状况，被广泛采用。该量表还被修订为66项评定指标。

6）粗大运动功能分级系统（GMFCS）：以自发运动为依据，侧重于坐（躯干控制）和行走功能，按照不同年龄段粗大运动功能特点，分为I~V级别，级别越高，功能越差。

7）Peabody运动发育量表2（Peabody developmental motor scale-II，PDMS-2）：是目前国内外康复界和儿童康复领域中被广泛应用的一个全面的运动功能评定量表，适用于0~72个月儿童，是一种定量和定性功能评定量表，包括2个相对独立的部分，6个分测试，3个给分等级，最后得出：原始分、相当年龄、百分比、标准分（量表分）、综合得来的发育商和总运动商。

**2. 精细运动功能评定** 精细运动功能（按精细动作发育顺序进行评定，协调性、灵巧性、眼球运动、手眼协调功能发育）、肌张力、姿势及反射等的评定。注意：对小年龄组儿童进行肌力评定比较困难，可以将评定融入到游戏中，在游戏中进行评定。常用的精细运动评定量表包括：

（1）儿童手功能分级系统（manual ability classification system for children with cerebral palsy，MACS）：适用于4~18岁脑性瘫痪儿童，是针对脑性瘫痪儿童在日常生活中操作物品的能力进行分级的系统。旨在描述哪一个级别能够很好地反映儿童在家庭、学校和社区中的日常表现，评定日常活动中的双手参与能力，并非单独评定每一只手。

（2）Peabody 运动发育量表 2（Peabody developmental motor scales-Ⅱ，PDMS-2）：适用于评定 0~72 个月的所有儿童（包括各种原因导致的运动发育障碍儿童）的运动发育水平。用于精细运动功能评定的分测验包括：①抓握分测试：26 项，共 52 分，评定儿童应用手的能力。评定从单手抓握物体开始，逐渐发展到用双手手指的动作；②视觉 - 运动整合分测试：共 72 项，共 144 分，评定儿童应用视觉感知技能完成一些复杂的手眼协调任务的能力，如伸手抓住一些物体、搭积木、模仿绘画等。可以得出精细运动发育商。

（3）精细运动功能评定量表（fine motor function measure scale，FMFM）：属于等距量表，适用于 0~3 岁脑性瘫痪儿童，可判断脑性瘫痪儿童的精细运动功能水平，并且具有良好的信度和效度。量表分为 5 个方面，共有 45 个项目，包括视觉追踪、上肢关节活动能力、抓握能力、操作能力、手眼协调能力，每项为 0~3 分，4 个等级。

（4）Carroll 上肢功能评定（Carroll upper extremity function test，UEFT）：又称手功能测试，将与日常生活活动有关的上肢动作分成 6 大类，分别为抓、握、侧捏、捏、放置、旋前和旋后，共 33 项，较全面评定手的整体功能。

（5）Melbourne 单侧上肢评定量表（Melbourne unilateral upper limb assessment）：适用于 2.5~18 岁患有先天性或获得性神经系统疾病儿童的上肢运动功能，脑性瘫痪儿童是其最主要的应用人群，具有良好的信度和效度。量表包括 14 个测试项、30 个评分项，共测试关节活动度、准确度、灵巧性、流畅性四个运动质量要素分测试。

（6）上肢技巧质量评定量表（quality of upper extremity skills test，QUEST）：加拿大人制定，适用于 18 月 ~8 岁痉挛型脑性瘫痪，主要对儿童手技巧质量进行评定，多用于肉毒素注射的疗效评定。

（7）偏瘫儿童手功能评定：包括抓握（grip）评定、双手活动时患手功能（spontaneous use of affected hand during bilateral manipulation）的评定、实体觉（stereognosis）的评定等。

（8）AHA 量表（development of the assisting hand assessment）：专门针对 18 月 ~12 岁偏瘫和臂丛神经损伤儿童的评定量表。该量表测试瘫痪侧上肢对双手活动的影响，在轻松的状态下观察患儿双手间传递玩具的情况。

（9）House 上肢实用功能分级法（House classification of upper extremity functional use）：九个级别的分类方法能判断上肢功能的水平和功能基线。

（10）参照粗大运动功能分级系统而制定的 Bimanual 精细运动分级方法：适用于各个年龄段的脑性瘫痪儿童，主要特点是可以同时判断单手和双手的功能。

（11）Mital Sakellarides 分级系统：用于评定拇指内收和屈曲肌群的痉挛和挛缩状态。

**3. 日常生活活动功能评定**　日常生活活动能力（activities of daily living）评定包括自理、功能性活动、家务及认知与交流等方面的评定：①自理活动：包括进食、穿衣、个人卫生（刷牙、洗脸、洗澡、洗头、梳头、化妆、剃须、剪指甲等）、如厕（进出厕所、穿脱衣裤、大小便的控制、便后清洁、厕所冲洗等）；②功能性活动：包括床上运动、转移、行走、交通工具的使用；③家务方面：包括购物、炊事、洗衣、打扫卫生、使用家具及家用电器、安排家庭财务等；④交流与认知方面：包括理解、表达、阅读、书写、听广播、看电视、打电话、使用电脑、记忆、解决问题、社会交往等。常用的评定量表包括：

（1）儿童功能独立性评定量表（Wee function independent measurement，WeeFIM）：可评定儿童功能障碍的程度以及看护者对儿童进行辅助的种类和数量。广泛应用于特殊需求儿童功能水平评定、康复计划制订以及疗效评定。

（2）儿童能力评定量表（pediatric evaluation of disability inventory，PEDI）：是针对儿童功能障碍开发的量表，目前在美国、荷兰、德国、日本、瑞典、澳大利亚等国家被广泛应用于评定自理能力、移动及社会功能三方面活动受限的程度及功能变化与年龄间的关系，可有效检测功能障碍儿童每个领域或能区的损伤情况、判断康复疗效、制订康复计划和指导康复训练。适用于 6 个月 ~7.5 岁的儿童及其能力低于 7.5 岁水平的儿童。量表由功能性技巧（197 项）、照顾者援助（20 项）及调整项目（20 项）三大部分组成。评定者可通过观察儿童的实际操作能力以及询问家长、看护者有关儿童的能力情况来获得 PEDI 得分。

（3）日常生活活动能力评定量表：包括个人卫生动作、进食动作、更衣动作、排便动作、器具使用、认识交流动作、床上动作、移动动作、步行动作共 9 部分，50 项内容。

**4. 交流能力评定** 交流能力评定包括理解能力和表达能力的评定。可依据格塞尔发育诊断量表、贝利婴幼儿发展量表中智力量表、S-S 语言发育迟缓评定、构音障碍评定量表中有关交流能力部分的得分做出评估。

**5. 主要生活领域的评定** 生活领域的评定包括教育和经济生活的评定。教育评定是指评定患儿接受教育的情况。经济生活的评定是指评定患儿独自或同他人一起时，有目的、持续地参与活动，使用物品、玩具、材料或游戏程序的能力，主要是对患儿游戏能力的评定。

**6. 社会交往技能评定** 社会交往技能包括适应行为、两人之间的关系、集体中的人际关系、规则的遵守等评定。其中心理行为评定包括情绪、自制力、自我概念、行为等评定。常用的量表包括：

（1）文兰德适应能力量表（Vineland adaptive behavior scales，VABS）：适用于 0~18 岁。包括交流沟通、生活能力、社会交往、动作能力及问题行为 5 个分测验。评定时可根据特定的目的选择全部或其中某个分测验。

（2）婴儿-初中生社会生活能力评定：适用于 6 个月至 14 岁的儿童，包括独立生活、运动能力、作业能力、交往能力、参加集体活动、自我管理能力六部分的 132 个项目。由家长或每天照料人根据相应年龄逐项填写，≥10 分为正常。

（3）儿童适应行为评定：用于评定儿童适应行为发展水平，适用于 3~12 岁低智力儿童或正常儿童。包括独立功能因子（感觉运动、生活自理、劳动技能和经济活动 4 个分量表）、认知功能因子（语言发展和时空定向 2 个分量表）、社会/自制因子（个人取向和社会责任 2 个分量表）。5 岁以下儿童可免评劳动技能和经济活动分量表，此量表做零分处理。7 岁以上正常儿童可免评感觉运动分量表，此分量表按满分计算。对有躯体或怀疑智力障碍儿童则不能免去该分量表的评定。适应行为离差商（adaptive development quotient，ADQ）大于等于 85 为适应行为正常，70~84 为适应行为边界，小于等于 69 为适应行为缺损。

## （六）环境评定

环境（environmental）评定包括针对脑性瘫痪儿童矫形器和辅助用具的评定、医院或康复机构、家庭环境评定以及社区人工环境评定，康复治疗人员、学校老师及同学、社区人员、家长及家庭成员等的态度。重点针对脑性瘫痪儿童的功能水平，对其即将回归的环境进行实地考察、分析，以了解儿童在实际生活环境中活动完成情况、舒适程度及安全性，准确找出影响其活动的因素，向儿童所在的家庭、社区（包括幼儿园、学校）及政府机构提供环境改造的适当建议和科学依据，最大限度地提高其功能水平和独立性。

**1. 辅助器具评定** 辅助器具评定应结合儿童的身体功能与结构，根据活动、参与等需求目标，

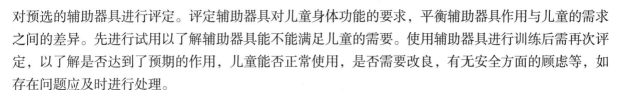

对预选的辅助器具进行评定。评定辅助器具对儿童身体功能的要求，平衡辅助器具作用与儿童的需求之间的差异。先进行试用以了解辅助器具能不能满足儿童的需要。使用辅助器具进行训练后需再次评定，以了解是否达到了预期的作用，儿童能否正常使用，是否需要改良，有无安全方面的顾虑等，如存在问题应及时进行处理。

**2. 家庭环境评定** 家庭环境是儿童主要的活动环境，几乎大部分设施都与儿童的活动有关。障碍儿童回归家庭后，或多或少存在不同的功能障碍，因此，家庭环境必须有针对性地设计和改造，符合无障碍要求，达到使儿童在室内的活动安全、高效和舒适的目的，才能方便其生活。评定可以根据调查问卷和儿童及其家长交谈，必要时进行家访，家访时儿童及其家长应在现场。观察的主要内容包括两大部分，即住宅的外部结构和内部结构，主要考察入口、楼梯、地面、家用电器的安全性、浴室安全性、电源插座的位置、电话及紧急出口等。

**3. 社区环境评定** 在社区环境评定中，障碍者能否利用交通工具以及各种社区服务是两个重点。人行道、斜坡、扶手、路边石、台阶、入口、走廊、洗手间、公用电话使用等都必须符合无障碍原则，便于特殊需要儿童使用。

**4. 人文环境评定** 主要包括脑性瘫痪儿童接受康复、教育、社会交往及生活环境中的人文环境，如康复机构、幼儿园、学校、社区、家庭以及社会各类人员的态度，政府及相关机构的法律、法规及政策等。

### （七）其他方面的评定

脑性瘫痪患儿还可伴有言语语言障碍、听力障碍、视觉障碍、智力障碍、心理行为异常等，因此，应根据患儿临床表现和需求，进行言语语言、听觉、视觉、智力、心理行为评定和步态分析等，同时进行日常生活活动能力及独立生活能力、学习能力、交流能力、辅助器具使用情况、家庭及学校环境等的评定。可以根据儿童发育不同阶段的关键年龄所应具备的标准，参考和应用各类量表以及相关设备进行评定。

### （八）ICF-CY 评定

国际功能、残疾与健康评定青少年版（international classification of functioning, disability and health for children and youth，ICF-CY），ICF-CY 是世界卫生组织所倡导的，广泛适用的评定系统及康复理念的框架模式。目前，世界卫生组织已编制出脑性瘫痪的 ICF-CY 核心分类组合，包括 5 个版本：综合版核心分类组合类目 135 条类目。简明通用版核心分类组合类目 25 条类目。3 个年龄段简明版核心分类组合为：<6 岁组 31 条类目；≥6，<14 岁组 35 条类目；≥14，<18 岁组 37 条类目。提倡应用 ICF-CY 的理念认识小儿脑性瘫痪及其相关因素，采取全面、正确的康复措施。

## 四、 康复治疗

### （一）原则

脑性瘫痪康复的目标是，通过医疗、教育、职业、社会、工程等康复手段相结合，集中式康复与社区康复（包括家庭康复），公办康复与民办康复途径相结合，中西医康复治疗理论与技术相结合等方法，使脑性瘫痪儿童在身体、心理、职业、社会等方面的功能达到最大限度的恢复和补偿，力求实现最佳功能状况和独立性，提高生活质量，同其他公民一样，平等享有各种机会以及参与社会、分享社会和经济发展成果的权利。

**1. 早期发现异常、早期干预**　早期发现异常、早期干预是取得最佳康复效果的关键　婴儿出生后应定期进行体检，一旦存在运动发育落后、姿势异常、肌张力异常、反射异常或运动模式异常等发育神经学异常的表现，即应进行早期干预。早期干预可以选择在儿童康复机构，也可以在医生的指导下在社区或家庭开展，但干预方法应科学、得当。

**2. 综合性康复**

（1）促进身心全面发育：脑性瘫痪儿童，尤其是小年龄组儿童，与其他儿童一样正值生理功能、心理功能、社会功能形成的初级阶段，应高度重视包括感知、认知、语言、社会交往、情绪、情感、行为等以及运动功能的全面发育，采取丰富多彩的康复手段，以功能为核心开展康复治疗。

（2）开展综合康复：应以患儿为中心，各科专家、治疗师、护士、教师、社会工作者、家庭成员等共同制订全面系统的康复治疗计划，进行相互配合的综合性康复。

1）康复方法多样化：避免康复训练方法单一、乏味，应选择适应患儿个体状况、身心发育及生理需求，丰富多彩的康复方法和途径。除物理治疗、作业治疗、语言治疗、中医治疗外，应重视和开展音乐治疗、游戏治疗、体育治疗、马术治疗、多感官治疗、水疗、引导式教育、小组互动等不同方法，以满足脑性瘫痪儿童身心发育需求，促进其全面发育。但要避免"过度"治疗，在康复治疗项目选择上以及总量控制上恰到好处，避免儿童接受超负荷的训练。

2）中西医结合康复：近30余年，我国儿童康复工作者积极探索和实践，将中医理论和技术与现代医学的理论和技术有机结合并应用于小儿脑性瘫痪的康复治疗，取得了一些经验和成绩，但仍未实现真正意义的中西医结合，尚未取得突破性成果。

3）内外科结合康复：以康复训练为主渠道，正确选择手术适应证及手术术式。增强外科医生对脑性瘫痪诊断分型、治疗原则以及康复治疗技术的了解，提倡内外科医生的会诊制度及信息交流，严格选择手术适应证，紧密配合康复训练。

4）辅助器具及矫形器的应用：康复机构及社区康复不仅应具有正确选择应用辅助器具及设备的能力，还应提倡设立辅助器具制作部门或工作室，医生、治疗师根据患儿需求提出要求，本机构或部门能够具有针对性地自行设计制作辅助器具或矫形器，对于提高和改善各项功能，保障康复效果十分重要。

5）管理及护理：小儿脑性瘫痪的护理与管理主要由护士及家人承担，护理和管理作为全面康复的一部分，对提高康复效果、实现全面康复具有重要意义。对于患儿环境、精神、睡眠、饮食的合理调整，日常生活的管理及抱姿、携带、移动方式，制作和选择简易的防护用具及辅助器具，改善日常生活活动能力，提高患儿的交流、理解、交往能力和智力水平，调整患儿及家长的心理状况，开展特殊的游戏等都应给予重视，对护士、家长和看护者的培训也应加强。

**3. 与日常生活相结合**　除了规范的康复训练、护理和管理外，还要培训家长和看护者开展家庭康复。注意患儿的营养状况、免疫功能、生活环境和条件，预防合并症及并发症。制作和采用适于家庭康复的简单适用辅助器具，开展贯穿日常生活活动的康复训练，不仅使患儿学会日常生活能力，而且将康复训练的理念和方法与日常生活相结合，不断巩固康复效果，提高患儿应对自我及环境状况的能力，学会和掌握在日常生活中如何实现最佳功能的方法及自我控制能力。

**4. 遵循循证医学的原则**　小儿脑性瘫痪康复治疗要遵循循证医学的原则，加强基础及临床研究，防止在未经科学检验的基础上，盲目地强调某种方法的"奇妙性"。防止滥用药物、滥用某些仪器设备及临床治疗方法。

**5. 早期开展教育康复**　对脑性瘫痪儿童进行康复治疗的同时，应高度重视实时开展教育康复，在康复机构中及时开展特殊教育、学前教育及小学教育，应与家长及教育机构紧密配合，为脑性瘫痪儿童能够接受适龄、适当教育创造条件，实现脑性瘫痪儿童的全面康复。

**6. 康复训练与游戏相结合**　脑性瘫痪儿童同样具有儿童的天性，需要趣味、游戏、轻松愉快的氛围，需要引导、诱发，不断感知、感受、反复学习和实践，从而建立正常模式，促进身心发育。患儿按照自己的节奏和喜好，自由地动手动脑、玩耍表达，在游戏中释放压力，促进情绪和脑的发展。游戏是患儿学习的最好途径，在康复训练中贯穿游戏，使治疗活动更有趣味，增加脑性瘫痪儿童康复训练的兴趣和主动性。有关儿童情绪发展的研究发现，游戏可促进情绪的发展。脑科学研究者提出，儿童游戏的早期经验使脑成形并使其具有独特的神经结构，对儿童的智力水平起重要作用。游戏介于训练与真实生活之间，有利于脑性瘫痪儿童把所学的技能转移应用到实际生活中去。

**7. 集中式康复与社区康复相结合**　正确的社区康复训练可以为脑性瘫痪患儿在自己熟悉的环境中提供了一个经济、易行、有效的方法，能使更多的脑性瘫痪儿童及早得到康复。社区康复有专业康复工作者的指导，把专业治疗融于患儿的社区环境和日常生活中，家长积极参与康复训练，可以提高脑性瘫痪儿童全面康复效果。

## （二）康复治疗策略

脑性瘫痪儿童正值生长发育时期，不同生长发育阶段具有不同的生理、心理及社会功能特点和规律，不同的功能障碍特点及程度，所处环境也会随着年龄的增长而变化。因此，应根据不同年龄段脑性瘫痪儿童特点，制订正确的康复治疗目标，选择恰当的康复策略。

**1. 婴儿期**　应建立并发展其感知觉、语言、智力、社会及行为功能，以促进全面发育。以神经发育学技术、感觉运动与感觉整合技术为主，使其建立初级和基本的运动功能。应注意康复训练的频率不宜过高，避免对患儿家长过多的负面刺激，康复训练项目选择不宜过多，以保证患儿有充分恢复体力、休息和玩耍的时间；不宜频繁更换治疗师，以使患儿熟悉、适应和配合治疗师的治疗；应及时发现是否伴有视觉、听觉、癫痫、脑积水、行为异常、智力低下等问题，以便及早采取措施，进行早期干预与治疗。

**2. 幼儿期**　此期患儿智能、语言、思维和社交能力发育日渐增速，异常发育的趋势也日趋明显，是迅速形成自我运动模式的关键时期。康复治疗方法恰当与否，都将产生巨大的、可能影响一生的正向效应或负向效应。因此，此期康复目标的正确设定、有效康复措施的实施极为重要。此期康复治疗的重点应是，发展运动功能，重视心理、社会功能发育，采取丰富多彩的康复治疗措施；适当增加康复治疗的种类，加强精细运动及 ADL 的训练，建立良好的医患关系，提供充分自由玩耍、探索及与外界接触交流的机会；积极促进自主运动功能的建立，康复训练仍然是不宜过劳，适当休息后再治疗；可根据需求，适当选择应用神经阻滞技术等；家长应在康复团队中发挥重要作用。

**3. 学龄前期**　此期患儿已经具备了一定的运动、移动、控制能力及运动技巧，一定程度的主动运动能力，以及智能、语言、思维和社交能力，一定的适应环境能力、主动学习能力、不同程度的学习技巧性和操作性运动能力等。康复目标主要是为入学作准备，可选择采用引导式教育、马术治疗、强制性诱导疗法、核心力量训练、水疗等方法，将生物力学原理和方法引入训练；适当增加或调整变化康复治疗的频率，但仍应注意避免不间断、过强的康复治疗；康复治疗更应强调主动运动训练为主。

**4. 学龄期**　此期的主要目标是适应学校的环境，学会独立，培养计划和处理自我面对的问题及需求的能力。此阶段已经从以初级运动学习为重点转向认知与文化的学习，应减少运动功能康复训练的频率或不进行连续的康复治疗，以适应社区活动，积极参与社会活动为主。康复治疗的重点应放在学会如何使用辅助用具，如何增强自理能力和学校学习能力等；设计和开展文娱体育训练，如马术治疗、游泳训练、自行车训练以及滑冰、球类、跳舞等训练对于提高精细运动、ADL 更为重要；采取多种措施，防止诸如挛缩、脊柱侧弯等继发性损伤的发生和发展，选择应用神经阻滞技术以及外科治疗等技术。重症患儿仍可沿用学龄前期康复治疗方案，以运动功能的学习和训练为重点。家长和社区对这一时期脑性瘫痪儿童的特点及康复需求的理解与配合，对于患儿的康复效果以及健康成长至关重要。

5. **青春期** 此期为从儿童向成人的过渡时期，提高日常生活活动能力，扩大社会交往范围，使其将已获得的功能泛化至日常生活和社交活动中，职业前培训等尤为重要，为进入社会作准备。应重视环境的改善、辅助器具的配备及使用。对于严重畸形挛缩等二次损伤导致功能障碍或护理困难者，建议采用手术治疗。

## （三）制订康复目标和治疗计划

1. **设定康复目标** 康复目标分为近期目标与远期目标两种。

（1）近期目标：近期目标是经过治疗，预计在短期内达到的目标，一般设定为经过 4~8 周的治疗可达到的功能目标。以运动发育为例，如经过 4 周头颈部控制训练可达到竖颈功能，经过 6 周翻身运动训练可完成翻身运动等。近期目标要根据初期评定确定的身体功能与结构、活动与参与能力的主要障碍而设定康复治疗目标，同时结合患儿个人因素、家长、生活环境和教育环境等因素，选择患儿日常生活中最需要的、尽可能主动性的、具有功能性和参与性的目标。随着治疗的进程，注意患儿对于治疗的反应，逐次进行中期评定。近期目标也要根据逐次评定的结果重新调整，每一次的近期目标都为下一步的治疗做准备。

（2）远期目标：是经过一到两个疗程的治疗，预期能达到的目标，一般设定为经过 3~6 个月或更长时间的治疗可达到的功能目标。远期目标的设定必须结合患儿的日常生活活动能力、家长的治疗愿望、年龄相对应的教育环境等因素，是对患儿现有能力及评估结果的初期预后，也是为治疗进程中治疗计划的调整做出整体治疗方向。

2. **制订康复计划** 要遵循康复医学的规律并符合儿童生长发育特点和需求，采取综合康复治疗的方法，根据每个患儿的情况而选择和制订康复治疗的方案。治疗计划包括总体治疗计划和各康复治疗师的具体康复治疗计划。

（1）总体计划：总体治疗计划是康复医师根据患儿的病史、体格检查及初期评定结果，针对身体功能和结构障碍、活动和参与障碍，制订的康复治疗处方。计划中应明确患儿的整体情况，所达到的发育水平，存在的功能和能力障碍，明确写出该患儿应做哪些康复治疗和护理。康复医师将总体治疗计划下达给各位康复治疗师，康复治疗师根据患儿的总体情况制订具体康复计划。

（2）具体计划：各康复治疗师针对患儿相应的功能障碍，结合患儿个人因素、家庭环境和教育环境因素，制订具体的康复治疗计划。康复治疗计划中应明确针对患儿哪项功能障碍而做哪种康复训练项目，以及该项目的强度、次数、治疗时间等。

## （四）康复治疗方法

康复治疗方案应由康复治疗团队共同商定，康复团队成员实施康复治疗具体措施起到关键作用，患儿的个人因素和家长的治疗期盼都应考虑到治疗方法的选择依据中。

1. **物理治疗** 物理治疗（physical therapy，PT）包括物理因子疗法和运动疗法。

（1）物理因子疗法：包括功能性电刺激疗法的经皮神经电刺激法、神经肌肉电刺激法、仿生物电刺激法等；传导热疗法的石蜡疗法、热袋温敷法、温热罨（蜡）包疗法、Kenny 湿敷温热法等；水疗法的涡流浴、伯特槽浴、步行浴游泳运动、水中功能训练等；冷疗法；生物反馈疗法的肌电生物反馈疗法、脑电生物反馈疗法、重复经颅磁刺激等。上述各类治疗中，水疗最为广泛应用和提倡，既是物理因子治疗，又是运动治疗。将流体力学和运动学相结合，利用水的浮力、水波的冲击、水温的刺激、机械刺激、化学刺激，可以使患儿肌肉松弛，缓解痉挛，改善关节活动，从而使患儿能够在水中比较容易地自我控制，在抗重力状态下调整姿势以及完成各种正常姿势和运动；增强肌力，改善协调性，提高平衡能力，纠正步态等。水的压力还可以促进血液循环，促进胸腹的运动使呼吸运动加快，改善呼吸功能，增强患儿的抵抗力，促进神经系统的发育。

（2）运动疗法：运动疗法（therapeutic exercise）是采用主动和被动运动，通过改善、代偿和替代的途径，旨在改善运动组织（肌肉、骨骼、关节、韧带等）的血液循环和代谢，促通神经肌肉功能，提高肌力、耐力、心肺功能和平衡功能，减轻异常压力或施加必要的治疗压力，纠正躯体畸形和功能障碍。

1）方法及技术：小儿脑性瘫痪的康复治疗广泛应用运动疗法，涵盖了运动疗法的所有内容，如：主动运动的随意运动、抗阻力运动；助力运动；被动运动；诱发运动；等长运动；向心性及离心性等张运动；等速运动；放松性运动；力量性运动；耐力性运动；局部运动；整体运动；徒手运动；器械运动；关节松动技术；软组织牵伸技术；肌力训练技术；牵引技术等。神经生理治疗技术中神经发育学疗法（neurodevelopmental treatment，NDT）及神经易化技术被广泛采用，包括：Bobath 技术、Vojta 技术、Rood 技术、Brunnstrom 技术、本体感觉性神经肌肉易化技术（proprioceptive neuromuscular facilitation，PNF）、Temple Fay 技术、Domain 技术、Phelps 技术等。引导式教育（Petö 疗法）于 20 世纪 80 年代后期引进，目前日益受到重视并被采用，其他技术如强制性诱导疗法、减重步态训练、平衡功能训练、借助于辅助器具的训练等。除上述技术与方法外，近年将核心稳定性训练、悬吊训练、运动控制理论及任务导向性训练等先进康复技术引入脑性瘫痪康复中，使康复效果更加显著。

2）基本原则：①遵循儿童运动发育的规律促进运动发育；②在抑制异常运动模式的同时，进行正常运动模式的诱导；③使患儿获得保持正常姿势的能力；④促进左右对称的姿势和运动；⑤诱发和强化所希望的运动模式，逐渐完成运动的协调性；⑥康复训练前对肌张力的缓解；⑦增强肌力；⑧对于功能障碍的处理；⑨对于肌肉 - 骨骼系统的管理；⑩根据需求采用目前国内外公认的技术：以主动运动及诱发运动为主。

3）要点及特点：主要包括头部的控制、支撑抬起训练、翻身训练、坐位训练、膝手立位和高爬位的训练、站立和立位训练、步行训练、步态改善和实用性训练等。运动疗法的特点不仅要依据直观观察到的障碍纠正异常姿势和异常运动模式，更要重视功能的建立；不仅要解决局部问题，更要提高整体运动功能；适当进行被动运动训练，但主要应采用诱导运动、主动运动以及运动感知与运动认知等使患儿学习建立和巩固所期待的功能的训练；训练中应高度重视针对性、个性化、多系统、多角度训练的原则；训练中一定要主要采用多种技术与方法的联合运用；康复训练要避免过度治疗。

**2. 作业治疗** 作业治疗是指有计划、有针对性地从患儿日常生活、学习、劳动、认知等活动中，选择一些作业，对患儿进行训练，恢复和学习各种精细协调动作，解决生活、学习、工作及社交中所遇到的困难，取得一定程度的独立性和适应性。作业治疗师的目的，是使脑性瘫痪患儿逐渐认识自己的障碍和能力所在，学会和养成对自身问题的处理能力。除一般概念的作业治疗外，感觉统合训练亦归类于作业治疗范畴。

（1）方法及技术

1）姿势控制：按照儿童发育的规律，通过包括游戏在内的各种作业活动训练，保持患儿的正常姿势，是进行各种随意运动的基础。

2）上肢功能训练：上肢的功能发育、随意运动能力，是生活自理、学习以及将来能否独立从事职业的关键。通过应用各种玩具，以游戏的形式促进患儿正常的上肢运动模式和视觉协调能力；通过使用木棒、鼓棒、拔起插棒等方法，促进患儿手的抓握能力；矫正患儿拇指内收。

3）促进日常生活动作能力：作业疗法的最终目的是达到患儿的生活自理能力。促进运动发育、上肢功能、感知认知功能的训练，应与日常生活动作训练相结合。如训练饮食动作时需要头的控制、手眼协调、手的功能、咀嚼、吞咽时相应部位的运动；训练更衣动作、洗漱动作、排泄动作、洗浴动作、书写动作等。

4）促进认知功能的发育：进行作业治疗，可以促进浅感觉和深感觉的发育，改善儿童对身体部位和形象的认识，提高感知及认知功能。

5）促进情绪的稳定和社会适应性：身体功能障碍越重，行动范围越受限，经验越不足，社会的适应性越差。应从婴幼儿起，调整其社会环境，通过游戏、集体活动来促进脑性瘫痪患儿的社会性和情绪的稳定。

6）辅助器具、矫形器、移动工具的使用：进食用自助具、整容用自助具、更衣用自助具、如厕入浴自助具、家务用自助具、交流用自助具、休闲活动、其他动作、矫形器（上肢）、轮椅。

7）环境改造：根据ICF的观点，环境因素对身体功能、身体结构、活动和参与这三方面均有影响，明确环境障碍所在，然后针对环境障碍提出解决方案，再改造或重建无障碍环境来实现功能障碍者的全面康复，这就是环境改造的目的。所以为了从根本上解决功能障碍者的困难，还需要改变环境来适应功能障碍者的损伤，才有助于功能障碍者的活动和参与。

8）感觉统合治疗：脑性瘫痪患儿多存在不同程度的感觉统合障碍。感觉统合治疗对于提供感觉刺激信息、提高调节感觉信息能力、作出正确的感觉接收调节、提高感觉辨别等适应性反应、提高平衡功能和运动稳定性、改善行为组织能力、提高学习能力、改善姿势控制及运动计划、集中注意能力等方面具有重要意义。

（2）要点及特点

1）康复对象：不仅应针对脑性瘫痪患儿上肢、手功能等问题，也应注意脑性瘫痪患儿的伴随问题如行为异常、孤独症、学习障碍、注意缺陷多种障碍、精神发育迟滞等问题。从不熟悉小婴儿的康复方法与技巧，到逐渐熟悉和熟练康复。

2）技术应用：应从更多地注意上肢结构性障碍，转向功能训练；从简单问题的处理，如姿势、关节活动度、肌力和耐力、负荷体重、粗大及精细运动等，转向综合性处理，如感觉输入及反馈、控制和协调、ADL、技能、心理调整、适应状态、交流、认知、手功能等。近年将强制性诱导疗法、手-臂双侧强化训练、镜像视觉反馈疗法、运动想象疗法等先进康复技术引入脑性瘫痪儿童的作业治疗中，使康复效果更加显著。

3）康复形式：从死板、单一发展为与游戏相结合，具有人性化、互动性、趣味性等特点。

4）辅助器具：从单调、简单化、专门机构制作，转变为可以自行设计和自制，针对性强、多样化等特点。

**3. 言语治疗** 言语障碍的矫治实际上是指言语及交流障碍的矫治。脑性瘫痪患儿约有80%具有不同程度的言语障碍。其发生机制为：语言发育迟缓、发音器官功能障碍、交流意愿障碍及其他障碍。特点为：语言发育迟缓和（或）构音障碍。

（1）方法及技术

1）日常生活交流能力的训练：日常生活交流能力训练应尽可能帮助患儿参与家庭和社会活动，

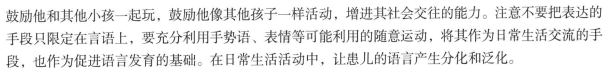

鼓励他和其他小孩一起玩，鼓励他像其他孩子一样活动，增进其社会交往的能力。注意不要把表达的手段只限定在言语上，要充分利用手势语、表情等可能利用的随意运动，将其作为日常生活交流的手段，也作为促进语言发育的基础。在日常生活活动中，让患儿的语言产生分化和泛化。

2）进食训练：儿童的进食训练可以提高口腔诸器官的协调运动功能，这对构音运动有很大的促进作用，可以说进食训练是发音训练的基础。

3）构音障碍训练：吞咽障碍训练 脑性瘫痪患儿因口腔、咽、食管等吞咽器官发生病变，出现饮食障碍。吞咽障碍训练包括吞咽器官运动训练、感觉促进综合训练、摄食直接训练，对吞咽障碍患者及其家属的健康教育及指导等。

4）语言发育迟缓训练：根据每个儿童语言发育迟缓检查、评价结果、语言特征来制订训练目标及方法。从检查结果确定患儿处于哪个阶段水平，就把此阶段设定为开始训练的出发点，设定训练内容。患儿通过学习已掌握了某一阶段的部分内容，则可以学习这一阶段的其他尚未掌握的内容，并以此为基础逐渐扩展本阶段的学习内容。如果横向扩展训练患儿已经完成并达到目标，则训练转向下一阶段。训练方法包括未学会言语符号儿童的训练、手势符号训练、扩大词汇量训练、词句训练、语法训练、表达训练、文字训练、交流训练等。

5）构音器官运动训练：是改善脑性瘫痪患儿呼吸和发音功能的训练，不同类型脑性瘫痪患儿的训练重点不同。应具体情况具体分析，制订训练计划时，要考虑全面，并应在抑制异常姿势、反射的条件下进行，原则是先易后难。

6）构音训练：脑性瘫痪儿童的构音障碍个体差异很大，按照先元音后辅音，然后是单词、句子、短文的顺序进行训练。在构音训练的同时，还应注意以语言发育的阶段为基础，制订具体的训练计划，进行治疗。训练中要遵循横向扩展、纵向提高的原则，如对事物名称的控制。

7）利用语言交流辅助器具进行交流的能力训练：交流板或交流手册是将日常生活中的活动通过常用的字、图片或照片表示出来，儿童通过指出交流板上或交流手册中的字或图片表明自己的意图。交流板可以包括图画板、字板、词板和句子板等多种形式。交流手册相对于交流板更便于随身携带，而且其内容更丰富一些，在一定的条件下，儿童可以凭借交流手册达到与他人"交谈"的目的。

8）小组语言训练：可为患儿提供相互了解、学习、合作的机会，能够使患儿之间相互模仿、修正与强化自己的行为，逐渐增强社会适应能力，建立语言能力和社会交往能力。

（2）基本原则：①最大限度地降低导致障碍的原因；②确定目标，制订系统训练方案；③采用多种训练方法；④强调正确发音，使用规范语言；⑤语言训练结合实际，具有实用性；⑥采用简捷方法进行训练；⑦个别训练与集体训练相结合；⑧早期治疗；⑨家庭成员参与；⑩辅助或替代语言交流工具的使用。

### 4. 药物及手术治疗

（1）药物治疗：主要针对脑性瘫痪患儿的并发损害。必要时可选择抗感染药物、抗癫痫药物、降低肌张力的药物（地西泮、巴氯芬口服或鞘内注射等）、抑制不自主运动的药物（左旋多巴和盐酸苯海索等多巴胺类药物）、神经肌肉阻滞剂、各类神经生物制剂等，其中 A 型肉毒毒素（botulinum toxin A，BTX-A）应用较为广泛。

A 型肉毒毒素注射是一种较安全、有效的缓解痉挛的治疗技术，有研究显示 BTX-A 可短期内明显增强上肢功能，明显提高下肢功能并改善步态，缓解下肢痉挛的效果优于缓解上肢痉挛的效果。BTX-A 的剂量必须个体化，取决于靶肌肉大小，临床推荐剂量儿童为 2~6U/kg，有文献报道可以达到 12U/kg。每个儿童最大剂量 300U，单个注射部位最大剂量 <50U，最大注射容量 <0.5ml（<50U）（0.1ml-10U；1ml-100U），治疗间隔为 6~12 个月，为了避免免疫抵抗作用，一般在 3 个月内不能重

复注射。乙醇、苯酚局部注射可配合 BTX-A 用于缓解脑性瘫痪患儿局部痉挛。

有研究显示短期应用地西泮联合丹曲林可缓解脑性瘫痪患儿的全面痉挛，可改善腱反射、剪刀步态和日常生活活动能力。氯苯氨丁酸，又名巴氯芬，为 γ- 氨基丁酸（GABA）受体激动剂，是神经突触前抑制的主要神经递质，开始剂量 1~2mg/kg，3 次 / 日，口服巴氯芬可缓解脑性瘫痪患儿的痉挛和改善运动功能，仍有一些争议。

神经生长因子具有促进神经元存活、轴突定向再生、髓鞘生成等作用，促进感觉、运动和认知功能恢复，有研究显示神经生长因子可提高婴幼儿的运动和智力发育，改善脑性瘫痪患儿肌张力、姿势异常和反射异常，但缺少大样本研究的循证医学依据。

（2）手术治疗：我国于 20 世纪 90 年代开始采用脊神经后根切断术（selective posterior rhizotomy，SPR/selective dorsal rhizotomy，SDR）治疗脑性瘫痪，以降低重症痉挛型脑性瘫痪的下肢肌张力，应严格选择适应证。作为替代 SDR 手术的巴氯芬鞘内注射（intrathecal baclofen therapy，IBT）神经外科手术于近些年被采用，但仍存在价格昂贵等问题，在我国尚未被广泛应用。在我国开展较为广泛的手术包括肌肉、肌腱和骨关节矫形手术，目的是改善功能，矫正局部畸形和挛缩，减少痛苦，易于护理。周围神经切断术、神经核团立体定向毁损术等也有开展。提倡外科医生与康复科医生、康复治疗师及相关人员的合作，做好手术适应证的选择、手术与康复训练的结合、术后以及矫形器的应用等。

1）基本原则：在脑性瘫痪患儿的生长过程中和特定的时刻，我们会不断地选择和应用相应的手术和非手术治疗方法。采用何种治疗方法的临床判断尤为重要，治疗方案应因人而异，如每个脑性瘫痪患儿都有不同的功能需求，不同程度的肌张力和骨骼肌肉的畸形等。

2）注意事项：首先要倾听脑性瘫痪患儿家长及治疗小组成员的意见，正确确立符合脑性瘫痪患儿实际情况的目标及初步治疗方案。治疗目标主要应归纳为促进运动功能，防止或矫正畸形，防止后期的关节运动障碍。其次，在选择治疗方案之前，要进行系统和必要的物理检查，如关节被动运动范围测量、肌张力测定、肌力测定和平衡与协调功能的测定等。粗大运动功能或其他运动功能测定也是重要和必要的检查。目前，利用先进的步态分析装置评估动态运动功能障碍为医疗方案的选择提供了更多的信息，补充了物理检测方法所不能测定的功能状况。最终，邀请各学科的医师和治疗师共同会诊，将所有临床检查结果、运动功能测定指标及动态的步态检测结果综合起来判断，以便确定手术或者非手术的治疗方案。

### 5. 其他疗法

（1）传统医学康复疗法：中医认为脑性瘫痪属于五软、五迟、五硬范畴，属于儿科的疑难杂症。中医中药治疗小儿脑性瘫痪的方法很多，如中药治疗，针刺疗法的头针、体针、手针、耳针、电针等，推拿按摩疗法的各种手法，穴位注射，中药药浴、熏蒸等。有些形成了集中药、推拿按摩、针灸为一体的中医综合疗法，积累了很多经验并得到广大患者的认可。中医中药在缓解肌张力，预防挛缩，有效控制流涎，提高咀嚼、吞咽、言语、交流能力和智力水平，促进康复训练的效果等方面，取得了可喜的成绩，成为我国小儿脑性瘫痪康复的特色。

（2）辅助器具及矫形器的应用：我国各类康复治疗机构都配备了数量不等的康复器材和辅助器具，矫形器的制作与使用也已经逐渐开展，但总体水平以及多数康复机构矫形器制作的基本条件与发达国家相比，尚有较大差距。虽然矫形器材质、重量、配型等向着多种类、个性化发展，但仍存在较大缺口与不足。康复治疗师设计并动手制作简单适用辅助器具及用品的观念和能力还有待提高。脑性瘫痪的康复治疗需要有一定的场地，需要根据条件配备一些辅助器具以便于康复训练使用。矫形器可根据不同类型、年龄、瘫痪部位以及不同目的进行配备。根据目的不同可分为医疗用、恢复用、固定用、矫正用、步行用等不同矫形器。根据材料不同可分为软性、硬性、带金属等不同矫形器。根据不同部位可分为手部的各类矫形器、矫形鞋、短下肢、长下肢、膝关节、髋关节、骨盆、脊柱、躯干或同时针对两个以上部位的矫形器。辅助器具还包括坐位、立位、步行、移动、日常生活等不同用途的器具。提倡制作和采用简单易行的辅助器具。

（3）马术治疗：近年来，马术治疗在欧美、日本发展较快，这一疗法既是物理疗法又是娱乐疗法，对躯体运动功能、姿势的控制作用、感觉统合作用以及认知、心理和社会方面的治疗具有积极作用。马术治疗的益处很多，可以使脑性瘫痪儿童通过训练提高自信心，建立独立自主的能力和勇气。通过有节奏的震动，诱导正确的反射，从而提高患儿的平衡能力和协调能力，纠正和抑制异常姿势，降低肌张力，建立正确的运动姿势。马术治疗还可以改善患儿的性格，建立人与人、人与动物之间的关系，得到对于生存环境和社会的体验，促进智力发育，提高学习能力。但乘马疗法需要有场地、训练有素的马等诸多条件，患儿有年龄、病情轻重的限制。

（4）多感官刺激：脑性瘫痪患儿由于脑损伤或发育障碍，不仅具有运动功能障碍，还可伴有触觉、听觉、视觉等多种感知觉障碍或异常。因此，根据患儿的不同特点，选择性采取多感官刺激是十分必要的。通过多感官刺激，可促进和矫正患儿对各类刺激的正确反应，减低紧张情绪和一些不适应行为，提高专注力，促进对外界的探索和沟通，人际互动等。根据条件，可布置简易的或完善的多感官刺激室。

（5）游戏及文体治疗：游戏是儿童的天性，儿童在游戏中认识世界、他人和自我，在游戏中学会人际交往和社会交往并得到愉悦，促进感知、认知、思维和创造能力，促进身心发育。脑性瘫痪患儿由于运动障碍等多种原因，难以如同正常儿童一样游戏和参与文体活动，父母及家人也往往忽视了他们的游戏和文体活动的需求，从而自觉不自觉地剥夺了他们的天性，也人为地造成了不利于他们身心发育的环境。根据患儿的不同特点，开展具有针对性、适于脑性瘫痪儿童的游戏和文体活动，将游戏的理念贯穿于康复训练之中，对于提高康复治疗效果，促进患儿身心的全面发育极其必要和重要。

（6）音乐治疗：音乐治疗于脑性瘫痪儿童的康复治疗，在我国尚未普及，仍属于学习应用阶段。对脑性瘫痪患儿开展音乐治疗，是以音乐的形式对患儿进行的感知、认知、交流等能力的促进，发展社会功能，也可通过音乐的节律辅助运动功能的训练。尤其针对合并有心理行为异常的患儿，进行音乐治疗效果更佳。

（7）虚拟现实康复训练：利用辅助设备，将脑性瘫痪患儿的自然运动方式与具有多种感官刺激的虚拟环境中的对象进行交互，使其更有耐心并力图达到与虚拟环境中运动的一致性，反复观察模仿和练习，形成多种形式的反馈信息，不枯燥单调，更轻松、更有趣和更容易实现目标的个性化设置，将运动训练、心理治疗及功能测评结合，加强了康复效果。

（8）运动想象（motor imagery，MI）及镜像疗法/镜像视觉反馈疗法（mirror therapy/ mirror visual feedback therapy）的应用："运动想象"疗法是内心反复模拟、排练运动活动，不伴有明显的身体运动，根据运动记忆，在大脑皮质激活某项活动的特定区域，调动运动觉、听觉、视觉、触觉及嗅觉等感觉介入，融入与活动相配的心情或情绪，与身体锻炼相结合，有助于运动学习和功能性活动能力。镜像视觉反馈疗法又称平面镜疗法，借助"镜箱"的设备进行康复治疗，患者面前正中矢状面位置放置镜面，将健侧上肢放在镜面前方，患儿可观察到健侧上肢镜像，患侧肢体放在镜箱背面，无法看到患肢。患儿看着健手活动的影子，想象患手在活动，在治疗师的帮助下进行患肢训练。以上方法多用于偏瘫型脑性瘫痪患儿的治疗。此外由此衍生的动作观察疗法（action observation therapy，AOT）也已开始应用于小儿脑性瘫痪的康复治疗中。

### 6. 心理康复与教育

（1）心理康复：儿童的心理发育包括注意的发育、记忆的发育、认知的发育、思维的发育、想象的发育、意志的发育、情绪和情感的发育、人格的发育等。这些发育与生物学因素、环境因素和社会因素有关。脑性瘫痪患儿由于存在脑损伤，不仅造成肢体运动障碍，而且多伴有不同程度的情绪障碍、行为异常、自我伤害、认知障碍等问题和障碍。脑性瘫痪患儿常常受到过分溺爱或无人关注，缺少自信心和自立性，加之疾病的折磨，与正常儿童相比较，更易产生自卑感和抑郁的情绪，产生一些心理障碍以及学习困难。因此，对脑性瘫痪患儿的心理治疗和教育，对于促进全身心的发育是非常必要和重要的。

（2）教育：脑性瘫痪患儿的智力水平可因为脑损伤、运动受限、心理行为异常、并发损害等低于正常水平，也可正常或接近正常，但多由于活动不便及环境等因素而不能上学接受教育。因此，脑性瘫痪患儿的教育问题已经成为十分紧迫的问题亟待解决，同样提倡早期进行教育。通过教育，可以培养脑性瘫痪患儿的基本技巧和学习生活能力、良好的思想品德、较强的社会适应能力，提高文化修养和知识水平。提倡医疗康复与教育康复相结合，即使在医疗机构进行康复治疗，也要尽可能不间断教育。鼓励家长的合作和参与。

### 7. 职业康复及社会康复

（1）职业康复：是脑性瘫痪患儿从儿童期转向成年期后回归社会的重要途径，其核心内容是协助大年龄组的脑性瘫痪儿童妥善选择能够充分发挥其潜在能力的最适职业，如手工作业、电脑作业、器械作业、服务作业等不同的作业方式，帮助他们逐渐学会适应和充分胜任这一工作，取得独立的经济能力并对社会作出贡献。

（2）社会康复：应充分发挥社区政府、机构及民间的作用，制定相关政策，保障公平待遇与权利，提供接受教育和培训的机会。开展宣传教育，组织不同形式的社会活动等，使脑性瘫痪患儿及家庭真正融入社会。社会工作者在社会康复、社区康复、集中式康复与社区康复相结合中起到桥梁和骨干作用。

（庞　伟）

## 五、预防及预后

### （一）预防

**1. 一级预防**　是脑性瘫痪预防的重点，主要目的是防止脑性瘫痪的产生，即研究和采取正确的措施，预防能够导致脑性瘫痪的各种原因。①避免孕期不良因素的发生：由于大多数脑性瘫痪的发生与产前因素相关，因此如何避免任何导致胎儿脑损伤或发育障碍的因素，都应作为重点，包括避免不良遗传因素、不良母体因素、宫内感染、宫内生长迟缓、绒毛膜羊膜炎以及避免发生先天性畸形等；②避免围生期不良因素的发生：围生期不良因素已被人们广泛认识，如围生期感染、早产及不良护理方式、辅助生殖技术的不良应用、新生儿脑卒中、胎盘功能不全、缺氧缺血、胎粪吸入、Rh 或 ABO 血型不合、葡萄糖 -6- 磷酸脱氢酶缺乏症以及各类异常产等，都可能导致脑损伤的发生；③避免出生后不良因素的发生：主要包括新生儿脑病、胆红素脑病、新生儿期的各种感染、中毒及创伤等。

综上，要提倡通过科学的孕期保健、均衡饮食、定期产检、科学分娩、新生儿监护以及科普知识的普及等工作，提高脑性瘫痪一级预防能力和水平。

**2. 二级预防**　是对已经造成脑损害的儿童，采取各种措施早期发现异常，早期干预，防止发生残疾或最大限度地降低残疾等级。应采取综合康复治疗措施，在强调全人发展、医教结合、家庭成员积极参与的方式下，实施促进身心全面发展的康复治疗。

**3. 三级预防** 是已经发生残疾的脑性瘫痪，应通过各种措施，预防残障的发生。尽可能保存现有的功能，通过各种康复治疗方法和途径，积极预防畸形、挛缩的发生。以 ICF-CY 的理念指导三级预防，强调最大限度地发掘脑性瘫痪儿童的潜力，通过各种康复治疗、康复管理和护理，以及环境改造的不同措施，实现三级预防的最佳效果。

### （二）预后

小儿脑性瘫痪虽然是一种非进行性脑损伤综合征，但其功能障碍的程度会随着年龄的增加、个体以及环境条件的变化而发生变化。小儿脑性瘫痪预后的相关因素包括：①与脑损伤的程度及是否存在并发损害或继发损害有关；②与是否早期发现异常、早期干预有关；③与是否采用正确的康复治疗策略，实施包括医教结合在内的综合康复有关；④与是否实施正确的康复护理、管理及康复预防措施有关；⑤与社会因素、辅助技术、环境改造等各类环境因素有关。

（李晓捷）

## 第二节　癫　痫

### 一、概述

癫痫是一种由多种病因引起的慢性脑部疾病，以脑神经元过度放电导致反复性、发作性和短暂性的中枢神经系统功能失常为特征。癫痫发作给患儿造成巨大的生理和心理上的痛苦，严重影响患儿和家庭的生活质量。反复的癫痫发作、癫痫持续状态、癫痫脑病和一些抗癫痫药物的应用，均可不同程度地损害儿童认知功能。癫痫患儿还可共患脑性瘫痪、智力发育障碍、孤独症谱系障碍、注意缺陷多动障碍、抑郁障碍、焦虑障碍、双相情感障碍和精神病性障碍等。因此，对癫痫患儿进行早期康复治疗会影响患儿一生，有非常重要的临床意义。

### （一）定义

**1. 癫痫发作（epileptic seizure）** 癫痫发作是指脑神经元异常过度、同步化放电活动所造成的一过性临床表现。必须具备临床表现、起始和终止的形式和脑部异常过度同步化放电。癫痫发作大体上可分为诱发性发作（provoked seizure）和非诱发性发作（unprovoked seizure）。诱发性发作最常见于中枢神经系统疾病（感染 / 中风等）或全身系统性疾病（血糖异常 / 电解质紊乱 / 中毒 / 发热等）的急性期，是一种急性症状性发作（acute symptomatic seizure）。这种发作仅代表疾病急性期的一种症状，不意味急性期后一定会反复出现癫痫发作。非诱发性发作则找不到明确的急性诱因，如病毒性脑炎急性期出现的癫痫发作是诱发性发作，而脑炎数年后出现的癫痫发作则为非诱发性发作。

**2. 癫痫（epilepsy）** 癫痫是一种以具有持久性的致病倾向为特征的脑部疾病。癫痫不是单一的疾病实体，而是一种不同病因基础、临床表现各异但以反复癫痫发作为共同特征的慢性脑部疾病状态。临床出现两次（间隔至少 24 小时）非诱发性癫痫发作时就可确诊为癫痫。

2017 年国际抗癫痫联盟（International League Against Epilepsy，ILAE）对癫痫新的临床实用性定义为：癫痫是一种脑部疾病，符合下列一种情况可确定为癫痫：①至少两次间隔 >24 小时的非诱发性（或反射性）发作；②一次非诱发性（或反射性）发作，并且在未来 10 年内，再次发作风险与两次非诱发性发作后的再发风险相当时（至少 60%）：先前有脑损伤（A 级）、脑电图提示癫痫样异常（A 级）、头颅影像提示结构性损伤（B 级）、夜间发作（B 级）；③诊断某种癫痫综合征。符合下列任何一种情况，可以解除癫痫诊断：①已经超过了某种年龄依赖癫痫综合征的患病年龄；②已经 10 年无发作，并且近 5 年已停用抗癫痫药物。

3. **癫痫综合征（epileptic syndrome）**　指由一组特定的临床表现和脑电图改变组成的癫痫疾患（即脑电临床综合征）。临床上常结合发病年龄、发作类型、病因学、解剖基础、发作时间规律、诱发因素、发作严重程度和其他伴随症状，脑电图及影像学结果、既往史、家族史、对药物的反应及转归等资料，做出某种癫痫综合征的诊断。癫痫综合征的诊断对于治疗策略的选择、判断预后等具有一定指导意义。

4. **癫痫性脑病（epileptic encephalopathy）**　指由频繁癫痫发作和（或）癫痫样放电造成的进行性神经精神功能障碍或退化，如认知、语言、感觉、运动及行为等。损伤可以是全面性或具有选择性，且程度不等，是一组癫痫脑部疾患的总称。癫痫性脑病强调癫痫性异常本身造成的进行性脑病。大多为新生儿、婴幼儿或儿童期发病，脑电图明显异常，药物治疗效果差，临床总体表现为慢性进行性神经功能衰退。West 综合征、Lennox-Gastaut 综合征、Dravet 综合征等均属于癫痫性脑病。

5. **癫痫持续状态（status epilepticus，SE）**　传统 SE 的定义：1 次癫痫发作持续 30 分钟以上，或反复多次发作持续 >30 分钟且发作间期意识不恢复至发作前的基线状态。早期控制 SE 可以保护大脑。国际抗癫痫联盟（ILAE）在 2001 年将 SE 定义为：一次癫痫发作（包括各种类型癫痫发作）持续时间大大超过了该型癫痫发作大多数患者发作的时间，或反复发作，在发作间期患者的意识状态不能恢复到基线状态。全面性惊厥性发作持续超过 5 分钟，或者非惊厥性发作或局灶性发作持续超过 15 分钟，或者 5~30 分钟内两次发作间歇期意识未完全恢复者，即可以考虑为早期 SE，需紧急治疗以阻止其演变成完全的癫痫持续状态。"癫痫持续状态"一词的含义实际为"癫痫发作的持续状态"，既可见于癫痫患者的癫痫发作，也可见于其他病因（如脑炎、脑外伤等）所导致的癫痫发作。

6. **难治性癫痫（intractable epilepsy）**　又称顽固性癫痫（refractable epilepsy），通常指无中枢神经系统进行性疾病或占位性病变，但临床迁延不愈，经 2 年以上正规抗癫痫治疗，联合或单独应用抗癫痫药，达到患者能耐受最大剂量，血药浓度达到有效范围，仍不能控制发作，且影响日常生活，方可确定为难治性癫痫。目前普遍采用 ILAE 2010 年的定义：应用正确选择且能耐受的两种抗癫痫药物（单药或联合用药），仍未能达到持续无发作。难治性癫痫可见于各种类型癫痫，儿童以 Lennox-Gastaut 综合征和婴儿痉挛等最常见。

## （二）流行病学特征

国外报道发病率为（24~114）/（10 万·年），患病率为 5‰~10‰。我国的癫痫患病率在 4‰~7‰之间，约有 600 万左右的活动性癫痫患者，每年新发生癫痫患者 40 万左右。癫痫的起病与年龄关系密切，许多癫痫综合征呈年龄依赖性特征。小儿癫痫大多数发生于学龄前期，婴幼儿期是癫痫发病的第一个高峰期。成人癫痫的起病年龄在 15 岁以下者也接近 50%。据 WHO 估计，全球大约有五千万癫痫患者。

## （三）病因及分类

### 1. 传统分类

（1）原发性（primary）：也称特发性（idiopathic），没有任何获得性致病因素，对癫痫具有遗传易感性，引起癫痫发作的确切机制大多不清楚。

（2）继发性（secondary）：也称症状性（symptomatic），具有明确的继发性病因，因相应的脑结构异常或代谢异常导致癫痫发作。

（3）隐源性（cryptogenic）：高度怀疑为症状性，但尚未找到确切病因，需要密切观察随访。

### 2. 2017 年 ILAE 的建议分类

癫痫的病因可分为遗传性、结构性（海马硬化、围产期脑损伤、脑血管病、脑肿瘤、颅脑损伤、神经变性、脱髓鞘病变等）、代谢性、免疫性、感染性和原因不明六类。

## 二、 临床特点

## （一）癫痫的临床分类

癫痫的国际分类随着神经科学研究、脑功能与疾病的机制认识水平的提高，各种分类一直处于完善和改进的过程中。1981 年 ILAE 发布的癫痫发作国际分类是目前广泛采用的癫痫发作分类体系。随着对癫痫认识的更加深入，2010 年 ILAE 又发布了癫痫和癫痫综合征过渡性分类方案；2017 年 ILAE 融入了 35 年来癫痫领域的新进展及新认识，并结合专家和临床医生的意见，对癫痫的病因和发作类型进行了新的分类与表述，内容更为具体、丰富和实用。（表 6-4、表 6-5）

表 6-4　2017 年 ILAE 癫痫发作分类

| 局灶性起源<br>（意识清楚 / 意识障碍） | 全面性起源 | 起源不明 |
| --- | --- | --- |
| 运动性 | 运动性 | 运动性 |
| 　自动症 | 　强直 - 阵挛发作 | 　强直 - 阵挛 |
| 　失张力发作 | 　阵挛发作 | 　癫痫样痉挛发作 |
| 　阵挛发作 | 　强直发作 | |
| 　癫痫样阵挛发作 | 　肌阵挛发作 | |
| 　过度运动发作 | 　失张力发作 | |
| 　肌阵挛发作 | 　阵挛 - 强直 - 阵挛发作 | |
| 　强直发作 | 　肌阵挛 - 失张力发作 | |
| | 　癫痫样痉挛发作 | |
| 非运动性 | 非运动性（失神） | 非运动性 |
| 　自主神经发作 | 　典型发作 | 　行为终止 |
| 　行为终止 | 　不典型发作 | |
| 　认知性发作 | 　肌阵挛失神发作 | |
| 　情绪性发作 | 　眼睑肌阵挛发作 | |
| 感觉性发作 | | 不能归类 |
| 　局灶性进展为双侧 | | |
| 　　强直 - 阵挛性 | | |

表 6-5　2017 年版与 1981 年版癫痫发作分类的比较

| 1981 年 ILAE 癫痫发作分类 | 2017 年 ILAE 癫痫发作分类 |
| --- | --- |
| 部分性发作 | 局灶性起源（伴或不伴意识障碍） |
| 单纯部分性发作 | 运动症状起病 |
| 复杂部分性发作 | 非运动症状起病 |
| 部分性继发全面性发作 | 局灶性进展为双侧强直 - 阵挛 |
| 全面性发作 | 全面性起源 |
| 失神发作 | 运动症状起病 |
| 肌阵挛性发作 | 非运动症状起病 |
| 阵挛性发作 | （失神） |
| 强直性发作 | 起源不明 |
| 强直 - 阵挛性发作 | 运动症状起病 |
| | 非运动症状起病 |
| 不能分类的发作 | 不能分类的发作 |

## （二）临床表现

**1. 常见癫痫发作的临床表现**　局灶性发作系大脑局灶性功能障碍引起，意识不丧失，发作涉及身体的某一局部，EEG 为局灶性异常放电。全面性发作为全脑功能障碍所致。发作时意识丧失，症状涉及全身，EEG 为全脑异常放电。分类不明的发作系由于临床资料不足，某些发作难以准确归入上述两类。新生儿及小婴儿的很多发作常属此类。常见类型癫痫发作的临床表现如下。

（1）局灶性起源（部分性发作）

1）局灶性运动性发作：表现为癫痫灶对侧肢体或面部抽搐。口、唇、拇指、食指最容易受累。发作时意识不丧失。若局限性癫痫灶的异常放电由一侧扩散至对侧大脑半球，则抽搐变为全身性，并有意识丧失，称为继发性泛化。局限性发作之后，在原来受累部位可能出现一过性麻痹，持续几分钟至几小时，称为 Todd 麻痹。

2）局灶性感觉性发作：小儿时期少见。表现为躯体感觉性发作（麻木、疼痛）和特殊感觉性发作（嗅、味、听、视或眩晕等）发作。

3）局灶性自主神经性发作：发作以自主神经症状为主，可表现为头痛、腹痛、恶心呕吐和上腹部不适等。也可表现为面色苍白、青紫或发作性发热。发作后可有嗜睡。发作持续数分钟至数小时，甚至 1~2 天。发作频率不定，可一周数次或数月一次。此型癫痫极少见，诊断也较困难，需慎重排除其他诊断。

4）局灶性认知（精神性）发作：表现为发作性精神症状，包括幻觉、幻听、错觉、情感障碍、认知障碍和记忆障碍等。

5）伴有意识障碍、局灶性（复杂部分性）发作：包括两种及两种以上简单部分性发作，并有程度不等的意识障碍及自动症。发作时常有精神、意识、运动、感觉及自主神经等方面的症状。可持续数分钟至数小时。常伴自动症，即在意识混浊情况下出现的无目的、无意义、不合时宜的不自主动作，发作后不能回忆。

（2）局灶性发作进展为双侧强直 - 阵挛发作（部分继发全面性癫痫）。

（3）全身性发作

1）强直-阵挛性发作：又称为大发作，表现为突然意识丧失，随即出现全身性强直-阵挛性抽搐。可有呼吸暂停、青紫、瞳孔散大、对光反应消失，发作持续1~5分钟，发作后意识混浊或嗜睡，经数小时后清醒。婴幼儿期典型的大发作较少见。

2）阵挛性发作：肢体有节律的连续抽动，发作时意识丧失。持续时间不等。

3）强直性发作：表现为某些肌肉突然强直收缩，如躯干前屈、伸颈、头前倾、两肩上抬，两臂外旋、肘屈或伸直，固定于某一姿势，维持数秒钟或更长，随后发作停止，肌张力正常，恢复原来姿势，发作时有短暂意识丧失。有时表现为中轴性发作，全身强直。

4）肌阵挛发作：表现为某个肌肉或肌群突然、快速、有力的收缩，引起一侧或双侧肢体抽动，抽动时手中物品落地或摔出。躯干肌肉收缩时则表现为突然用力地点头、弯腰或后仰。站立时发作则常表现为猛烈地摔倒在地。发作时可伤及头部、前额、下颌、嘴唇或牙齿。

5）失神发作：又称小发作，表现为突发短暂的意识丧失，没有先兆，也不伴发作后嗜睡，发作时语言中断，活动停止。固定于某一体位，不跌倒，两眼茫然凝视。有时可有手、唇、舌或头细小的颤动，或每秒三次的眨眼动作。一般持续5~15秒。

6）失张力发作：又称无动性发作（akinetic attack），表现为突发的一过性肌张力丧失，不能维持姿势，持续1~3秒，伴意识丧失。如患儿在站立时发作，表现为突然低头，两臂轻微外展，手指张开，上臂下垂，屈膝，继而跌倒，意识很快恢复。

**2. 常见癫痫和癫痫综合征类型** 癫痫综合征多伴有脑功能障碍和IDD。儿童期最常见和严重的癫痫综合征是婴儿痉挛（West综合征）、遗传性癫痫伴热性惊厥附加症（genetic epilepsy with febrile seizures plus，GEFS+）、大田原综合征（Ohtahara综合征）、Dravet综合征、Lennox-Gastaut综合征（LGS）和Rasmussen综合征（Rasmussen脑炎）等。

**3. 鉴别诊断**

（1）急性代谢紊乱所致惊厥，如低血糖、低钙血症等。

（2）其他非癫痫性发作性疾病，如晕厥、屏气发作、抽动症、低血糖、睡眠障碍等。发作期EEG是否有典型的痫样放电及其他发作性疾病的相应特点是鉴别诊断的主要依据。

## 三、康复评定

### （一）辅助检查

**1. 脑电图（electroencephalogram，EEG）** 癫痫发作最本质的特征是脑神经元异常过度放电，而EEG是能够反映脑电活动最直观、便捷的检查方法，是诊断癫痫发作、确定发作和癫痫的类型最重要的辅助手段，为癫痫患者的常规检查。癫痫手术时还需做硬膜下及深部电极脑电图（SDEEG）和立体定向脑电图（SEEG）评定。

**2. 神经影像学** 选择应用头颅磁共振成像（MRI）、CT、功能核磁共振（fMRI）、磁共振波谱（MRS）、单光子发射计算机断层扫（SPECT）、正电子发射断层扫描（PET）等对癫痫患儿进行影像学检查，帮助寻找病因。

**3. 基因检测** 高通量二代测序技术及微阵列比较基因组杂交技术（array-based Comparative Genomic Hybridization，aCGH）、基于二代测序技术的疾病靶向序列测序技术，能够一次性检测所有已知癫痫相关致病基因。目前，基因检测不作为常规病因筛查手段，通常是在临床已高度怀疑某种疾病时进行。

4. **其他辅助检查**　根据临床特点选择相应的生化代谢、脑脊液等检查，以助病因诊断。

5. **其他评定**　癫痫患儿常伴有抑郁、焦虑和智能障碍等问题，对有上述情况者可选择做智力量表、抑郁症量表测试和焦虑症量表等行为量表测试（详见第二章康复评定章节）。

## （二）诊断

诊断小儿癫痫应尽可能明确：①发作性表现是否癫痫所致；②癫痫发作的类型；③癫痫综合征的类型；④明确病因。2017 年版 ILAE 的诊断分类为最新诊断分类。见表 6-6。

表 6-6　2017 年版 ILAE 的癫痫诊断分类

| 共患病 | 发作类型 | | | 病因 |
|---|---|---|---|---|
| | 局灶性 | 全面性 | 未知 | 遗传性 |
| | | | | 结构性 |
| | 癫痫类型 | | | | 代谢性 |
| | 局灶性 | 全面性 | 局灶性及全面性 | 未知 | 免疫性 |
| | | | | | 感染性 |
| | 癫痫综合征 | | | | 病因不明 |

1. **典型发作形式、病史和体格检查**　要依据典型的癫痫发作形式和病史的详细描述、治疗情况、围生期和既往史、家族史及其相关问题，进行全面的体格检查、神经系统检查及小儿智力发育等检查进行判定。

2. **脑电图检查**　发作间期发现痫样放电（棘波、尖波等）是诊断癫痫最有力的依据，如能记录到发作期异常放电则诊断意义更大。癫痫样放电最常见于癫痫病人，但也可见于其他疾病，甚至健康人群，因而并不具有高度的特异性。在没有出现临床癫痫发作时，不应诊断为癫痫或"隐匿性癫痫"，亦不需抗癫痫药物治疗。应对这些儿童进行临床随访。

## 四、康复治疗

癫痫治疗的方法很多，小儿癫痫首选的治疗手段仍是抗癫痫药物。对于药物治疗无效的难治性癫痫，也可采用手术、特殊（生酮）饮食、迷走神经刺激术等。

### （一）药物治疗的基本原则

抗癫痫药物治疗应遵循以下原则：

1. **确诊后尽早治疗**　一般癫痫发作 2 次即应开始用药。

2. **合理选择抗癫痫药**　应根据癫痫发作类型或癫痫综合征选用药物。

3. **尽量单药治疗**　只有单药治疗确实无效时，再考虑合理的联合治疗。

4. **必要的治疗药物监测**（therapeutic drug monitoring，TDM）　根据药代动力学参数和临床效应调整剂量。

5. **简化服药方法**　根据药物半衰期给药，分配好服药间隔。

6. **规律服药**　合理换药或停药，避免自行调药、停药以及滥用药物。

**7. 定期随诊** 注意不良反应，给予必要的心理支持。

8. 新型抗癫痫药物的合理应用。

9. 停药后复发，可恢复原方案重新治疗，多数仍然有效。

10. 强调治疗的最终目标是使患儿拥有最佳生活质量，始终突出治疗的个体化原则。

## （二）按类型选择抗癫痫药物

部分国家或国际上一些权威学术机构定期发布相关指南。传统抗癫痫药物的选择仍以英国 National Institute for Clinical Excellence（NICE）的指南影响最大。见表 6-7、表 6-8。

表 6-7　传统抗癫痫药物的选择

| 发作类型 | 药物选择 |
| --- | --- |
| 部分性发作 | CBZ、PB、VPA、PHT |
| 部分性发作继发全身性发作 | CBZ、VPA、PB、PHT |
| 原发性全身性发作 | VPA、PB（小婴儿可首选）、CBZ |
| 失神发作 | ESM、VPA、CZP |
| 强直 - 阵挛发作、阵挛发作、强直性发作 | PB、VPA、CBZ、PHT |
| 肌阵挛、失张力发作 | VPA、CZP、ACTH |
| 婴儿痉挛 | ACTH、泼尼松、VPA |
| Lennox-Gaustaut 综合征 | 泼尼松、VPA、CZP、ACTH |
| Landau-Kleffner 综合征 | 泼尼松、VPA、CZP |

注：ACTH=adrenocorticotrophic hormone，促肾上腺皮质激素；CBZ=carbamazepine，卡马西平；CZP=clonazepam，氯硝西泮；ESM=ethosuximide，乙琥胺；PB=phenobarbitone，苯巴比妥；PHT=phenytoin，苯妥英；VPA=valproate acid，丙戊酸

苯妥英钠因不良反应较为突出，儿科已经很少应用，2 岁以下不作为长期维持用药。

表 6-8　按发作类型选择抗癫痫药物指南（根据 NICE 2004 简化版）

| | 一线用药 | 二线用药 | 其他用药 | 避免用药 |
| --- | --- | --- | --- | --- |
| 全身强直阵挛 | LTG，VPA，TPM | CBZ，CLB，CZP，LEV，OXC | AZM，PB，PHT，PRM | |
| 失神 | ESM，VPA | CLB，CZP，LTG，TPM | | CBZ，GBP，TGB，VGB |
| 肌阵挛 | VPA，TPM | CLB，CZP，LTG，LEV，Piracetam | | CBZ，GBP，TGB，VGB |
| 强直，失张力 | LTG，VPA | CLB，CZP，LEV，TPM | AZM，PB，PRM | |
| 限局性 | CBZ，LTG，OXC，VPA，TPM | CLB，GBP，LEV，PHT，TGB | AZM，CZP，FBM，PB，PRM | |

注：AZM=acetazolamide，乙酰唑胺；CLB=clobazam，氯巴占；FBM=felbamate，非氨酯；GBP=gabapentin，加巴喷丁；LEV= levetiracetam，左乙拉西坦；LTG=lamotrigine，拉莫三嗪；OXC= oxcarbazepine，奥卡西平；PRM=primidone，扑痫酮；TGB=tiagabine，塞加宾；TPM=topiramate，托吡酯；VGB=vigabatrin，氨己烯酸

## （三）强调单药治疗与合理的联合治疗

单药治疗有不良反应较少、无明显药物相互作用、经济、有助于改善生活质量和依从性较好等优点。初治病人首选单药治疗，发作终止率约50%；治疗无效经科学系统的评估可考虑换药，并继续采取单药治疗，仍有10%以上终止发作的机会。单药治疗确实无效，可以多药联合治疗，以不超过3种抗癫痫药为宜。联合治疗应尽量选用机制不同、具有药代动力学和药效学互补优势，最好能使不良反应相互抵消或互不加重的抗癫痫药物。

## （四）合理选择抗癫痫新药

新型抗癫痫药物不断研制成功，并不断显示出安全、有效的特点。合理选用抗癫痫新药，可进一步提高疗效，尽可能避免或减少经典抗癫痫药物的不足或缺陷。目前新型抗癫痫药物主要有托吡酯、拉莫三嗪、奥卡西平、左乙拉西坦等。

## （五）癫痫儿童的康复

**1. 社会心理问题及其干预** 癫痫患儿由于长期的疾病、用药及社会偏见等原因，易于出现社会心理问题，对其生活质量造成很大负面影响，甚至导致自杀。因此，倡导全社会要包容、关心、爱护和帮助癫痫患儿，让他们在欢乐的社会环境中生活和接受抗癫痫治疗。

（1）有效沟通：不要刻意隐瞒病情，帮助他们正确认识疾病、应对癫痫发作、安全保护，化解恐惧，积极配合医生的治疗，增强战胜疾病的信心，降低风险，增加治疗成功的机会。

（2）心理干预及康复：癫痫发作可致患儿心理/精神障碍，如对发作的担忧、孤立感、被歧视感、自我评价过低、挫折感、羞耻感、无助、绝望、烦躁、对事物失去兴趣等。反复发作的癫痫患儿抑郁的患病率和焦虑患病率分别是一般人群的3倍、2倍。精神症状发生率也较高，包括精神错乱、错觉、视幻觉、听幻觉和强迫等心理反应。并可有各种人格失调，如依赖、严厉、固执及情绪不稳定等。需采用相应药物和心理治疗。心理治疗可采用精神上的安慰、支持、劝解、保证、疏导和环境调整等，并对病人进行启发、诱导和引导式教育，帮助他们认识疾病。常用的方法有认识疗法、个别心理治疗、暗示治疗、行为治疗与生物反馈等。

**2. 行为干预** 听音乐、弹琴、绘画、书法、做手工、心理咨询、利用聚会的形式交流等可一定程度上稳定患儿的情绪、陶冶情操。尽量避免疲劳、睡眠不足、饮酒和吸毒等，保持健康的生活方式。不必过度限制外出活动，加重自我封闭和焦虑抑郁等心理障碍的发生，从而影响生活质量。因此，适当的、有陪护的户外集体活动有利于改善注意力、调节情绪。应对学习压力过大，家长应和老师配合，根据患儿的病情和特点帮助他们完成学习任务。

**3. 确保躯体安康，提高生活质量** 预防癫痫发作可能引起的意外损伤，如舌咬伤、烫伤、烧伤、颅脑外伤、骨折和软组织伤等，甚至高处坠落、溺水等意外死亡。癫痫频繁发作严重影响患儿生活质量，造成其生理功能损害，产生头痛、头昏、胃肠不适、四肢乏力、疲乏等躯体症状，导致日常生活能力下降。适当的锻炼，如保龄球、乒乓球、慢跑、步行、瑜伽等能增强体能和改善生活质量。

**4. 认知功能的康复** 约有30%~40%的癫痫患儿有认知功能方面的损害，包括词语学习能力、言语记忆、情景记忆、记忆策略、言语命名、视觉搜索能力及精神运动速度等方面的减退，其中以词语延迟回忆的损害最为显著，是影响生活质量的重要因素。痫样放电可以造成认知功能严重损害。一次癫痫发作引起数小时至数天的认知功能下降，称为发作后认知功能损害。其后症状可以部分恢复，所残留的认知功能减退称为发作间歇期认知功能损害。全身强直阵挛发作对于认知功能的损害最为明显，其次为复杂部分性发作和由部分性发作继发全身强直阵挛性发作。一些癫痫综合征如 West 综合征、Lennox-Gastaunt 综合征、Sturge-Weber 综合征等往往伴有严重的认知损害。

枕叶癫痫主要表现为注意力、记忆力的下降。额叶癫痫主要为计划与执行功能的减退，颞叶癫痫则以近、远期记忆障碍为主。癫痫发作频率越高、持续时间越长，对认知的影响也越大。发病年龄早，认知损害严重，而成年期发病的患者认知损害轻微。癫痫病程越长，认知损害越明显，尤其是言语记忆及情景记忆。

抗癫痫药物对认知功能的损害备受关注，可致较广泛的认知损害，包括注意力、言语记忆、情景记忆、空间结构记忆、词语学习能力、抗干扰能力与精神运动速度等，以词语延迟回忆、注意力以及精神运动速度的损害最为明显。传统 AEDs 中，卡马西平、苯妥英钠和丙戊酸钠对认知功能影响相似，苯巴比妥对认知功能的影响大于上述三者；新型 AEDs 中，加巴喷丁、拉莫三嗪对认知功能的影响少于卡马西平，托吡酯的认知功能损害稍重于丙戊酸钠。认知功能损害程度与用药种类和癫痫患儿认知损害程度成正比，尤其在记忆、注意力以及精神运动能力方面明显。认知功能的康复详见本章智力发育章节。

5. 社会功能康复　不同国家、不同文化背景均存在对癫痫的基本知识认识不足的问题，导致患儿被歧视、教育水平较低、就业较差、失业率较高和较容易出现难以胜任工作、经济负担较重等，再加上癫痫患儿自身抑郁、羞耻感等导致其社会交往减少，孤独、结婚率较低等致家庭生活质量下降。因此，要通过互联网和传媒传播健康资讯，影响公众对癫痫的认识和态度，塑造公众的健康和疾病观念。加强社区的康复功能，并通过立法来保障癫痫患儿社会功能康复的合法权益。

随着社会文明和经济的发展，对癫痫认识的提高及临床、基础研究和生物制药技术的进步，必将出现更多、更理想的干预手段使越来越多的癫痫患儿走出疾病的阴影，获得理想预后，融入社会，拥有正常的人生。

## 五、　预防及预后

### （一）癫痫的预防

1. **预防产伤、颅脑外伤以及涉及脑部的感染性疾病**　如乙脑、结核、寄生虫病等。对于新生儿抽搐和热性惊厥也应及时控制。

2. **尽量避免各种刺激性诱发因素**　不要长时间注视闪动之物（如看电视、玩游戏机等）；避免刺激性的事物或习惯，如疲劳、精神压抑、暴饮暴食、感染性疾病、惊吓，有害的声、光刺激等。

3. **避免恐惧的行为和有危险潜在的工作**　避免去做一些让自己感到恐惧的事情，如走夜路、登高、蹦极、高空及水上作业等。不宜骑自行车，以免发生意外。

4. **避免惊吓**　如突然在其背后大声说话、拍肩膀、故意躲起来吓唬等，以免受到惊吓而诱发癫痫发作。

5. **不要思虑过多**　应尽力避免过多思虑或过于忧心自己今后的生活等；癫痫患儿的学习压力不宜太大，要选择在轻松不劳累的环境中学习或生活。

6. **适当进行一些轻松愉快的文体活动**　如听音乐、打乒乓球等，避免从事驾车、游泳等易发生危险的活动。

7. **注意饮食营养合理**　勿过食油腻食物和甜食。

## （二）癫痫的预后

**1. 小儿癫痫的预后**　随着对癫痫认识的不断深入，发病机制研究的进展，诊断技术的提高，抗癫痫新药的发现，治疗方法的改进，血药浓度监测的开展，使小儿癫痫的预后比以前有了很大改善。经过合理的药物治疗后，小儿癫痫的完全缓解率可达 50%~80%，3 年以上无复发率达 75.9%。此外尚有 15%~25% 的患儿经治疗后发作明显减少，因而药物治疗的总有效率约为 80%~90%。在其余药物难以控制发作的少数难治性癫痫中，有相当一部分可通过生酮疗法、迷走神经刺激术和外科手术控制发作。

**2. 小儿癫痫预后的影响因素**　取决于多种因素，如病因、发作类型、发作严重程度、年龄、脑电图改变、治疗早晚等。对每一例癫痫患儿预后的评估必须根据个体特点，进行全面分析。遗传性癫痫通常为良性预后，如儿童良性癫痫伴中央颞区棘波、儿童失神癫痫等，对抗癫痫药物反应良好，发作次数随年龄增长而减少，多数在青春期后消失。

（1）病因：非遗传性癫痫的预后与原发病有密切关系。由急性颅脑外伤引起的癫痫发作预后较好，一般在急性期过后即不再复发；少数可遗留癫痫反复发作，需长期应用抗癫痫药物控制。大脑半球的肿瘤、脓肿、血管疾病等所致的癫痫发作，在治愈原发病以后往往仍有癫痫发作，应进行长期药物治疗。脑炎、脑膜炎引起的癫痫，预后因感染的轻重和并发症的有无而异。先天性遗传代谢缺陷、脑变性病及先天性脑发育异常等病因引起的癫痫预后多不好，发作难以控制。合并神经系统异常及智力发育障碍预后不好。

（2）发作类型及综合征：临床发作类型及癫痫综合征与预后有密切关系，同一发作类型出现在不同的癫痫综合征，其预后可能有很大不同。

（3）发作持续时间：长时间的惊厥发作可引起惊厥性脑损伤及全身性并发症，是癫痫最常见的死亡原因。惊厥性脑损伤可遗留不同程度的神经系统后遗症，并可加重癫痫发作。非惊厥性癫痫持续状态也可引起脑损伤。

（4）发作频繁程度：一般小儿癫痫发作过于频繁者预后较差。

（5）起病年龄：新生儿期起病者预后较差，约 50% 死亡或有后遗症，主要与引起惊厥的原发病有关。婴儿期起病的癫痫比年长儿起病者预后差，可能与病因和基本病理有关。

（6）脑电图改变：背景脑电图异常或进行性恶化多提示预后较差。高峰节律紊乱、广泛性慢棘慢波、睡眠中 10Hz 左右快节律发放及周期样放电预后常常不好。良性部分性癫痫的中央颞区或枕区棘慢波、伴有典型失神发作的广泛性 3Hz 棘慢波预后较好。棘（尖）慢波的发放频度与癫痫的严重程度及预后之间无必然联系。有些良性部分性癫痫有频繁的棘慢波发放，但发作并不频繁，预后良好；而海马硬化引起的颞叶内侧癫痫不一定有频发的棘、尖波，但发作很难控制，预后较差。

有些临床下的棘慢波持续发放常常出现在睡眠期，虽然癫痫发作不频繁，也容易控制，但持续数月或更长时间的脑电持续状态可能对患儿的语言、行为及认知功能造成不同程度的影响。

（7）治疗：癫痫起病后早期开始治疗可减少复发，减轻惊厥性脑损伤，有助于改善预后。规律用药的疗程长短可影响停药后的复发率，疗程长则复发率低。小儿癫痫在发作控制后继续服药 4 年者，停药后约 1/4 复发。一般来说病程短、及时药物治疗控制发作者复发率低；病程长、有神经系统异常、脑电图异常、智力发育障碍及癫痫病因未去除者复发率较高。

总之，小儿癫痫若诊断正确，治疗得当，多数预后良好。少数经正规抗癫痫药物治疗难以控制发作的患儿，如有外科治疗的适应证，应尽早手术治疗，以避免反复发作加重脑损伤。

（唐久来）

## 第三节 脑血管病（脑梗死、烟雾病）

### 一、概述

#### （一）定义

脑血管病（cerebrovascular）是指血管破裂出血或血栓形成，引起出血或缺血性损伤为主要临床表现的一组疾病，又称脑血管意外或俗称脑卒中。由于脑血管突然闭塞或破裂，导致神经组织缺血，表现为突发性神经系统功能障碍，临床多表现为急性偏瘫、失语、惊厥、意识障碍、颅内压增高等。

小儿脑血管病根据病理特点，可分为缺血性（梗死性）和出血性两大类。梗死性脑血管病包括脑血管内血栓形成和脑栓塞，以血栓形成最多见。出血性脑血管病可发生在脑实质、蛛网膜下腔、硬膜下和硬膜外。儿童脑血管疾病的流行性病学显示儿童梗死性脑血管病和出血性所占比例基本相等。本节重点讲梗死性脑血管病，即缺血性卒中（AIS）。

#### （二）流行病学特征

小儿脑血管病发病率相对较低，但致残率和病死率较高，半数以上儿童动脉缺血性卒中幸存者中留有认知和（或）运动残疾。儿童脑梗死的病因多样，常见于感染性和免疫性血管炎、心脏病、血液病、代谢性和特发性脑血管病等（表6-9）。

### 二、临床特点

#### （一）脑动脉血栓形成

脑动脉血栓形成（artery thrombosis，AT）是脑梗死最常见的类型，急性偏瘫是最主要的临床症状。是由各种原因引起脑动脉壁自身病变而致管腔狭窄、闭塞，或在狭窄的基础上形成血栓，造成局部急性血流中断，脑组织缺血、软化、坏死，并出现一系列相应的神经系统定位体征，如惊厥、肢体瘫痪或失语。

1. 临床特点 可见于任何年龄，但以6岁以下多见，年长儿首发症状常以偏瘫居多，一部分伴有惊厥；婴幼儿多以惊厥发病，然后出现偏瘫。早期还可有偏身感觉障碍、偏盲、注视麻痹、小脑共济失调、椎体外系症状、头痛、失语、失读等。

2. 临床分型

（1）根据发病形式分型

1）卒中型：骤起，症状在24小时内达高峰，发病前可无任何临床症状。

2）急性型：一般急性偏瘫1~2天达高峰。

3）亚急性型：偏瘫逐渐发生，3~7天达高峰。

4）间歇型：呈短暂性脑缺血发作，多次发作后固定。

表6-9 缺血性脑血管病（血栓、栓塞）的病因

| 心脏病 | 先天性心脏病 | 遗传代谢病 | 同型胱氨酸尿症 |
|---|---|---|---|
| | 心脏瓣膜病 | | 有机酸尿症 |
| | 主动脉缩窄 | | 线粒体脑病（MEIAS） |
| | 细菌性心内膜炎 | | Leigh病 |
| | 心肌病 | | Fabry病 |
| | 心房黏液瘤 | | Menkes病 |
| | 心律失常 | | 嘌呤核苷磷酸化酶缺乏 |
| 血液病 | 红细胞增多症 | 全身性血管炎 | 风湿热 |
| | 血小板增多症 | | 类风湿关节炎 |
| | 血小板减少症 | | 皮肤炎 |
| | 铁缺乏症 | | 系统性红斑狼疮 |
| | 镰状细胞病 | | 结节性多发性动脉炎 |
| 凝血因子缺乏 | 遗传性蛋白S缺乏 | | 肉芽肿性血管炎 |
| | 遗传性蛋白c缺乏 | | 川崎病 |
| | 遗传性抗凝血酶Ⅲ缺乏 | 其他 | 烟雾病 |
| | 活化型蛋白C抵抗症 | | 小儿交替性偏瘫 |
| | 凝血因子Ⅴ突变 | | 先天性血管畸形 |
| | 抗纤维蛋白溶酶原缺乏 | | 神经纤维瘤病 |
| | 肝素辅因子Ⅱ缺陷 | | 结节性硬化 |
| | 获得性蛋白S缺乏 | | 小儿溃疡性结肠炎 |
| 感染性脑血管炎 | 细菌性 | | 外伤 |
| | 病毒性 | | 肿瘤 |
| | 真菌性 | | 夹层动脉瘤 |
| | 其他 | 原因不明 | |

（2）根据梗死部位分型

1）颈内动脉梗死：常有对侧偏瘫、感觉障碍，优势半球受累可有失语。轻者可无临床症状或一过性单眼失明，较大梗死灶可致昏迷、颅内压高。

2）大脑中动脉梗死：最常见，主干闭塞时与颈内动脉闭塞症状相同，皮质支闭塞时，对侧偏瘫以上肢及面部为主。

3）大脑前动脉皮质支梗死：相对少见，对侧偏瘫，下肢重，偏身感觉障碍表现为下肢明显或仅有下肢感觉障碍，尿便障碍。

4）大脑后动脉梗死：典型的症状为急性起病，深度昏迷，清醒后有短暂的遗忘，几乎所有病例在病初有视觉症状，还可有轻瘫、头痛、对侧肢体深感觉障碍等。

5）椎-基底动脉梗死：椎动脉受累最常见的是出现小脑下动脉血栓形成，表现为眩晕、恶心、呕吐、共济失调、构音和吞咽困难。基底动脉主干受累时出现昏迷、四肢瘫、延髓麻痹。

## （二）烟雾病

烟雾病（mayomayo disease）是一种原因不明的慢性进行性狭窄或闭塞性脑血管病，主要是以颈

内动脉末端以及大脑前、中动脉近端，有时也包括大脑后动脉起始部狭窄或闭塞，并在颅底大量出现代偿性血管增生为特点。Suzuki 和 Takaku 根据脑血管造影时脑底部呈现许多密集成堆的小血管影，似抽烟时喷出的烟雾，故将该病形象地命名为"烟雾病"。有典型的烟雾病脑血管病变特点，又有明确伴发病或诱因，如 21 三体综合征、神经皮肤综合征、线粒体脑肌病、结核性脑膜炎、系统性红斑狼疮、头部外伤或放疗后、镰状细胞性贫血等，这时则被称为"烟雾综合征"。

1. **临床特点** 起病年龄多在 10 岁以下。日本病例以女孩多见，我国男女发病率基本一致。烟雾病的临床表现各异，主要为脑缺血或出血产生的脑损害症状，儿童以脑缺血表现为首发症状，成人以出血为主要表现。常为突然起病，主要症状为反复的暂时性脑缺血发作、肢体无力或一过性偏瘫或交替性偏瘫、癫痫发作、头痛、智力障碍，其中运动障碍最常见。临床症状及其严重程度取决于侧支循环的代偿能力，如果能维持足够的脑血流灌注，则表现为无症状或只有短暂的 TIA 发作或头痛表现。

2. **临床分型**

（1）TIA 型：最多见，约见于烟雾病的 70%，反复发生一过性瘫痪，多为偏瘫，也可发生交替性偏瘫，发作后运动功能完全恢复。

（2）梗死型：急性脑卒中，导致持久性的神经系统异常，如偏瘫、失语、视觉障碍和智力障碍。

（3）癫痫型：频发的癫痫发作，部分性发作或癫痫持续状态，伴脑电图痫性放电。

（4）出血型：成人病例常以颅内出血为首发表现或主要表现，出血的主要原因是侧支循环的血管壁较薄，易于破裂所致。

## 三、 影像学检查

影像学检查在脑血管病的诊断上具有重要的意义。

1. **头颅 CT** 为一种价格便宜的无创性检查。脑梗死时头颅 CT 呈局灶性低密度影，应用造影剂后病灶可以被强化，病变常常累及灰、白质，并按血管走行分布，呈楔形改变。多灶性病变提示脑栓塞或血管炎。需要注意的是缺血性病变在发病 24 小时内，CT 上可以无改变，因而对疑似病例应在 24 小时后复查，或行磁共振成像（MRI）检查。另外，脑干和小脑病变 CT 显示不理想，可首选 MRI。

2. **头颅 MRI** 脑梗死时病灶呈 $T_1$ 低信号、$T_2$ 高信号，在发病 2 小时内即可显示缺血性病变。对于脑干和小脑病变较 CT 有独特的优势。缺点在于获取数据的时间较长，对镇静要求高，检查过程中的紧急情况难以处理。

3. **磁共振血管成像（MRA）** 是一种无创性血管显像技术，无须注射造影剂，可用于脑血管闭塞、狭窄、畸形的诊断。目前作为一线检查，在儿科临床应用上有重要价值，但有时会过高评价梗死灶。

4. **全脑数字减影血管造影（digital subtraction angiography，DSA）** 可以直观显示病变血管的影像学证据，是目前最准确的方法。但它属于一种有创性检查，并且需要全麻和注射造影剂，有一定的风险，与成人相比，儿童血管造影技术难度较大。

5. **头颅超声检查** 仅适用于前囟未闭的婴幼儿，对颅内出血诊断阳性率较高，优点是无创、安全、可动态随访。

## 四、 康复评定

脑梗死的康复评定包括身体结构和功能的评定（如基础性评定、临床评定、一般脑功能评定），活动能力的评定，参与能力的评定。

## （一）身体结构和功能的评定

**1. 基础性评定** 包括生命体征、意识、体格检查、反射、姿势反射、关节功能、肌肉功能、复发危险因素、并发症。对于有意识障碍或昏迷的患儿用格拉斯哥昏迷量表（Glasgow coma scale，GCS）进行评估。见表 6-10、表 6-11。

表 6-10 格拉斯哥昏迷量表（Glasgow coma scale，GCS）（年龄≥4 岁）

| 睁眼反应（E） | 计分 | 答应反应（V） | 计分 | 运动反应（M） | 计分 |
|---|---|---|---|---|---|
| 自动睁眼 | 4 | 回答正确 | 5 | 遵医嘱活动 | 6 |
| 呼唤睁眼 | 3 | 回答错误 | 4 | 刺痛定位 | 5 |
| 刺痛睁眼 | 2 | 语无伦次 | 3 | 躲避刺激 | 4 |
| 不能睁眼 | 1 | 只能发声 | 2 | 刺激肢屈 | 3 |
| | | 不能发声 | 1 | 刺激肢伸 | 2 |
| | | | | 不能运动 | 1 |

使用说明：

（1）计分方法：将三类得分相加，即可得到 GCS 评分。总分值范围：3（最差）~15（正常）。轻度昏迷 13~14 分，中度昏迷 9~12 分，重度昏迷 3~8 分。选评判的最好反应计分。

（2）评分结果记录方式：为 E___V___M___，字母中间用数字表示，如 E3V3M5=GCS11。目前认为无论是否报告总分，报告每项的分数更重要。

（3）注意运动评分左侧/右侧可能不同，用较高的分数进行评分：改良的 GCS 评分应记录最好的反应/最差的反应和左侧/右侧运动评分。运动无反应，指非偏瘫运动反应，并且应排除脊髓横断性损伤。

（4）观察刺痛睁眼时，应刺激四肢（对躯干的刺痛刺激引起痛苦表情时可以出现闭眼）：眼睑水肿或面部骨折患儿睁眼反应无法测得，用 C 代替评分，如 ECV5M6。C 是闭眼（closed）的缩写。

（5）言语障碍患儿言语反应得分无法测得，用 D 代替评分，如 E4VDM6。D 是语言障碍（dysphasia）的缩写。也有人用 a 代替评分，如 E4VaM6，a 是失语（aphasia）的缩写。

（6）因插管无法测试言语的患儿：在评分的后加"T"作为标记，如 E4VTM6。T 是气管切开（tracheotomy）或气管插管（tracheal intubation）的缩写。

（7）疼痛刺激屈曲是指去皮质强直：上肢屈曲，内收内旋；下肢伸直，内收内旋；踝跖屈。疼痛刺激伸直是指去大脑强直：上肢伸直，内收内旋，弯指屈曲；下肢伸直，内收内旋，踝跖屈。

（8）通常 GCS≥9 分以上患儿恢复机会较大，3~5 分并伴有无瞳孔对光固定或无前庭反射者存在潜在死亡危险。

（9）不足：评价者经验不足或缺乏训练等使得得分偏低。老年人反应迟钝常得低分；言语不通、失语、聋哑人、精神病患儿等使用也受限制；昏迷前的意识障碍无法用量表来判断；GCS 可用于评价意识水平，即评估昏迷的程度，但不能评价神经功能损伤。

表 6-11　格拉斯哥昏迷量表（Glasgow coma scale，GCS）（年龄 <4 岁）

| 睁眼反应（E） | 计分 | 答应反应（V） | 计分 | 运动反应（M） | 计分 |
|---|---|---|---|---|---|
| 自动睁眼 | 4 | 发笑，对声音有定位，追踪物体，有互动 | 5 | 遵医嘱活动 | 6 |
| 呼唤睁眼 | 3 | 哭闹　应答<br>哭闹停止　应答错误 | 4 | 刺痛定位 | 5 |
| 刺痛睁眼 | 2 | 安抚减轻　呻吟 | 3 | 躲避刺激 | 4 |
| 不能睁眼 | 1 | 安抚无效　烦躁不安 | 2 | 刺激肢屈 | 3 |
|  |  | 不能言语 | 1 | 刺激肢伸 | 2 |
|  |  |  |  | 不能运动 | 1 |

使用说明：

（1）本量表专门用于 4 岁以下儿童，除言语外其他项目同成年人 GCS。

（2）GCS≥7 分恢复机会大，3~5 分并伴有瞳孔对光反应消失或无眼前庭反射者或颅高压者，脑死亡或永久植物的可能性大。

缺点：对气管插管等患儿不能评估言语反应；缺乏评估脑干功能、呼吸模式及是否需要机械通气等反映昏迷严重程度的指标；不能发现精细的神经系统体征改变；在未经过培训的人员中使用存在困难。

2. 临床评定　包括 CT 评分、神经功能缺损评价等。

（1）Alberta 卒中早期 CT 评分（ASPECT）：Alberta 卒中早期 CT 评分（ASPECT）是急性脑卒中的标准 CT 分级系统。根据头颅 CT，分为 14 个区域，每个区域 1 分，共 14 分，早期缺血改变每累及一个区域减 1 分。ASPECT 评分 =14 - 所有 14 个区域总分。最低 0 分，最高 14 分，得分约高，预后越好。评分 >7 提示患儿 3 个月后很有希望独立生活，而 ≤7 提示患儿不能独立生活或死亡的可能性大。

（2）改良 Rankin 量表（modified Rankin scale，MRS）：被用来衡量卒中后神经功能恢复的结果。具体见表 6-12。

表 6-12　改良 Rankin 量表（MRS）

| 患儿状况 | 评分标准 |
|---|---|
| 完全无症状 | 0 |
| 尽管有症状，但无明显功能障碍，能完成所有日常工作和生活 | 1 |
| 轻度残障，不能完成病前能从事的活动，但不需要帮助，能够照顾个人的日常事务 | 2 |
| 中度残障，需要一些协助，但能独立行走 | 3 |
| 重度残障，不能独立行走，日常生活需他人帮助 | 4 |
| 严重残障，卧床不起，大小便失禁，需持续护理和照顾 | 5 |

3. 改良 Rankin 量表（MRS）的使用说明

（1）仅考虑自脑卒中以后发生的症状。

（2）假如患儿无须外界帮助，可在某些辅助装置的帮助下行走，则被视为能够独立行走。

（3）如果两个级别对患儿似乎同样适用，并且进一步提问亦不太可能做出绝对正确的选择，则应选择较为严重的一级。

4. 一般脑功能评定　包括运动控制、感觉功能、平衡与协调障碍、步态与步行能力、构音障碍、吞咽功能、排泄障碍、认知、语言及心理评定。

## （二）活动能力的评定

包括自理方面、运动方面、家务劳动方面、交流方面、社会认知方面。

## （三）参与能力的评定

包括生活能力评定、生活质量评定、生活环境评定、社会支持评定等。

## 五、 康复治疗

### （一）原发病（脑梗死、烟雾病）的治疗

1. **治疗病因**　找到原发病因者，进行病因治疗。
2. **支持对症治疗**　增加脑的供血，保护脑细胞，减轻脑水肿，控制血压、癫痫等。
3. **抗血小板治疗**　主要应用于缺血性卒中，常用的药物为阿司匹林。
4. **抗凝治疗**　目的在于限制已经存在的凝血块扩大化，同时阻止更多的血栓形成。对于没有任何病因的动脉缺血性卒中患儿，推荐使用抗凝治疗 5~7 天。而对于有出血、发生出血高风险的患儿，出血性疾病、血小板减少症、难以控制的高血压、进行性肾脏和（或）肝脏疾病者，应避免使用抗凝治疗。鉴于抗凝治疗有出血的危险，因此用药期间必须监测凝血功能。
5. **溶栓治疗**　儿童缺血性卒中的确诊时间往往超过 24 小时，溶栓治疗时间无明确界定，且因其可引起出血故未得到推广应用。加强基础疾病的治疗可以防止再次发作，包括心律失常、糖尿病、血液病、凝血障碍、脑血管炎等。
6. **手术矫治**　手术矫治可防止颅内血管畸形、烟雾病的复发。

### （二）康复治疗

缺血性卒中后一旦病情稳定则需康复介入，但需避免过早的主动活动使原发的神经病学疾患加重，通常在生命体征稳定 48 小时后，且原发神经病学疾患无加重或有改善的情况下逐步进行。

1. **早期康复**　早期的患儿一般表现为迟缓性麻痹，没有随意的肌肉收缩，也不出现联合反应，机体基本处于全面松弛状态。早期康复可以防止肿胀、肌肉萎缩、关节活动受限等合并症。训练的方法如下：

（1）正确的体位摆放：教会家属和护理人员采用正确的体位摆放，包括仰卧位、健侧卧位和患侧卧位的方法。

（2）翻身练习、床上自我辅助练习：双腿屈曲撑床抬臀、双脚交叉侧移等。

（3）床边被动运动：包括上肢：肩胛带，肩关节，肘关节，腕指关节。躯干：牵拉，背肌挤压刺激。下肢：髋关节、膝关节及踝趾关节。

（4）促进肌肉收缩：利用对肌肉的突然牵张，引起肌肉收缩。

（5）床头抬高坐位训练、呼吸控制练习。

（6）坐位训练及坐位平衡：正确坐姿，床边坐位平衡，包括前后左右各向。

（7）坐站练习：如有条件可早期给予患儿床站立，帮助患儿重获垂直感，重获对抗重力肌的控制，重获血压的自身调节，改善立位平衡和克服直立性低血压。

（8）其他康复治疗：包括物理治疗、作业治疗、语言治疗、传统治疗（针灸、推拿、理疗等）、高压氧、心理支持和行为治疗。

**2. 中期康复**　此期患儿可明显地表现出上肢的屈肌协同运动和下肢的伸肌协同运动，并逐渐可做到某些肌肉关节的独立运动。

（1）康复的目的：抑制协同运动模式，尽可能训练肌肉关节能够随意地独立地运动，提高各关节的协调性，逐渐恢复患儿的运动能力。

（2）康复方法：原则是从被动到助动，最后达到主动。

1）抑制痉挛的训练：抑制上肢的痉挛模式，伸展躯干，促进和改善躯干活动性，抑制躯干紧张、痉挛，双手抱膝，左右轻摇身体以控制上下肢痉挛；

2）位置的摆放训练：肢体放置与保持活动：在患手活动期间，指示在任意一个角度停住，并保持在此位置片刻以提高患上肢的空间控制能力；

3）关节运动训练：肩关节各向关节自主运动、肘关节各向自主运动、腕指的自主运动、肩带的活动、桥式运动训练髋关节伸展控制、髋内收、外展的控制训练、膝关节屈伸展控制训练、髋伸展位膝关节的屈伸展控制训练、准备负重运动的悬垂位下肢训练、俯卧位屈患侧膝训练等；

4）坐位的训练：患侧上肢支撑训练、患侧上肢支撑下做小范围屈伸肘关节、患手向前推物或双手交叉拾物、手背推移物体、前臂旋转压橡皮泥；

5）站立平衡训练：左右前后移动重心、站立平衡操：双手交叉（可视情况而定）前平举过头，前平举后躯干左右旋转等；

6）辅助杖步行训练；

7）床边 ADL 训练：洗漱、穿脱衣服、二便处理等。

（3）康复安排：以上各项基本需治疗师帮助与指导完成，一般每天 1~2 次，每次 30~45 分钟，每周练习 4~5 天。

（4）注意事项：所有的关节应保持最大关节活动范围，且治疗是在无痛或患儿能耐受的范围之内，避免暴力，以轻柔手法为宜；治疗师应给予适当的保护，辅助力量应由大到小，鼓励患儿独立完成。

**3. 后期康复**

（1）康复目的：此期患儿可以在很大程度上使用患侧肢体。康复训练的目的在于如何更加自如地使用患侧，如何更好地在日常生活中应用通过训练掌握的技能，提高各种 ADL 能力，在保证运动质量的基础上提高速度，最大限度提高生活质量。

（2）康复方法：继续前一阶段的训练内容，达到进一步巩固、提高并运用到日常生活中的目的。具体方法包括：①手指的精细动作加强训练；②侧方行走训练；③改善步态训练；④促进患侧下肢支撑能力训练；⑤家庭 ADL 指导；⑥居室改造。

（3）康复安排：同前阶段。此期训练以社区康复医生和家属及志愿者帮助为主，每周 3~4 次。两周一次家庭随访或门诊随访。

（4）尽早应用辅助器具。

## 六、　预防及预后

### （一）预防

**1. 一级预防**　控制危险因素，预防首次发作。包括心脏疾病（发绀型先天性心脏病、心瓣膜病、感染性心内膜炎、严重心律失常等）、血管病变（烟雾病、川崎病、结节性多发性动脉炎等）、血液病（镰状细胞性贫血，蛋白 S、蛋白 C 缺乏症）、感染（细菌性或病毒性中枢感染伴脑动脉炎、水痘、艾滋等）、遗传代谢病（同型胱氨酸尿症等）、头部外伤等。

2. **二级预防** 早期规范化治疗，防止疾病再发危险。急性卒中的初始处理（综合治疗）。

3. **三级预防** 控制疾病的发展，预防发生并发症和死亡，防止伤残，加强康复。

### （二）预后

儿童缺血性卒中预后较好，约 50% 患儿仍存在不同程度的运动功能障碍和心理问题，整体认知能力偏低。儿童缺血性卒中因发病率相对较低，临床症状不典型，故容易误诊、漏诊，严重影响患儿预后。

康复治疗主要是针对患儿的功能问题进行相应的处理，可以有效地防止、减少致残率。要提高对脑梗死康复治疗重要性的认识，纠正重药物治疗、轻康复训练的错误观念。早期康复的介入，综合有效的方案，长期且循序渐进的训练，患儿和家长的主动参与，能最大限度地减少残疾的数量和程度，预防并发症，更好地提高患儿的生活质量。

（肖　农）

# 第四节　重症肌无力

## 一、概述

### （一）定义

重症肌无力（myasthenia gravis，MG）是一种由乙酰胆碱受体抗体（AchR-AB）在补体介导下，介导致突触后膜的变性与溶解，AchR 数目减少，从而阻碍了神经肌肉的信息传递。引起神经肌肉接头传递障碍，出现骨骼肌收缩无力的获得性自身免疫性疾病。其主要临床表现为骨骼肌无力、易疲劳，活动后加重，休息和应用胆碱酯酶抑制剂后症状明显缓解或减轻。

### （二）流行病学特征

重症肌无力患病率为 4/10 万 ~7/10 万，发病率为 0.2/10 万 ~0.5/10 万。儿童患者占所有重症肌无力的 10%~20%，发病年龄平均为 2~3 岁，女性发病率高于男性。

## 二、临床特点

### （一）临床表现

重症肌无力的首发症状常表现为眼睑下垂、复视、讲话弱和带鼻音以及肢体无力。典型表现为骨骼肌的病理性易疲劳现象或持续性的肌无力，在活动后加重，精神负担、高热、月经、感染、刺眼的光线可以加重肌无力，特别是加重病情，症状在夜间睡眠后或长时间休息后消失或明显改善，活动后症状出现或加重。偶尔病人在早晨睡眠后症状最明显。

## （二）临床分型

根据发病年龄和临床特征，本病主要分为新生儿暂时性重症肌无力、新生儿先天性重症肌无力及儿童型重症肌无力三种，其中儿童型重症肌无力属于后天获得性，临床最常见。

**1. 新生儿暂时性重症肌无力** 几乎所有罹患重症肌无力的母亲所生育的孩子都在血中存在 AChR 抗体，只有 12% 患重症肌无力母亲生的新生儿出现暂时性新生儿型重症肌无力，表现为吸奶和吞咽无力（87%）、全身性肌无力（69%）、呼吸功能不全（65%）、哭泣无力（60%）、肌病面容（53%）和眼睑下垂（15%），这些症状在生后几小时到 3 天出现，在 1 周内有很高的死亡率，必须住院观察，一般临床症状在生后 3~6 周自发消失。

**2. 新生儿先天性重症肌无力** 如患儿在生后 1~2 年内出现上睑下垂、眼外肌麻痹、全身肌无力，则需警惕新生儿先天性重症肌无力，又称新生儿持续性肌无力。本病的发病机制并非免疫介导，而是由于遗传基因突变导致的神经肌肉接头突触前、突触或突触后的功能障碍。这一类患儿的母亲无重症肌无力，但多有家族史，可呈常染色体隐性或显性遗传。在此类患儿中，哭声低弱及呼吸困难者并不常见，肌无力症状较轻，但持续存在。血中乙酰胆碱受体抗体水平不高，血浆交换治疗及抗胆碱酯酶药物均无效，有报道麻黄碱对部分患儿有效。

**3. 儿童型重症肌无力** 儿童型重症肌无力又称少年型重症肌无力，发病年龄最小为 6 个月，发病年龄高峰在出生后第 2 年及第 3 年。该型最突出的特点是易疲劳，根据改良 Osserman 分型，临床上将其分为五型，分别是眼肌型、全身型、重度激进型、迟发重度型及肌萎缩型，其中全身型有轻度全身型和中度全身型两个亚型。儿童患者最常见的是眼型，占全部眼型患者的 92%，其中 24% 发展为全身型。典型的眼肌型重症肌无力临床表现为一侧或两侧眼睑下垂，有时伴有眼外肌无力和复视，预后良好。轻度的骨骼肌无力和疲劳现象以及四肢肌电图显示重频刺激有递减现象不能除外眼肌型重症肌无力，多数病人不会继续发展成其他类型。

## 三、 康复评定

### （一）严重程度量表

用于定量评价病情严重程度，有利于细致进行临床观察和疗效评价。常用信度与效度较好的评价量表有：

**1. MG 定量评分体系（quantitative MG scoring system，QMGS）** QMGS 主要是测量患儿的肌力和耐力情况。其评价内容包括眼睛、延髓、呼吸、脖子、肢体五个方面，答案设置为没有（None，0 分）、轻度（Mild，1 分）、中度（Moderate，2 分）、重度（Severe，3 分）4 个等级。有研究显示，其与美国重症肌无力基金会（Myasthenia Gravis Foundation of America，MGFA）分型、电生理指标和生活质量量表均有良好相关性，能够有效反映疾病严重程度。因此，QMG 已经成为很多研究者首选的临床终点评价工具，且在多个 MG 临床试验中作为一级疗效指标。目前，它已被 MGFA 推荐作为评定患儿临床转归的定量指标。

**2. 肌无力肌力评分（myasthenic muscle score，MMS）** MMS 考察了 9 个方面的肌力强度，其中包括 4 个躯体、四肢肌肉的肌力和 5 个颈部、脑神经肌肉的肌力。MMS 的总分是 0~100 分

（正常），得分提高 20 分则表明肌力改善或治疗有效。在评定重症肌无力的病情时，呼吸功能的评价十分重要，但是 MMS 缺乏如肺活量等呼吸功能相关的评定项目，这是其不足之处。MMS 具有良好的信度和效度，在法国最常用，也用作临床试验的一级疗效评价指标。

3. **MG 绝对评分法和相对评分法**（absolute and relative score system-MG，ARS-MG）　ARS-MG 以临床绝对计分的高低反映重症肌无力患儿受累肌群肌无力和疲劳的严重程度，以临床相对计分来做病情的比较和疗效的判定。它赋予眼外肌的权重较高，有利于观察眼外肌为主要受累者，结合相对评分的处理，能更敏感地反映眼外肌受累。该量表已应用多年，是国内认可度较高的 MG 量表。

### （二）心理障碍的评定量表

重症肌无力患儿多数存在焦虑、抑郁、失眠等心理障碍，重症肌无力与抑郁均可表现为乏力，部分难治性重症肌无力病程中会有抑郁因素参与，而躯体疾病和心理障碍往往相互影响，心理障碍又可导致躯体疾病加重或久治难愈。因此，早期认识和诊治重症肌无力伴发的心理障碍将具有重要的社会和经济意义。

临床上我们一般可以用以下量表对重症肌无力患儿的心理障碍进行评定：

1. **汉密顿焦虑量表**（HAMA）、**汉密顿抑郁量表**（HAMD）　临床上评定焦虑、抑郁状态时应用得最为普遍的量表。评分标准：HAMA：<7 分，无焦虑；7~13 分，轻度；14~20 分，中度；≥21 分，严重焦虑。HAMD：<8 分，无抑郁；8~19 分，轻度；20~34 分，中度；≥35 分，严重抑郁。

2. **匹兹堡睡眠质量指数量表**（PSQI）　评分标准：>7 分表示存在失眠，分数越高，失眠越严重。当患儿病程中发生重症肌无力时，若由疾病本身引起，需要及时调整药物；若合并抑郁，需及时给予心理疏导，权衡利弊后加用小剂量抗抑郁药物。对有肌无力危象的重症肌无力患儿，须及时采取必要的预防措施，如早期心理应激干预，加强肌无力危象诱发因素的宣传教育等。对有咽喉肌受累的重症肌无力患儿，须及时给予饮食指导和吞咽功能锻炼，鼓励患儿多参加社会活动，尽早恢复患儿战胜疾病的信心。

### （三）其他测评量表

1. **MG 患者日常活动量表**（myasthenia gravis activities of daily living profile，MG-ADL）　MG-ADL 主要用于测量重症肌无力患儿的日常生活能力，从侧面评价症状的严重性。它包含 8 个条目：涉及眼球、延髓、呼吸、肢体四个方面内容，答案设置从 0（正常）到 3 分（最严重）。此量表由患儿自评，可供护士、研究者、医生使用，在多个临床试验中作为次要疗效评价指标。

2. **MG 复合量表**（MG composite，MGC）　MGC 条目来源于 QMGS、MG-MMT、MG-ADL 三个量表，是医生报告和患儿报告条目的结合，这是其显著特点，研制者对条目答案进行分级并赋予权重。对大部分患儿来说，总分提高 3 分意味着有效。MGC 是一个相对较新的评分，目前也已被 MGFA 推荐作为评定患儿临床转归的定量指标。

## 四、康复治疗

### （一）临床治疗

1. **胆碱酯酶抑制剂**　适用于除胆碱能危象以外的所有重症肌无力患儿，作用机制是使乙酰胆碱

（Ach）降解速度减慢，神经肌肉接头处 Ach 量增加，使症状暂时改善。

**2. 泼尼松** 泼尼松是当前 MG 的主要治疗方法。采用每日服药法，总疗程 1 年。其作用机制为抑制 AchR-Ab 的合成，减轻神经肌肉接头处突触后膜 AchR 的自身免疫性损伤。

**3. 大剂量免疫球蛋白静滴** 用于难治性 MG 或 MG 危象。

**4. 胸腺切除** 目前对小儿 MG 手术治疗适应证仍有争议。一般主张无手术禁忌的成人全身型 MG 或药物治疗无效的成人眼肌型患者，或有胸腺瘤者，可考虑胸腺切除。

### （二）康复训练

除临床治疗外，适当的康复训练有助于缓解症状，改善功能。MG 患儿康复的目的是提高个人能力，以便回到日常生活中去。康复训练的强度和方案取决于患儿本身疾病的进展程度和机体的整体状态，建议采用包括神经肌肉药物、物理医学以及呼吸治疗等在内的多学科联合康复治疗方案。物理治疗有利于患儿提高肌力，分级强化练习可帮助患儿尽可能保持功能；作业训练有助于患儿利用节能和补偿技术进行日常生活的新方式；语言治疗有利于患儿吞咽困难和构音障碍的康复。此外，也可能需要采取心理干预来应对疾病。

在患儿生命体征平稳的情况下，重症肌无力的康复训练作为一种较好的辅助疗法，可以帮助患儿康复。进行呼吸肌训练和在轻型 MG 患儿中进行力量锻炼，可以改善肌力。但康复训练不可操之过急，应循序渐进，同时患儿需控制体重，适当限制日常活动，平素注意休息、保暖、避免劳累、受凉、感冒、情绪波动等，以利于病情的控制。

## 五、 预防及预后

重症肌无力的预后与分型密切相关。一般来说，眼肌型重症肌无力预后良好，多数患儿不会继续发展成其他类型；轻度全身型患儿对胆碱酯酶抑制剂反应良好，死亡率极低；中度全身型患儿对胆碱酯酶抑制剂的效果不十分满意，生活受到限制，死亡率低；重度激进型患儿抗胆碱酯酶抑制剂效果不明显，常合并胸腺瘤和出现危象，死亡率高；迟发重度型患儿常合并胸腺瘤，对胆碱酯酶抑制剂的反应不明显，预后不好；而肌萎缩型患儿在发病半年内即出现肌肉萎缩，预后极差。

（李海峰）

# 第五节　吉兰 - 巴雷综合征

## 一、 概述

### （一）定义

吉兰 - 巴雷综合征（Guillain-Barré syndrome，GBS）是神经系统由体液和细胞共同介导的单相性自身免疫性疾病。主要病变为神经根周围神经广泛的炎症性脱髓鞘，有时也累及脊膜、脊髓及脑部，临床特点以发展迅速的四肢对称性无力伴腱反射消失为主。病情严重者出现延髓和呼吸肌麻痹而危及生命。是继小儿麻痹症消失后导致儿童急性弛缓性麻痹的主要疾病之一。

以往吉兰-巴雷综合征分为多种类型，如急性炎性脱髓鞘性多发神经根神经病（acute inflammatory demyelinating polyneuropathies，AIDP）、急性运动轴索性神经病（acute motor axonal neuropathy，AMAN）、急性运动感觉轴索性神经病（acute motor-sensory axonal neuropathy，AMSAN）、Miller Fisher 综合征（Miller Fisher syndrome，MFS）、急性泛自主神经病（acute pan-autonomic neuropathy）和急性感觉神经病（acute sensory neuropathy，ASN）等亚型，儿科常见亚型为 AMAN、MFS、复发性吉兰-巴雷综合征、ASN。2014 年 8 月，*Nature Review of Neurology* 杂志在 Perspective 栏目中发表 GBS 分类专家组（the GBS Classification Group）对 Guillain-Barre 综合征（GBS）和 Miller Fisher 综合征（MFS）进行了新分类和诊断标准，将 GBS、MFS 和 BBE 作为一个疾病谱，并按照临床受累部位对此疾病谱中的表型进行了分类。

### （二）流行病学特征

1. **发病率** 国内每年发病率约为 1/10 万~4/10 万。男女皆可发病，其中男性略多于女性。多发于青壮年及儿童，4~6 岁较常见。青岛地区 15 岁以下儿童占 GBS 发病的 72%。男性和女性均可发病，男性略多于女性。以 6~10 月龄为多，8 月龄为高峰，北方地区以夏秋季多发，农村患儿远远超过城市居民。

2. **病因**

（1）感染：2/3 的病患儿在发病前数日到数周有上呼吸道或消化道感染史。外科手术和疫苗接种可能为某些病例的诱发因素。临床及流行病学证据显示，与先期空肠弯曲菌感染有关，以腹泻为前驱感染的 GBS 感染率可高达 85%。

（2）中毒：重金属铅、汞、砷中毒及化学品，药物如呋喃类、磺胺类、异烟肼药物，有机磷农药及有机氯杀虫剂中毒等。

（3）营养障碍：糖尿病、VitB$_1$ 缺乏、糙皮病及慢性酒精中毒等可并发周围神经炎。

（4）某些结缔组织疾病：GBS 似乎有免疫学基础，如播散性红斑性狼疮、桥本甲状腺炎和类风湿关节炎等可合 GBS；变态反应，如各种免疫血清注射后，疫苗接种后（如破伤风抗毒素及狂犬疫苗）等亦可引发神经炎。曾报道白血病、淋巴瘤和器官移植后应用免疫抑制剂出现 GBS。

（5）遗传因素：进行性肥大性多发性神经病，遗传性感觉性神经病。

（6）其他：原因不明的多发性神经病、复发性多发性神经病、慢性进行性多发性神经病等。不论是何种原因所致的病变常造成轴突变性和节段性脱髓鞘，即神经纤维有长短不等的节段性髓鞘破坏变性，施万细胞增殖吞噬，也可致神经元变性坏死。

## 二、临床特点

### （一）临床表现

1. **运动障碍（四肢对称性软瘫）** 症状以进行性肌肉无力为主。四肢呈下运动神经元瘫痪，腱反射减弱或消失。常见对称性发病，偶见从一侧到对侧瘫痪，双侧瘫痪肢体肌力相差 I 级以内。病情发展顺序常自下向上渐进发生，由不完全瘫痪逐渐发展成完全性瘫痪，并且远端重于近端。临床上偶见个例呈下行性瘫痪，即由脑神经起始下行依次累及上肢、下肢。

2. **重症病人有呼吸肌麻痹** 躯干病变可因颈肌、肋间肌、膈肌的瘫痪而导致呼吸障碍，出现胸闷、气短、语音低沉、咳嗽无力、胸式或腹式呼吸减弱。严重者可因缺氧或呼吸道并发症最终至昏迷、死亡。

**3. 可有脑神经损害** 常以第Ⅶ、Ⅸ、Ⅹ、Ⅺ、Ⅻ对脑神经病变为主，其中面神经麻痹最为常见，其次为舌咽、迷走神经麻痹，动眼、展、舌下、三叉神经的损害较为少见。对应出现核下性面瘫、语音小、吞咽困难、饮食呛咳等症状。

如系单一脑神经病变，则常见周围性面神经炎（Bell 面瘫）：半侧颜面部肌肉瘫痪，额纹消失，眼闭合不全，病侧鼻唇沟变浅，口角下垂，露齿时口角歪向健侧。

**4. 感觉障碍** 为次要症状，持续时间较短，可为一过性，常在疾病初期出现，也可为首发症状。主要表现为患儿主观感觉异常，如神经根痛或皮肤感觉过敏、麻、痒等。如蚁走感，以后感觉减退甚至消失，典型者远端出现呈手套、袜套型感觉障碍。对年龄稍长的患儿进行神经系统检查可见四肢肌肉可见较明显压痛。

**5. 自主神经障碍** 常在疾病初期或恢复期出现。症状较轻可见出汗过多或过少、肢体发凉、阵发性脸红、霍纳综合征（Horner syndrome）、血压轻度升高或心律失常等，病情好转时症状减轻。患儿还可出现膀胱、胃肠道功能障碍，表现为一过性尿潴留或失禁（不超过 12~24 小时）、便秘或腹泻等。

## （二）分型与核心特征

GBS 疾病谱所有疾病均有两个核心特征，即肢体和脑神经支配肌肉的对称性无力以及单时相病程（4 周内达到高峰期）。腱反射减低 / 丧失不是其必有的核心特征，典型 GBS 患儿 10% 可以有腱反射正常或亢进，但在各种 GBS 部位局限性类型均要求至少在受累肢体有腱反射减低 / 丧失。MFS 和 BBE 的诊断无须肢体无力，但需要具有眼外肌麻痹和共济失调，两者的区别点是 MFS 有腱反射减低 / 丧失而无嗜睡，而 BBE 有嗜睡而无腱反射减低 / 丧失。2014 年 GBS-MFS 标准中各型的临床特征关键点见表 6-13。

表 6-13　2014 年 GBS-MFS 标准中 GBS 疾病谱不完全类型的临床特征

| 疾病类别 | 临床特点 | | |
| --- | --- | --- | --- |
| | 无力模式 | 共济失调 | 嗜睡 |
| **GBS** | | | |
| 典型 GBS | 四肢 | 无或轻微 | 无 |
| 咽颈臂无力 | 球部、颈部和上肢 | 无 | 无 |
| 急性咽喉麻痹 | 球部 | 无 | 无 |
| 截瘫型 GBS | 下肢 | 无 | 无 |
| 双侧面神经麻痹伴感觉异常 | 面部 | 无 | 无 |
| **MFS** | | | |
| 典型 MFS | 眼外肌 | 有 | 无 |
| 急性眼外肌麻痹 | 眼外肌 | 无 | 无 |
| 急性共济失调性神经病 | 无 | 有 | 无 |
| 急性眼睑下垂 | 眼睑下垂 | 无 | 无 |
| 急性瞳孔散大 | 麻痹性瞳孔散大 | 无 | 无 |
| **BBE** | 眼外肌 | 有 | 有 |
| 急性共济失调嗜睡综合征 | 无 | 有 | 有 |

## （三）诊断与鉴别诊断

### 1. GBS 的诊断

（1）病前 1~4 周有感染史。

（2）急性或亚急性起病。

（3）四肢对称性软瘫。全身腱反射消失。

（4）多有对称性轻型的肢体末端感觉减退，有些病例以疼痛为主或无感觉障碍。

（5）常有双侧性（少数单侧）运动性脑神经受累，可出现周围性面瘫，真性延髓麻痹和眼肌麻痹。

（6）严重病例有呼吸肌瘫痪（偶为累及延髓的呼吸中枢）而出现呼吸麻痹，也可有心动过速、直立性低血压或血压增高。

### 2. 2014 年新分类的诊断标准和鉴别诊断

（1）新的分类系统：将急性口咽麻痹、急性颈臂麻痹、急性眼外肌麻痹、急性共济失调性神经病、急性眼睑下垂、急性瞳孔散大和急性共济失调嗜睡综合征等作为 GBS、MFS 和 BBE 的不完全类型，还特别总结了无力模式、共济失调和嗜睡等关键临床特点。

（2）各型具体的诊断分类标准，见表 6-14。

表 6-14　2014 年 GBS-MFS 诊断分类及诊断标准

| 疾病分类 | 核心临床特征 | 核心临床特征注解 | 支持特征 |
| --- | --- | --- | --- |
| GBS 疾病谱所有疾病 | 大多数为肢体和（或）脑神经支配的肌肉的对称性无力 *△# 单时相病程，自发病到无力高峰期的间隔为 12 小时至 28 天，其后为临床平台期 | 排除其他疾病 | 病前感染症状▲ 无力或之前有远端感觉异常 脑脊液蛋白细胞分离▽ |
| 典型 GBS | 四肢无力 * 和腱反射丧失 / 减低 | 无力通常从下肢开始并上行性发展，但可以从上肢起病 无力可轻微、中度或完全瘫痪 脑神经支配的肌肉或呼吸肌可受累 患儿中约 10% 腱反射正常或亢进 | 周围神经病的电生理证据 |
| 咽颈臂无力 | 口咽、颈部和上肢无力 *△，以及上肢腱反射丧失 / 减低 不伴下肢无力 | 缺乏一些体征提示不完全性咽颈臂无力：不伴上肢和颈部无力的为"急性口咽麻痹"，不伴咽喉麻痹的为"急性颈臂无力" 一些患儿可见下肢无力，但口咽、颈部和上肢无力更严重 出现其他体征提示与 GBS 重叠：有共济失调和眼外肌麻痹提示与 MFS 重叠，有共济失调但不伴眼外肌麻痹提示与急性共济失调性神经病重叠，有共济失调、眼外肌麻痹和意识障碍提示与 BBE 重叠 | 周围神经病的电生理证据 检测到抗 GT1a 或 GQ1b 的 IgG 类抗体 |
| 截瘫型 GBS | 下肢无力 * 和下肢腱反射丧失 / 减低 不伴上肢无力 | 通常膀胱功能正常且无明确的感觉平面 | 周围神经病的电生理证据 |

续表

| 疾病分类 | 核心临床特征 | 核心临床特征注解 | 支持特征 |
|---|---|---|---|
| 双侧面神经麻痹伴远端感觉异常 | 面神经麻痹[*]和肢体腱反射丧失/减低<br>不伴眼外肌麻痹、共济失调和肢体无力 | 一些患儿无可肢体感觉异常，腱反射可正常 | 周围神经病的电生理证据 |
| MFS | 眼外肌麻痹、共济失调[*][△]和腱反射丧失/减低<br>不伴肢体无力[▼]和嗜睡 | 缺乏某些体征提示不完全的MFS：不伴共济失调的为"急性眼外肌麻痹"，不伴眼外肌麻痹的为"急性共济失调性神经病"<br>出现单一体征提示不完全性MFS：眼睑下垂提示"急性眼睑下垂"，瞳孔散大提示"急性瞳孔散大" | 检测到抗GQ1b的IgG类抗体 |
| BBE | 嗜睡、眼外肌麻痹和共济失调[△]<br>不伴肢体无力[▼] | 不伴眼外肌麻痹的患儿为BBE的不完全型，称作"急性共济失调嗜睡综合征" | 检测到抗GQ1b的IgG类抗体 |

注：*：无力可不对称或单侧；△：每个成分的临床严重程度从部分性到完全性；#：除外急性共济失调性神经病和急性共济失调嗜睡综合征；▲：神经症状发病前3天至6周出现上呼吸道感染症状或腹泻；▽：脑脊液白细胞总数 $<50 \times 10^6$/L，且蛋白水平高于正常上限；▼：出现肢体无力提示与GBS重叠

（3）典型GBS的鉴别诊断：包括急性脊髓病变、癌性或淋巴瘤性脑膜炎、重症肌无力、维生素 $B_1$ 缺乏症、周期性瘫痪、类固醇肌病、中毒、急性低磷血症、长期应用神经-肌肉接头阻滞药物、蜱叮咬、西尼罗脊髓灰质炎、急性间歇性卟啉病和功能性瘫痪。

（4）MFS、BBE和咽颈臂无力的鉴别诊断：包括脑干梗死、重症肌无力、Wernicke脑病、肉毒中毒、白喉和蜱叮咬；截瘫型GBS的鉴别诊断包括腰骶神经丛病变、糖尿病性神经病、肿瘤、炎性病变（如结节病）、感染（如巨细胞病毒、Lyme病）和马尾病变；双侧面神经麻痹伴感觉异常的鉴别诊断包括Lyme病、结节病。

病前感染和脑脊液蛋白-细胞分离是所有GBS疾病谱疾病的支持特征，电生理证据是经典GBS以及咽颈臂型、截瘫型和双侧面神经麻痹型等局限性类型的支持特征，对咽颈臂型GBS还要求抗GT1a或GQ1b抗体阳性作为支持证据，对MFS和BBE则要求抗GQ1b抗体阳性作为支持证据。

## 三、康复评定

### （一）康复评定

**1. 实验室检查**

（1）血白细胞数可轻度升高，营养障碍性贫血，糖尿病人则血、尿糖增高。

（2）脑脊液出现蛋白-细胞分离：表现为蛋白增高而细胞数正常，此现象于疾病进行至2~3周达高峰，为本病特征之一。当患儿脑脊液中蛋白含量超过2g/dl时可引发颅内压升高和视乳头水肿。

**2. 电生理检查** 肌电图检查对于疾病的诊断具有重要价值，其改变与病情严重程度及病程长短有关。MCV（运动神经传导速度）、SCV（感觉神经传导速度）均可减慢或消失，EMG（肌电图）呈失神经改变。

**3. 心电图检查** 成年、重症患儿多数可见心电图异常，表现为窦性心动过速和T波改变，儿童

患者较为少见。

**4. 肌力评定**　可用常规的徒手检查肌力法和 MRC 量表。MRC 量表是神经科医生常用的徒手肌力检查分级量表，由英国医学研究理事会（Medical Research Council，MRC）制定，常用来评定患儿瘫痪肌肉的肌力。（表 6-15）

表 6-15　MRC 肌力评定量表

| 分级 | 描述 |
| --- | --- |
| 5 | 正常力量 |
| 4* | 抗重力和阻力主动运动 |
| 3 | 抗重力（但不能抗阻力）的主动运动 |
| 2 | 去重力（gravity eliminated），主动运动 |
| 1 | 有肌肉的收缩 |
| 0 | 没有肌肉收缩 |

注：*：$4^-$、4 和 $4^+$ 分别指在抗轻微、中度和很强阻力时运动

**5. GBS 肢体运动功能评定**　临床常应用 Hughes 评定量表。（表 6-16）

表 6-16　GBS 肢体运动功能（Hughes）评定量表

| 评分 | 肢体运动功能 |
| --- | --- |
| 0 | 正常 |
| 1 | 轻微的症状或体征，可以跑动，从事体力劳动 |
| 2 | 能独立行走 5m，不能从事体力劳动 |
| 3 | 借助拐杖或助行器支撑行走 5m |
| 4 | 只能在床上或座椅上行动 |
| 5 | 需要辅助通气治疗 |
| 6 | 死亡 |

**6. GBS 预后运动功能恢复评定表**　在进行相应的康复治疗后，可应用该量表评定患儿的运动功能恢复情况。（表 6-17）

表 6-17　GBS 预后运动功能恢复评定表

| 恢复等级 | 评定标准 |
| --- | --- |
| 0 级（M0） | 肌肉无收缩 |
| 1 级（M1） | 近端肌肉可见收缩 |
| 2 级（M2） | 近、远端肌肉可见收缩 |
| 3 级（M3） | 所有重要肌肉功能抗阻力收缩 |
| 4 级（M4） | 能进行所有运动，包括独立性的或协同运动 |
| 5 级（M5） | 完全正常 |

### 7. GBS 感觉功能恢复评定（表6-18）

表6-18　GBS 预后感觉功能恢复评定表

| 恢复等级 | 评定标准 |
| --- | --- |
| 0级（S0） | 感觉无恢复 |
| 1级（S1） | 支配区皮肤深感觉恢复 |
| 2级（S2） | 支配区浅感觉和触觉部分恢复 |
| 3级（S3） | 皮肤痛觉和触觉恢复，且感觉过敏消失 |
| 4级（S4） | 到 $S_3$ 水平外，两点辨别觉部分恢复 |
| 5级（S5） | 完全恢复 |

## （二）全身功能状态的评定

包括对患儿的心肺功能状况、是否使用呼吸机、有无各种并发症、有无复发等进行评定。

## （三）日常生活活动能力的评定

可使用改良 Barthel 指数评分法进行评定。

## （四）预后的评定

1. Erasmus 吉兰 - 巴雷综合征呼吸衰竭评分量表（the Erasmus GBS respiratory insufficiency score，EGIRS）　可在发病后 1 周内根据临床资料预测呼吸衰竭风险，有助于明确患者需要人工呼吸的概率。呼吸衰竭的风险与疾病的进展速度、四肢无力的严重程度、腓总神经传导阻滞以及低肺活量等因素有关。但该评分量表是否能用于儿童吉兰 - 巴雷综合征患者的评定还需要进一步验证。（表6-19）

表6-19　EGRIS 呼吸衰竭评分量表

| 测量内容 | 级别 | 分值 |
| --- | --- | --- |
| 从发病到入院的时间间隔 | >7 日 | 0 |
|  | 4~7 日 | 1 |
|  | ≤4 日 | 2 |
| 入院时面部和（或）球部无力 | 无 | 0 |
|  | 有 | 1 |
| 入院时的 MRC 总分 | 51~60 | 0 |
|  | 41~50 | 1 |
|  | 31~40 | 2 |
|  | 21~30 | 3 |
|  | ≤20 | 4 |

注：0~2 分为低危，3~4 分为中危，5~7 分为高危

2. Erasmus 吉兰 - 巴雷综合征预后评分（the Erasmus GBS outcome score，EGOS）量表、改良 Erasmus GBS 预后量表（mEGOS）　与吉兰 - 巴雷综合征不良预后一致相关的患者特征包括：高龄（≥40 岁）、前驱性腹泻（或在过去 4 周内有空肠弯曲菌感染）以及病情高峰时的高

度无力。基于这三个临床特点开发而成的 EGOS，可在患儿入院 2 周后用以预测其发病 6 个月时的行走能力。改良 Erasmus GBS 预后量表（mEGOS）需使用医学研究理事会（MRC）肌力评分（而不是无力）来评定肌力，并可用以在患儿入院 1 周时就进行预后预测，而此时的治疗干预可能更为有效。

## 四、康复治疗

### （一）急性阶段治疗

1. **丙种球蛋白** 临床试验证明急性期给予患儿静脉注射大剂量的丙种球蛋白可缩短病程，控制病情发展。

2. **血浆置换** 认为能够清除患儿血浆中髓鞘毒性抗体、致病炎性因子和抗原抗体免疫复合物等，在早期接受血浆置换的患儿可有效缩短病程，但并不能降低死亡率。可配合丙种球蛋白治疗。

3. **神经营养药** 大剂量的 B 族维生素（$B_1$、$B_6$、$B_{12}$），神经生长因子、神经节苷脂等可一定程度上起到促进神经修复、改善组织代谢的作用。

4. **糖皮质激素** 有炎性脱髓鞘病变都可使用肾上腺皮质激素如泼尼松、地塞米松或氢化可的松。但由于 GBS 为自限性疾病，故其疗效尚不确切。

5. **辅助呼吸** 对于重症呼吸肌麻痹患儿要及时进行气管切开，应用呼吸机。GBS 引起呼吸麻痹的常见原因是延髓麻痹引起的上呼吸道功能受损、膈肌无力和肋间肌无力所引起的通气不足、肺不张和肺炎等，以及呼吸衰竭引起低氧血症和高碳酸血症等。对上述症状的患儿应进行适当的呼吸功能训练，包括胸部叩击、呼吸练习、抗阻呼吸训练等能有效阻止 GBS 患儿因肌力减退所致的肺功能损害。对于亚急性期肺功能降低、咳嗽排痰无力者，应继续指导其进行呼吸训练，其内容包括：

（1）腹式呼吸训练：根据患儿情况取仰卧位或半卧位、坐位，让患儿一只手放在上腹部（剑突下），感觉横膈和腹部的活动，另一只手放在胸部，感觉上胸及辅助呼吸肌的活动，经鼻腔做深呼吸，同时向上隆起腹部而使胸廓运动保持最小。呼气时腹肌和手同时下压腹腔，以进一步增加腹内压，迫使膈肌上抬，每日 2 次，每次 10~25 分钟。

（2）缩唇呼吸训练：患儿闭唇经鼻吸入气体后，缩唇吹口哨样缓慢呼气，吸气时间与呼气时间为 1：2 至 1：5，呼吸频率 <20 次 / 分。

（3）咳嗽呼吸训练：患儿在床上取坐位或半卧位，稍向前弯腰，手放在剑突下，深吸一口气，短暂闭气 1 秒，再用爆发力咳嗽，把痰液排出。

6. **对症支持** 疼痛明显使用止痛剂、镇静剂，如卡马西平等；改善末梢循环可用烟酸、地巴唑、川芎嗪注射液、低分子右旋糖酐等；重症可使用 ATP、辅酶 A 等能量合剂。

7. **自主神经功能障碍的康复** 通过交感神经皮肤反应和心脏心率变异性参数等相关指标，可以早期发现 GBS 患儿自主神经功能障碍，做到早发现、早期干预。早期的康复干预包括：①对患儿和家属进行教育和警示；②多学科参与的康复团队对患儿进行诊断、治疗、教育和鼓励；③避免疼痛、压疮、失眠等诱因。早期的预防策略是极其必要的，如弹力袜的使用以及生物反馈治疗和直立床的使用。此外，对于 GBS 患儿的自主神经功能障碍，心理支持，包括生物行为策略和认知行为疗法也是至关重要的，通常可以用来缓解自主神经功能障碍的症状。

8. **早期介入康复与并发症的预防** 早期介入康复治疗非常重要，GBS 症状高峰常出现在起病后 2 周内，在此期间进行康复治疗可预防肌肉萎缩、关节强直和畸形等并发症。主要包括局部神经的压迫（尺神经、腓总神经、股外侧皮神经麻痹最常发生）、压疮、血压的异常波动、异位骨化、深静脉血栓等。

（1）早期运动康复：包括正确摆放患儿的体位，保持肢体功能位，穿弹力袜或皮下注射肝素预防深静脉血栓形成。病情稍稳定后即对受累的肢体关节进行全关节活动范围各轴向被动活动，以维持关节的活动度。操作手法宜轻柔，可配合针对肱二头肌、肱三头肌、腓肠肌、腘绳肌等关键肌进行推拿治疗，保持肌肉长度及肌张力，改善局部血液循环。

（2）物理疗法：在失神经支配早期，肌肉萎缩速度较快（年龄较小的患儿肢体脂肪含量较高，肌萎缩较难以发觉，故护理人员需密切关注此时期患儿肢体活动能力和肌张力的改变），可使用适量的电刺激以减轻肌肉的萎缩，同时采用温热疗法改善血液循环，促进感觉和随意运动的恢复。

### （二）恢复期康复治疗

**1. 运动疗法** 增强瘫痪肌的肌力为目的，重点是根据受损肌肉设计加强主动肌力训练。根据病损肌肉的肌力情况选取不同的训练模式，对患儿进行被动运动、助力运动、主动运动、抗阻运动等，可结合日常生活活动协同治疗。随着患儿病情的恢复，可以逐渐增加训练的强度和时间。

**2. 物理治疗** 包括温热疗法、生物反馈、激光疗法、水疗等。操作的原则应从轻刺激开始逐渐增强，并严格控制强度，切勿超出患儿的承受范围。急性期过后，对于肌无力、肌萎缩，可以电针疗法选取手、足阳明经结合五脏背俞穴（肺俞、心俞、肝俞、脾俞、肾俞），通行经络气血，疏通局部阻滞，恢复神经肌肉功能。

**3. 作业治疗（occupation therapy，OT）** 应用的器械包括沙袋、哑铃、滑轮、多用架、股四头肌训练器、平行棒、臂式腕关节屈伸器、旋前旋后器等。训练原则为：训练其所有残存肌力，训练强度应该根据患儿的实际情况安排，日常生活活动能力训练应与增强肌力的训练同时进行。

**4. 增强呼吸肌肌力训练** 呼吸肌群受累时主要以调节呼吸的深度及频率、增强呼吸肌肌力为主，如在不同体位下进行针对性腹式呼吸训练等。对于脑神经损伤出现真性延髓麻痹相关症状可进行呼吸训练、促通技术治疗、吞咽器官运动训练。

**5. 步态再训练和日常生活能力训练** 对较大的儿童需进行这方面的训练。

**6. 关节挛缩畸形的治疗** 可应用夹板、矫形器等支具，维持关节功能位与稳定性。

### （三）疼痛的康复

**1. 预防性措施和心理治疗** 疼痛可能由于感染、压疮、痉挛、情绪波动等因素诱发，避免或治疗诱因可以有效地防治疼痛，同时放松技术、暗示疗法、生物反馈、教育等对轻度的疼痛均有效。

**2. 运动疗法和理疗** 运动疗法有助于增加关节活动范围，提高肌肉力量，改善心理状态；按摩、中高频电、经皮神经电刺激（transcutaneous electric nerve stimulation，TENS）等理疗有助于减轻局部炎症，改善血液循环，缓解慢性疼痛。

**3. 药物治疗** 包括一线的非甾体抗炎药，以及口服阿片类药物、静脉/连续硬膜外注射吗啡、三环类抗抑郁药、卡马西平、加巴喷丁、甲泼尼龙等。阿片类药物可以加剧消化道自主神经紊乱和膀胱扩张，因此应严密观察相关副作用。

### （四）精神心理障碍的康复

在康复治疗时要体现关爱，同时对患儿进行心理疏导，增强战胜疾病的信心，避免因疾病导致抑郁、孤独等心理行为问题而影响今后生活质量。

1. GBS患儿伴有抑郁状态时应采用抗抑郁治疗。

2. GBS 患儿还可能出现应激反应，应激反应可以加重患儿症状，早期支持性的治疗、放松及认知行为训练可以降低患儿应激反应。

3. GBS 患儿需要家庭和照料者长期的躯体、心理和经济支持　因此陪护者的身体及心理对 GBS 患儿精神压力也很重要，对陪护者进行健康教育，改善他们的躯体及心理状态，这对 GBS 患儿的恢复有利。

4. 心理功能康复训练。心理功能可以影响患儿的身体功能，因此治疗师给患儿提供治疗时应鼓励他们，并给予心理功能的训练和改善社会功能方面的训练项目，改善患儿情感和心理功能。

## 五、 预防及预后

1. **预防**　本病急性期应尽早就诊，及时治疗。当出现呼吸、吞咽困难，血压的快速波动，心律失常，严重的肺感染时，为病情严重，随时可危及生命，应急诊住院，立即采取相应有效的抢救措施，这是提高抢救的成功率、降低病死率的关键所在。

2. **预后**　GBS 早期死亡率高达 30%，近年来由于临床治疗方案不断完善、呼吸机及相应药物的合理应用，死亡率已降至 5% 以下。少有足下垂后遗症的病例。70%~75% 的患儿完全恢复，25% 遗留轻微神经功能缺损，5% 死亡，通常死于呼吸衰竭。有前期空肠曲菌感染证据者预后较差，病理以轴索变性为主者病程较迁延且恢复不完全。起病急骤或辅助通气者预后不良。早期有效治疗及支持疗法可降低重症病例的死亡率和改善预后。

（李海峰　唐久来）

# 第六节　脊　髓　炎

## 一、 概述

### （一）定义

脊髓炎（myelitis）是指由于各种生物源性感染如病毒、细菌、螺旋体、立克次体、寄生虫、原虫、支原体等，或感染后、接种后所诱发的脊髓灰质和（或）白质的炎性病变。根据病因，可以将脊髓炎分成感染性脊髓炎、感染后脊髓炎和接种后脊髓炎、原因不明性脊髓炎。根据起病的情况，可以将脊髓炎分成急性脊髓炎（acute myelitis，AM）（1 周内病情达高峰）、亚急性脊髓炎（2~6 周）和慢性脊髓炎（超过 6 周）。

### （二）流行病学特征

儿童临床上最常见的脊髓炎类型为急性横贯性脊髓炎（acute transvers myelitis，ATM）。ATM 好发于冬春季，发病率为 1.34/1 000 000~4.6/1 000 000，儿童占 20%~30%。患儿有两个发病高峰，分别为 3 岁以下及 5~17 岁。

## 二、 临床特点

### （一）分型

脊髓炎各型中，临床最常见的是急性非特异性脊髓炎（acute nonspecific myelitis，ANM），指原因不明的急性或亚急性脊髓横贯性炎性损害，发病机制尚不清楚，目前多认为本病系自身免疫性疾病，可由感染、受凉、免疫接种等诱发。ANM 临床特征为病损平面及以下肢体瘫痪、传导束型感觉障碍和直肠膀胱功能障碍，包括急性横贯性脊髓炎、急性上升性脊髓炎（acute ascending myelitis，AAM）和急性播散性脑脊髓炎（acutedisseminatedercephalomyelitis，ADEM）。根据脊髓损害的严重程度及双侧肢体神经功能损害是否对称又可将急性横贯性脊髓炎分为急性完全横贯性脊髓炎（acute complete transvers myelitis，ACTM）和急性部分性横贯性脊髓炎（acute partial transvers myelitis，APTM）。脊髓磁共振成像（MRI）检查若显示脊髓受累长度超过 3 个或更多椎体节段者被定义为长节段性横贯性脊髓炎，儿童急性非特异性脊髓炎多表现为此。

### （二）临床表现

ATM 是非特异性炎症引起的脊髓白质脱髓鞘病变或坏死，导致急性横贯性脊髓损害，多发生在感染之后，炎症常累及几个脊髓节段的灰白质及其周围的脊膜，并以胸髓尤其是胸 3—胸 5 节段最易受侵。

ATM 可发病于任何年龄，青壮年较常见，儿童较少见。ATM 发病无性别差异，散在发病，以冬末春初或秋末冬初多发。病前数日或 1~4 周常有发热、全身不适或上呼吸道感染症状，可有过劳、外伤及受凉等诱因。本病呈急性起病，首发症状为先感觉肢体麻木或疼痛，数小时后出现肢体无力；或以肢体无力起病，1~2 天症状达高峰；ATM 少数可呈卒中型发病，即突然出现肢体无力瘫倒，症状很快达高峰；也偶有起病较缓，1~2 周症状达高峰。约 1/2 ATM 患儿有发热，约 1/3 患儿有颈抵抗。

#### 1. 运动障碍

（1）运动障碍特点：几乎与感觉障碍同时出现，主要为上运动神经元瘫痪，肢体瘫痪程度因病损程度而不同，完全性横贯性损害者肌力为 0 级。早期除肢体无力外，还出现肌张力降低、腱反射消失、病理反射阴性，呈弛缓性瘫痪（下运动神经元瘫痪）样表现，这种现象称为脊髓休克。脊髓休克期持续时间长短不一，可为数天至数周不等，一般为 1~2 周，少数可达数周。病情严重或有感染、压疮等并发症者，脊髓休克可长达 1~2 个月或更长。脊髓休克期过后，瘫痪肢体逐步出现部分肌力恢复、肌张力增高、腱反射亢进、病理反射阳性，呈痉挛性瘫痪（上运动神经元瘫痪）。肌力恢复从肢体远端开始，1~3 周可有半数以上患儿恢复行走能力。极少数患儿肢体长期处于弛缓性瘫痪状态，可能与脊髓软化或脊髓血供障碍有关。

（2）肢体瘫痪根据受累脊髓部位不同而表现各异：①高颈段（颈 1—4）病变上下肢均呈上运动神经元瘫痪，因呼吸肌麻痹伴发呼吸困难；②颈膨大（颈 5—胸 2）病变双上肢呈下运动神经元瘫痪，双下肢呈上运动神经元瘫痪；③颈 8 和胸 1 节段侧角细胞受累出现 Horner 综合征（同侧面部潮红无汗、瞳孔缩小、上睑下垂、眼球内陷）；④胸段（胸 3—12）病变双下肢呈上运动神经元瘫痪；⑤胸腰段脊髓炎者，出现下肢瘫痪；⑥腰膨大（腰 1—骶 2）病变双下肢呈下运动神经元瘫痪；⑦骶段病变者，出现马鞍会阴区感觉障碍、肛门反射和提睾反射消失，无明显肢体运动障碍和锥体束征；⑧脊髓圆锥病变无肢体瘫痪。

2. **感觉障碍**　为传导束型感觉障碍，受损平面以下所有感觉消失。年龄小的患儿因表达能力差，有时难以查出感觉障碍平面。少数患儿在感觉消失区上缘和正常感觉区之间有1~2个节段感觉过敏区或束带样感觉异常，是因后根受刺激所致。一般儿童罹患ATM者感觉障碍恢复早于运动障碍，多数1~2周、少数3~4周恢复正常，这与成人感觉障碍恢复较运动障碍恢复慢不同。

3. **自主神经功能障碍**

（1）括约肌功能障碍：2/3患儿的括约肌功能障碍晚于运动障碍出现，其恢复也比较慢。脊髓休克期因膀胱逼尿肌松弛，膀胱无充盈感，出现尿潴留，呈无张力性神经源性膀胱；当其过度充盈超过膀胱括约肌承受压力时，尿液自动流出，称为充盈性尿失禁。当脊髓休克期过后，因骶髓排尿中枢失去大脑的抑制性控制，排尿反射亢进，膀胱内的少量尿液即可引起逼尿肌收缩和不自主排尿，称之反射性失禁。如病变继续好转，可逐步恢复随意排尿能力，多于2~3周恢复正常。脊髓休克期由于肛门括约肌松弛，可出现大便失禁；亦可因结肠蠕动和直肠活动减弱而出现大便潴留或便秘。随着脊髓功能恢复，大便功能可逐渐恢复正常。

（2）其他表现：脊髓休克期可出现受累节段以下皮肤干燥、苍白、脱屑，躯体少汗或无汗、指（趾）甲脆裂、立毛肌不能收缩等自主神经损害症状。病变水平以上可有发作性出汗过度、皮肤潮红、反射性心动过缓等自主神经反射异常。脊髓病变后，性功能也会出现不同程度障碍。上升性脊髓炎是ANM的危重型，起病急骤，感觉障碍平面常于数小时或1~2天内上升至高颈段，瘫痪由下肢迅速波及上肢及延髓支配肌群，出现呼吸困难、吞咽困难、构音不清等，可死于呼吸衰竭。

## 三、康复评定

脊髓炎为脊髓损伤的常见类型，选用脊髓损伤的评定工具对其评定。

### （一）神经受损情况的评定

1. **脊髓神经受损水平的确定**　常用美国脊髓损伤学会（American Spinal Injury Association，ASIA）制定的受损水平确定表（表6-20）对脊髓神经受损水平进行确定。需注意确定受损水平时，该平面关键性肌肉的肌力必须为≥3级，该平面以上关键性肌肉的肌力必须≥4级，评定时需同时检查身体两侧的运动损伤平面和感觉损伤平面，并分别进行记录，只有胸2—腰1节段因运动损伤平面难以确定，主要以感觉受损平面来确定受损水平。

表6-20　脊髓神经受损水平的确定

| 运动（3级及以上的肌力）水平 | 感觉水平（针刺、轻触） |
| --- | --- |
| C₂ | 枕骨粗隆 |
| C₃ | 锁骨上窝 |
| C₄ | 肩锁关节顶部 |
| C₅屈肘肌（肱二头肌和肱桡肌） | 前肘窝外侧 |
| C₆伸腕肌（桡侧伸腕肌） | 拇指 |
| C₇伸肘肌（肱三头肌） | 中指 |
| C₈中指末节指屈肌（指深屈肌） | 小指 |
| T₁小指外展肌 | 前肘窝内侧 |
| T₂ | 腋窝顶部 |

续表

| 运动（3级及以上的肌力）水平 | 感觉水平（针刺、轻触） |
|---|---|
| $T_3$ | 第三肋间锁骨中线 |
| $T_4$ | 第四肋间锁骨中线 |
| $T_5$ | 第五肋间锁骨中线 |
| $T_6$ | 剑突水平 |
| $T_7$ | 第七肋间锁骨中线 |
| $T_8$ | 第八肋间锁骨中线 |
| $T_9$ | 第九肋间锁骨中线 |
| $T_{10}$ | 脐 |
| $T_{11}$ | 第十一肋间（在$T_{10-12}$之间）锁骨中线 |
| $T_{12}$ | 腹股沟韧带中点 |
| $L_1$ | $T_{12}$~$L_2$距离的一半（$L_2$在股前中点上） |
| $L_2$ 屈髋肌（髂腰肌） | 股前面中点 |
| $L_3$ 伸膝肌（股四头肌） | 股内髁 |
| $L_4$ 踝背伸肌（胫前肌） | 内踝 |
| $L_5$ 趾长伸肌（踇长伸肌） | 足背第3跖趾关节处 |
| $S_1$ 踝跖屈肌（腓肠肌与比目鱼肌） | 外踝 |
| $S_2$ | 腘窝中点 |
| $S_3$ | 坐骨结节 |
| $S_{4-5}$ | 肛周区 |

注：①膈肌以有无自主呼吸运动为准。②运动项目检查以徒手肌力检查法0~5级评定打分。③感觉项目主要检查针刺觉和轻触觉，并按3个等级打分：0分缺失、1分障碍（感觉减退或感觉过敏）、2分正常；NT为无法检查。用一次性针头查针刺觉，用棉签查轻触觉，在针刺觉检查时，不能区别钝性和锐性刺激时应评为0分

**2. 脊髓炎神经病损程度的评定** 按照 ASIA 的损伤分级（表6-21）或 AI Deeb 神经功能缺损评分系统（AI Deeb deficit scoring system）（表6-22）进行评定。

表6-21 脊髓炎 ASIA 损伤分级

| 损伤程度 | 临床表现 |
|---|---|
| A：完全损伤 | $S_4$~$S_5$无感觉和运动功能 |
| B：不完全损伤 | 损伤水平以下，包括$S_4$~$S_5$，有感觉功能但无运动功能 |
| C：不完全损伤 | 损伤水平以下，运动功能存在，大多数关键肌肌力 <3 级 |
| D：不完全损伤 | 损伤水平以下，运动功能存在，大多数关键肌肌力 ≥3 级 |
| E：正常 | 感觉和运动功能正常 |

注：完全性脊髓损伤，$S_4$~$S_5$既无感觉也无运动功能，可有部分保留区（zone of partial preservation），但不超过3个节段；不完全性脊髓损伤：$S_4$~$S_5$有感觉或运动功能，部分保留区超过3个节段

表 6-22　Al Deeb 神经功能缺损评分系统

| 神经功能检查 | 完全缺失 | 减弱 | 正常 |
|---|---|---|---|
| 单个肢体 | | | |
| 脊髓后柱感觉 | 0 | 0.5 | 1 |
| 脊髓丘脑束感觉 | 0 | 0.5 | 1 |
| 肌力 [a] | 0 | 0.5~1.5 | 2 |
| 所有肢体 | 0 | | 16 |
| 括约肌控制 | 0 | | 4 |

注：[a]MRC 肌力等价评分：4 级 =1.50，3 级 =1.00，2 级 =0.75，1 级 =0.50，0 级 =0

**3. 脊髓休克的评定**　球海绵体反射是判断脊髓休克是否结束的指征之一，此反射的消失为休克期，反射的再出现表示脊髓休克结束。但需注意的是正常人有 15%~30% 不出现该反射，圆锥损伤时也不出现该反射。具体检查方法：用戴手套的食指插入肛门，另一手刺激龟头（女性刺激阴蒂），阳性时手指可以明显感觉肛门外括约肌的收缩。脊髓休克结束的另一指征是损伤水平以下出现任何感觉运动或肌肉张力升高和痉挛。

## （二）运动功能的评定

主要包括肌力的评定和肌张力的评定。其中肌力的评定常用的为 SCI 学会提出的运动评分法或称运动指数评分（motor score，MS），最高分左侧 50 分，右侧 50 分，共 100 分，评分越高肌肉功能越佳，据此可评定运动功能；肌张力的评定主要有神经科分级、Ashworth 分级、Penn（按自发性肌痉挛发作频度评分）及 Clonus 分级（按踝阵挛持续时间）等，目前临床上多采用改良的 Ashworth 量表评定。

## （三）感觉功能的评定

采用 ASIA 的感觉指数评分（sensory index score，SIS）评定感觉功能（详见表 6-20 中感觉水平的确定），每种感觉一侧最高得分为 56 分，左右两侧为 $2 \times 56=112$ 分，两种感觉得分之和最高可达 224 分，分数越高表示感觉越接近正常。

## （四）反射的评定

包括球海绵体反射及其他神经反射和病理反射。

## （五）日常生活活动能力的评定

常用截瘫改良巴氏指数评定表及四肢瘫功能指数（QIF）评定表来评定患儿的日常生活活动能力（ADL），用功能独立性评定量表（functional independence measure，FIM）来评定患儿的独立生活能力。

## 四、 康复治疗

脊髓炎的康复治疗主要是为了促进肢体功能的康复，对于生命体征平稳的患儿，建议早期即行康复介入，能较好地改善预后。早期宜进行瘫痪肢体被动运动，配合推拿按摩、理疗、针灸等；并保持瘫痪肢体于功能位，防止屈曲挛缩。当肌力开始部分恢复时，应鼓励患儿进行肢体主动运动，促进肌力恢复。

### （一）急性期康复治疗

主要采用床边训练的方法，防止失用综合征，为以后康复创造条件。应注意康复训练需视患儿病情给予适当强度，防止运动过度，影响病情。具体内容包括：①保持良好的体位；②防止压疮；③坐起训练；④站立训练；⑤关节被动活动训练；⑥主动运动训练；⑦物理因子治疗；⑧其他如中医针灸、按摩等。

### （二）恢复期康复治疗

恢复期时患儿的感染症状已基本消失，遗留各种功能障碍，应根据评定结果制订康复计划，具体内容包括：①肌力训练；②垫上训练；③坐位训练；④转移训练；⑤轮椅训练；⑥站立、步行训练；⑦物理因子治疗；⑧其他如中医针灸、按摩推拿、神经肌肉电刺激及中频电刺激等。

### （三）家庭康复治疗

在完成医院的康复计划后，应坚持患儿在家中的康复训练，并定期随访，必要时与感染科、呼吸科、神经外科及骨科行多学科联合会诊以制订康复随访计划。在家庭康复计划的制订中，除了在亚急性和慢性阶段进行的练习外，还应包括：①腹肌、髂腰肌、臀大肌、臀小肌、腘绳肌和股四头肌的肌力训练；②腕关节的完全外展和屈曲功能的锻炼；③腹斜肌的抗阻训练；④呼吸功能的训练；⑤适当的心血管耐力练习。

### （四）根据脊髓受损水平进行康复训练计划制订

1. **颈 4 横贯性脊髓炎** 包括加强呼吸功能的训练、口部肌肉力量及灵活性的训练、站立训练及被动关节活动等。

2. **颈 5 横贯性脊髓炎** 包括增强肱二头肌（屈肘肌）的肌力、学习使用低靠背轮椅并在平地上自己驱动、学会使用固定于轮椅靠背扶手上的套索前倾减压或利用双肘支撑轮椅扶手减压、练习自己进食、呼吸功能训练、站立训练及被动关节活动等。

3. **颈 6 横贯性脊髓炎** 包括驱动轮椅的训练、单侧交替地给臀部减压、坐起训练、站立训练、呼吸训练、被动关节活动、增强肱二头肌（屈肘）和桡侧伸腕肌（伸腕）的肌力。

4. **颈 7 横贯性脊髓炎** 包括上肢残存肌力增强训练、双手撑在轮椅扶手上进行臀部减压训练、床 - 轮椅及轮椅 - 浴盆转移训练、呼吸训练及被动关节活动等。

5. **颈 8—胸 2 横贯性脊髓炎** 包括加强上肢肌肉强度和耐力的训练、坐位撑起减压训练、轮椅技巧练习、转移训练及职业训练等。

6. **胸 3—胸 12 横贯性脊髓炎** 包括治疗性步行训练、下肢负重训练及站立训练等。

7. **腰 1—腰 2 横贯性脊髓炎** 包括四点步态行走训练、从轮椅上独自站起训练、上下楼梯训练、安全的跌倒和重新爬起训练、下肢负重训练及站立训练等。

8. **腰 3—腰 3 以下横贯性脊髓炎** 包括双下肢残存肌力训练、四点步态行走训练、从轮椅上独自站起训练、上下楼梯训练、安全的跌倒和重新爬起训练、下肢负重训练及站立训练等。

### （五）辅助器械的应用

辅助器械的应用是脊髓炎后康复治疗的重要组成部分。脊髓炎神经病变的水平不同，其康复目标不同，所需要的辅助器械也不完全相同（表6-23）。脊髓神经病损程度不同，其残存的肌肉力量不同，所需要的辅助器械也不完全相同。此外，患儿的年龄、体质及生活环境和经济条件也是影响选择辅助器械的重要因素，应根据患儿的整体情况作出适当的选择。

表6-23　不同水平横贯性脊髓炎对应所需的辅助器械

| 辅助器械 | $C_4$ | $C_5$ | $C_6$ | $C_{7~8}$ | $T_{1~10}$ | $T_{11~12}$ | $L_{1~3}$ | $L_{4~5}$ |
|---|---|---|---|---|---|---|---|---|
| 电动轮椅 | + | + | ± | | | | | |
| 轻型轮椅 | | ± | + | + | + | ± | | |
| 标准轮椅 | | | | | ± | + | + | + |
| 上肢夹板 | + | + | + | | | | | |
| ADL自助具 | + | + | + | + | | | | |
| 轮椅用滑板 | | + | + | ± | | | | |
| 助步器 | | | | | | | + | + |
| 腋拐 | | | | | + | + | + | |
| AFO支具 | | | | | | | + | + |
| KAFO支具 | | | | | | | | |
| 环境控制 | + | | | | | | | |

## 五、　预防及预后

与成人患者相比，儿童急性脊髓炎神经功能缺损更严重，但预后相对较好，文献报道56%的ANM患儿能够完全康复，44%的患儿有不同程度的后遗症发生。10%左右患儿可能复发或出现视神经损害而衍化为视神经脊髓炎或多发性硬化。

本病预后与病情严重程度、有无并发症及治疗和护理措施是否得当有关。预后不良的高危因素有：①首发症状是背痛，病情急剧发展，24小时内达高峰；②病初有发热症状；③极期≥12天；④极期神经功能缺损评分低；⑤双下肢呈完全性瘫痪，感觉障碍平面上升至颈髓皮节；⑥发生脊髓休克，脊髓休克期超过2周；⑦肢体长期处于弛缓性瘫痪状态；⑧弥漫性脊髓损害和上升性脊髓炎；⑨并发压疮、肺部和泌尿系感染者。

（李海峰）

# 第七节　周围神经病

## 一、　面神经麻痹

### （一）概述

**1. 定义**　面神经麻痹（facial paralysis）是以面部表情肌群运动功能障碍为主要特征的一种疾

病。它是一种常见病、多发病，不受年龄限制。一般症状是口眼歪斜，患者往往连最基本的抬眉、闭眼、鼓嘴等动作都无法完成。

### 2. 流行病学特征

（1）发病率：国外 Schoenbeng BS 报告为 20.0/（10 万·年）。我国有报道发病率为 31.1/（10 万·年）。女性较男性稍多见。发病季节以 4、5 月与 7、8 月份较多。没有儿童发病率的报告。

（2）病因：引起面神经麻痹的病因较多，临床上根据损害发生部位可分为中枢性面神经麻痹和周围性面神经麻痹。中枢性面神经麻痹病变位于面神经核以上至大脑皮质之间的皮质延髓束，通常由脑血管病、颅内肿瘤、脑外伤、炎症等引起；周围性面神经麻痹病变发生于面神经核和面神经。本节主要介绍周围性面神经麻痹，其常见病因为：

1）感染性病变：多由潜伏在面神经感觉神经节病毒被激活引起。

2）耳源性疾病：中耳炎。

3）中毒：酒精中毒，长期接触有害物。

4）代谢障碍：糖尿病、维生素缺乏。

5）其他：自身免疫反应、肿瘤、创伤性、神经源性、血管功能不全和先天性面神经核发育不全等。

## （二）临床特点

### 1. 临床表现
多表现为病侧面部表情肌瘫痪，前额皱纹消失、眼裂扩大、鼻唇沟平坦、口角下垂。在微笑或露齿动作时口角下坠及面部歪斜更为明显。病侧不能做皱额、蹙眉、闭目、鼓气和噘嘴等动作。鼓腮和吹口哨时，因患侧口唇不能闭合而漏气。进食时食物残渣常滞留于患侧的齿颊间隙内，常伴有患侧流口水、流泪。

面神经炎引起的面瘫绝大多数为一侧性，且右侧多见，多数患者往往于清晨洗脸、漱口时突然发现一侧面颊动作不灵、口眼歪斜。部分患者可有舌前 2/3 味觉障碍、听觉过敏等。

外伤引起的周围性面神经麻痹可分为早发性（损伤后立即出现面瘫）和迟发性（伤后 5~7 天出现面瘫）两种。依据伤后面瘫发生的迟早、程度，电兴奋和肌电图检查，可评估面神经损伤的程度以判断预后。

### 2. 体征
面神经分布区的主观检查可见患侧皱额、皱眉、闭眼、蹙鼻、鼓腮、露齿、噘嘴和吹口哨等动作无力或完全不能，部分患者耳后乳突区域压痛，或耳壳、外耳道出现疱疹；角膜反射患侧减退，患侧听觉气导增强或减退，舌前 2/3 味觉减退，可同时出现，也可单独出现。极端个案出现患侧面瘫同时，伴有同侧听力下降、咽反射消失，咽腭弓松弛，属第 7、8、9 对脑神经同时受累，而无其他脑神经及肢体病变。

### 3. 辅助检查

（1）电生理检查：瞬目反射（BR）、双侧面神经传导速度（NCV）、额肌和口轮匝肌肌电图（EMG）检查是面神经麻痹后常用的评价方法。

（2）磁共振成像（MRI）检查：3D-MRI 成像序列提供的毫米级、亚毫米级图像结合三维重建（MPR）技术，不仅能清晰显示面神经，还能显示面神经与邻近组织结构的空间关系，如周围是否存在血管、占位等压迫面神经。

（3）实验室检查

1）血液常规检查：血白细胞计数及分类多数正常，但部分已经用过糖皮质激素的患者，白细胞总数会升高。病毒感染者淋巴细胞升高，中性粒细胞减低。

2）生化检查：空腹血糖升高者，是否确诊有糖尿病，使用糖皮质激素需注意影响血糖。

3）免疫学检查：细胞免疫和体液免疫检查。对于明确有疱疹出现或患侧颈枕部疼痛明显而无疱疹出现者，发作 2 次或以上面神经麻痹的患者，常规做免疫球蛋白、补体、T 细胞亚群检测。

4）脑脊液检查：对疑似脑神经型吉兰 - 巴雷综合征，表现双侧面神经同时周围性瘫痪，应做腰穿脑脊液检查，呈现蛋白、细胞分离可资鉴别。

**4. 诊断**

（1）急起发病，单侧为主，口眼歪斜。

（2）哭笑时明显。

（3）鼻唇沟变浅、消失或加深。面颊部不对称、平坦、增厚或抽搐。面部感觉发紧、僵硬、麻木或萎缩。

（4）全身情况良好。

**5. 鉴别诊断**　单纯周围性面神经麻痹通过病史和体检较容易做出诊断，如果疑为颅内疾病所致需做头颅影像学检查予以鉴别诊断。

## （三）康复评定

**1. 面神经功能评分标准**　面神经功能评分系统 - 静态观评分表、并发症评分表、动态观评分表见表 6-24、表 6-25、表 6-26。面神经功能评分满分为 50 分。

表 6-24　面神经功能评分系统 - 静态观评分表（静态观下与健侧比较）

| 部位 | 表现 | 评分 | 部位 | 表现 | 评分 |
|---|---|---|---|---|---|
| 额纹 | 正常 | 0 | 鼻唇沟 | 正常 | 0 |
| | 变浅、变短 | 1 | | 变浅、变短 | 1 |
| | 完全消失 | 2 | | 消失 | 2 |
| 眼眉 | 正常 | 0 | 人中沟 | 正常 | 0 |
| | 眉梢下垂 | 2 | | 人中沟歪向健侧 | 2 |
| | 整体下垂 | 3 | | | |
| 眼睑 | 正常 | 0 | 口型 | 正常 | 0 |
| | 上眼睑下垂 | 2 | | 口型歪向健侧 | 1 |
| | 下眼睑外翻 | 3 | | 患侧口角下垂 | 3 |
| 鼻孔 | 正常 | 0 | 颊唇沟 | 正常 | 0 |
| | 变形 | 1 | | 变浅 | 1 |
| | 鼻翼塌陷 | 3 | | 消失 | 3 |

注：静态观评分=各部位评分之和。面神经静态观评分眼睑和口型部位可选 2 个级别，其他各部位只可以选择 1 个级别

表 6-25　面神经功能评分系统 - 并发症评分表

| 并发症 | 表现 | 评分 |
|---|---|---|
| 联带运动 | 闭患侧眼时患侧口角联带 | 2 |
| | 示齿时患侧眼不自主闭合 | 3 |
| | 闭患侧眼时患侧额肌不自主收缩 | 4 |

续表

| 并发症 | 表现 | 评分 |
|---|---|---|
| 面肌痉挛 | 患侧鼻唇沟过深或者过长 | 2 |
| | 口角反歪向患侧 | 3 |
| | 患侧眼裂变小 | 4 |
| 面肌抽搐 | 仅眼轮匝肌抽搐 | 2 |
| | 面部表情肌抽搐 | 3 |
| | 面部表情肌及颈皮阔肌抽搐 | 4 |
| 鳄鱼泪征 | 进食浓厚食物时流泪 | 2 |
| | 进食清淡食物时流泪 | 3 |

注：并发症评分＝各并发症评分之和。无并发症评分为 0 分，并发症评分除面肌抽搐外，其他各项可选 1~3 个级别

表 6-26　面神经功能评分系统 - 动态观评分表（动态观下与健侧比较）

| 状态 | 4分 | 6分 | 7分 | 8分 | 10分 |
|---|---|---|---|---|---|
| 抬额 | 额纹及眉均无运动 | 额纹无运动，仅眼眉可见轻微运动 | 额纹可见很轻微的运动 | 额纹明显运动，但深度、长度、幅度均低于健侧 | 额纹运动正常，其深度、长度、幅度均与健侧相同 |
| 闭眼 | 不能够完全闭合，眼裂＞睁目时的1/2 | 不能完全闭合，眼裂≤睁目时的1/2 | 不能完全闭合，眼裂≤睁目时的1/3 | 可以闭合，但睫毛征阳性，且不能在闭患侧眼的同时睁开健侧眼 | 可以完全闭合，且睫毛征阴性，并可以在闭患侧眼的同时睁开健侧眼 |
| 鼓腮 | 鼓双侧腮时，患腮不能鼓起并口角漏气 | 鼓双侧腮时，患侧腮不能够鼓起，但无口角漏气 | 鼓双侧腮时患侧腮可以鼓起，但力度、幅度很小 | 可独立鼓起患侧腮，但力度、幅度均较健侧稍差 | 可独立鼓起患侧腮，并力度、幅度均与健侧相等 |
| 扇鼻 | 鼻翼、鼻孔均无运动 | 鼻翼无运动，仅见鼻孔形状轻微变化 | 鼻翼仅有很轻微的运动 | 鼻翼有明显运动，但力度、幅度均较健侧差 | 鼻翼有明显运动，且力度、幅度均与健侧相等 |
| 动嘴 | 患侧口角无运动，示齿时患侧上下齿无外露。张口形呈 30°斜卵圆形。努嘴时人中沟下部歪至健侧鼻翼部 | 患侧口角无运动。示齿时患侧上下齿仅外露 1 颗，张口口形呈 20°斜卵圆形。努嘴时人中沟下部歪至健侧鼻孔部 | 患侧口角有轻微运动，但力度、幅度较差。示齿患侧上下齿可外露 2 颗，张口口形呈 10°斜卵圆形。努嘴时人中沟稍歪斜，且健患侧上下唇不对称 | 患侧口角有运动，但幅度稍差。示齿患侧上下齿可外露数基本对称。但张口形呈 10°斜卵圆形。努嘴时人中沟尚正，但努嘴时健患侧上下唇不对称。抿嘴时健患侧颊唇沟不对称 | 患侧口角运动幅度、力度正常。示齿患侧上下齿可外露数目、程度均对称。张口口形呈正卵圆形。努嘴时人中沟无歪斜，努嘴时健患侧上下完全对称，抿嘴时健患侧颊唇沟完全对称 |

## 2. 面神经功能分级标准

Ⅰ级：面神经功能正常，面神经功能评分在 47~50 分之间；

Ⅱ级：轻度轻症面瘫，面神经功能评分在 35~46 分之间；

Ⅲ级：中度中症面瘫，面神经功能评分在 25~34 分之间；

Ⅳ级：中重度中重症面瘫，面神经功能评分在 15~24 分之间；

Ⅴ级：重度重症面瘫，面神经功能评分在 14 分以下。

### 3. 疗效评定标准

痊愈：经治疗后，面神经功能评分为 47~50 分；

显效：经治疗后，面神经功能评分提高 15 分以上；

有效：经治疗后，面神经功能评分提高 10 分以上；

无效：经治疗后，面神经功能评分提高不足 5 分。

### （四）康复治疗

**1. 非手术治疗原则** 促进局部炎症、水肿及早消退，并促进神经功能的恢复。

（1）对于面神经炎引起的周围性面神经麻痹，如为病毒感染可用抗病毒药物治疗，可早期短程应用神经生长因子（NGF）等神经营养药、糖皮质激素和 B 族维生素等药物。

（2）保护暴露的角膜及预防结膜炎，可用眼罩，滴眼药水、眼药膏等。

（3）按摩：患者自己对镜子用手按摩面瘫面肌，每日数次，每次 5~10 分钟。

（4）物理疗法：常用的有超短波、低中频电疗、激光、药物导入等。

（5）针灸治疗。

**2. 手术治疗** 在保守治疗 3 个月后面神经麻痹仍未恢复，测定面神经传导速度及面肌肌电图检查均无反应即无电位活动者，可采用外科手术治疗。

### （五）预防及预后

**1. 预防** 增强体质，预防感染、创伤、长期接触有毒物、酗酒和中毒；防治糖尿病和维生素缺乏。

**2. 预后** 约 80% 患者可在数周或 1~2 个月内恢复，1 周内味觉恢复提示预后良好。不完全性面瘫 1~2 个月内可恢复或者痊愈，完全性面瘫患者一般需要 2~8 个月甚至 1 年时间恢复，且常留有后遗症。

## 二、 分娩性臂丛神经损伤

### （一）概述

**1. 定义** 臂丛神经损伤（brachial plexus injury）或称产瘫，是指在分娩过程中胎儿的一侧或双侧臂丛神经因受到头肩分离力的作用而发生的过度牵拉性损伤。多为不完全损伤。臂丛神经是支配上肢的重要神经，由 $C_5$~$T_1$ 五个根，合成三个干，分成六个股，再合成三个束支部，分为五大终支。锁骨上部，又称颈部，由 $C_{5~6}$ 脊神经前支合成为上干，$C_7$ 为中干，$C_8$ 和 $T_1$ 合成下干，三干均分为前后股。锁骨下部由三个后股合成后束，上、中干的前股合成外侧束，下干的前股为内侧束，三个束在位于腋动脉第一段的后外侧，继而列于腋动脉第二段的内、外侧及后方；在腋动脉第 3 段周围分为五大终支：肌皮神经、腋神经、正中神经、尺神经及桡神经。

**2. 病因** 分娩时胎位异常或产程中牵拉致伤。发生产瘫的危险因素有产钳助产、巨大儿、孕前体重指数过大、肩难产、臀位产。新生儿臂丛损伤侧见于母亲难产时（婴儿体重一般超过 4kg），头先露，使用头胎吸引器或使用产钳，致婴儿头与肩部分离，过度牵拉而损伤臂丛神经。

## （二）临床特点

**1. 临床表现** 臂丛损伤后，其相应神经分支所支配的肌肉瘫痪、皮肤感觉区麻木。如 $C_5$ 根损伤主要表现肩外展障碍、三角肌萎缩、肩关节半脱位等；$C_6$ 根损伤侧表现屈肘障碍、肱二头肌萎缩；单独 $C_7$ 根损伤仅出现拇、食指指腹麻木，肱三头肌肌力减弱；$C_8$ 根损伤出现屈指肌萎缩与功能障碍；$T_1$ 根损伤出现手内肌萎缩与功能障碍。

**2. 分型** 目前分娩性臂丛神经损伤分为以下三型。

（1）上臂型：又称 Duchenne-Erb 麻痹，由于第 5、6 颈神经根最易受损，故此型临床最多见。患侧整个上肢下垂、内收，不能外展及外旋。肘关节表现前臂内收、伸直，不能旋后或弯曲。腕、指关节屈曲，新生儿拥抱反射不对称。患肢下垂，肩不能外展，肘部微屈和前臂旋前。

（2）前臂型：症状不明显，生后多日才发现。表现患侧手大小鱼际肌萎缩，屈指深肌肌力减弱，常有臂部感觉障碍。如颈交感神经受损，则上睑下垂、瞳孔缩小。

（3）全臂型：全上肢完全瘫痪，感觉消失、腱反射消失、肌张力低，可出现 Horner 征，晚期肌萎缩明显。

**3. 诊断**

（1）有头位或臀位娩出时过度牵拉史。

（2）患儿有一侧上肢不完全或完全瘫痪的临床表现。

（3）牵拉患侧肢体时患儿可有疼痛性啼哭。

（4）患侧上肢可见肿胀、肌张力下降，后期可见受损神经支配的肌肉萎缩。

主要依据外伤史、特有症状与体征等，很易诊断。有时需要与肱骨头脱离和脱臼，肱骨骨折、锁骨骨折或脑性瘫痪等鉴别，影像学可以确诊。

## （三）康复评定

**1. 脊髓造影 CT（CT-myelography，CTM）** 脊髓造影 CT 将脊髓造影与 CT 两种检查的优点结合在一起，加上螺旋 CT 的薄层扫描、快速容积扫描、高分辨率及三维重建等技术的应用，能清晰显示椎管内及椎间孔周围神经根的情况，从而对椎管内臂丛神经前、后支的损伤进行精确的定位和定性诊断，诊断的准确率可达 85%~94.7%，高于 MRI 及电生理检查，是目前诊断臂丛神经根损伤应用最广泛的方法之一，可为确定治疗方案提供可靠的依据。

**2. 臂丛神经 MRI** MRI 具有组织分辨率高、无辐射、无创伤、安全性高等优点，可以多平面成像，利用三维重建处理技术，可从不同方位观察臂丛神经的位置、形态、走行及与邻近结构的解剖关系，直观显示臂丛神经损伤的部位、程度，对鉴别节前、节后损伤及损伤类型，选择治疗方案均具有重要的临床应用价值，可作为诊断臂丛神经损伤的首选影像检查手段。对臂丛根性撕脱伤诊断的敏感性为 100%，特异性为 95.3%。

**3. 肌电图检查** 不仅能确定损伤部位，动态观察神经肌肉的功能变化，还可在术中监测，尤其在选择性神经束支移位及产瘫的手术治疗中日益重要。

## （四）康复治疗

臂丛损伤的治疗目的在于减少永久性残疾，恢复或改进上肢功能。由于臂丛损伤的病理程度不同，要求定期复查、准确记录神经肌的功能状态与恢复情况。一般神经震荡伤者多在 3 周内恢复功能，轴突断裂伤者多在 3 个月内开始恢复功能且不断进步，可继续观察。若 3 个月内未见功能恢复，考虑为神经断裂伤，或影像学诊断为根性撕脱伤，宜早期进行臂丛手术探查。

**1. 一般治疗** 不活动时应用绷带将患儿手不间断地吊在床架上，保持手上举姿势；经常活动患肢手指，保持关节功能位的维持，防止关节僵硬。

**2. 药物治疗** 如大量的 B 族维生素（维生素 $B_1$、$B_6$、$B_{12}$ 等）及扩张神经内微血管的药物、中药的活血理气方剂。神经生长因子（NGF）类药物在实验中有一定的促进神经再生作用。

**3. 针灸按摩治疗** 有利于神经震荡的消除、神经粘连的松解及关节松弛。观察时期一般在 3 个月左右。按摩时要特别注意不要造成再次损伤。

**4. 物理疗法** 用 TDP 照射损伤处，每日 1 次。

**5. 作业治疗** 晚期根据损伤的范围和程度即肌力和皮肤感觉情况进行作业治疗，以及使用矫形器预防或矫正畸形。

**6. 手术治疗** 临床上曾盛行长期保守治疗的观点，但一些患儿的疗效不满意，近 20 多年以来随着显微外科技术的发展，产瘫的治疗效果得到了长足的发展，从而确立了早期手术在治疗产瘫中的价值。出生后 3 个月至半年内无明显功能恢复或功能仅部分恢复，即可进行手术治疗，手术方法有：

（1）选择性神经束移位术、双重游离肌移植重建术等提高了臂丛损伤的治疗效果。

（2）对于晚期臂丛损伤或早期手术治疗失败者，可酌情按残存的肌情况行肌移位或关节融合术（joint fusion），以改善功能。移位神经包括膈神经、副神经、颈丛神经支、肋间神经以及健侧 $C_7$ 神经，可恢复一定的神经功能。

### （五）预防及预后

**1. 预防** 提高产科技术，对巨大儿、臀位、上产钳时要特别注意不要损伤臂丛神经。

**2. 预后** 部分预后不良，对个人、家庭、社会均造成不可估量的损失。

## 三、腓骨肌萎缩症

### （一）概述

**1. 定义** 腓骨肌萎缩症（charcot-marie-tooth，CMT）亦称为遗传性运动感觉神经病（HMSN），具有明显的遗传异质性，是一组最常见的遗传性周围神经病，占全部遗传性神经病的 90%。本组疾病的共同特点为儿童或青少年发病，以慢性进行性腓骨肌萎缩为主要临床特征，故称腓骨肌萎缩症。症状和体征比较对称，多数患者有家族史，是四肢远端进行性的肌无力和萎缩伴感觉障碍。根据神经电生理、神经病理所见，将 CMT 分为Ⅰ型及Ⅱ型，CMTⅠ型称脱髓鞘型，CMTⅡ型称轴索型。

**2. 流行病学特征**

（1）发病率：CMT 是最常见的遗传性周围神经病之一，发病率约为 1/2500。

（2）病因：CMT 多为常染色体显性遗传，少部分是常染色体隐性遗传，X-性连锁显性遗传和 X-性连锁隐性遗传。髓鞘型常染色体隐性遗传的 CMT 主要特征是发病年龄早，常在儿童期起病，神经传导速度减慢，周围神经有髓纤维髓鞘脱失或减少。随着分子遗传学的进展，已发现其至少有 7 个疾病基因位点，分别为 8q13-21.1，11q22，11p15，5q23-33，8q24，19q13.1-13.3，10q22-23。其中 5 种疾病基因已被克隆，分别为神经节苷脂诱导的分化蛋白 1（GDAP1）、肌管蛋白相关蛋白 2（MTMR2）、N-myc Downstream-Regulated Gene 1（NDRG1）、早期生长反应蛋白 2（EGR2）、轴突周围蛋白（periaxin）等，这些基因的突变已被发现能导致本病。脱髓鞘型常染色体隐性遗传的 CMT 又分成 7 个亚型。

## （二）临床特点

**1. 临床表现** 发病初期双足无力，活动不灵，麻木，腓骨肌开始萎缩，后逐渐扩展至骨间肌、小腿屈肌，最后累及大腿下 1/3 肌肉，但其上部完全正常，形成"鹤腿"或倒置的酒瓶样畸形。萎缩肌肉可有肌束震颤。跟腱反射早期减弱或消失。因足背屈无力常呈马蹄内翻畸形。

后期手部出现骨间肌，大、小鱼际肌萎缩，形成猿手畸形。但萎缩一般不超过肘关节以上。肢体远端呈套式感觉减退，常有肿胀、发绀、溃疡等神经营养障碍。偶见视神经萎缩、瞳孔改变、眼球震颤及三叉神经痛。

**2. 分型和特点**

（1）CMTⅠ型（脱髓鞘型）

1）10 岁以内发病，慢性进展性病程，严重程度不等：周围神经对称性进行性变性导致肢体远端肌无力和肌萎缩，自足和下肢开始出现内翻马蹄足和爪形足畸形，数月至数年波及手肌和前臂肌，伴有或不伴感觉缺失；常伴脊柱侧弯，垂足呈跨阈步态；病程缓慢，病情长时期稳定；部分病人虽有基因突变但不出现肌无力和肌萎缩，仅有弓形足或神经传导速度减慢，甚至无临床症状。

2）检查可见小腿和大腿下 1/3 肌萎缩形似"鹤腿"或倒立的香槟酒瓶状：手肌萎缩变成爪形，可波及前臂肌受累，肢体腱反射减低或消失；深浅感觉减退呈手套袜子样分布，伴自主神经功能障碍和营养障碍。约 50% 的病例可有周围神经变粗，脑神经通常不受累。

（2）CMTⅡ型（轴索型）

1）发病晚，成年开始出现肌萎缩症状及出现部位与 CMTⅠ型相似程度较轻。

2）运动神经转导速度（motor nerve conductive velocity，MCV）正常或接近正常。CSF 蛋白正常或轻度增高，神经活检主要为轴突变性。

3）多种变异型如肩胛腓骨肌萎缩型，视神经萎缩型，共济失调若伴有腓骨肌萎缩则称腓骨肌萎缩型共济失调，即 Roussy-Levy 综合征。

**3. 诊断**

（1）有阳性家族史。

（2）临床特征：发生在儿童或青少年的慢性运动感觉神经病，起病隐匿，进行性下肢远端肌萎缩，且有特殊的分布形式（以大腿下 1/3 为限，呈"鹤腿"），但肌力相对较好，腱反射常减弱或消失，套式感觉障碍等，应考虑本病的诊断。

（3）通过神经电生理检查、脑脊液检查、神经活检、染色体和分子遗传学分析可确诊。

## （三）康复评定

**1. 脑脊液检查** CMTⅠ型，半数患儿脑脊液蛋白含量增高。

**2. 肌活检** 肌活检显示为神经源性肌萎缩，神经活检 CMTⅠ型的周围神经改变主要是脱髓和 Schwann 细胞增生形成"洋葱头"样改变，CMTⅡ型主要是轴突变性。

**3. 神经电生理检查** 运动和感觉神经传导速度减慢是本病重要电生理特征，婴儿运动神经传导速度（MCV）低于正常值 60% 以上，大于 3 岁患儿 MCV 低于 38m/s，CMTⅡ型的周围神经动作电位波幅＜正常低限的 80%，神经传导速度在正常值低限或轻度减慢。

## （四）康复治疗

**1. 对症和支持疗法**　强调支持疗法。

**2. 康复训练改善肌肉功能**

（1）运动疗法：增强肌力为目的，重点是根据受损肌肉萎缩情况设计加强主动肌力训练。根据病损肌肉的肌力情况选取不同的训练模式，对患儿进行被动运动、助力运动、主动运动、抗阻运动等，可结合日常生活活动协同治疗。根据患儿病情的程度，可以逐渐增加训练的强度和时间。

（2）物理因子治疗：包括温热疗法、生物反馈、激光疗法、水疗等。操作的原则应从轻刺激开始逐渐增强，并严格控制强度，切勿超出患儿的承受范围。对于肌无力、肌萎缩，可以电针疗法选取足阳明经结合五脏背俞穴（肺俞、心俞、肝俞、脾俞、肾俞），通行经络气血，疏通局部阻滞，恢复神经肌肉功能。

（3）日常生活活动能力训练：根据患儿的实际情况安排日常生活活动能力训练与增强肌力训练相结合同步进行。也可借助沙袋和减重步态训练等。

（4）关节挛缩畸形的治疗：可应用夹板、矫形鞋和矫形器支具，维持关节功能位与稳定性，预防和矫正畸形。

**3. 外科手术矫形**　患儿进入青春期，可进行手术减轻弓形足及足下垂，以及根据病情进行踝关节融合术。

## （五）预防及预后

**1. 预防**　本病是一组遗传性疾病，唯一有效的预防方法是进行产前的基因诊断，通过基因诊断确定先证者基因型，用胎儿绒毛、羊水或脐带血分析胎儿基因型，确定产前诊断并终止妊娠。

**2. 预后**　由于病程进展缓慢，大多数患者可存活数十年，对症治疗可提高患者生活质量。

（唐久来）

# 第八节　脑　积　水

## 一、概述

## （一）定义

脑积水（hydrocephalus）是脑室和脑池及蛛网膜下腔内脑脊液总量增多，颅内压（intracranialpressure，ICP）增高，继而引起脑室扩张及脑池、脑沟、脑裂等处的蛛网膜下腔增宽。单纯的脑室扩大者称为脑内积水，单纯的颅内蛛网膜下腔扩大者称为脑外积水。儿童脑积水的发病率约为1/1000，如在颅缝融合之前发生，则头颅增大非常显著。

脑积水不是一种单一的疾病改变，而是由许多病理原因引起的脑脊液循环障碍。能导致脑积水的多数情况对胎儿、婴儿及儿童均有影响，但一些轻微的脑积水患儿仅需要观察，而一些病例可以无须治疗自行痊愈。要理解并且正确治疗脑积水的患儿，则必须对患儿进行个体化评定及个体化治疗。

## （二）流行病学特征

产生脑积水的原因大致有以下三种情况：①脑脊液产量过多，这种情况极为少见，往往见于肿瘤引起的脑脊液分泌过多，如脑室脉络膜腺瘤所致的液量过多，多见于婴儿，也存在于各种脑部炎症的早期。②蛛网膜吸收脑脊液发生障碍，此种情况也较为少见。③脑脊液循环发生障碍，此情况最多见。脑脊液循环途径大致如下：左右侧脑室→室间孔（Monro孔）→第三脑室→大脑导水管→第四脑室→第四脑室两个侧孔（Luschka孔）及一个中孔（Magendie孔）→小脑幕下的蛛网膜下腔。如果障碍发生在第四脑室孔以上，称为非交通性脑积水（梗阻性脑积水）；如果障碍发生在第四脑室孔以下，此时脑脊液可由脑室系统进入到脊髓蛛网膜下腔，称为交通性脑积水。

脑脊液循环障碍常见于先天畸形如先天性大脑导水管狭窄、第四脑室囊肿畸形（Dandy-Walker综合征）、小脑扁桃体下疝畸形（Arnold-Chiari畸形）及其他脑发育畸形、脑膜膨出、脊柱裂、脊膜膨出或脊髓脊膜膨出等。此外，感染如化脓性脑膜炎或结核性脑膜炎未能得到适当治疗导致增生的纤维组织阻塞了脑脊液的循环孔道，以及颅内出血后所引起的纤维增生和颅内肿瘤的存在均可导致脑脊液循环障碍。

## 二、临床特点

### （一）临床表现

脑积水可发生于任何年龄，多在生后6个月以内出现。年龄小的患儿由于囟门和颅缝尚未闭合，头颅容易扩大，颅内压增高的症状较少，主要表现为呕吐。最突出的症状是头颅很大且增长的速度很快，头颅与躯干的比例失调，颅骨菲薄、变软；相比之下，面部和身体显得很小，骨缝分离，前囟扩大而且饱满，头皮静脉扩张，叩诊头颅有破瓮音（Macewen征），头部重量很大，颈肌不能支持。因脑积水患儿颅内压力较高，眼眶骨受其影响，眼球常向下转，而上部巩膜外露，称"落日征"。脑积水患儿眼肌常发生麻痹，出现斜眼，常有眼球震颤，严重的甚至可导致视神经乳头水肿及萎缩。

如适应较好，患儿营养和发育都可正常，极少神经系统症状；但如颅内压过高，则患儿多有烦躁不安、嗜睡、食欲缺乏、营养不良和发育迟缓。有时脑积水患儿会出现呕吐和惊厥、腱反射亢进或减弱。脑积水患儿四肢常呈痉挛状态，在疾病晚期，随着病情进展可出现智力障碍、行为改变、步态变化、锥体束征及内分泌异常表现。

### （二）诊断与鉴别诊断

**1. 诊断** 病史采集、体格检查与辅助检查缺一不可，其中，CT检查是目前诊断脑积水的主要辅助检查手段和客观指标，磁共振检查则能更清晰地显示颅内结构，有助于病因与梗阻部位的查找。

在脑先天畸形所致的脑积水疾病中，有两种情况合并畸形较多，症状较复杂：①Arnold-Chiari畸形：根据其病变部位的不同，临床表现多种多样，轻者可无症状，当遇有头颈部外伤或严重咳嗽时，诱发出小脑扁桃体下疝症状，颈枕部疼痛，严重者可出现偏瘫、锥体束征、小脑症状及颅内高压症状。②Dandy-Walker综合征：临床表现脑积水，头颅前后径增长，枕部后突明显。对小于1岁的患儿，体型巨大是最常见的表现。多数患儿在2岁前出现头痛、呕吐、烦躁等颅内压增高症状。脑神经损害表现为展神经麻痹，运动发育落后，头部控制能力差。小脑功能受损表现有步态不稳、眼球震颤等，还可表现为痉挛性脑性瘫痪及智力低下等。

### 2. 鉴别诊断

（1）巨脑症：本病无脑积水症，超声检查脑室波不宽，眼"落日征"阴性，腰椎穿刺颅内压不高，必要时可做 CT 脑扫描鉴别。

（2）婴儿硬脑膜下血肿或积液：本病多见于产伤、受虐、反复强烈摇动头部后，血肿多为两侧性，外伤后硬脑膜下血肿易反复出现积液，临床可根据婴儿体重不增、易激惹或嗜睡、双顶部膨隆、头颅进行性增大、前囟张力高进行诊断，脑 CT 扫描急性出血时呈高密度影，3 周以上则为低密度影。

（3）维生素 D 缺乏性佝偻病：早期可见头颅前囟增大、闭合月龄延缓，出牙迟，7~8 个月时可出现方颅，如隆起加重可出现鞍形颅、臀形颅和十字形颅，结合患儿是否有自身骨骼异常、颅内压正常、前囟张力不高等可鉴别。

## 三、 康复评定

### （一）术前评定

1~2 岁的婴幼儿，脑生长发育与颅骨比较相对缓慢，因而脑沟、裂、池相对较宽，脑表面蛛网膜下腔可以宽达 4mm，纵裂池 6mm，侧裂池 10mm，都属于正常范围。18 个月 ~2 岁以后，脑发育加快，脑沟变窄。因此，2 岁以前不能单凭蛛网膜下腔稍宽，就诊断为脑萎缩或外部性脑积水，必须参照头颅大小以及是否有进行性头围增大两个条件。只有在头围明显增大、头生长加快时才能诊断脑积水。此外，CT 和 MRI 也有助于脑外积水的诊断。脑外积水 CT 可见双侧额部（前部半球间裂）蛛网膜下腔增宽≥5mm，脑池增宽，轻度脑室扩大，增强 CT 显示静脉穿过蛛网膜下腔；行 MRI 则可见蛛网膜下腔增宽伴穿行血管，在所有序列蛛网膜下腔内均显示为脑脊液信号。

脑积水的程度可通过计算脑室径与双顶径的比例（ventricular/ biparietal，V/BP）的方法从量化角度评定。具体方法为：在显示侧脑室最大径的 CT 层面上，测量脑室中间部分的脑室径（V）与双顶间径（BP）的比值（V/BP），正常值 <25%，26%~40% 为轻型脑积水，41%~60% 为中型脑积水，61%~90% 为重型脑积水，>90% 为极重型脑积水。

需要注意的是，婴儿出血后脑积水（infantile posthemorrhagic hydrocephalus，IPHH）的神经系统评定非常困难。可以预示 IPHH 的临床指标包括头围变化的测量（如每周超过 2cm 的增长）、前囟的突出、骨缝的分裂、呼吸暂停或心动过缓的发作以及觉醒水平的降低等。处理 IPHH 时，可在床边进行的诊断学评定手段是最实用的。对评定婴儿 IPHH 有用的影像学检查包括颅脑超声检查、多普勒超声测量脑血流速度、近红外线光谱仪、CT、MRI 及 MRS（磁共振波谱分析）。通常每周需检查一次以了解脑室出血的吸收和脑积水的涨消情况，确认脑室是否有分隔和塌陷，并估计脑室周围白质软化的程度。

### （二）术后评定

对于采取手术治疗的脑积水患儿，要在术后不同时间（术后 24 小时内、术后 2 周、术后 3 个月、术后 6 个月、术后 12 个月）对其进行评定和疗效评价。它是一个长期和综合分析的过程，要结合患儿脑积水的类型、手术方式、术后影像学、术后并发症、临床症状和体征、运动功能、认知功能、神经电生理、排尿功能、日常生活能力等诸多方面进行术后短期疗效和长期随访的评价。

## 四、康复治疗

### （一）外科治疗

本病的治疗以手术为主，尤其是病情进展快的脑积水，更应考虑手术治疗，包括针对病因的手术，如导水管狭窄所致脑积水可行导管扩张术或置管术，第四脑室正中孔粘连可行粘连松懈、切开成形术等，还可采用脑脊液分流术。如阻塞部位在第三、四脑室，可用导管连接侧脑室和小脑延髓池，也有采用脑室矢状窦分流术，还可用导管将脑脊液由侧脑室引流到腹腔、右心房或胸腔。

对于术后患儿的康复，应遵循几个指导原则，这些原则是建立在学科性质和患儿年龄特点基础之上的。其中一项重要原则就是由多学科康复小组提供全面的功能评定和治疗措施；第二项指导原则，是康复小组的工作目标应该是追求功能的改善，而不仅仅只是治疗疾病的症状，要做到这一点，康复小组成员必须对创伤给患儿在身体、情感、认知和社会关系方面造成的影响有清楚的认识；最后一项基本原则，是康复干预开始得越早越好，尤其是脑积水术后患儿的康复，应在医学情况稳定后就立即开始。昏迷不是康复干预实施的禁忌证，早期康复干预的作用在于限制异常运动模式的形成，预防并发症，营养支持也是早期康复措施重要的组成部分。

### （二）内科治疗

包括碳酸酐酶抑制剂、袢利尿药、甘露醇、地塞米松，促进脑细胞发育、改善脑细胞功能的药物等。

### （三）康复治疗

对于生命体征平稳的脑积水患儿，无论其是否已经手术，如果存在运动障碍、认知障碍、行为改变，均可进行康复介入。

**1. 运动障碍的康复**

（1）神经促进技术：通过中枢性反射、周围皮肤感觉和本体感觉易化等不同途径，实现高级神经中枢对神经肌肉功能的重新支配，从而起到调整肌张力、抑制痉挛模式，建立正确姿势和功能活动模式作用。如 Bobath 技术、PNF 技术、Rood 技术等。

（2）改善肌力训练：①肌力 0~1 级时，主要采取被动活动、辅助按摩和低频电刺激，并指导患儿强化运动意念；②肌力 2~3 级时，除被动运动和按摩外，增加肌电生物反馈电刺激疗法，刺激肌肉收缩，带动关节活动；③肌力 4 级时，主要依靠自身肌肉主动收缩来增强肌力，包括等张收缩、等长收缩和等速收缩训练。

（3）肌肉牵张训练：通过对不同部位的关节和肌肉的缓慢或快速牵拉来改善肌张力及关节活动度。

（4）拮抗肌肉痉挛训练：在舒适稳定的体位下做肢体延伸下垂、旋转或摆动。注意避免加重肌肉痉挛。

（5）平衡功能训练：学会改变重心，自主改变肢位，保持动态配合。分为 1 级静态平衡、2 级自动态平衡及 3 级他动态平衡。

（6）日常生活能力训练：包括穿衣、吃饭、大小便能力训练等。

（7）精细运动功能训练：改善手的协调、控制以及精细活动能力。

### 2. 语言与认知障碍的康复

（1）失语症训练：包括听理解训练、语音训练、命名训练、复述训练、自发口语训练、阅读理解训练等。

（2）构音障碍训练：包括呼吸训练、发音训练、共鸣训练、发音节奏和语调训练、手势和交流手册的使用训练等。

（3）记忆力训练：包括 PQRST 法、头词记忆法、编故事法、提示递减法、环境辅助记忆法等。

（4）注意力训练：包括挑选训练和猜测训练等。

（5）思维能力训练：包括物品分类法和数字排序法等。

### 3. 心理障碍的康复

主要为支持性心理治疗方法，如倾听、解释、安慰、鼓励、保证、指导、暗示等，以患儿的情绪为焦点，依据儿童的心理发展特点设计干预程序。

## 五、 预防及预后

### （一）预防

预防脑积水发生的关键是消除胎儿形成前的危险因素和胎儿期、围产期的构成因素，如消除和改善遗传因素与环境因素、加强产前早期诊断、及早终止妊娠、宣传优生优育知识、提倡适当年龄生育、安全生产等。

伴随着出生前、产前及新生儿监护的进展，对早产儿发生基质-脑室内出血（germinal matrix-intraventricular hemorrhage，GM-IVH）的预防已经做得相当成功。基于对出血原因的更多了解，一些治疗可以有效地降低这种破坏的发生率。在新生儿当中，至关重要的是建立通畅通气道以避免缺氧和高碳酸血症，在脑的血液循环是压力依赖型时这两种状况会使脑血流增加。为了防止高血压，应该避免容量扩张剂或高渗溶液（如碳酸氢钠）的快速输注、气管吸痰、换血疗法、窒息、癫痫发作以及气胸等。在给予机械通气的早产儿中使用肌肉松弛剂可将呼吸的阻力减少到最小，这已被证明能通过减少脑血流的波动使 GM-IVH 的发生率和严重程度降到最低。高频喷射通气也已经显示能稳定脑血流的变化、降低 GM-IVH 的发生率。阿片类的药物能帮助婴儿和机械通气同步，能减少脑血流的波动，肌肉松弛剂能帮助维持正常的血压以及减少应激反应导致的生命体征变化，如气管内吸痰时的反应。新鲜冰冻血浆和Ⅷ因子的应用能减少 GM-IVH 的发生率。有证据表明，自由基清除剂如维生素 E 能防止自由基对脑室周围脆弱的少突胶质细胞的毒性作用。

### （二）预后

本病的预后差别很大，主要视病因及病变程度而定。如能根治阻塞的原因，有可能完全治愈，智力发育也不受影响。大约有 1/3 的患儿病情可自然静止，不再发展。如梗阻原因难以解除，或合并其他先天畸形，则预后较差。

### 1. 先天性脑积水

对于先天性脑积水，测量 V/BP 的方法可对判断预后起提示作用。轻型脑积水能自行好转和稳定，其余各型需行脑室-腹腔分流术（V-P 分流术），中型和重型脑积水分流术后良好可占 87%，极重型患儿分流术后好转者占 31%。

### 2. 获得性脑积水

对于早产儿，90% 的脑积水是获得性的，由 IPHH 造成。IPHH 通常是在医学治疗之下发生和发展的一个慢性过程，对此病的干预包括预防、控制病情进展及使患儿长期稳定。减轻早期脑室扩张的措施常常包含在不同的治疗方案中，但是还是不清楚这些干预是否能减少对脑室-

腹腔分流术的依赖，或者改善患儿神经系统功能。

IPHH 患儿的预后取决于脑积水的程度及其治疗过程，以及相关的神经系统损害和其他全身性问题。IPHH 导致婴儿的死亡率高达 34%，主要死因为神经系统以外的其他并发症。通过针对 GM-IVH 的新生儿强化治疗，预防和避免出血进展，并且对进行性脑积水给予恰当的早期治疗，有可能减少继发性神经系统的损害。伴有 IPHH 的早产儿预后较其他形式的脑积水患儿更差，婴儿胎龄小于 28 周是预后不良的因素。出血较严重的婴儿常常需要进行分流，而且功能预后更差。脑积水的程度和进行性发展，对于功能预后来说，其重要性超过了早产或分流并发症。

（李海峰）

# 第九节　小 头 畸 形

## 一、概述

### （一）定义

小头畸形（microcephaly）是胎儿期或婴儿期大脑发育异常导致的患儿头部明显变小的一种神经系统发育障碍性疾病。目前 WHO 对它的定义是：当新生儿头部的枕骨周径较相同年龄和性别的新生儿低于 2 个标准差（standard deviation，SD）时即诊断为小头畸形。

### （二）流行病学特征

1. **发病率**　本病全世界各地报道的发病率差异较大，其中巴基斯坦北部及亚洲一些盛行近亲结婚的国家发病率最高，北欧国家发病率较低。有资料统计（2002 年）我国小头畸形发生率为 0.63/万，其中女性发生率为 0.73/万，男性为 0.51/万；城镇为 0.58/万，农村为 0.73/万。47.2% 的小头畸形围生儿为低体质量儿，围生期病死率为 60.2%。

2. **病因**　小头畸形的病因多样，环境因素与遗传因素均可单独或共同作用而致病，这些因素在患儿出生前、出生时或出生后均可发挥作用，导致其神经元产生、增殖、移行失败或破坏，以及白质生成、髓鞘化障碍或脱髓鞘等，进而导致胎儿大脑在孕期不能生长至正常大小，或出生后不能正常发育。母妊娠时期各种有害因素（感染、营养不良、中毒、放射线）均有可能影响胎儿颅脑发育，代谢异常、染色体畸变（如 21-三体、18-三体、13-三体或其他异常）也常合并小头畸形，还有一些家族遗传性小头畸形。出生时或生后各种原因（缺氧、感染、外伤）也可引起脑损伤和脑萎缩，头围变小，称之为继发性小头畸形；此外，根据其是否合并其他畸形，还可分为孤立性小头畸形和综合征性小头畸形；根据身高、体重是否受累，分为匀称性小头畸形和非匀称性小头畸形。

小头畸形具有遗传异质性，已有文献报道多个小头畸形相关基因，且遗传方式多样，包括常染色体隐性遗传、常染色体显性遗传及 X 连锁遗传等，临床表型既有孤立性小头畸形，也有合并其他多种畸形的小头畸形综合征。截至 2016 年 3 月，人类孟德尔遗传学数据库（online Mendelian inheritance in Man，OMIM）已收录了与 1116 种遗传变异相关的小头畸形患儿资料。

有些小头畸形的脑子虽然小，但形态正常，另一些则有明显的畸形或伴有扩大的脑室。患儿头顶部小而尖，前额狭窄，颅穹隆小，枕部平坦，面部及耳部看起来相对较大，前囟及骨缝闭合过早，可有骨间嵴。

## 二、 临床特点

### （一）临床表现

小头畸形既可以单独存在，也可以与许多遗传性综合征联合出现，如 Rett 综合征等，其临床表现差异较大，可无明显大脑功能受损表现，亦可出现包括认知、运动、情感等多种脑功能障碍。其中，原发性小头畸形主要影响胎儿阶段大脑的发育，早在孕 24 周左右即可应用超声波技术、磁共振扫描发现患儿头围测值及脑容量低于正常同龄胎儿。

小头畸形患儿体力发育和智力发育往往落后，原发性小头畸形出生后其智力退化及脑容量不足水平相对静止，继发性小头畸形往往出现进行性脑退化。但并非所有小头畸形的患儿均伴有智力低下，大约有 7.5% 头围低于 2~3 个标准差的小儿智力正常。部分患儿合并惊厥和（或）脑性瘫痪。CT 可见脑萎缩、脑室及蛛网膜下腔增宽，也有仅表现为脑体积小，而其他结构正常。

### （二）诊断与鉴别诊断

对于原发性小头畸形（congenital microcephaly），又称真性小头畸形或常染色体隐性遗传小头畸形（autosomal recessive primary microcephaly，MCPH），目前临床的诊断标准为：①MCPH 为先天性疾病，出生时头围测量小于正常同龄儿 4 个标准差；②非进行性智力退化，一般不伴有其他的神经异常症状，如癫痫、持续痉挛等，若出现神经异常症状，则不能作为排除标准；③体重、身高、外貌基本正常，基因组检查及大脑结构无异常，但对于 MCPH1 变异个体，常存在身高发育不足、室周神经元细胞异位。

通过准确测量头围，小头畸形的临床诊断并不困难，但由于小头畸形患儿的临床表现具有显著异质性，全面的临床诊断还依赖于详细的病史及全面的体格检查。病史应包括母亲孕产史（尤其是孕期感染史、用药史及出生史），新生儿期病史，生长发育史，家族史（包括父母头围）等；体格检查时需注意有无其他畸形及身高、体重、面容、眼、耳、神经系统等方面的检查等。

根据病史及体格检查结果，并结合影像学等辅助检查结果，可为 43%~80% 小头畸形患儿提示或明确病因。对于病因不明或怀疑有遗传学异常者，可采用细胞和分子生物诊断技术进一步明确病因。小头畸形的遗传学异常既涉及单基因突变又存在染色体变异，因此应根据患儿的实际情况选择不同的检测方法，如染色体 G 带核型分析、荧光原位杂交（fluorescence in situ hybridization）、微阵列比较基因组杂交技术（array-comparative genomic hybridization）、全基因组芯片、染色体微阵列分析（chromosome microarray）以及全外显子测序技术（whole exome sequencing，WES）等。

## 三、 康复评定

**1. 头围的评定** 小头畸形是以脑体积减小为特征性表现的临床征象，通常采用枕额头围（occipitofrontal head circumference，OFC）进行评定。头围是否减小以及减小的程度，是临床诊断小头畸形的第一步，也是最重要的一步，故准确测量头围至关重要。测量头围的方法为将卷尺环绕颅骨，从前额眉弓处至枕骨隆凸环绕一圈进行测量，如结果异常要进行重复测量。对于头围＜均值 8

个标准差的显著小头畸形患儿，由于枕骨平坦或头发的影响，可能导致测量不准确，因此测量时卷尺应紧贴双耳上部且双侧位置应对称。使用头围测量值作为诊断小头畸形标准时应当注意年龄、性别和种族等相关因素的修正。连续的头围测量比单次头围评价更有价值，根据头围生长趋势图不仅可提示病因，还可评定预后。

2. **身体状况的评定**　身体状况的评定包括患儿的身体素质、精神状况、感知、认知等内容，通过评定制订合理、有针对性的康复措施。

3. **发育水平的评定**　发育水平的评定主要评定患儿的发育水平较正常同龄儿落后的程度。常用的量表有：Gesell 发育诊断量表、Alberta（婴儿运动评定）量表、Bayley 婴幼儿发育评定量表、Peabody 运动发育量表、0~6 岁儿童发育筛查（DST）量表、语言发育进程（0~3 岁）量表和图片词汇测试（PPVT）等。

4. **运动功能评定**　包括肌张力评定、肌力评定、关节活动度评定、平衡协调能力评定和步态评定等。

5. **其他评定**　其他评定包括语言障碍评定、视觉障碍评定、心理行为评定等。

## 四、康复治疗

小头畸形的康复治疗，主要是以患儿所表现出来的运动障碍、语言吞咽障碍以及认知障碍为主，包括运动疗法、物理因子治疗、作业治疗、语言治疗、引导式教育、传统康复治疗及手术治疗等。治疗原则为早期发现、早期治疗，促进正常运动的发育，抑制异常运动和姿势。婴幼儿处于发育阶段，早期发现发育异常，尽早加以干预，容易取得较好的疗效。在干预过程中，按小儿发育规律，进行功能训练及认知干预等，循序渐进，促使小儿产生正确的运动，减轻认知障碍对患儿的影响。

运动疗法包括神经发育学疗法、关节活动度训练、肌力训练，平衡、协调训练等，以功能训练和运动治疗为主要手段，配合姿势管理如睡眠体位、抱位体位、坐位体位、站立位体位、行走体位的管理，以及理疗训练如生物反馈疗法、经颅磁刺激疗法，结合感觉统合训练、引导式教育与情景式训练、推拿治疗方法、针灸治疗方法等，达到促进患儿生长发育，减轻小头畸形对儿童运动、认知、语言等的影响。

在功能训练中，有时需要用到一些辅助器和支具，以矫正小儿异常姿势，抑制反射。如行走矫形器可促进足踝骨骼的生理排列，降低关节周围肌肉的紧张度。对于一些肢体痉挛明显的患儿，有时可采用手术治疗的方法，矫正畸形，改善肌张力，恢复或改善肌力平衡。

由于小头畸形患儿体力发育和智力发育往往落后，因此在进行康复时，最重要的是对其认知障碍的康复。智力和交流障碍的康复，要求随时对患儿的认知和语言能力进行评定，以便及时修订治疗方案。认知功能的训练应扩展至康复治疗的方方面面，患儿在接受任何一项康复治疗的时候，都可以进行认知训练。

1. **感知觉发育训练**　通过视觉发育训练、听觉发育训练、触觉发育训练等感知觉早期干预疗法，促进获取周围环境信息并通过逐渐学习和运用感觉器官（视、听、嗅、味、触觉、平衡觉和动觉），在游戏探索中获得感知、思维、领悟，并整合而获得经验，组织形成系统和概念。

2. **游戏训练**　通过互动游戏、实物游戏、象征性游戏、规则性游戏等方法进行感知训练，发展感知觉、思维和运动协调能力。通过角色游戏的参与，发展想象力和创造能力，在游戏中实现自我，同时培养了儿童的意志力、纪律性和协作精神。

3. **教育干预**　在安静的环境中，将物件概念、形状概念、大小概念、部分与整体概念、空间概念、颜色概念、数学概念、身体概念等融入认知干预中，突出强化记忆的发展，采用背诵、组织、归类、系列化的方法促进儿童知识和经验的积累，提高语言、思维能力的发展。

4. 日常生活技能（ADL）训练  对认知障碍的康复，最终目的是为了实现患儿的生活自理目标，因此在每日的生活起居和训练教育中，需始终贯穿日常生活自理能力训练。

## 五、 预防及预后

1. **预防**  一是避免母妊娠时期各种有害因素的影响，如寨卡病毒的感染、营养不良、放射线、中毒等；二是做好优生优育工作，禁止近亲结婚，必要时行产前基因检查；三是做好围产期保健，进行产前胎儿监护并提高接生质量。

2. **预后**  长期预后取决于脑部结构存在的异常程度，包括轻度发育迟缓，严重运动障碍、智力障碍、癫痫、行为异常，甚至脑性瘫痪等，多数患儿预后不良。如果在各项认知发育的最佳年龄段没有接受足够的发育刺激或适时适度引导，将严重影响患儿的生长发育，使患儿准确获得外界信息的数量日益减少，逐渐增加了其与社会的隔离程度，导致认知、情感等方面的障碍，给家庭和社会带来沉重的负担。

（李海峰）

# 第十节  颅 内 肿 瘤

## 一、 概述

儿童颅内肿瘤（intracranial tumors）在儿童肿瘤发病率中仅次于白血病而居于第二位，占儿童肿瘤的 20%，全年龄组颅内肿瘤的 5%~20%。也就是说，每 5 例儿童肿瘤患者中即有 1 例罹患中枢神经系统肿瘤（主要是脑肿瘤），每 5 例肿瘤患者中即有 1 名为儿童。据统计，每年新增儿童中枢神经系统肿瘤发病例数为（2~5）/10 万例，按照我国 13 亿人口计算，每年新增儿童中枢神经系统肿瘤患者 2.60 万~6.50 万例。儿童颅内肿瘤可发生在任何年龄，但文献报道儿童颅内肿瘤好发于 10 岁以前，一般的发病高峰为 5~8 岁。此外，发病年龄与肿瘤类型密切相关，如 1 岁以内以第三脑室和侧脑室多见，学龄期则中线和后颅窝肿瘤多见。如鞍区颅咽管瘤、松果体区肿瘤和第四脑室髓母细胞瘤等。

儿童颅内肿瘤的好发部位和病理性质与成人有显著不同。成人 70%~75% 位于幕上，但儿童脑肿瘤常发生于小脑幕下的脑干和小脑，以及包括蝶鞍区、第三脑室、松果体区等部位在内的颅内中线结构。成人多见的脑膜瘤（20%）、垂体腺瘤（10%）和神经鞘瘤（8%）在儿童很少见，以上三大良性肿瘤占儿童总数不到 5%，而儿童最常见的前 5 位脑肿瘤包括星形细胞瘤（30%）、颅咽管瘤（20%）、髓母细胞瘤（16%）、生殖细胞瘤（8%）和室管膜瘤（6%）则在成人少见。

## 二、 临床特点

儿童颅内肿瘤的诊断比成人困难，原因为：①小儿不能用语言正确表达自己对症状的感受，病史常不准确；②小儿检查常不合作，易漏掉阳性体征；③肿瘤造成头颅代偿性增大，使颅压升高的症状出现较晚；④症状常不典型，常在外伤后行头颅 CT 或 MRI 时偶然发现；⑤专业的小儿神经科医生较少，内科医生对儿童颅内肿瘤的症状认识不足。

因此，对于有头痛、呕吐、头颅增大和走路不稳等的儿童，需要提高警惕，行 CT 或 MRI 辅助检查，并注意与先天性脑积水作鉴别，后者头颅增大发生早，增大迅速，前囟不闭合，头皮静脉怒张，落日征阳性。

### （一）儿童颅内肿瘤常见的临床症状和体征

儿童颅内肿瘤好发于中线及后颅窝，早期即可引起脑脊液梗阻而导致颅内压升高；但另一方面，小儿颅缝闭合不够紧，因此，大部分儿童颅内肿瘤的临床症状出现相对较晚，就诊时往往肿瘤体积已然十分巨大。常见的临床症状和体征有：

1. **呕吐** 呕吐是儿童颅内肿瘤最常见的表现，发生率为 72%~80%。呕吐多发生在清晨，为喷射状。少数呕吐可先于头痛，即颅内压不增高但反复呕吐，这是因为肿瘤刺激第四脑室底的呕吐中枢所致。部分患儿呕吐时伴有腹痛，有时会误诊为"胃肠道疾病"。

2. **头痛** 头痛多数为颅内压增高所致，婴幼儿因无法诉说而表现为烦躁不安，用手挠头或阵发性哭闹。

3. **视神经乳头水肿** 尽管视神经乳头水肿是颅压增高最客观的指标，儿童却因为颅缝闭合不够紧，可有代偿性的头颅增大来缓冲而导致其发生率却并不高。此外，儿童在就诊时较难配合，导致很难判断是否存在视乳头水肿。

4. **视力减退和视野缺损** 儿童视力减退易被忽视，一般直到看不清楚玩具或黑板上的字迹时才会被家长和老师发现，但此时已属晚期。引起视力减退的原因多数为颅内压增高所致视神经继发性萎缩，也有部分是由于鞍区肿瘤直接压迫神经，造成原发性视神经萎缩。

5. **头颅增大和破瓮音** 小儿颅骨多为纤维性闭合，在颅内压增高的情况下，颅缝会裂开，头颅代偿性增大，叩诊时可闻及破瓮音，又称 Macewen 征阳性。

6. **复视** 脑干部位的肿瘤可见眼球位置改变，有复视，但因儿童表达困难而不易在临床发现。但是颅压增高导致的双侧展神经不全麻痹所表现出来的双眼球内斜视则较为常见。

7. **颈抵抗和强迫头位** 凡颅压增高，尤其是肿瘤在后颅窝的儿童颅内肿瘤，常使小脑扁桃体下疝到枕骨大孔以下，刺激颈神经根造成颈部疼痛和颈抵抗。而强迫头位常为肿瘤的患侧卧位，有时侧脑室或第三脑室比较游离的肿瘤可强迫头位，个别甚至强迫体位。对于有颈抵抗和强迫头位的患儿应及时处理，避免因发生脑疝而出现病情的急剧变化。

8. **其他** 部分大脑半球肿瘤可引起癫痫发作，后颅窝或脑干肿瘤会出现走路不稳，鞍区肿瘤或松果体区肿瘤会出现生长发育停滞或性早熟，鞍上生殖细胞瘤首发症状为多饮、多尿等。

### （二）儿童常见颅内肿瘤的临床症状和体征

1. **星形细胞瘤** 包括局限性的星形细胞瘤如毛细胞型星形细胞瘤、毛黏液样型星形细胞瘤、多形性黄色星形细胞瘤、室管膜下巨细胞星形细胞瘤及弥漫性的星形细胞瘤如低度恶性星形细胞瘤、间变性星形细胞瘤、多形性成胶质细胞瘤等，儿童最常见的为毛细胞型星形细胞瘤。毛细胞型星形细胞瘤最常发生于小脑，其次是大脑、中线深部结构、视觉通路、脑干、脊髓。小脑星形细胞瘤病程较长，平均为 10 个月左右，主要临床症状为颅压增高、小脑损害征等，表现为头痛、呕吐、视神经乳头水肿、患侧肢体活动笨拙、持物不稳、不能走直线、粗大水平眼震等，部分因小脑扁桃体下疝双侧不对称而出现强迫头位，个别者肿物在小脑表面使局部枕骨长期受压变薄而向外隆起，在表面可触及骨性包块。

2. **颅咽管瘤** 颅咽管瘤是生长缓慢的神经轴外肿瘤，病史较长，平均为 8 个月（10 天 ~6 年），引起症状时肿瘤往往已经长得很大，儿童患者尤其如此。主要临床症状为颅内压增高症状和内分泌功能低下症状，表现为头痛、呕吐、视乳头水肿、生长发育迟滞、个子矮小、性征不发育、肥胖等，晚期可有尿崩症，下丘脑受损可有嗜睡和体温调节障碍。

3. **髓母细胞瘤** 髓母细胞瘤是发生于儿童小脑的恶性侵袭性小细胞胚胎性肿瘤，主要临床症状为颅内压升高、小脑损害征及肿瘤转移症状等，表现为头痛、呕吐、走路不稳呈醉汉步态、双步间距加宽、闭目难立征（Romberg 征）阳性、粗大水平眼震、眼球内斜视、吞咽发呛、呼吸停止等。

4. **生殖细胞瘤** 生殖细胞瘤临床症状与肿瘤位置密切相关。起源于松果体区的肿瘤患儿以男性多见，发病年龄多在 15 岁左右，很容易发生脑积水，随后可出现头痛、Parinaud 综合征、复视及视乳头水肿等症状，当脑积水或肿瘤扩散至下丘脑时，还可导致下丘脑 - 垂体轴功能紊乱的一系列症状，患有畸胎瘤的男孩中，少数可有性早熟；起源于鞍上区的生殖细胞瘤患儿以 10 岁左右的女性患儿多见，首发症状为多饮、多尿，肿瘤增大可引起视力、视野障碍，也可出现头痛，但不如压迫垂体腺导致的生长发育停滞、月经失调、性早熟等下丘脑 - 垂体功能紊乱常见；肿瘤在基底节者多为男孩，表现为一侧肢体肌力减弱及笨拙，但进展缓慢，少数病人智力差伴性早熟。

5. **室管膜瘤** 室管膜瘤在幕上者常常很巨大，症状视部位而定，可有弥漫性颅内高压、肢体肌力减弱或癫痫发作。幕下的室管膜瘤可有颅压增高，因体位变化刺激第四脑室表面的迷走神经核团时有 Brun 征，即突然剧烈头痛、呕吐及意识障碍，呈发作性。如压迫后组脑神经可有吞咽发呛。强迫头位多为肿瘤向椎管内伸延的结果，如果室管膜瘤继续进展，患儿会出现血压波动、角弓反张、心动过缓、呼吸暂停，继而出现死亡。本病的另一特点为肿瘤细胞脱落引起椎管内种植，发生率为6%~15%，较易发生在年轻的患者、次全切除的患者以及更具侵袭性的肿瘤患者中，一旦发生，则预后极差。

## 三、 康复评定

主要包括肿瘤的病理分级、临床分期，以及对患儿造成的残疾评定、心理评定、疼痛评定、日常生活能力评定、营养状况评定和生活质量评定等。其中，对患儿造成的残疾评定主要包括肿瘤所涉及的脏器本身的原发性功能障碍、肿瘤本身所造成的继发性功能障碍、肿瘤治疗引起的继发性功能障碍、罹患肿瘤所导致的心理障碍所造成的继发性功能障碍等，包括认知能力评定、交流能力评定、吞咽评定、脊髓评定、运动功能评定等。对于儿童患者来说，最重要的还是其认知功能损害的评定和运动功能的评定。

### （一）病理分级的评定

根据肿瘤细胞的分化程度来确定其恶性程度，临床上常用四级法或三级法。四级法根据未分化癌细胞的数量，将肿瘤病理分级为Ⅰ级（0~25%）、Ⅱ级（25%~50%）、Ⅲ级（50%~70%）、Ⅳ级（70%~100%）；三级法则是将肿瘤分为高度分化、中度分化及低度分化三级，恶性程度依次递增。

### （二）临床分期的评定

多数采用国际抗癌联盟（UICC）所规定的癌症 TNM 分期法，此分期法只适用于过去未曾进行过治疗的患儿，病变的范围仅限于临床检查所见，不包括手术的发现。各种肿瘤的 TNM 分期标准各异，另有规定，在临床上随着肿瘤的进展，综合 T、N、M 分期，常将肿瘤分为Ⅰ、Ⅱ、Ⅲ、Ⅳ期。

### （三）智能水平的评定

智能水平可用智商（intelligence quotient，IQ）表达，包括总智商（full-scale IQ，FIQ）、语言智商（verbal IQ，VIQ）及操作智商（performance IQ，PIQ），是反映认知损害最敏感的指标，可用韦氏智力量表（Wechsler intelligence scales）、斯坦福 - 比奈量表和考夫曼儿童能力系列测验，总的来说，操作智商比语言智商的损害更明显。

### （四）词汇量的评定

词汇量可通过皮博迪图片词汇试验（Peabody picture vocabulary test，PPVT）进行评定，也是较早反映认知损害的敏感指标。

### （五）视动功能的测量

常用比尔瑞视动整合试验（Beery visual-motor integration test，VMI）进行，这个测验被广泛地运用于神经学、儿科学、儿童神经性行为障碍的诊断、筛选、矫正以及对动作型学习困难儿童的诊断、筛选等领域。

### （六）记忆能力的评定

记忆可分为视觉和语言记忆，有儿童记忆量表（children's memory scale，CMS）和记忆学习广范围评估量表（wide range assessment of memory and learning，WRAML），可对儿童记忆功能进行多维度的标准化测验。

### （七）执行功能的评定

可通过对行为完成能力和语言流畅度的评价来对执行功能进行评定，相应的有儿童分类试验（children's category test）、语言流畅试验（the children's auditory verbal learning test）、寻迹试验（trail marking test）等。

### （八）精细运动能力的评定

常采用敲击测验（finger tapping）即惯用手和非惯用于的手指轻叩进行测量，但对放疗造成的远期影响并不敏感。

### （九）粗大运动能力的评定

可用 Alberta（婴儿运动评估）量表、Bayley 婴幼儿发育评定量表、Peabody 运动发育量表及粗大运动功能评定（gross motor function measure，GMFM）等进行评定。

### （十）注意力的评定

注意力可采用事件相关电位（event-related potential，ERP）加以评定。ERP 与心理判断、理解、辨识、注意、选择、作出决定、定向反应和某种语言功能等多种认知过程密切相关，可作为判断人类认知能力的一个客观指标。

### （十一）疼痛的评定

一般通用的疼痛评定法多采用目测类比评分法（visual analogue scale，VAS），也可用 McGill 疼痛问卷法、口述分级评分法、数字疼痛评分法等对疼痛进行评定。此外，也可依据患儿的用药种类和方法将疼痛分为 0~4 级。0 级：不需任何镇痛剂；1 级：需非麻醉性镇痛剂；2~4 级：分别需口服、口服与（或）肌内注射、静脉注射麻醉剂。

### （十二）心理障碍的评定

对于大年龄的患儿，从疑诊开始，到确诊及治疗前后都可能发生比较剧烈的心理变化和心理反应过程，相继出现震惊、恐惧、否定、抑郁、焦虑、悲观等情绪、个性及行为改变，使患儿不能正确对待疾病，不能适应病后的现实，以致消极对待治疗。临床上肿瘤患儿的心理状态大部分表现为抑郁、焦虑，可用 HAMD、HAMA 和焦虑自评量表（self-rating anxiety scale，SAS）进行评定。

### （十三）日常生活活动能力的评定

常用 Karnofsky（KPS）和 Zubrod-ECOG-WHO（ZPS）对患儿活动状况进行分级评定。此两类标准广泛用于评定肿瘤患儿的功能状态。

### （十四）营养状况的评定

包括患儿总体蛋白质储存的评定、骨骼肌容量与脂肪厚度的评定、骨骼肌营养状态的评定、全身营养状态的评定及体重的评定等。

### （十五）患儿生活质量的评定

对患儿进行生活质量的评定，不仅有助于评价患儿肿瘤及疼痛的治疗效果，进行疗法的选择，也有利于抗癌药、镇痛剂、止吐药的筛选及评价，有助于了解治疗后患儿的远期生存状态。临床上生活质量的评定内容主要包括身体状态评价、生活质量各要素的单独评价及生活质量的综合评价等，一般可参考国内于 1990 年制订的生活质量评定草案进行评定。

## 四、康复治疗

### （一）临床治疗

儿童颅内肿瘤以手术切除为主，对于多数肿瘤，术后可辅以放射治疗。恶性胶质瘤可用化疗或免疫治疗。

**1. 手术治疗**　手术的原则：①尽可能行肿瘤全切除；②保证术后能缓解颅内高压；③手术应解除或至少部分解除对重要神经结构的压迫；④不能全切除的肿瘤，应尽量多切除以达到充分内减压，为后期放、化疗创造条件；⑤对脑脊液循环梗阻者，手术主要目的是解除梗阻，恢复循环通畅；⑥手术可明确肿瘤的组织学类型。

**2. 放射治疗**　小儿髓母细胞瘤、生殖细胞瘤对放疗敏感，应列为术后常规辅助治疗；各种类型胶质细胞瘤对放疗也有一定效果，未能完全切除的肿瘤也应使用。对较良性的颅咽管瘤、星形细胞瘤的放疗早年存在争议，但近来也倾向于术后放疗能延缓肿瘤的复发。放疗的指征为：①所有颅内恶性

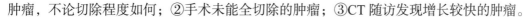

肿瘤，不论切除程度如何；②手术未能全切除的肿瘤；③CT 随访发现增长较快的肿瘤。

3. **化学治疗** 化疗原则上是用于恶性肿瘤术后，与放疗协同进行，复发颅内恶性肿瘤也是化疗的指征，对儿童髓母细胞瘤的脊髓内播散种植化疗可做首选方法。化疗应用的原则为：①明确肿瘤化学治疗的基本目标；②选用敏感的抗肿瘤药物，使用可耐受的足够剂量；③了解抗肿瘤药物联合应用的基本原则；④减少抗肿瘤药物的毒副作用与耐药性。

### （二）康复治疗

由于处于生长发育中的儿童脑组织可塑性和易损性并存，因此儿童颅内肿瘤及其治疗所造成的认知功能损害十分常见，严重影响患儿身体健康和生存质量。对颅内肿瘤患儿认知功能损害进行评定和防治，将指导和改进治疗，有助于改善患儿最终预后。因此，颅内肿瘤患儿的康复治疗应以认知和行为干预为主，在治疗期内或在刚结束治疗时即提早进行预防性的干预。

1. **认知和行为干预** 对患儿的认知和行为干预应在治疗早期开始，包括选择合适的手术方式、调整放疗方式、采用低毒性的药物进行化疗等，以尽量减少它们对患儿认知功能的影响；同时，在治疗过程中适时地给予改善神经功能的药物，如莫达非尼、维生素 E 等，有保护和提高认知功能的效果。此外，在患儿接受手术、放疗、化疗等治疗方法之后，对其进行理解表达、操作性课题、交流训练和认知训练如注意力、记忆力、理解力、判断力和思维能力训练等，并进行行为调节，如加强功能锻炼、体育训练、进一步学习和心理支持等，也会部分改善其认知功能障碍、行为障碍的症状。

2. **制动与运动训练** 针对肿瘤带来的中枢神经系统改变、肌肉改变、代谢和内分泌改变等，最积极的康复措施是保持适当的小强度的耐力性和力量性训练、牵张训练以及关节活动度训练，活动方式可以采用渐进抗阻运动、弹力带运动、步行或医疗体操等，活动时，一般要避免涉及肿瘤侵犯的部位以及手术切口。对于有关节活动障碍的患儿，应该进行关节活动度的训练，但要避免暴力；此外，要避免对肿瘤部位进行手法治疗和理疗。对于长期卧床或不活动的患儿，在开始恢复运动时要注意防止直立性低血压，治疗时应保持充足的营养和水分摄入，避免高钙血症的发生，积极防治泌尿系统感染、肺部感染等。

3. **淋巴水肿的处理** 淋巴水肿常来源于外科手术、放射治疗等，最常用的措施为抬高患肢，将下肢置于超过心脏平面的位置，上肢也尽量抬高，一般为 30°，用枕头垫在患肢下面。等长和等张收缩运动均可增加肌张力，加速深静脉回流，因而可以有效减轻水肿。除此之外，向心性按摩、辅助加压装置也可一定程度减轻水肿。对存在肢体水肿的患儿，应避免在水肿部位进行静脉注射，采用低钠饮食，必要时可适当使用利尿药。

4. **营养支持** 由于肿瘤细胞本身就要消耗大量的营养物质，加上治疗肿瘤所采用的手术、放疗、化疗等的影响，患儿往往存在食欲减退、营养补充不足等状况，导致营养不良、体质虚弱、抵抗力下降。因此，颅内肿瘤患儿的营养支持是康复的重要组成部分。为了减轻消化道负担，患儿的进餐可采用少量多次的方法，对有吞咽或咀嚼障碍的患儿，可采用流质或半流质的食物，必要时也可采用鼻饲或静脉营养的方法来补充人体所必需的能量和营养物质。

5. **疼痛康复** 疼痛可加重肿瘤本身带给患儿的心理负担，加重忧虑，加重抑郁，影响患儿的生活质量，影响机体免疫功能而促进肿瘤生长和转移。因此，缓解疼痛十分必要。临床上根据不同情况，应谨慎选用药物、放疗、化疗、激素、理疗、手术、心理疗法等控制癌痛。

6. **心理治疗** 儿童颅内肿瘤的预后相对较差，虽然小年龄的患儿不能理解罹患肿瘤的各种后果，能在家长和医务人员的诱导下遵照医嘱接受各种检查和治疗，但对于大年龄的患儿，肿瘤的存在往往会使其产生消极、悲观的情绪；与此同时，手术、放疗及化疗带来的疼痛及其他副作用也会加深患儿的恐惧、忧伤情绪，并因此造成性格改变，丧失治疗信心，形成病理心理和病理生理之间的恶性循环，严重影响治疗效果。因此在儿童颅内肿瘤的康复治疗中，心理治疗是十分必要的，在患儿进行颅内肿瘤的治疗过程的前、中、后期均应根据不同的情况进行心理治疗。通过细致观察儿童外部的心理现象，准确地掌握患儿日常生活规律，不断满足患儿的生理需要，尽量做到完善的心理护理，对促进肿瘤患儿的康复有着极为重要的意义。

## 五、 预防及预后

绝大多数颅内肿瘤可手术切除。生殖细胞瘤引起脑积水者可用侧脑室 - 腹腔分流（V-P 分流）加放疗及化疗。髓母细胞瘤手术目的是恢复脑脊液循环，而术后放疗为本病主要治疗手段，对 3 岁以内的恶性肿瘤无法耐受放疗者可先用化疗。

儿童颅内肿瘤生存期长短取决于下列因素：①手术切除程度；②肿瘤的组织类型；③患儿是否完成术后放疗或化疗；④肿瘤的部位及大小；⑤是否有复发和神经系统内外的种植或转移。总体看来，儿童颅内肿瘤的预后比成人差，主要是因为小儿颅内肿瘤恶性者多及良性肿瘤位置深在险要而切除困难。但随着治疗手段的进步，最为恶性的髓母细胞瘤预后有了很大改观，5 年生存率在 37%~80%，10 年生存率已提高到了 40% 左右，但小于 3 岁的患儿预后仍较差；颅内室管膜瘤是儿童神经肿瘤中最棘手的疾病之一，现代研究显示 5 年无进展生存率为 40%，在室管膜瘤的治疗中，无复发生存是长期治疗成功的最佳指标，因为一旦患儿出现复发，在接受传统的治疗手段后，很少能够获得根治；小脑星形细胞瘤治疗后 5 年、10 年及 25 年的生存率分别为 90%、89% 和 85%，远胜成人的良性脑膜瘤；颅咽管瘤显微手术全切除使其复发率大大降低，有报告儿童颅咽管瘤术后 5 年及 10 年生存率分别为 84% 和 72%；成熟性畸胎瘤属良性，预后较好，综合治疗后 10 年生存率可达 70%~90%；但对未成熟畸胎瘤和绒毛膜上皮癌等非生殖细胞瘤性生殖细胞瘤（nongerminomagermcelltumors，NG-GCT），虽经放化疗及手术治疗，至今疗效还不理想。有调查发现，活检证实为 NG-GCT 并单纯行放疗的患儿 5 年及 10 年生存率为 36%，另有研究发现其长期无病生存率低于 25%，而某些组织亚型几乎无生存机会。

儿童颅内肿瘤及其治疗所带来的认知功能损害在临床较为常见，主要表现在智能、词汇量及语言能力、视动功能、记忆、执行功能、精细运动能力和注意力等，因此，在早期治疗时即应识别预后不良的高风险患儿，尤其是低龄和特定基因型患儿，预先制订或及时调整治疗方案，可减少治疗手段对认知功能的损害。

（李海峰）

# 第十一节 神经系统感染性疾病

## 一、 概述

小儿神经系统感染性疾病是儿童死亡和致残的最常见原因之一，其病原体包括病毒、细菌、真菌、螺旋体、寄生虫、立克次体等。正常成人由于中枢神经系统受到血脑屏障、脑膜、骨骼、肌肉、黏膜及皮肤的保护作用，病毒、细菌等病原体都不易进入中枢神经系统，而儿童免疫系统及血脑屏障功能不完善，且在病态情况下容易发病。

### （一）病毒性脑炎

病毒性脑炎（viral encephalitis）简称病脑，是指由各种病毒感染所引起的脑实质病变，若仅累及软脑膜者，无明显脑实质受损的症状和体征，称为病毒性脑膜炎，而当脑膜及脑实质均受累时称为病毒性脑膜脑炎，而脑炎、脑膜炎常常很难截然分开，常不同程度合并受损。由于病毒的种类、致病性和宿主反应过程的差异，临床病情的轻重、表现形式及预后也有很大的不同，大多数患者病程呈自限性，危重者病情进展快，可导致死亡及后遗症。研究表明：肠道病毒（EV）是引起小儿中枢神经系统感染最常见的病因。肠道病毒属微小核糖核酸病毒科，血清型较多，主要包括脊髓灰质炎病毒（Polio virus，PVs）、柯萨奇病毒（Coxsackie virus，CoxV）、埃可病毒（Echos）、肠道病毒71型（EV71）、肠道病毒70型（EV70）等。有些病毒具有明显的流行性特征，例如我国乙型脑炎，主要发生在夏秋季节，主要与传媒—库蚊的繁殖季节有关。引起病毒性脑炎的病毒种类较多，依据病毒名称分类具体见表6-27。

表 6-27　小儿神经系统病毒感染依据名称分类

| | |
|---|---|
| 小儿神经系统肠道病毒感染 | 脊髓灰质炎 |
| | 柯萨奇病毒感染 |
| | 埃可病毒感染 |
| | 70型肠道病毒感染 |
| | 71型肠道病毒感染 |
| | 轮状病毒脑炎 |
| 小儿神经系统疱疹病毒感染 | 单纯疱疹病毒性感染 |
| | 水痘-带状疱疹病毒性脑炎 |
| | EB病毒性脑炎 |
| | 疱疹病毒6型脑炎 |
| 小儿神经系统呼吸道病毒感染 | |
| 小儿神经系统腮腺炎病毒感染 | |
| 小儿神经系统风疹病毒感染 | |
| 小儿神经系统麻疹病毒感染 | |
| 小儿神经系统狂犬病病毒感染 | |
| 进行性多灶性白质脑病 | |
| 淋巴细胞脉络丛脑膜炎 | |
| 小儿神经系统汉坦病毒感染 | |
| 小儿神经系统伯尔纳病毒感染 | |
| 小儿神经系统蚊媒病毒感染 | 流行性乙脑炎等 |
| 小儿神经系统蜱媒病毒感染 | 森林脑炎等 |

### （二）化脓性脑膜炎

化脓性脑膜炎（purulent meningitis）简称化脑，小儿时期较为常见，系由各种化脓性致病菌所引起的一种急性蛛网膜、软脑膜和脑脊液的炎性疾病。脑膜炎球菌及流感嗜血杆菌疫苗的普及接种减少了本病的发病率和病死率。近年来，由于各种抗生素的大量使用，使本病在临床表现上越来越不典型，耐药菌增多，给临床诊断及治疗带来困难。因此，早期病原学诊断和敏感抗菌药物治疗是降低死亡率和减少后遗症的重要手段。

### （三）结核性脑膜炎

结核性脑膜炎（tubercular meningitis）简称结脑，是小儿结核中最严重的类型。卡介苗的普遍接种和抗结核药物的应用，该病的发病率明显降低，预后有很大提高。早期诊断和合理治疗是降低病死率和后遗症的发生率关键。

早期诊断、早期治疗、早期康复，可减少和控制儿童脑炎后遗症的发生、发展，最大限度改善患儿生活质量和适应社会的能力。

### （四）手足口病

手足口病（hand foot and mouth disease，HFMD）是儿童常见病，致病菌包括多种肠道病毒，以柯萨奇 A 组 16 型（coxA 16）和肠道病毒 71 型（EV71）多见，重症主要由 EV71 型引起。本病的主要临床表现为发热，手、足、口腔等部位出现斑丘疹、疱疹。绝大多数患儿为轻症，少数病例病情进展迅速，可出现脑膜炎、脑炎（脑干脑炎最为凶险）、脑脊髓炎、肺水肿、循环衰竭等。致死原因主要为脑干脑炎及神经源性肺水肿，存活病例可留有神经系统后遗症。及时准确地将重症和危重患者从大量普通患者中甄别确认出来是降低病死率的关键。

## 二、 临床特点

### （一）病毒性脑炎

1. 急性或亚急性起病，常伴发热，部分患儿有呼吸道或消化道症状。

2. 有不同程度的意识障碍，轻者仅表现为淡漠、嗜睡，重者有神志不清、谵妄、昏迷。较大儿童可出现精神异常、情绪障碍等。

3. **颅内高压征**　头痛、头晕、呕吐、肌张力增高，小婴儿表现为前囟紧张或隆起，严重的颅内高压可致脑疝，出现呼吸衰竭。

4. **脑实质的损害可导致全身性或局限性的抽搐**　因病变部位的不同而表现为偏瘫、单瘫或双侧瘫。亦可见脑神经损害征、共济失调、不自主动作等，多数病儿肌张力增高，腱反射亢进，常有病理神经反射，若病变波及脑膜，可出现脑膜刺激征。

### （二）化脓性脑膜炎

各种细菌感染引起的化脓性脑膜炎临床表现类似，主要如下：

1. **感染症状**　发热、寒战或上呼吸道感染表现等。

2. **脑膜刺激征**　表现为颈项强直、Kernig 征和 Brudzinski 征阳性。但新生儿、昏迷患者脑膜刺激征常常不明显。

**3. 颅内压增高**　表现为剧烈头痛、呕吐、意识障碍等。腰穿时检测颅内压明显升高，有的在临床上甚至形成脑疝。

**4. 局灶症状**　部分患者可出现局灶性神经功能损害的症状，如偏瘫、失语等。

**5. 其他症状**　部分患者有比较特殊的临床特征，如脑膜炎双球菌脑膜炎（又称流行性脑脊髓膜炎）菌血症时出现的皮疹，开始为弥散性红色斑丘疹，迅速转变成皮肤瘀点，主要见于躯干、下肢、黏膜以及结膜，偶见于手掌及足底。

### （三）结核性脑膜炎

结脑起病大多比较隐匿（粟粒性结核的婴幼儿也可急性起病），根据临床表现，病程大致可分3期。

**1. 前驱期（早期）**　约1~2周，前驱症状主要为性格改变，如烦躁好哭，或精神呆滞，少言、懒动，可有低热、食欲减退、消瘦、便秘或无原因的呕吐，年长儿可自诉头痛，初期多轻微或非持续性，婴幼儿前驱期很短或无，发病即出现脑膜刺激症状。

**2. 脑膜刺激期（中期）**　约1~2周，因颅内压增高使头痛持续并加重，呕吐可变为喷射状，逐渐出现嗜睡、烦躁不安、惊厥等，此期出现脑膜刺激征阳性，婴幼儿则出现前囟膨隆、颅缝裂开。常见脑神经障碍症状，如动眼神经麻痹可见眼睑下垂、眼外斜、复视、瞳孔散大，展神经及面神经麻痹。

**3. 昏迷期（晚期）**　约1~3周，以上症状逐渐加重，意识障碍逐渐加重，多于惊厥后陷入昏迷，阵挛性或强直性惊厥发作频繁。患儿极度消瘦，呈舟状腹，常出现水、电解质代谢紊乱，最终因颅内压急剧增高导致脑疝致使呼吸及心血管运动中枢麻痹死亡。

早期后遗症少，晚期结脑约2/3发生后遗症，严重后遗症为脑积水、肢体瘫痪、智力低下、失明、失语、癫痫及尿崩症。

### （四）手足口病

手足口病主要发生在5岁以下的儿童，潜伏期：多为2~10天，平均3~5天。

**1. 普通病例表现**　急性起病，发热、口痛、厌食、口腔黏膜出现散在疱疹或溃疡，位于舌、颊黏膜及上腭等处为多，也可波及软腭、牙龈、扁桃体和咽部。手、足、臀部、臂部、腿部出现斑丘疹，后转为疱疹，疱疹周围可有炎性红晕，疱内液体较少。手足部较多，掌背面均有。皮疹数少则几个多则几十个。消退后不留痕迹，无色素沉着。部分病例仅表现为皮疹或疱疹性咽峡炎。多在1周内痊愈，预后良好。部分病例皮疹表现不典型，如单一部位或仅表现为斑丘疹。

**2. 重症病例表现**　少数病例（尤其是小于3岁者）病情进展迅速，在发病1~5天左右出现脑膜炎、脑炎（以脑干脑炎最为凶险）、脑脊髓炎、肺水肿、循环障碍等，极少数病例病情危重，可致死亡，存活病例可留有后遗症。

（1）神经系统表现并发中枢神经系统疾病时表现：精神差、嗜睡、易惊、头痛、呕吐、谵妄，甚至昏迷；肢体抖动，肌阵挛，眼球震颤，共济失调，眼球运动障碍；无力或急性弛缓性麻痹；惊厥。查体可见脑膜刺激征，腱反射减弱或消失，巴氏征阳性。合并有中枢神经系统症状以2岁以内的患儿多见。

（2）呼吸系统表现并发肺水肿表现：呼吸浅促、呼吸困难或节律改变，口唇发绀，咳嗽，咳白色、粉红色或血性泡沫样痰液；肺部可闻及湿啰音或痰鸣音。

（3）循环系统表现并发心肌炎表现：面色苍灰、皮肤花纹、四肢发凉，指（趾）发绀；出冷汗；毛细血管再充盈时间延长。心率增快或减慢，脉搏浅速或减弱甚至消失；血压升高或下降。

## 三、 康复评定

康复评定是针对患儿脑损伤部位、临床特点进行相应的功能评定，以全面了解其功能受损的情况，为康复治疗计划的制订、修订和评定康复治疗的效果提供依据。

### （一）康复评定的内容

**1. 临床评估** 包括血液分析、血生化、血沉、术前免疫全套、结核相关检查、胸片、脑脊液检查、颅脑影像学检查、脑电图检查等，脑脊液检查在诊断上具有重要的意义。小儿中枢神经系统常见感染性疾病的脑脊液改变见表 6-28。

表 6-28　小儿中枢神经系统常见感染性疾病的脑脊液改变

| | 压力（kPa） | 外观 | 潘氏试验 | 白细胞（×10⁶/L） | 蛋白（g/L） | 糖（mmol/L） | 氯化物（mmol/L） | 其他 |
|---|---|---|---|---|---|---|---|---|
| 正常 | 0.69~1.96 新生儿：0.29~0.78 | 清亮透明 | – | 0~10 婴儿 0~20 | 0.2~0.4 新生儿：0.2~1.2 | 2.8~4.5 婴儿：3.9~5.0 | 117~127 婴儿：110~122 | |
| 化脓性脑膜炎 | 升高 | 浑浊 | ++~+++ | 数百~数万，多核为主 | 明显增高 | 明显减低 | 正常或减低 | 涂片、培养可发现致病菌 |
| 结核性脑膜炎 | 升高、发生阻塞后降低 | 不太清，毛玻璃样 | +~+++ | 数十~数百，淋巴为主 | 增高，阻塞时明显增高 | 减低 | 减低 | 涂片、核酸检测、培养可阳性 |
| 病毒性脑炎、脑膜炎 | 正常或升高 | 多数清 | ±~++ | 正常~数百，淋巴为主 | 正常或稍升高 | 正常 | 正常 | 特异性抗体、核酸检测、培养可阳性 |
| 真菌性脑膜炎 | 高 | 不太清 | +~+++ | 淋巴为主，数十~数百；单核为主 | 增高 | 减低 | 降低 | 墨汁涂片，培养可阳性 |
| 中毒性脑病 | 升高 | 清 | −~+ | 正常 | 正常或稍高 | 正常 | 正常 | |

**2. 身体功能和结构水平相应评定**

（1）意识障碍：有意识障碍或昏迷的患儿可采用格拉斯哥昏迷表（年龄≥4 岁）、格拉斯哥昏迷表（年龄 <4 岁）进行评估。

（2）运动功能评定：包括肌力、肌张力、痉挛模式、运动模式、关节活动度、步态分析、平衡功能等。具体可采用徒手或机械肌力评定、改良 Ashworth 痉挛量表、关节活动度来测量，平衡功能评定包括三级平衡、Tinet 平衡量表（Tinet test）、Berg 平衡评价量表（Berg balance scale test）、Fugl-Meyer 平衡评测法。

### 3. 言语、吞咽功能评定

（1）言语功能评定包括失语症评定、构音障碍评定。对失语症患者主要采用交谈、让患者阅读、书写或采用通用的量表来评定，对有构音障碍的患者，可以通过观察患儿发音器官的功能是否正常，还可以通过仪器对构音器官进行检查。

（2）吞咽评估分为床旁评估和仪器评估，床旁评估通过仔细的临床检查，发现结构和功能损害，明确吞咽困难的原因，判断出能经口进食的患者，通过饮水试验等筛查，筛选出进一步可行电视X线透视吞咽功能检查（video fluoroscopic swallowing study，VFSS）及纤维内镜吞咽检查（fibreoptic endoscopic exploration of swallowing，FEES）来评定的患者。所有采取非经口进食或采用改良食物的患者要进行定期再评定。急性期患者应在发病后 1 周及 1 个月时分别进行再评定，每 2~3 个月进行一次评估，1 年后每 6 个月进行一次评定。

**4. 其他** 包括认知功能评定、感觉功能评定和精神情绪及心理障碍评定等，请参照相关章节。

## （二）日常生活活动能力的评定

日常生活活动能力评定是脑炎临床康复常用的功能评定。公认的 ADL 能力评定应包括床上活动、衣着、起坐、个人卫生、餐饮、步行、使用厕所、大小便控制、转移和使用轮椅等几项主要内容。方法主要有 Barthel 指数分级法、改良 Barthel 指数分级法、功能独立性测量。

## （三）参与能力的评定

生活质量：QOL 评定分为主观取向、客观取向、疾病相关的 QOL 三种。常有量表有 WHO 生活质量测定量表（WHO-QOL100）、健康状况调查问卷、健康生存质量表（quality of well-being scale，QWB）、疾病影响程度表（sickness impact profile，SIP）、生活满意度量表（satisfaction with life scale，SWLS）等。

## 四、康复治疗

### （一）康复治疗的原则

**1. 尽量早期介入** 早期康复治疗的时间一般在患者生命体征稳定、炎症得到有效控制、神经学症状不再发展 2~3 天后开始。开始时不要求患者完全清醒和有较好的交流能力，最好能有警觉，具备一些交流能力以及对疼痛有反应。

**2. 避免加重病情** 急性期康复应以不影响临床治疗为前提，尤其是病情有波动迹象时，更需要谨慎与临床医师协作，做好危险管理。

**3. 避免并发症** 预防和处理各种并发症，注意防止各种不动或制动所引起的废用综合征。

**4. 全面系统康复** 恢复期功能障碍突出、多种障碍并存，如认知行为障碍、运动功能障碍等，也可因早期康复措施不利出现关节畸形挛缩、直立性低血压等。待解决问题多，如胃管、尿管、气管切口套管等问题，可能出现癫痫。恢复期应综合使用物理治疗、作业治疗、言语语言治疗、吞咽治疗、心理行为治疗、假肢矫形器治疗、药物治疗等全面系统的康复治疗措施。以促进患者功能的最大恢复，提高日常生活活动能力和生活质量，争取重返社会。

**5. 个体化的治疗** 同样的障碍也会有个体差异，个体对康复治疗的反应也有差异，同时康复治疗中也要照顾到个体康复需求，康复治疗的时长及治疗强度也各有不同。患者年龄分布跨度大，儿童至成年均有发病，康复治疗应体现出符合个体特点。

### （二）康复治疗内容

**1. 早期治疗与昏迷期的治疗** 急性期予以针对病因用药、降温、脱水、保脑、改善脑局部的血液循环，同时予以营养支持，加强护理操作，特别注意将肢体置于功能位或良肢位，使用气垫床，定时改变体位，早期给予多感觉刺激及被动训练，配合音乐、按摩、理疗、高压氧治疗。减少及预防压疮、深静脉血栓、关节挛缩、直立性低血压、坠积性肺炎、尿路感染等并发症的出现和发展。还需注意，有抽搐发作的患儿在使用感觉刺激和传统医学技术时应慎重。

**2. 恢复期康复** 恢复期应综合使用物理（主要是运动治疗）、作业治疗、言语治疗、心理行为治疗等，以促进患者功能的最大恢复，充分发挥残余功能，争取达到步行和生活自理。

（1）物理因子疗法：重点是针对上肢的伸肌（如肱三头肌和前臂伸肌）和下肢屈肌（如股二头肌、胫前肌和腓骨长短肌），改善患儿的伸肘、伸腕、伸指功能，以及屈膝和踝背伸功能。常用的方法有经颅磁刺激、蜡疗、水疗、功能性电刺激、肌电生物反馈和低中频电刺激等。

（2）运动疗法：广泛应用的有 Rood 治疗技术、Bobath 治疗技术、Brunnstrom 治疗技术、运动再学习治疗技术及 PNF 治疗技术。恢复期一般分为软瘫期、痉挛期和改善期。

1）软瘫期：相当于 Brunnstrom I 期，患者的生命体征一般稳定正常，四肢的肌力以及肌张力消失或者较低。该阶段中主要康复目的是促进肌张力和肌肉主动活动的恢复，预防肌肉萎缩、关节挛缩。①正确的床上卧位、坐姿：患者在训练和日常生活中需注意且对家长进行宣教。仰卧位易于强化伸肌优势，健侧卧易于强化患侧屈肌优势，患侧卧易于强化患侧伸缩肌优势，因而需要定时变换体位以使肢体伸屈张力达到平衡，同时也可以预防压疮。②关节被动活动：早期开始关节被动活动，可以维持关节正常的活动范围，预防肌肉失用性萎缩，促进肢体血液循环和增加感觉输入。一般按从肢体近端向远端的顺序被动活动肢体的各个关节，动作应轻柔和缓。此外，一些关节易于发生挛缩，临床实践时需加以注意。肩关节：内收、内旋；肘关节：屈曲；腕关节：屈曲；指关节：屈曲；髋关节屈曲、内收、内旋；膝关节：屈曲；踝关节：跖屈。③促进肌张力和肌肉主动收缩的方法：Bobath 技术利用翻正、平衡等反射引起反应；Brunnsteom 技术利用联合反应、原始反射引起反应；Rood 技术利用皮肤刺激来促进；Pnf 技术利用节律性启动、反复牵拉和螺旋对角线活动促进肌肉主动收缩。临床实践中，可根据患者的具体情况选用或联合使用。

2）痉挛期：相当于 Brunnstrom II~III 期，主要是控制肌痉挛和异常的运动模式，促进分离运动的出现。

3）改善期：相当于 Brunnstrom IV~V 期，患者痉挛程度减弱，并开始脱离共同运动的异常模式，出现分离运动。此期以抑制痉挛、强化分离运动训练、促进运动协调性和选择性随意运动为主。

运动训练大体按照运动发育的顺序和不同姿势反射水平进行，如翻身→坐→坐位平衡→双膝立位平衡→单膝立位平衡→坐到站→站立平衡→步行。

①床上训练：应尽早进行包括翻身和上下左右移动身躯等体位变换，腰背肌、腹肌及呼吸肌训练，伸髋训练（双桥、单桥训练），上肢活动，下肢活动以及洗漱、进餐、使用便器等日常生活活动训练。

②坐起训练：在患者病情允许的情况下，应减少卧床时间，早期开始坐卧活动。先从半坐位（30°~45°）开始，逐渐加大角度，延长时间和增加次数；从仰卧位到床边坐位，最后坐到椅子或轮椅上，进行坐位平衡训练。

③ 从坐到站起训练：双脚后移，躯干前倾，双膝前移，然后髋、膝伸展而站起。坐下时，躯干前倾，膝前移及髋、膝屈曲而坐下。

④ 站立及站立平衡训练：先做站立的准备活动，如坐位提腿踏步，患侧下肢或双下肢蹬圆木训练以增强肌力；起立床训练，逐渐增大角度，双足负重后感受器受刺激引起强烈冲动，对训练下肢伸的能力、提高活动能力有益，然后逐步进入扶持站立、平行杠间站立及徒手站立；最后进行站立平衡训练，要求达到三级平衡。

⑤ 步行训练：步行前准备活动，如扶持立位下患腿前后摆动，踏步、屈膝、伸髋训练，患腿负重等；扶持步行或平行杠内步行，然后扶杖步行（四足杖→三足杖→单足杖），到徒手步行。

⑥ 改善步态的训练：重点纠正画圈步态，上下台阶训练。开始时要按"健腿先上，患腿先下"的原则，待安全可靠后再任其自然。

⑦ 复杂步行训练：高抬腿步，绕圈走，转换方向，越过障碍走，各种速度和节律的步行以及训练步行耐久力，增强下肢力量，训练步行稳定性及协调运动。

⑧ 上肢及手功能训练：上肢和手功能对于生活自理和劳动至关重要。需进行强化的训练：肩关节和肩带的活动，如仰卧位上举手臂，用手摸前额，摸枕头；坐立直臂前举、外展、后伸及上举。肘关节的活动，如肘关节屈伸，前臂旋前旋后；腕关节屈伸及桡、尺侧偏移，尤其要多做与功能密切相关的背伸和侧偏移的活动。掌指间关节各方向的活动以及对掌、对指、抓拳、释拳等。手的灵活性、协调性和精细动作的训练。

**3. 后遗症期的康复治疗** 此期患者不同程度地留下各种后遗症，如痉挛、肌力减退、挛缩畸形、共济失调、姿势异常甚至呈软瘫状态。康复治疗的目的是继续训练和利用残余功能，防止功能退化，并尽可能改善患者的周围环境条件以适应残疾，争取最大限度的日常生活自理。同时进行职业康复训练，使患者尽可能回归社会。

（1）物理因子治疗：病情稳定即可开始，其措施分为针对脑部病灶及针对瘫痪肢体两方面。对脑部病灶的理疗可采用碘离子直流电导入法、超声波疗法、脑部仿生电治疗。对瘫痪肢体的理疗可采用超短波治疗、痉挛肌电刺激疗法、功能性电刺激疗法、吞咽肌电刺激疗法、肌电信号触发的神经肌肉电刺激、中频电疗法、热水浴等。

（2）运动治疗：应用 Rood 治疗技术、Bobath 治疗技术、Brunnstrom 治疗技术、运动再学习治疗技术及 PNF 治疗技术。具体参照相关章节。

（3）作业治疗：根据患者的功能状况选择合适的作业活动，可以增强患儿参与社会、适应环境的能力。具体参照相关章节。

（4）心理、认知康复：包括躁动不安、自知力障碍、记忆力障碍、注意力障碍、思维能力障碍、定向障碍、执行功能障碍、失认症、失用症、行为障碍、情绪情感障碍。具体参照相关章节。

（5）言语、吞咽障碍的康复治疗：具体参照相关章节。

（6）营养支持治疗：给予患儿高蛋白、高热量饮食，避免低蛋白血症，提高机体免疫力，促进创伤及神经组织修复和功能重建。当患儿逐渐恢复主动进食时，应鼓励和训练患儿吞咽和咀嚼。

（7）药物治疗：选用改善脑细胞代谢及神经营养药物，如脑蛋白水解物、胞磷胆碱、吡拉西坦、鼠神经生长因子等。

（8）认知障碍、知觉障碍、行为障碍的康复。

（9）中医康复：主要包括针灸疗法、推拿疗法、穴位注射等，对患儿的康复有较好的效果，可促进认知和运动功能恢复；躯体推拿可以缓解痉挛，提升肌力。

## 五、 预防及预后

### （一）预防

预防包括一级预防：普及卫生知识，改善生活环境，提高免疫力，控制传染源，避免交叉感染，国家加强传染病的监测。疫苗能够预防许多病原体引起的神经系统严重疾病，如脊髓灰质炎、结核菌感染、麻疹脑炎、腮腺炎脑膜脑炎、流脑及乙型脑炎等，所以应普及疫苗接种。二级预防：大众早期就医，避免延误，医生早期诊断、早期治疗，若出现功能障碍，早期康复治疗介入，这样能够有助于防止并发症，减少后遗症。三级预防：当残疾已经发生，则应积极开展康复治疗，予以家庭及社会支持，减轻及克服残疾的影响，提高患者的生活和社会适应能力。

### （二）预后

病毒性脑炎病程多在2周以内，一般不超过3周，有自限性，预后较好，除单纯疱疹病毒性脑炎、流行性乙脑炎等外多无并发症。

化脑在发达国家的死亡率低于10%，而在许多发展中国家，化脑的死亡率和后遗症发生率居高不下。

结核性脑膜炎患者的预后与年龄、治疗早晚及是否正确、结核杆菌耐药性等有关。

EV71感染引起的重症手足口病，若经过及时正确的治疗基本不遗留后遗症，部分迟缓性瘫痪者遗留受累部位的肌无力和肌肉萎缩，脑干脑炎者预后不良，部分遗留持续性肌阵挛、脑神经麻痹以及长期需要呼吸机辅助呼吸，若发生休克和肺水肿，则死亡率可达90%，预后不良。

总的来说，中枢神经系统感染多数预后良好，但也有少数患者仍遗留一定的后遗症，具体与病损情况、并发症多少、康复治疗介入情况及家庭社会的支持等因素有关。

（肖　农）

# 第七章
# 创伤性及中毒性脑脊髓损伤的康复

创伤性及中毒性脑脊髓损伤包括创伤所致的脑和脊髓的损伤，以及急性感染、传染性疾病、亲神经毒物、窒息性毒物等所导致的中毒性脑损伤。交通事故和意外伤害是导致该类疾病的重要原因。随着急性期救治水平及生命支持技术的提高，该类疾病死亡率急剧下降，但神经系统伤残率随之也大幅增高，患儿往往遗留不同程度的意识、运动、认知、语言、感觉等功能障碍。如果能在疾病不同阶段进行及早、规范、全面的康复介入，将使患儿大大减轻残疾程度，提高日常生活及社会参与能力，帮助患儿最终融入社会。

## 第一节　颅脑损伤的康复

 **一、概述**

### （一）定义

颅脑损伤是因暴力直接或间接作用于头部引起颅脑组织的损伤，是严重危害人类健康和生命的疾病之一。一旦头部遭受暴力冲击或打击时，将对人体的重要功能造成不同程度的伤害和影响，且恢复较为困难。因此，颅脑损伤是造成全球患儿死亡及伤残的一个重要原因。颅脑损伤的救治，在创伤救治及康复医学领域中都占有重要的地位。

### （二）分类

**1. 根据颅脑解剖部位分为三类，可合并存在**

（1）头皮损伤：头皮挫伤、头皮裂伤、头皮血肿、头皮撕脱伤。

（2）颅骨骨折：颅盖线形骨折、凹陷骨折、粉碎性骨折、洞形骨折及颅底骨折。

（3）脑损伤：分为原发性和继发性两类。

1）原发性脑损伤：脑震荡、弥漫性轴索损伤、脑挫裂伤、脑干损伤。

2）继发性脑损伤：伤后脑水肿和颅内血肿。颅内血肿按照解剖部位分类分为硬膜外血肿、硬膜下血肿、脑内血肿。

**2. 按颅腔内容物是否与外界相通分类**

（1）闭合性颅脑损伤：是指硬脑膜仍完整的颅脑损伤，虽然头皮和颅骨已有开放性创口，但颅腔内容物并未与外界相通，多为交通事故、跌倒、坠落等意外及产伤等直接或间接作用所致。

（2）开放性颅脑损伤：是致伤物所造成的头皮、颅骨、硬脑膜损伤致脑组织与外界相通创伤的统称。

### （三）流行病学特点及病因

**1. 发病率**　据文献报道，发达国家的颅脑损伤年发生率高达（150~250）/10万人。我国颅脑损伤的年发生率为（100~200）/10万人，其中重型颅脑损伤患儿占18%~20%，死亡约占30%~50%。

**2. 病因**　导致颅脑损伤的原因包括：交通事故伤、摔伤、高处坠落伤、暴力打击伤、砍伤、火器伤等。国内外报道交通事故伤是导致颅脑损伤的第一位，而且伤情重，多合并全身多脏器损伤。

### （四）后遗症及康复的意义

颅脑损伤是致死致残率极高的常见病，严重的患儿预后不良。随着急性重型颅脑损伤救治技术的提高，死亡率急剧下降，但常遗留有不同程度的意识、运动、感觉、言语、认知功能、排便、排尿等方面的神经功能障碍。这些障碍影响患儿的生活和工作，给社会和家庭带来一系列的严重问题。因此，对颅脑损伤患儿进行早期和积极的康复治疗，使他们受损的功能得以最大限度地康复，早日回归社会、减轻社会和家庭的负担极其重要。

## 二、 临床特点

### （一）一般临床表现

颅脑损伤的临床表现因致伤机制、损伤部位和就诊时间不同而有差异，但其伤后的常见症状及体征仍有一定的规律和共性。

**1. 意识障碍**　当外力作用在头部引起广泛的皮层功能障碍或脑干网状结构功能紊乱时会立即出现意识障碍，根据轻重不同可分为嗜睡、昏睡、微意识状态、植物状态、昏迷。绝大多数颅脑损伤的患儿有不同程度的意识丧失。

**2. 头痛、呕吐**　头部外伤后头痛可因头皮、颅骨的创伤而致，也可由蛛网膜下腔出血、颅内血肿、颅内压的高低或脑血管的异常舒缩而引起。频繁呕吐多因颅内压进行性增高所致。

**3. 瞳孔**　动眼神经原发损伤表现为一侧瞳孔立即散大，光反应消失，病人意识清醒；中脑受损表现为双侧瞳孔大小不等且多变；桥脑损伤表现为双侧瞳孔极度缩小，光反应消失；典型的小脑幕切迹疝表现为一侧瞳孔先缩小，继而散大，光反应差，病人意识障碍加重；若双侧瞳孔散大固定，光反应消失，多为濒危状态。

**4. 生命体征**　伤后出现呼吸、脉搏浅弱，节律紊乱，血压下降，一般经数分钟及十多分钟后逐渐恢复正常。如果生命体征紊乱时间延长，且无恢复迹象，表明脑干损伤严重；如果伤后生命体征已恢复正常，随后逐渐出现血压升高、呼吸和脉搏变慢，常提示颅内有继发血肿。

**5. 锥体束征等**　根据损伤部位的不同可出现面肌瘫痪、运动性失语、偏身运动或感觉障碍、肢体肌张力障碍、腱反射亢进、病理征阳性等。

### （二）婴幼儿颅脑损伤特点

新生儿颅脑损伤几乎都是产伤所致，多因颅骨变形引起颅内出血，且常伴有脑缺氧损伤，可出现囟门张力高或频繁呕吐；婴幼儿以骨膜下血肿较多，且容易钙化而形成骨性凸起。小儿颅骨弹性较大，受外力后变形在先，故较少骨折，易出现乒乓球样凹陷，如果超过弹性限度发生崩裂可造成骨缝分离或骨折。婴幼儿脑挫裂伤后反应重，生命体征紊乱明显，容易出现休克症状，常有延迟性意识障碍表现。小儿颅内血肿临床表现轻，脑疝出现晚，病情变化急骤。

### （三）颅脑损伤的类型及临床特征

**1. 脑震荡**　是最轻的脑损伤，特点为伤后即刻发生短暂的意识障碍和近事遗忘。病理改变无明显变化，临床表现为短暂性昏迷、逆行性遗忘以及头痛、恶心和呕吐等症状，神经系统检查无阳性体征。经治疗后大多可以治愈。

**2. 脑挫裂伤**　是外力造成的原发性脑器质性损伤，既可发生于着力部位，也可在对冲部位，临床表现可因损伤部位、范围、程度不同而相差悬殊。主要表现为意识障碍、瘫痪、失语、视野缺损、感觉障碍和局灶性癫痫，颅内压增高表现如头痛、恶心、呕吐等。

**3. 弥漫性轴索损伤**　是头部遭受加速性旋转外力作用时，因剪应力而造成的以脑内神经轴索肿胀断裂为主要特征的损伤，常与其他颅脑损伤合并，死亡率高。临床表现为意识障碍及瞳孔和眼球运动改变，如单侧或双侧瞳孔散大，广泛损伤者可有双眼向损伤对侧和向下凝视。

**4. 颅内血肿**　按部位可分为硬膜外血肿、硬膜下血肿和脑内血肿。

（1）硬膜外血肿：是位于颅骨内板与硬脑膜之间的血肿，好发于幕上半球凸面，可出现不同程度的意识障碍。神经系统体征在单纯的硬膜外血肿早期较少出现，仅在血肿压迫脑功能区时，才有相应的阳性体征。若血肿不断增大引起颞叶钩回疝时，病人则不仅有意识障碍加深，生命体征紊乱，同时将相继出现患侧瞳孔散大、对侧肢体偏瘫等典型征象。

（2）硬膜下血肿：是指颅内出血积聚在硬脑膜下腔，在颅内血肿中发生率最高。神经系统体征也与血肿压迫功能区或脑疝表现相关。

（3）脑内血肿：临床表现以进行性意识障碍加重为主，与伴有脑挫裂伤的复合性硬膜下血肿症状很相似，其意识障碍过程受原发性脑损伤程度和血肿形成速度的影响。

### （四）颅脑损伤后遗症

颅脑损伤的患儿经过一段时间的治疗，在经过恢复期后，仍遗留有某些症状，我们把这些症状称为颅脑损伤后遗症。通常将颅内存在着某些病理变化的称为器质性颅脑损伤后遗症，这些器质性病理变化主要包括：颅内未清除的血肿、神经纤维的裂伤、脑缺血、脑室塌陷、静脉窦及静脉内血栓形成、颅骨缺损，头皮、脑膜及脑组织粘连，颅内外动脉的栓塞、扩张和炎症等。

颅脑损伤后遗症的临床表现为不同程度的神经功能障碍，如意识、运动、感觉、言语、认知功能、排便排尿等方面的障碍。意识障碍包括嗜睡、昏睡、昏迷、植物状态、微意识状态等，运动障碍包括肢体瘫痪、肌张力异常等，言语认知障碍包括脑外伤后失语及感觉、记忆、注意、推理、反应和执行能力下降等。

### （五）辅助检查

**1. 影像学检查**　颅脑损伤患儿根据损伤类型不同，影像学表现多样，主要应用颅脑 CT 检查，颅脑 MRI 对于等密度的硬膜下血肿、轻度脑挫裂伤、小灶性出血、外伤性脑梗死初期及位于颅底、颅顶或后颅窝等处的薄层血肿敏感性较高。

**2. 神经电生理学检查**　包括脑电图和诱发电位。

（1）脑电图：颅脑损伤后脑电图改变一般与脑实质损伤程度密切相关，异常脑电图改变如弥漫性波幅降低，频率变慢，δ 波及 θ 波增多，爆发性慢活动以及散在尖波、棘波等都表明脑部严重挫伤和继发性脑水肿。如脑电图异常表现持续不恢复，表示有某种持续性器质性损害，有继发癫痫发生的可能。另外，对于植物状态的患儿，脑电图则可评估预后，当脑电图记录一直为低电压或脑电静息，则表示预后差。

（2）诱发电位：颅脑损伤中经常用到的有躯体感觉诱发电位（somatosensory evoked potential，SEP）、脑干听觉诱发电位（brainstem auditory evoked potential，BAEP）。颅脑损伤患儿 SEP 通常表现为峰间期延长或波幅明显降低，对于已经发展到植物状态的患儿，N20 波消失是预后差的指标，预示病人结局不良。BAEP 在颅脑损伤患儿中主要用于对昏迷的评价，波形严重异常或消失是不良预后的稳定预测因子。

## 三、 康复评定

### （一）意识障碍及颅脑损伤严重程度的评定

1. **意识障碍评定** 颅脑损伤后会发生各种异常意识状态，准确判断颅脑损伤患儿的意识状态需要非常高的专业水准，同时也取决于评估时患儿的生理和心智能力。诊断直接影响治疗策略的选择，因此准确区分患儿处于何种意识状态相当重要。

（1）昏迷：颅脑损伤患儿可有持续数周的昏迷，表现为无意识运动、临床观察不到睁眼及自主行为反应，但可多在损伤后 2~4 周内脱离昏迷。病因、身体状况和年龄等都是影响预后的因素。若 3 天内无瞳孔或角膜反射、疼痛刺激时肢体反应刻板或缺乏，脑电图表现为等电位或者爆发抑制模式，则提示预后不良。昏迷恢复后患儿可能会处于植物状态、微意识状态或更为罕见的闭锁综合征。

（2）植物状态：植物状态（vegetative state，VS）指尽管无意识，但保存自主调节功能（循环和温度等）及睡眠 - 觉醒周期的状态。诊断标准为：①认知功能丧失，无意识活动，不能执行命令；②保持自主呼吸和血压；③有睡眠 - 觉醒周期；④不能理解或表达语言；⑤能自动睁眼或在刺激下睁眼；⑥可有无目的性眼球跟踪运动；⑦丘脑下部及脑干功能基本保存。植物状态又有持续性植物状态和永久性植物状态之分，持续性植物状态（persistent vegetative state，PVS）指植物状态持续 1 个月以上；永久性植物状态（permanent vegetative state）指创伤性损伤后植物状态持续 12 个月、非创伤性损伤后持续 3 个月以上。由于植物状态明显的贬义，最近提出用"无反应觉醒综合征"（unresponsive wakefulness syndrome，UWS）取代"植物状态"一词。

（3）微意识状态：微意识状态（minimally conscious state，MCS）指患儿是觉醒的，可显示波动的可重复的意识征象。这些患儿可表现出情感和定向行为反应，如遵嘱活动、使用物件、痛觉定位、视物追踪或凝视目标等。然而，在不同的时间段这些行为呈现波动，使得监测意识更加困难。出现功能性交流和（或）正确使用物品后，即定义为脱离 MCS。尽管 MCS 预后好于 VS，但有部分患儿会长期停滞于此状态而无法完全地恢复意识。

2. **闭锁综合征** 闭锁综合征（lock-in syndrome，LIS）是一种特殊的状态，不属于意识障碍，但由于患儿四肢瘫痪、无法运动或说话，仅能凭借眼球垂直运动和眨眼与外界交流，有时表现极似意识障碍而被误诊。闭锁综合征多由于选择性核上运动传出功能丧失，导致四肢及后组脑神经瘫，但不伴意识或认知障碍。脑桥基底部病变患儿因大脑半球和脑干被盖部网状激活系统无损害，因此意识保持清醒，对语言的理解无障碍，由于其动眼神经与滑车神经的功能保留，故能以眼球上下示意与周围的环境建立联系。但因脑桥基底部损害，双侧皮质脑干束与皮质脊髓束均被阻断，展神经核以下运动性传出功能丧失，患儿表现为不能讲话，有眼球水平运动障碍，双侧面瘫，构音、吞咽运动均有障碍，不能转颈耸肩，四肢全瘫，可有双侧病理反射。因此虽然意识清楚，但因身体不能动，不能言语，常被误认为昏迷。

**3. 颅脑损伤严重程度的评定**　颅脑损伤严重程度主要通过意识障碍的程度反映，昏迷的程度和持续时间是判断颅脑损伤严重程度的指标。

（1）PVS疗效临床评分量表（2011年修订版）：行为学观察是发现颅脑损伤患儿意识迹象的主要手段，该量表应用5项临床评分（肢体运动、眼球运动、听觉功能、进食、情感）对PVS患儿量化疗效。见表7-1。

表7-1　PVS疗效临床评分量表（2011年修订版）

| 评分 | 肢体运动 | 眼球运动 | 听觉功能 | 进食 | 情感 | 备注 |
|---|---|---|---|---|---|---|
| 0分 | 无 | 无 | 无 | 无 | 无 | |
| 1分 | 刺激可有屈伸反应 | 眼前飞物，有警觉或有追踪 | 对声音刺激能睁眼 | 能吞咽 | 时有兴奋表现（呼吸、心率增快） | |
| 2分 | 刺激可定位躲避 | 眼球能持续追踪 | 对声音刺激能定位，偶尔能执行简单指令 | 能咀嚼，可执行简单指令 | 对情感语言（亲人）出现流泪、兴奋、痛苦等表现 | MCS |
| 3分 | 可简单摆弄物体 | 固定注视物体或伸手欲拿 | 可重复执行简单指令 | 能进普食 | 对情感语言（亲人）有较复杂的反应 | |
| 4分 | 有随意运动，能完成较复杂自主运动 | 列举物体能够辨认 | 可完成较复杂指令 | 自动进食 | 正常情感反应 | |

注：MCS：微小意识状态，表示初步脱离植物状态

总的疗效评分：Ⅰ植物状态：疗效：提高0~2分，无效；≥3分，好转；≥5分，显效；≥6分，MCS。Ⅱ初步脱离植物状态：微小意识状态（MCS）。Ⅲ脱离植物状态。

（2）格拉斯哥昏迷量表（GCS）：国际上普遍采用GCS评分来判断急性损伤期的意识状况。详见第六章第三节脑血管疾病。

（3）昏迷恢复量表（修订版）：昏迷恢复量表（JFK coma recovery scale，CRS-R）为颅脑损伤后意识障碍的鉴别诊断、预后评估及制订合理治疗计划提供依据。量表由6个分量表，共23个条目组成，包括听觉、视觉、运动、口部活动、交流和觉醒功能。见表7-2。

量表评分由低到高的顺序，对应了从脑干、皮层下到皮层的功能水平。每部分的最低分意味仅有生理反射，而最高分代表认知的调制能力。量表定义了具体的感觉刺激方式和行为反应的判断标准，以保证评分的规范化和标准化。效度分析表明，CRS-R能够在患儿中鉴别出MCS和VS，这对预后判断和制订恰当的干预策略是至关重要的。

另外常用的评定量表还有无反应状态整体分级量表（full outline of unresponsiveness scale，FOUR）、威塞克斯脑损伤矩阵量表（wessex head injury matrix，WHIM）等。

## （二）语言及吞咽功能评定

**1. 语言障碍评定**　伤前语言发育已经成熟的颅脑损伤患儿语言障碍的特点是：①言语错乱：在失定向阶段主要为错乱性言语，表现为失定向，对人物、时间、地点等不能辨认，答非所问，但没有明显的词汇和语法错误，不配合检查，且意识不到自己回答的问题是否正确；②常见构音障碍；③失语：除非直接伤及言语中枢，真正的失语较少见，在失语者中约有50%为命名性失语。另外对复杂

表 7-2　昏迷恢复量表（修订版）（CRS-R）

| 项目 | 患儿反应 | 评分 | 项目 | 患儿反应 | 评分 |
|---|---|---|---|---|---|
| 听觉 | 对指令有反应 | 4 | | 回撤屈曲 | 2 |
| | 可重复执行指令 | 3 | | 异常姿势（屈曲/伸展） | 1 |
| | 声源定位 | 2 | | 无 | 0 |
| | 对声音有眨眼反应 | 1 | 言语反应 | 表达可理解 | 3 |
| | 无 | 0 | | 发声/发声动作 | 2 |
| 视觉 | 识别物体 | 5 | | 反射性发声运动 | 1 |
| | 物体定位（够向物体） | 4 | | 无 | 0 |
| | 眼球追踪性移动 | 3 | 交流 | 功能性（准确的） | 2 |
| | 视觉对象定位（>2秒） | 2 | | 非功能性（意向性的） | 1 |
| | 对威胁有眨眼反应（惊吓反应） | 1 | | 无 | 0 |
| | 无 | 0 | 唤醒度 | 能注意 | 3 |
| 运动 | 会使用对象 | 6 | | 睁眼 | 2 |
| | 自主性运动反应 | 5 | | 刺激下睁眼 | 1 |
| | 能摆弄物体 | 4 | | 无 | 0 |
| | 对伤害性刺激定位 | 3 | | | |

资料理解差也很常见。

颅脑损伤患儿存在或可疑存在失语症和构音障碍者，需进行失语症和构音障碍检查，以及吞咽障碍评价和肺活量检查。颅脑损伤患儿语言功能评定常采用汉语体系标准化的 S-S 语言发育迟缓检查法，包括理解能力、表达能力、基本操作能力、交流态度等四项能力。构音障碍常采用 Frenchay 构音障碍评定法评定，分为八个部分，包括反射、呼吸、唇、颌、软腭、喉、舌、言语。每一细项按损伤严重程度分为 a 至 e 级，a 级为正常，e 级为严重损伤。

**2. 吞咽功能评定**　吞咽障碍的评定方法包括触摸吞咽动作、反复唾液吞咽试验、饮水试验、摄食 - 吞咽过程评定及吞咽造影检查等特殊技术检查。

饮水试验常用洼田饮水试验：患儿端坐位，将 30ml 温开水尽量一次性咽下，观察全部饮完时有无呛咳、饮水次数和时间。结果分为 5 级：Ⅰ级，可一次喝完，无呛咳；Ⅱ级，需要超过 2 次吞咽将水饮完，但不伴随声音嘶哑或呛咳；Ⅲ级，只需一次吞咽动作即可将水全部咽下，但伴有声音嘶哑或呛咳；Ⅳ级，需要超过 2 次吞咽将水饮完，同时伴有声音嘶哑或呛咳；Ⅴ级，吞咽过程中不断咳嗽，很难将 30ml 水完全饮完。饮水试验适合较大儿童。

## （三）认知功能评定

颅脑损伤患儿认知功能障碍主要包括意识改变、记忆障碍、听力理解异常、空间辨别障碍、失用症、失认证、忽略症、体象障碍、皮质盲和智能障碍等。认知功能评定常用于了解颅脑损伤的部位、性质、范围和对心理的影响。了解损伤以后，应明确有哪些行为改变和功能障碍，哪些功能依然完好，从而为了解脑功能和行为、行为与脑相互之间的关系，以及临床诊断、制订治疗和康复计划、评估疗效、评估脑功能状况和能力鉴定等提供帮助。目前儿童神经发育、认知和智力评定量表有 Gesell 婴幼儿发展量表、韦氏学龄前儿童智力量表（WPPSI）及韦氏学龄儿童智力检查修订版（WISC-R）等。

## （四）运动障碍评定

颅脑损伤患儿可导致多种多样的运动障碍。肌张力异常会影响运动控制，肌力下降、关节活动受限会影响运动功能，此外还有平衡与协调障碍、共济失调、震颤、运动反应迟钝等。目前肌张力评定最常用的量表是改良 Ashworth 痉挛评定量表，常用的肌力测定方法有徒手肌力测试（manual muscle test，MMT）、等长肌力测试（isometric muscle test，IMMT）、等张肌力测试（isotonic muscle test，ITMT）、等速肌力测试（isokinetic muscle test，IKMT），共济运动较常用的评定方法有指鼻试验、对指试验、轮替动作等。

## （五）日常生活活动能力评定

颅脑损伤患儿多伴有认知障碍，所以在评定日常生活能力时，宜采用包含有认知项目的评定，常用的量表有 Barthel 指数（BI）、改良 Barthel 指数（MBI）、功能独立性评定（Wee-FIM）。

## 四、 康复治疗

颅脑损伤患儿的康复应是全面康复，从急诊手术室、ICU 阶段开始，一直到康复中心、社区康复和患儿家庭康复治疗，应帮助患儿安排从康复机构到社区的过度。康复治疗可以分为急性期、恢复期和后遗症期三个阶段，不同时期康复的目标及侧重点有所不同。在每个阶段都应该帮助患儿及家庭面对伤病现实、精神和社会能力方面的变化。

### （一）急性期康复治疗

1. **早期康复的时机** 一般而言，一旦患儿病情（包括基础疾患、原发疾患、合并症、并发症等）稳定 48~72 小时后，颅内压持续 24 小时稳定在 2.7kPa（20mmHg）以内，即使患儿仍处于意识尚未恢复的状态，也应考虑康复介入。

2. **营养支持疗法** 给予颅脑损伤患儿高蛋白、高热量饮食，避免低蛋白血症，提高机体免疫力，促进创伤及神经组织修复和功能重建。所提供热量应根据功能状态和消化功能逐步增加，同时保持水和电解质平衡。当患儿逐渐恢复主动进食时，应鼓励和训练患儿吞咽和咀嚼。

3. **药物治疗** 可适当选用改善脑细胞代谢及神经营养药物。伴蛛网膜下腔出血者可适当应用止血剂。因出血、脑水肿引起颅内压增高者，需应用脱水药物减轻脑水肿，如甘露醇、呋塞米等，必要时行手术减压。

4. **合理体位及预防并发症** 让患儿处于感觉舒适、对抗痉挛模式、防止挛缩的体位。头的位置不宜过低，以利于颅内静脉回流；偏瘫侧上肢保持肩胛骨向前、肩前伸、肘伸展，下肢保持髋、膝微屈，踝中立位。要定时翻身、变化体位，预防压疮、肿胀和挛缩。可使用气垫床、充气垫圈，预防压疮、呼吸道感染、深部静脉血栓形成等发生。每日至少 1 次全身热水擦身，大小便后用热毛巾擦干净。

5. **尽早活动** 颅脑损伤患儿一旦生命体征稳定、神志清醒，应尽早帮助患儿进行深呼吸、肢体主动运动、床上活动和坐位、站位练习，循序渐进。大年龄段患儿可应用起立床（tilt table）对患儿进行训练，逐渐递增起立床的角度，使患儿逐渐适应，预防直立性低血压。在直立训练中应注意观察患儿呼吸、心率和血压的变化。应让患儿在其能耐受的情况下站立足够长的时间，以牵拉易于缩短的软组织，使身体负重，防止骨质疏松及尿路感染。

## （二）恢复期康复治疗

**1. 运动障碍的康复** 运动发育的规律是抬头→翻身→坐起→坐位平衡→坐到站→立位平衡→步行。颅脑损伤患儿运动功能的康复要遵循这一运动发育规律。

（1）床上及床边训练

1）双手叉握上举运动和上肢上举运动：早期双手叉握，偏瘫手拇指置于健手拇指掌指关节之上（Bobath 握手），在健侧上肢的帮助下，做双上肢伸肘、肩关节前屈的上举运动；当偏瘫侧上肢不能独立完成动作时，仍采用前述双侧同时运动的方法，只是偏瘫侧上肢主动参与的程度增大。

2）翻身：①向偏瘫侧翻身呈患侧卧位：双手叉握、伸肘、肩前屈 90°，健侧下肢屈膝、屈髋，足踩在床面上，头转向偏瘫侧，健侧上肢带动偏瘫侧上肢向偏瘫侧转动，并带动躯干向偏瘫侧转，同时健侧足踏在床面用力使得骨盆和下肢转向偏瘫侧；②向健侧翻身呈健侧卧位：动作要领同前，只是偏瘫侧下肢的起始位需他人帮助，健侧卧的肢体位摆放同前。

3）桥式运动（仰卧位屈髋、屈膝、挺腹运动）：仰卧位，上肢放于体侧，双下肢屈髋、屈膝，足踏于床面，伸髋使臀部抬离床面，维持该姿势并酌情持续 5~10 秒，随着功能恢复，可酌情延长伸髋挺腹的时间，患侧下肢单独完成可增加难度。

4）床边坐与床边站：在健侧卧位的基础上，逐步转为床边坐（双脚不能悬空）。开始练习该动作时，应在治疗师的帮助指导下完成；床边站时，治疗师应站在患儿的偏瘫侧，并给予其偏瘫侧膝部一定帮助，防止膝软或膝过伸，要求在坐→站转移过程中双侧下肢应同时负重，防止重心偏向一侧。

（2）坐位训练

1）坐位平衡训练：通过重心（左、右、前、后）转移进行坐位躯干控制能力的训练。开始训练时应在治疗师的帮助指导下进行，逐步减少支持，并过渡到日常生活活动。

2）上肢功能活动：加强双侧上肢肩肘关节功能活动（包括肩胛骨前伸运动），双手中线活动并与日常活动相结合。

3）下肢功能活动：双侧下肢髋、膝关节功能活动，双足交替背伸运动。

（3）站立和站立平衡训练：目的是为步行做准备。站立平衡训练通过重心转移进行站立位下肢和躯干运动控制能力训练，还可以通过上下台阶运动增加下肢肌肉力量。

（4）步行训练：包括步行前准备活动，在扶持立位下腿的前后摆动，踏步，屈膝，伸髋训练，在支撑期，要避免膝过伸的出现。行走的方式有扶持步行、平衡杠内行走、徒手行走。在步行训练的同时要加强肌力、肌耐力、稳定性及协调性的综合训练。

（5）上肢和手功能训练：一般大关节活动恢复较早、较好，手的精细动作恢复较慢、较差，需进行强化训练，包括肩关节和肩胛带的活动。仰卧位上举上臂，并向不同的方向移动，坐位直臂前举、上举、外展等，其主要目的是训练肩关节控制力和防止肩胛骨的退缩、下降及不全脱位。加强肘关节活动训练，加强腕关节屈曲及桡尺侧偏移训练，加强掌指、指间关节各方向的活动及对掌、对指等活动。加强手的灵活性、协调性和精确动作训练，如拍球、投环、写字和梳头等。

（6）肌痉挛和关节挛缩的治疗：大多数颅脑损伤患儿会出现肌张力增高，主要是由于上运动神经元受损后引起的牵张反射亢进所致，常用的治疗方法有神经肌肉促进技术中的抗痉挛方法、正确的体位摆放（包括卧位和坐位）和紧张性反射的应用、口服抗痉挛药物（如 Baclofen 等）、局部注射肉毒素等。关节挛缩是患儿长时间肌张力增高，受累关节不活动或活动范围小，使得关节周围软组织短缩、弹性降低，表现为关节僵硬，常用的治疗方法有抗痉挛体位和手法的应用、被动活动与主动参与，矫形支具的应用，必要时行手术治疗。

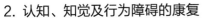

**2. 认知、知觉及行为障碍的康复**

（1）认知障碍的康复：颅脑损伤患儿经常伴有记忆困难、注意力不集中、思维理解困难和判断力降低等认知障碍。认知功能训练是提高智能的训练，应贯穿于治疗的全过程。

1）记忆训练：进行记忆训练时，进度要慢，训练从简单到复杂，将记忆作业化整为零，然后逐步串接。每次训练的时间要短，开始要求患儿记忆的信息量要少，信息呈现的时间要长，以后逐步增加信息量。患儿成功时要及时强化，给予鼓励，增强信心。如此反复刺激，反复训练，提高记忆能力。

2）注意力训练：注意力是指某一时间内人的精神活动集中于某一特定对象的心理过程。颅脑损伤患儿往往不能注意或集中足够的时间去处理一项活动任务，容易受到外界环境因素的干扰而精力分散。常用的训练注意的方法有猜球游戏、猜字母游戏等。

3）思维训练：思维能力包括推理、分析、综合、比较、抽象、概括等多种过程，而这些过程往往表现在人类对问题的解决中。根据患儿存在的思维障碍进行有针对性的训练。常用的训练方法有：读报纸、排列数字、物品分类等。

（2）知觉障碍的康复：知觉障碍训练疗方法有3种，即功能训练法、转换训练法和感觉运动法，以前者最常用。

1）功能训练法：在功能训练法中，治疗是一个学习的过程，要考虑每一个患儿的能力和局限性，将治疗重点放在纠正患儿的功能问题上，而不是放在引起这些问题的病因上，使用方法是代偿和适应。要对存在的问题进行代偿，首先要让患儿了解自己存在的缺陷及其含义，然后教会其使用健存的感觉和知觉技能。适应指的是对环境的改进。训练应注意用简单易懂的指令，并建立常规方法，用同样的顺序和方式做每个活动，并不断地重复。

2）转移训练法：是需要一定知觉参与的活动联系，对其他具有相同知觉要求的活动能力有改善作用。使用特定的知觉活动，如样本复制、二维和三维积木摆放、谜语等活动可以促进 ADL 的改善。

3）感觉运动法：通过给予特定的感觉刺激并控制随后产生的运动，可以对大脑感觉输入方式产生影响。具体训练方法有单侧忽略法、视觉空间失认法、空间关系辨认法及空间位置法等。

**3. 语言及吞咽障碍的康复**

（1）语言障碍的康复：部分颅脑损伤患儿会出现失语和构音障碍，可根据患儿语言功能障碍的类型选择不同的训练方法。构音障碍的训练主要侧重于发音器官的肌肉收缩和协调性训练；失语症的患儿主要侧重于语言的应用功能的训练，这主要包括听、说、读、写等方面，而且都涉及语言记忆的练习。

（2）吞咽障碍的康复：对于颅脑损伤所致吞咽功能障碍的患儿，常用的训练方法及注意事项有：①唇、舌、颜面肌和颈部屈肌的主动运动和肌力训练；②一般先用糊状或胶状食物进行训练，少量多次，逐步过渡到普通食物；③进食时多主张取坐位，颈稍前屈易引起咽反射；④软腭冰刺激有助于咽反射的恢复；⑤咽下食物练习呼气或咳嗽有助于预防误咽；⑥构音器官的运动有助于改善吞咽功能。

**4. 心理康复**　颅脑损伤患儿大多会出现各种心理及情绪问题，应指导家长针对患儿不同的心理状态进行相应的心理护理和行为矫治。健康的家庭环境，增加与同龄儿交往，以及尽早进行心理行为干预是防治心理行为疾患的关键。

**5. 日常生活活动能力的恢复**　加强如厕、洗澡、上下楼梯等日常生活自理能力的训练，部分严重功能障碍的患儿，需要配置一些生活辅助器具，必要时进行生活环境改造。

6. **物理因子治疗**　重点针对上肢的伸肌（如肱三头肌和前臂伸肌）和下肢屈肌（如股二头肌、胫前肌和腓骨长短肌），改善患儿的伸肘、伸腕、伸指功能，以及屈膝和踝背伸功能。常用的方法有经颅磁刺激、蜡疗、水疗、功能性电刺激、肌电生物反馈和低中频电刺激等。

7. **中医康复治疗**　主要包括针灸疗法和推拿疗法等，对颅脑损伤患儿的康复有较好的效果。针灸刺激头部和躯干的相应穴位可促进认知和运动功能恢复；躯体推拿可以缓解痉挛，提升肌力。

8. **辅助器具的应用**　矫形器可以纠正颅脑损伤患儿的异常姿势，辅助器具在颅脑损伤患儿康复治疗或生活、学习中都不可缺少，二者合理联合应用可以提高临床疗效，改善患儿运动功能和提高生活质量。

（1）矫形器：纠正蹲伏步态、膝反张等异常姿势。

（2）日常生活类辅具：进食、如厕、盥洗、交流等方面的辅具对提高患儿生活质量起到重要作用。

（3）坐位姿势保持辅具：可维持骨盆的稳定性，对躯干的稳定性起到支持作用。

（4）立位姿势保持辅具：站立架等能够使患儿维持站立姿势，提高下肢支撑能力，矫正下肢及髋关节的异常姿势。

（5）移动类辅具：助行器、爬行架、轮椅等辅具使患儿可以进行简单的移动活动及辅助康复治疗的顺利进行，从而提高患儿的移动能力。

9. **高压氧治疗**　高压氧能使脑组织的氧含量增加，增强氧的弥散功能，有利于因缺氧而损害的脑细胞功能的恢复。对于生命体征稳定，颅内无活动性出血，无未处理的脑疝、脑室外引流，无严重肺损伤及脑脊液漏的颅脑损伤后意识障碍患儿应早期进行高压氧治疗，并且开始时间越早效果越佳。每日1次，10次为1个疗程，每个疗程之间间隔4~5天。

## （三）后遗症期康复治疗

1. **家长参与和对家长进行教育指导**　是延续康复最为现实、最为可靠的方法。指导家属正确的肢体功能位摆放及维持性训练方法、吞咽及言语功能恢复方法、辅助器具的正确使用方法、日常生活活动能力训练方法等，让家属在治疗师治疗之余自行给患儿进行康复训练，可明显增强康复效果。

2. **日常生活能力训练**　利用家庭或社区环境继续加强日常生活活动能力的训练，强化患儿的自我照料生活等能力，逐步与外界社会直接接触。学习乘坐交通工具、购物等。

3. **辅助器具的适配**　有些患儿需要应用矫形器改善功能。对运动障碍患儿可能使用各种助行工具；自理生活困难时，可能需要各种自助辅具。

4. **继续强化认知、心理等功能训练**　恢复期康复治疗基础上继续加强患儿认知、心理等功能训练，使患儿增强信心，尽快重返家庭和社会。

5. **A型肉毒毒素注射的合理应用**　颅脑损伤患儿大多数会出现肌张力增高，患儿病情稳定后可根据综合评定结果行靶肌肉A型肉毒毒素注射以缓解各靶肌肉肌张力，改善患儿存在的坐位、立位、行走及上肢功能障碍，从而有助于恢复肢体功能。目前肉毒素注射方式主要有徒手注射、超声引导下注射、电生理监测下注射，建议应用超声引导下注射。

## （四）植物状态促醒

植物状态是患儿没有认知的体征，但可回到清醒状态，语言刺激时眼睛可睁开，尽管有睡眠-觉醒周期、正常的血压和正常的呼吸，但患儿不能进行语言交流及产生有组织的、分离的运动反应。鉴于很多植物状态患儿有回到清醒状态的可能，其促醒意义重大，植物状态患儿的促醒过程是一个复杂的综合康复过程。

1. **药物应用** 植物状态患儿可使用药物治疗，常用的药物有中枢神经兴奋剂、改善脑细胞代谢类药物、促神经再生和神经功能恢复类药物等。近期研究发现多 GABA 能系统药物如唑吡坦、巴氯芬，五羟色胺能系统药物如舍曲林、阿米替林、地昔帕明均有促醒作用。以上药物会影响一个或者几个神经通路，但其神经病学机制至今未明确阐明。

2. **多重感官刺激** 多重感觉刺激可帮助植物状态患儿觉醒、恢复意识。具体方法有：①音乐疗法：选择播放患儿病前熟悉的和喜欢听的音乐曲目及儿歌；②亲情疗法：家属可挑选 1~2 个患儿喜欢和关心的话题讲给患儿听，也可以讲故事、读报纸给患儿听的形式唤起患儿的记忆；③视觉刺激：经常播放患儿病前喜欢看的视频或动画；④肢体运动和皮肤刺激：肢体的被动活动和肢体皮肤刺激对大脑有一定的刺激作用。可由治疗师或患儿家属对患儿的四肢关节进行被动活动，并且从患儿远端皮肤至近端的皮肤进行刺激，刺激的方法可选用柔软的毛刷或牙刷轻轻地刷动。多重感官刺激是基于脑的可塑性及感觉剥夺原理，通常是给患儿呈现各类环境刺激，以期增强意识水平，让患儿跟随程序化的刺激，进而优化他们对环境的反应，还可以构建丰富的外部环境，潜在地影响患儿脑的结构和功能，即脑的重塑；另外感官刺激还能够避免因感觉剥夺而减缓患儿的意识恢复。

3. **传统医学疗法应用** 主要包括针刺疗法和推拿疗法等。

4. **其他治疗** 随着科学技术和多学科交叉技术的成熟，对于植物状态促醒的方法也逐渐增多，尽管技术尚不成熟，但也为植物状态患儿促醒提供了新的方法和希望。

（1）脑深部电刺激：脑深部电刺激（deep brain stimulation，DBS）是指通过手术植入电极或脉冲发生器，刺激大脑单侧或者双侧靶点来完成治疗，也称"脑起搏器"或者"神经刺激器"。DBS 治疗植物状态患儿的理论基础是意识存在不但依赖一个广泛皮层网络（如额顶叶），而且必须有丘脑 - 皮层和皮层 - 皮层的连接，该网络完整性的破坏将会引起意识障碍。DBS 治疗植物状态患儿的靶点是丘脑中央核群（特别是板内核），通过代偿低下的丘脑活动，而使整个神经网络的连接重新激活，因此，丘脑 DBS 对丘脑 - 皮层神经网络保存相对完整的患儿疗效更好。

（2）脑机接口：脑机接口（brain-computer interface，BCI）是一种大脑与外界环境进行通讯的系统，其独立于外周神经和肌肉活动，可将大脑活动直接转化为计算机命令。BCI 可利用脑电图、功能磁共振、植入式电极或者功能近红外光谱脑活动测量手段，实现对环境的控制。BCI 不是读取意念，其基本功能是让受试者可以使用大脑操作虚拟键盘，这种虚拟键盘每个键代表了一组条目中的一个，而条目的选择是通过神经电活动来实现的。

5. **康复护理** 营养的支持、防压疮的护理、胃肠道及膀胱功能的恢复、对家属的宣教及心理支持都应贯穿在整个康复过程中。

## 五、 预防及预后

### （一）预防

1. 采取措施预防交通事故、跌倒或高处坠落是关键。

2. 加强监视，当孩子在危险区域活动时要全程陪同。

3. 确保活动区域地面柔软，没有危险的障碍物。

4. 做好家庭安全防护措施，如窗台、阳台或楼梯的护栏要足够高，以防孩子坠落。

5. 孩子参加体育运动时要做好防护，必要时戴上头盔。

## （二）预后

颅脑损伤患儿的预后与损伤程度密切相关，也与早期康复治疗的介入、家庭的支持、患儿的体质及对康复治疗的配合等诸多因素有关。常采用格拉斯哥预后量表（Glasgow outcome scale，GOS）预测颅脑损伤的结局。

另外一些行为学量表评分、影像学检查结果、电生理检查结果亦可帮助判断预后，如 PVS 评分越低，预后越差；影像学显示有脑桥、中脑及基底神经节损伤者，预后不良；波谱分析 NAA/Cr 比值下降则预示预后不良；脑电图示低电压或脑电静息，脑干听觉诱发电位显示各波均消失，Ⅲ、Ⅴ波缺失，或Ⅳ、Ⅴ波缺失，体感诱发电位中 N20 波缺失均提示预后不佳。

（朱登纳）

# 第二节　中毒性脑损伤的康复

## 一、概述

### （一）定义

中毒性脑损伤指脑外病原微生物感染、农药以及有害金属和有害气体等所致的中枢神经系统损害为主要临床表现的一组疾病的总称。脑病理变化有弥漫性充血、水肿，点状出血，神经细胞变性、坏死，神经纤维脱髓鞘。婴幼儿期比较常见。

### （二）病因

1. **急性感染、传染性疾病导致中毒性脑损伤**　病原体感染机体，其毒素及代谢产物直接或间接作用于中枢神经系统，导致大脑信号传递紊乱，微循环改变和血脑屏障损伤，神经递质改变，以及氧化应激、线粒体功能障碍和细胞凋亡等。多见于各种急性感染、传染性疾病的早期或极期。

2. **亲神经毒物导致中毒性脑损伤**　这类毒物损害中枢神经系统，影响脑组织细胞代谢、酶或神经递质。包括铅、四乙基铅等金属类化合物，有机磷农药等。

3. **窒息性毒物导致中毒性脑损伤**　毒物使氧的运送和组织利用氧的功能发生障碍引起组织缺氧，主要包括一氧化碳（CO）等毒物。

## 二、临床特点

### （一）中毒性脑损伤急性期临床表现

1. **急性感染、传染性疾病导致中毒性脑损伤**　常在原发疾病的发展过程中或发病早期或急性期突然出现高热，剧烈头痛、呕吐，也可突然出现烦躁不安、谵妄、瘫痪等脑部症状，重症者全身痉挛抽搐，少数为去大脑强直，或迅速陷入昏迷。个别可呈一侧性抽搐，一侧或两侧瘫痪，少数病人出现眼球震颤和共济失调等小脑体征。

**2. 急性铅中毒性脑损伤** 主要表现为顽固性头痛、呕吐、高热、抽搐、谵妄或昏迷等。同时还会有消化道症状，如口中有金属味，食欲不振、拒食、流涎、恶心、呕吐，可伴有腹痛，有时呈阵发性剧烈腹绞痛；严重者可出现中毒性肾病和贫血，还可出现麻痹性肠梗阻。

**3. 慢性铅中毒性脑损伤** 主要表现为头晕无力、情绪不稳、多动、失眠、注意力不集中、记忆力减退、心理障碍、认知损害和学习障碍等，较大儿童可诉指、趾麻木，严重者可出现剧烈头痛、嗜睡、惊厥、昏迷等。同时合并消化系统症状，如腹痛、便秘、腹泻、厌食等，重者出现腹绞痛；血液系统症状：铅中毒可破坏造血功能，导致类似缺铁性贫血症状，特点为小细胞性、低色素性；泌尿系统症状，如血尿、蛋白尿等，可致肾衰竭。

**4. 有机磷农药中毒性脑损伤** 主要表现为头晕、头痛、疲乏、共济失调、烦躁不安、谵妄、抽搐和昏迷等；同时合并毒蕈碱样症状，表现为恶心、呕吐、腹痛、多汗、流泪、流涕、流涎、腹泻、尿频、大小便失禁、心率减慢、瞳孔缩小、支气管痉挛和分泌物增加、咳嗽、气急，严重患者出现肺水肿；烟碱样症状，如面、眼睑、舌、四肢和全身横纹肌发生肌纤维颤动，甚至全身肌肉强直性痉挛。患者常有全身紧束和压迫感，而后发生肌力减退和瘫痪。严重者可有呼吸肌麻痹，造成周围性呼吸衰竭，同时也会出现血压增高、心率加快和心律失常等症状。

**5. 急性 CO 中毒脑损伤** 具体症状如下：

（1）接触反应：出现头痛、头昏、心悸、恶心等症状，吸入新鲜空气后症状可消失。

（2）轻度中毒：患者有剧烈的头痛、头晕、四肢无力、恶心、呕吐、轻度至中度意识障碍，但无昏迷。

（3）中度中毒：除上述症状外，意识障碍表现为浅至中度昏迷，经抢救后恢复且无明显并发症者。

（4）重度中毒：深昏迷或去大脑皮质状态，各种反射消失，常有脑水肿、肺水肿、休克或严重的心肌损害、心律失常、呼吸衰竭；皮肤红肿和水疱，偶有横纹肌溶解症；因出现肌红蛋白尿可继发肾衰竭；脑局灶性损害如锥体系、锥体外系损害体征。

## （二）中毒性脑损伤遗留的主要功能障碍

主要有不同程度的视力障碍、听力障碍、失语、瘫痪、癫痫、智能减退、行为异常、性格改变及其他精神障碍。少数患儿可从昏迷转为去大脑皮质状态或植物人状态。

## （三）辅助检查

**1. 脑脊液检查** 脑脊液外观澄清透明，仅有压力增高，常规与生化检查正常或仅有蛋白和细胞数的轻微升高，脑脊液病原体检查呈阴性。

**2. 特异性检测** 怀疑铅中毒性脑损伤需行血锌原卟啉、血铅及 24 小时尿铅检测；怀疑有机磷农药中毒时需行胆碱酯酶活性测定；怀疑 CO 中毒需行血液碳氧血红蛋白（carboxyhemoglobin，COHb）测定。

**3. 神经电生理检查**

（1）脑电图（EEG）：轻度异常脑电图表现 α 波慢化，高波幅慢波出现；中、重度异常者脑电图表现基本节律消失，出现广泛的慢波化和平坦化，有的出现棘波、棘慢复合波等，严重者出现低电压或脑电静息。

（2）脑干听觉诱发电位（BAEP）：BAEP 反映了脑干听觉传导通路的功能。直接反映的是脑干及听神经的功能情况。各波均消失，Ⅲ、Ⅴ波缺失，或Ⅳ、Ⅴ波缺失的昏迷患者最终都将死亡或成为植物状态。

（3）体感诱发电位（SSEP）：SSEP 既能反映皮层及皮层下感觉传导通路功能状况，也能反映中脑情况。其中 N20 波缺失表明感觉皮质功能消失，提示预后不良。

**4. 影像学检查**  急性感染、传染性疾病导致中毒性脑损伤影像学表现多样，主要表现为弥漫性脑水肿、脑梗死、脑出血、基底节对称性病变；亲神经毒物导致中毒性脑损伤如铅中毒性脑损伤影像学表现主要为基底节钙化，$T_2$ 加权磁共振成像基底节区、脑室周围的白质、岛叶、丘脑、脑桥等部位呈高信号，但有些影像学无异常；窒息性毒物导致中毒性脑损伤，如 CO 中毒性脑损伤的典型影像学特征为双侧苍白球、侧脑室周围、半卵圆中心多发对称性信号异常，可伴其他少见部位如胼胝体、大脑皮质、小脑等受累。

## （四）诊断

**1. 急性感染、传染性疾病导致中毒性脑损伤**  脑病症状与原发病同时存在，脑脊液检查除压力增高外，无其他异常。排除低钙、高热惊厥及其他感染性中枢神经系统症状。

**2. 铅中毒性脑损伤**  患儿有铅的接触史，以及有铅中毒的其他系统症状，实验室检查可见血锌原卟啉、血铅及 24 小时尿铅增高，排除因其他疾病导致的神经系统损害后，可以确定诊断。

**3. 有机磷农药中毒性脑损伤**  患儿有有机磷农药接触史，以及有机磷中毒的典型症状和体征如针尖样瞳孔、大汗淋漓、腺体分泌增多、肌纤维颤动和意识障碍及呼出气多有蒜味等，实验室检查可见全血胆碱酯酶活力降低，在排除其他类似疾病后进行诊断。

**4. 急性 CO 中毒性脑损伤**  根据吸入较高浓度 CO 的接触史和迅速出现的中枢神经损害的症状和体征，结合血中 COHb 测定的结果、现场卫生学调查及空气中 CO 浓度测定资料，并排除其他病因后，可诊断为急性 CO 中毒性脑损伤。

## 三、康复评定

### （一）意识障碍评定

**1. 格拉斯哥昏迷量表（GCS）**  量表通过检查患者的睁眼动作、语言反应和运动反应等对其意识障碍程度做出综合评估。满分为 15 分，8 分以下提示意识障碍程度较重，3 分为最低分。详见第六章第三节脑血管疾病。

**2. 修改版昏迷恢复量表（CRS-R）**  量表包括听觉、视觉、运动、言语、交流和觉醒水平 6 个分量表共 23 个条目，得分范围 0~23 分。详见第七章第一节。

### （二）粗大运动及精细运动评定

**1. 粗大运动功能评定**  采用 GMFM 88 或 GMFM 66 等量表评定。

**2. 精细运动功能评定**  采用 FMFM、Peabody 量表等评定。

### （三）肌力、肌张力、协调功能评定

**1. 肌力评定**  采用徒手肌力测试（MMT）、等长肌力测试（IMMT）、等张肌力测试（ITMT）、等速肌力测试（IKMT）。

2. **肌张力评定** 采用改良 Ashworth 肌张力评定法（MAS）或改良 Tardieu 肌张力评定法（MTS）。

3. **协调功能评定** 通过对患儿协调功能及精细动作的评定可了解四肢的共济活动、协调能力及手指基本功能状况。较常用有指鼻试验、对指试验、轮替动作等。

### （四）神经运动发育及认知评定

1. **丹佛儿童发育筛查测验（DDST）** 适用年龄范围是 0~6 岁，测验内容为大运动、语言、精细动作 - 适应性和个人 - 社会行为等四大行为领域，共 105 个项目，是目前用得最广泛的发育筛查量表。

2. **Gesell 婴幼儿发展量表（Gesell developmental schedules，GDS）** GDS 主要诊断动作、应物、言语、应人 4 种能力，适用于测量 0~6 岁儿童的发展水平。

3. **智力评定** 主要采用韦氏学龄前儿童智力量表（WPPSI）及韦氏学龄儿童智力检查修订版（WISC-R）评估，测试分为两个部分（言语测验和操作测验），每个部分又分成若干个分测验。

### （五）日常生活活动能力评定

采用能力低下儿童评定量表（pediatric evaluation of disability inventory，PEDI）进行日常生活活动能力评定。它由功能性技能及介助者援助两大板块组成。其中每个板块又分为自理、移动和社会功能 3 个领域，共有 197 项功能性技能项目和 20 项介助者援助、调整项目，或儿童功能独立性评定量表（functional independence measure，WeeFIM），包括自理能力、括约肌控制、转移、行走、交流、社会认知 6 大项，总分 126 分。

### （六）情绪和社会行为评定

0~3 岁患儿采用中国幼儿情绪性及社会性发展量表（CITSEA），4~16 岁患儿采用 Achenbach 儿童行为量表（CBCL）。

### （七）言语及吞咽功能评定

1. **语言能力评定** 采用汉语体系标准化的 S-S 语言发育迟缓检查法，包括理解能力、表达能力、基本操作能力、交流态度等四项能力。

2. **构音障碍评定** 采用 Frenchay 构音障碍评定法评定，它分为八个部分，包括反射、呼吸、唇、颌、软腭、喉、舌、言语。每一细项按损伤严重程度分为 a 至 e 级，a 级为正常，e 级为严重损伤。

3. **吞咽功能评定** 采用洼田饮水试验评估。

## 四、 康复治疗

### （一）急性期康复治疗

1. **积极治疗原发病** 感染中毒性脑损伤多紧随原发病起病后发生，因此必须积极治疗原发疾病。若原发性疾病得到有效控制，脑损伤症状一般会逐渐恢复。

2. **及时、彻底地清除毒物** 尽快清除毒物是挽救患者生命的关键，早期可使用相应的特效解毒剂，对于重度中毒患儿必要时进行血液净化。

3. 及时发现颅高压，应用药物清除脑水肿，保护脑细胞。

4. **高压氧治疗** 具体见第七章第一节。

5. **液体疗法** 由于中毒性脑损伤通常存在血脑屏障受损、脑水肿等病理改变，输液过多会导致脑水肿加剧。因此应该控制患儿每日总输入液体量和输液速度，使患儿始终保持轻度脱水状态，并每日监测血电解质及酸碱平衡，使之保持在正常范围。

6. **控制高热** 高热能影响脑功能，在使用退热药物效果不佳的情况下，可采用物理降温方法，如头部冰帽，体表用冰袋，温水擦浴，或应用冰毯机。

7. **防治惊厥** 对于频繁抽搐者可缓慢静脉注射地西泮（儿童 0.3~0.5mg/kg）或苯巴比妥（儿童 3~5mg/kg）。

8. **促进脑细胞代谢** 应用能量合剂，常用药物有腺苷三磷酸、辅酶 A、细胞色素 C 和大剂量维生素 C 等。

9. **合理体位及预防并发症** 让患者处于感觉舒适、对抗痉挛模式、防止挛缩的体位。偏瘫侧上肢保持肩胛骨向前、肩前伸、肘伸展，下肢保持髋、膝微屈，踝中立位。要定时翻身，变化体位，预防压疮、肿胀和挛缩。可使用气垫床、充气垫圈，预防压疮、呼吸道感染、深部静脉血栓形成等发生。保持呼吸道通畅，必要时行气管切开，注意营养，必要时鼻饲。

### （二）恢复期康复治疗

**1. 物理治疗**

（1）运动疗法：是中毒性脑损伤患儿恢复过程中康复治疗的基础，目的是改变上运动神经元的兴奋性进而减少对肌张力的影响，增强患儿对运动功能控制的灵活性，激发患儿运动的潜能，尤其对脑损伤引起的肌肉痉挛导致的运动功能改善起着至关重要作用。应用 Bobath、Vojta、Rood 等运动疗法。详见第三章。

（2）物理因子疗法：物理因子疗法可降低肌张力，改善肌力，促进运动功能的恢复。常用经颅磁刺激技术、生物反馈疗法、石蜡疗法、水疗、神经肌肉电刺激疗法等。

**2. 作业治疗** 主要包括促进认知功能和感觉功能发育、日常生活活动能力训练。如姿势控制、手功能训练、视觉功能训练、手眼协调能力训练、书写能力训练、游戏活动、进食训练、更衣训练、如厕训练、沐浴、学习与交流等。

**3. 语言训练及吞咽功能障碍训练**

（1）语言训练：中毒性脑损伤患儿语言障碍主要以语言发育迟缓及运动性构音障碍为主。言语训练是言语治疗的核心，包括听觉的利用，促进言语理解及表达能力发育；通过改善口唇肌群肌张力，增加发音器官运动控制能力以恢复或改善构音功能，提高语言清晰度等言语治疗。

（2）吞咽功能障碍训练：中毒性脑损伤的患儿常常会伴有吞咽功能障碍，严重影响进食，可能导致严重的营养不良，因此，需要早期进行吞咽功能障碍的训练。

**4. 引导式教育** 通过特殊的诱发技巧，根据患儿的需要反复给患儿提供达到目标的意识供给，使其产生意图化，借助工具或机械的辅助，应用运动的重力和肌肉本身的弹性，促进中毒性脑损伤患儿肌肉的功能活动，从而达到创建有效的功能。以娱乐性、节律性、意向性激发患儿的兴趣及积极参与意识，最大限度地调动患儿自身的潜力而全面提高各种功能。

**5. 多感官刺激训练** 对个体从视、听、触、嗅、前庭等不同感觉通路进行输入，训练的关键是同时给予脑损伤患儿前庭、肌肉、关节、皮肤触摸、视、听、嗅等多种刺激，并将这些刺激与运动相结合，从而提高患儿前庭感觉和本体感受，实现大脑与身体各种功能的联系与协调。

**6. 传统医学治疗方法** 主要包括针灸疗法和推拿疗法等。

### （三）后遗症期康复治疗

**1. A 型肉毒素注射的合理应用** 根据患儿异常姿势及功能障碍的不同，选择 A 型肉毒素对造成患儿异常姿势的关键肌群进行注射。A 型肉毒素的药理作用一般为 3~6 个月，但是注射后加上合适强化的康复治疗及矫形支具应用，痉挛的缓解会得以维持和提高，可达事半功倍的效果。一般建议两次注射间隔时间至少 6 个月以上。

**2. 辅助器具的应用** 矫形器和辅助器具可以纠正中毒性脑损伤患儿的异常姿势，合理联合应用可以提高临床疗效、改善患儿运动功能和提高生活质量。

**3. 家庭康复训练** 家庭康复非常重要，患儿更容易接受，可延长治疗时间和提高康复治疗效果。应在康复医师的指导下进行针对性的训练，如肌力和关节活动度训练，痉挛肌的牵伸治疗，功能性主动活动的强化训练，矫形器、站立架及轮椅等辅具的使用等。

**4. 心理行为治疗** 中毒性脑损伤患儿常有异常的心理行为问题，如多动、冲动、情绪不稳等。应指导家长针对患儿不同的心理状态进行相应的心理护理和行为矫治。健康的家庭环境，增加与同龄儿交往，以及尽早进行心理行为干预是防治心理行为疾患的关键。

**5. 传统医学治疗方法** 主要包括针灸疗法和推拿疗法等。

### （四）植物状态促醒

同第七章第一节。

### （五）共患癫痫时的处理

同第七章第一节。

## 五、 预防及预后

### （一）预防

**1. 对急性感染、传染性疾病导致中毒性脑损伤的预防** 预防接种相关疫苗，加强营养和体育锻炼，增强体质，养成良好卫生习惯。

**2. 铅中毒性脑损伤预防**

（1）环境干预：消除各种铅污染源，如无铅汽油的应用；制定行业无铅标准，如化妆品、含铅涂料、学习用品、玩具等含铅标准，给孩子们创造一个远离铅中毒的环境。

（2）加强健康教育：组织专家组做专业培训，宣传铅中毒的医学卫生常识，让家长和儿童都知道什么是铅污染源及其传播途径，加强自身健康保护意识。

（3）营养干预：在肠道内钙、铁、锌与铅进入体内是通过同一运载蛋白，当体内缺乏钙、铁、锌等微量元素时，可使铅吸收率增加和易感性增强。日常生活中教育儿童养成良好的饮食习惯，平衡饮食，少吃膨化食品。常食富含钙、铁、锌、硒和维生素的食品。

（4）筛查监测：通过早期筛查和监测，及早发现高铅血症儿童，早期干预、管理、追踪，尽量降低铅对儿童身心的损害。

**3. 有机磷中毒性脑损伤预防**

（1）加强家长及监护人有机磷中毒的预防知识宣教，提高家长的责任心，农药放在儿童接触不到的地方，或采取防止儿童能开启的安全包装，更不能将毒物装在果汁、饮料瓶中，以免误服误用。

（2）对于未成年人中有自我保护或保护能力强的患者直接进行指导教育，介绍有关有机磷农药的性质、机制、中毒途径及方法，使他们认识到农药是一种有毒的物质，不是随便可以使用的。

**4. CO 中毒性脑损伤的预防**

（1）室内用煤炉时应有安全设置如烟囱，没有烟囱的煤炉，夜间要放在室外。

（2）不使用淘汰热水器，如直排式热水器和烟道式热水器，不使用超期服役热水器；安装热水器最好请专业人士安装，不得自行安装、拆除、改装燃具。

（3）家长在开车时，不要让发动机长时间空转；车在停驶时，不要过久地开放空调机；即使是在行驶中，也应经常打开车窗，让车内外空气产生对流。

（4）在可能产生 CO 的地方安装 CO 报警器。

## （二）预后

中毒性脑损伤其预后与诊治措施是否合理得当、发病时间长短密切相关，并发多系统器官功能衰竭或辅助检查如脑电图示低电压或脑电静息，脑干听觉诱发电位显示各波均消失，Ⅲ、Ⅴ波缺失，或Ⅳ、Ⅴ波缺失，体感诱发电位中 N20 波缺失均提示预后不佳。

中毒性脑损伤患儿为植物状态者其预后参照第七章第一节。

（朱登纳）

# 第三节　脊髓损伤的康复

# 一、概述

## （一）定义

脊髓损伤（spinal cord injury，SCI）是由于各种原因引起的脊髓结构和功能的损害，造成损伤平面以下的运动、感觉及自主神经功能的障碍。

## （二）流行病学特征

颈髓损伤时造成的四肢、躯干及盆腔脏器的功能障碍被称之为四肢瘫，胸段以下脊髓的损伤造成的躯干、下肢及盆腔脏器功能障碍但未累及上肢时称之为截瘫。马尾和圆锥的损伤也属于截瘫，但骶丛的病变和椎管外周神经的损伤不属于截瘫。多数学者认为 8 岁以下小儿脊柱的解剖和生物力学特点与成人有很大区别，如幼儿颈椎高位损伤相对成人常见，2 岁以下幼儿的颈椎损伤约 80% 表现为高位损伤。8 岁以上小儿脊髓损伤类型与成人损伤相近。

脊髓损伤分外伤性和非外伤性，一般脊髓损伤常特指外伤性。外伤性脊髓损伤的发病率因各国情况不同而不同。美国的发病率为 20/100 万 ~45/100 万，患病率为 900/100 万。2002 年北京地区脊髓损伤年发病率为 60/100 万，男女比例为 3：1。

### （三）病因

国外脊髓损伤的主要原因是车祸和运动损伤等，而我国则为高处坠落、交通事故及重物砸伤等。

## 二、临床特点

脊髓损伤的主要临床特征是脊髓休克、运动和感觉障碍、体温控制障碍、痉挛、排便功能障碍等。

### （一）根据损伤程度分类

**1. 完全性脊髓损伤**　即脊髓损伤平面以下所有感觉和运动均消失。

**2. 不完全性脊髓损伤**　损伤平面以下尚有一些感觉和运动功能存在，根据脊髓横断面损伤的部位和临床表现的不同分为：

（1）中央束综合征：脊髓中央损伤，表现为痛觉和温度觉消失而触觉保存的浅感觉分离；双上肢较下肢瘫痪重，并有括约肌功能障碍。

（2）半切综合征：脊髓一侧横断面损伤，损伤的同侧运动和深感觉障碍，对侧为痛觉和温度觉障碍。

（3）前束综合征：脊髓前部损伤，损伤平面以下完全瘫痪，痛觉、温度觉消失，但触觉、两点分辨觉和深部感觉仍正常。

（4）后束综合征：脊髓后部损伤，即深部感觉障碍，双侧运动障碍，而触、痛觉和温度觉仍存在等。

### （二）根据脊髓是否暴露分类

**1. 闭合性脊髓损伤**　多为暴力造成，分为直接暴力和间接暴力：①直接暴力：即脊髓损伤的部位与暴力作用点一致，多见于钝器击中背部，或背部仰面坠落于不平处，相对少见；②间接暴力：脊髓损伤部位远离于暴力作用点，如高处坠下，双足或臀部着地，脊柱活动范围较大的胸腰段发生骨折，则脊髓损伤部位为与脊柱骨折对应的腰骶段脊髓。

脊髓各节段损伤的症状不尽相同：①上颈段损伤，表现为呼吸困难、膈肌瘫痪、咳嗽无力、发音很低、四肢痉挛性瘫痪。②下颈段损伤，可有双上肢麻木、无力、肌肉萎缩，腱反射减弱；下肢为痉挛性瘫痪。③胸段损伤，有清楚的感觉障碍平面，损伤平面以下双下肢痉挛性瘫痪。④胸腰段损伤，感觉障碍平面在腹股沟处，脊髓在第11~12胸椎损伤，双下肢呈痉挛性瘫痪，在第1~2腰椎处损伤，双下肢呈弛缓性瘫痪。由于圆锥损伤膀胱及肛门括约肌失去控制，有大小便失禁。⑤第2腰椎以下骨折，损伤马尾神经，多为不完全损伤，双下肢大腿以下呈弛缓性瘫痪，大小便失禁。

**2. 开放性脊髓损伤**　是由于刀器刺入脊柱引起，创口处可有肌肉外突或脑脊液流出。约有1/3伴发胸腹脏器损伤。受伤的部位以胸椎最多，颈椎次之，腰椎最少。1/3的脊髓损伤为完全性，2/3为部分性。部分性损伤中，脊髓半侧损害者约占半数。根据脊柱X线片、CT或MRI中骨折和刀器折断的位置而了解脊髓损伤部位和严重程度，根据有无休克、皮下气肿、气胸、血胸和腹腔出血，以确定伴发的合并损伤。

### （三）根据病理及损伤程度不同分类

**1. 脊髓震荡**　脊柱受压后出现的暂时性脊髓功能障碍，称之为脊髓震荡。约占脊髓伤的1%。功能障碍多是不完全性的，感觉和膀胱功能一般正常。脊髓神经细胞和传导束并无破坏，在肉眼和显微镜下未见明显的病理改变。十几分钟至数小时后，脊髓功能可完全恢复或近于正常。恢复顺序依次为下肢、臀部，最后是手功能的恢复。除严密观察和排除是否有更重的损伤外，无须治疗。

2. **脊髓挫裂伤**　是脊髓受到了实质性的损伤，肉眼和显微镜下可看到小的点状出血、水肿及血栓形成，甚至软化和坏死。临床表现因损伤的部位和严重程度不同而不同。软脊膜的完整性未受到破坏时称之为脊髓裂伤。脊髓挫裂伤的晚期，坏死的组织吸收形成小的假性囊肿，损伤处纤维组织和神经胶质增生，形成纤维胶质瘢痕，脊髓损伤病变处萎缩变细。损伤早期手术减压，术中可用冷生理盐水冲洗，晚期除加强护理外，康复治疗效果不明显。

3. **脊髓压迫**　是指脊柱骨折移位，椎骨的压缩骨折，脱位的椎体、关节突骨折、椎板、碎骨片、血肿和（或）破碎的椎间盘韧带等挤入椎管内直接压迫脊髓，出现震荡或挫裂伤。及时解除压迫后脊髓的功能可望部分或全部恢复。如果脊髓受压时间过长，血液循环出现障碍，进而发生软化、萎缩及瘢痕形成，即使再解压，瘫痪也难以康复。

4. **脊髓休克**　是指脊髓损伤后损伤平面以下立即出现肢体的弛缓性瘫痪，肌张力消失，各种感觉和反射消失及大小便失禁的一种临床现象。脊髓休克是由于损伤的脊髓失去高级中枢调节的结果。如果脊髓损伤较轻，如脊髓震荡，脊髓功能常在十几分钟到数小时内完全恢复，临床上脊髓休克功能障碍很难与脊髓震荡作严格的区分。如为脊髓挫裂伤，脊髓休克持续时间较长，一般 2~4 周后腱反射、感觉和运动才能相继恢复。如为完全性脊髓损伤，则感觉和运动将不能恢复，休克期后瘫痪肢体的肌张力增高，腱反射亢进，病理反射阳性，并逐渐形成自主性膀胱。但在休克期内则很难判断脊髓的功能障碍是暂时性的还是永久性的。脊髓休克期时间越长，表示脊髓的损伤越严重。

5. **脊髓断裂**　是指脊髓的连续性出现了中断，可为完全性或不完全性。不完全性常伴有脊髓挫裂伤。现阶段医疗水平，神经再生等技术临床上尚不成熟，故脊髓断裂后一般恢复无望，预后极差。

6. **脊髓中央出血坏死**　是脊髓损伤后继发的一种重要病理过程。其表示在受伤时脊髓损伤程度并非极其严重，但在原发性损伤的基础上释放出一些神经介质，引起脊髓中央微血管的梗阻，使短期内脊髓中心部分出现大面积的出血坏死，亦称为"损伤性自体破坏"。这种病变是进行性的，一般损伤后 2~3 天内破坏达到高峰，3 周后坏死渐变为修复。

## 三、康复评定

美国脊柱损伤委员会（American Spinal Injury Association，ASIA）1982 年首次提出脊髓损伤神经功能分类标准，并和国际脊髓学会（International Spinal Cord Society，ISCOS）共同推荐为国际标准。2013 年 ASIA 再次对检查表进行了修改，是脊髓损伤的常用评定量表。

### （一）关于损伤的评定

1. **损伤水平的评定**　神经损伤水平是指保留身体双侧正常运动和感觉功能的最低的脊髓节段水平。运动平面是通过身体两侧各 10 个关键肌的检查进行确定（表 7-3）。根据身体两侧具有 3 级及以上肌力的最低关键肌进行确定（仰卧位徒手肌力检查，MMT），其上所有节段的关键肌功能须正常（MMT 为 5 级）。感觉平面是通过身体两侧各 28 个关键点的检查进行确定（表 7-4）。根据身体两侧具有正常针刺觉（锐 / 钝区分）和轻触觉的最低脊髓节段进行确定。身体左右侧可以不同。

表 7-3　人体 10 组关键肌肉

| 平面 | 关键肌 | 平面 | 关键肌 |
|---|---|---|---|
| $C_5$ | 屈肘肌（肱二头肌、肱肌） | $L_2$ | 屈髋肌（髂腰肌） |
| $C_6$ | 伸腕肌（桡侧伸腕长、短肌） | $L_3$ | 伸膝肌（股四头肌） |
| $C_7$ | 伸肘肌（肱三头肌） | $L_4$ | 踝背伸肌（胫前肌） |
| $C_8$ | 中指屈指肌（指深屈肌） | $L_5$ | 足长伸趾肌（足长伸肌） |
| $T_1$ | 小指外展肌（小指外展肌） | $S_1$ | 踝跖屈肌（腓肠肌、比目鱼肌） |

表 7-4　28 个关键感觉点

| 皮节 | 关键感觉点的部位 |
|---|---|
| $C_2$ | 枕骨粗隆外侧至少 1cm（或耳后 3cm） |
| $C_3$ | 锁骨上窝（锁骨后方）且在锁骨中线上 |
| $C_4$ | 肩锁关节的顶部 |
| $C_5$ | 肘前窝的外侧（桡侧），肘横纹近端 |
| $C_6$ | 拇指近节背侧皮肤 |
| $C_7$ | 中指近节背侧皮肤 |
| $C_8$ | 小指近节背侧皮肤 |
| $T_1$ | 肘前窝的内侧（尺侧），肱骨内上髁近端 |
| $T_2$ | 腋窝的顶部 |
| $T_3$ | 锁骨中线和第 3 肋间（IS），后者的判定方法是胸前触诊，确定第 3 肋骨 |
| $T_4$ | 其下即为相应的 IS* |
| $T_5$ | 锁骨中线第 4 肋间（乳线） |
| $T_6$ | 锁骨中线第 5 肋间（$T_{4\sim6}$ 的中点） |
| $T_7$ | 锁骨中线第 6 肋间（剑突水平） |
| $T_8$ | 锁骨中线第 7 肋间（$T_{6\sim8}$ 的中点） |
| $T_9$ | 锁骨中线第 8 肋间（$T_{6\sim10}$ 的中点） |
| $T_{10}$ | 锁骨中线第 9 肋间（$T_{8\sim10}$ 的中点） |
| $T_{11}$ | 锁骨中线第 10 肋间（脐水平） |
| $T_{12}$ | 锁骨中线第 11 肋间（$T_{10\sim12}$ 的中点） |
| $L_1$ | 锁骨中线腹股沟韧带中点 |
| $L_2$ | $T_{12}$ 与 $L_2$ 连线中点 |
| $L_3$ | 大腿前内侧，腹股沟韧带中点（$T_{12}$）和股骨内侧髁连线中点处 |
| $L_4$ | 膝上股骨内髁处 |
| $L_5$ | 内踝 |
| $S_1$ | 足背第 3 跖趾关节 |
| $S_2$ | 足跟外侧 |
| $S_3$ | 腘窝中点 |
| $S_{4\sim5}$ | 坐骨结节或臀皱襞<br>肛周 1cm 范围内，皮肤黏膜交界处外侧（作为 1 个平面） |

　　注：* 确定 $T_3$ 的另一个方法是触诊胸骨柄，该处为第 2 肋骨水平，自该点向外可触及第 2 肋，远端为第 3 肋，其下即为第 3 肋间

**2. 确定脊髓损伤平面时的注意事项**

（1）脊髓损伤水平主要以运动损伤平面为依据，但 $T_2$-$L_1$ 节段，运动损伤平面难以确定，故主要以感觉损伤平面来确定。

（2）运动损伤平面是通过检查关键肌肉的徒手肌力来确定的，而感觉损伤平面则是通过关键感觉点的针刺痛觉和轻触觉确定的。确定感觉平面时，需要注意患儿损伤平面相邻节段的空间感和距离感。

（3）记录损伤平面时，需考虑身体两侧的损伤平面可能不一致，评定时要同时检查身体两侧的运动和感觉损伤平面，并分别加以记录。

（4）确定运动损伤平面时，该平面关键肌的肌力必须≥3级，该平面以上关键肌的肌力必须≥4级。3级肌力即意味着患儿的关键肌能够完成抗重力收缩运动。

**3. 损伤程度评定**　根据 ASIA 的损伤分级，是否为完全性损伤的评定是以最低骶节（$S_{4\sim5}$）有无功能为准。如残留感觉功能时，刺激肛门皮肤与黏膜交界处（鞍区）有反应或指压肛门深部时有反应；残留运动功能时，肛门指检时肛门括约肌有自主收缩。完全性脊髓损伤：$S_{4\sim5}$ 既无感觉也无运动功能，可有部分保留带，但不超过3个节段。不完全性脊髓损伤：$S_{4\sim5}$ 有感觉或运动功能，部分保留带超过3个节段。

**4. 脊髓休克的评定**　判断脊髓休克是否结束常用球海绵体反射作为指征，休克期该反射消失，球海绵体反射的再现表示脊髓休克结束。但是正常人中有15%~30%无该反射，同时圆锥损伤时该反射也会消失。故判断脊髓休克期结束的另一常用指征是损伤水平以下出现任何感觉、运动或肌张力增高和痉挛。

## （二）运动功能的评定

**1. 运动评分**　脊髓损伤的运动功能肌力评定不同于单块肌肉，需要综合评定，按照 ASIA 脊髓损伤神经功能分类标准，选取10块肌肉，评定时分左右两侧进行。评分标准：采用 MMT 法测定肌力，每一块肌肉所得分即测得的肌力级别，分为1~5分不等，如测得肌力为1级则评1分，肌力为5级则评5分。每个肢体总分为25分，上肢总分为50分，下肢总分为50分，共100分。评分越高，肌肉功能越好，据此可评定运动功能总得分。

**2. 痉挛评定**　目前临床上多采用改良的 Ashworth 量表（MAS）。评定时检查者徒手牵伸痉挛肌进行全关节活动范围内的被动运动，通过检查者感受到的阻力及阻力变化情况把痉挛分为0~4级。此外，下肢痉挛的评定还可用改良的 Tardieu 量表（MTS）。

## （三）感觉功能评定

采用 ASIA 的感觉指数评分（sensory index score，SIS）评定感觉功能，选择 $C_2\sim S_5$ 共28个节段的关键感觉点，分别检查身体双侧各点的轻触觉和针刺觉（锐/钝区分），感觉正常得2分，异常（减退或过敏）得1分，消失0分。每种感觉一侧总分为56分，左右两侧为112分。两种感觉得分之和最高可达224分。分数越高表示感觉越接近正常。

## （四）日常生活活动能力（ADL）评定

四肢瘫痪患儿用四肢瘫功能指数（quadriplegic index of function，QIF）来评定，截瘫患儿可用改良的 Barthel 指数评定。

## 四、康复治疗

根据病程，脊髓损伤的康复治疗包括急性期和恢复期的康复治疗，采用药物治疗、物理治疗、作业治疗、心理治疗等康复措施，并注意及时处理合并症。

### （一）急性期的康复

患儿生命指征和病情基本平稳、脊柱稳定即可开始康复训练。急性期可给予甲泼尼龙等皮质类固醇类、甲钴胺等 B 族维生素、神经营养及促神经再生药物及丹参、三七、川芎嗪等中药。急性期主要采取床边的一些训练方法。目的是为了防止急性期合并一些废用综合征，如骨质疏松、肌肉萎缩、关节挛缩等，为恢复期的康复治疗创造更有利的条件。

1. **体位摆放** 患儿卧床时应注意肢体保持良好的功能位置，防止关节挛缩和肌肉萎缩，同时给予患儿输入最佳的触压觉信息和本体感觉。

2. **卧床时体位变换** 对于大年龄卧床患儿应定时变换体位，为了防止压疮的形成，每 2 小时需要翻身 1 次。对于脊髓损伤早期患儿，体位转换中需注意操作不当对患儿造成继发性的损伤；而对于关节稳定性改善的患儿，则应尽可能发挥其病损肌肉的残存肌力。

3. **关节被动运动** 对瘫痪的肢体进行关节被动运动训练，每一关节在各轴向活动 20 次，每天 1~2 次即可，以防止关节挛缩和畸形的发生。在被动运动过程中，速度应缓慢，力量在患儿可接受范围内由小到大，防止关节被动运动引起肌肉和肌腱的拉伤、关节脱位和半脱位、骨折等并发症的发生。

4. **早期坐起训练** 对脊髓损伤后脊柱稳定性良好患儿应尽早（伤后 / 术后 1 周左右）开始坐位训练，根据患儿病情及耐受情况不同每次 30 分钟 ~2 小时，逐渐增加坐起时间，每天 2 次。具体训练方法：开始时将床头抬高或摇起 30°，如无头晕、眼花、无力、心慌、恶心等不良反应，则每天升高 15°，一直到正常坐位 90°，并维持训练。如有不良反应，则应将患儿床头调低，恢复原体位。一般情况下，从平卧位到直立位需 1 周左右的适应时间，期间避免引起直立性低血压等不良反应，适应直立位后即可考虑进行站立训练，适应时间长短与损伤平面相关。

5. **站立训练** 站立训练时应保持脊柱的稳定性，佩戴腰围训练起立和站立活动。具体训练方法：患儿站在起立床（斜床），从倾斜 20° 开始，角度渐增，8 周后达到 90°，训练时同坐起训练一样，应注意观察患儿反应，防止直立性低血压发生，如有不良反应发生，应及时降低起立床高度。

6. **呼吸及排痰训练** 对颈髓损伤造成呼吸肌麻痹的患儿，应注意训练其腹式呼吸功能，训练患儿吸气时闭嘴用鼻深吸气并用力鼓起腹部，满气后稍作停顿，缓慢张口呼气，呼气时腹部尽量回收，必要时康复师可双手在患儿上腹向上、向后方用力，协助腹部回缩、膈肌上抬，节律缓慢而深，以不感觉憋气为标准，每次 15~20 分钟，每天 3~4 次。同时注意训练患儿的咳嗽、咳痰能力以及进行体位性排痰训练，以促进呼吸功能恢复和预防及治疗呼吸系统并发症。

7. **大小便功能障碍的处理** 脊髓损伤后可发生神经源性膀胱及神经源性肠道，出现尿失禁、尿潴留、大便失禁或大便排空困难等问题。

（1）小便障碍的处理

1）神经源性膀胱：留置尿管，休克期结束后根据患儿病情即开始进行导尿管夹管训练，并逐渐增加夹管时间，以后采用间歇清洁导尿术。

2）配合个体化饮水计划进行排尿训练：采取定时按摩腹部耻骨上区，改变呼吸方式，屏息增加腹压，反复挤捏阴茎、牵拉阴毛等扳机点法，神经肌肉电刺激及磁刺激等膀胱训练法，促进尿液尽早正常排出。

3）尽早介入康复护理：尽早建立起排尿节律。

（2）神经源性肠道：定时排便，尽可能采用蹲位等使肛门直肠角增大的体位排便，按摩腹部，手指直肠刺激促进直结肠反射的建立，避免刺激性食物，增加糙米、蔬菜等膳食纤维量高的食物，适量摄入亲水性食物。便秘可采用润滑剂、缓泻剂与灌肠等方法处理。

### （二）恢复期及后遗症期的康复训练

脊髓损伤患儿因病情不同，进行康复训练的时间并不固定。一般患儿的神经损害或压迫症状得以稳定、骨折部位得到固定、呼吸平稳后即可进入康复训练。

1. **肌力训练**　肌力 3 级及以上的肌肉，可以主动运动训练；肌力 2 级的肌肉主动运动加上助力运动训练；肌力 1 级或 0 级的肌肉，只能采用功能性电刺激治疗及被动活动训练。肌力训练的目标是使病损肌肉肌力达到 3 级以上。完全性脊髓损伤患儿肌力训练的重点是肩和肩胛带的肌肉，特别是背阔肌和上肢肌肉，还有腹肌；不完全性脊髓损伤，应对肌力残留肌肉一并训练。脊髓损伤患儿为了应用拐、轮椅或助行器，在卧床、坐位时均要重视训练肩和肩胛带肌肉的肌力，包括上肢支撑力训练、肱三头肌和肱二头肌训练和握力训练。应用低背轮椅的患儿，还需要训练腰背部肌肉的肌力。卧位时可采用举重和支撑训练，坐位时可利用支撑架拉伸训练。

2. **垫上训练**　包括以下几方面：

（1）翻身训练：适用于早期未完全掌握翻身动作技巧的脊髓损伤患儿练习。利用损伤平面以上肢体带动损伤平面以下的肢体完成翻身运动。建立翻身能力后，逐渐减少损伤平面以上肢体肌群的主动运动量，增加损伤平面以下肌群的主动运动量。翻身训练中，脊柱配合运动必然要产生一定的关节活动度，所以翻身训练的前提是必须保证脊柱的稳定性，否则会引起继发性脊髓损伤。应定期请骨科医师会诊或病例讨论，根据脊柱的稳定性，制订适合的康复目标和治疗计划。

（2）牵伸训练：牵伸训练主要是帮助降低肌肉张力，对缓解痉挛有一定作用。主要牵伸下肢的内收肌、腘绳肌和小腿三头肌及跟腱。牵伸内收肌是为了避免患儿因内收肌痉挛而造成会阴部清洁困难及剪刀步态；牵伸腘绳肌是为了实现独坐，要训练使患儿直腿抬高角度大于 90°；牵伸小腿三头肌及跟腱是为了防止跟腱挛缩、尖足及足内翻，以利于后续的步行训练。

（3）垫上移动训练：垫上移动训练是训练患儿利用残存的肌力完成仰卧位翻身、俯卧位翻身、滚动、爬行和坐位抗重力移动能力。从助力运动训练开始，让患儿逐渐建立起主动运动的模式，在此基础上，才可训练患儿独立移动的能力。

（4）手膝位负重及移动训练：主要作用是训练患儿利用残存肌力完成室内的移动，为了使患儿尽早适应周围环境的变化，在此过程中应尽量选取日常生活活动的环境。

3. **坐位训练**　坐位训练前，患儿需要有一定的躯干控制能力和肌力，双侧髋、膝关节需要一定的活动范围，特别是髋关节活动范围须接近正常。坐位可分为膝关节伸直的长坐位和膝关节屈曲 90°的端坐位，坐位训练可分别在长坐位和端坐位两种姿势下进行。实现长坐位才能进行穿裤、袜和鞋的训练。此外，坐位训练还包括坐位静态平衡训练，躯干向前、后、左、右以及旋转活动时的动态平衡训练。在坐位平衡训练中，还需逐步从睁眼状态下的平衡训练过渡到闭眼状态下的平衡训练。在此过程中，除了患儿抗重力能力训练和姿势稳定性训练外，为了提高患儿的躯干控制能力和运动控制能力，还须增加患儿本体感觉输入训练。

4. **转移训练**　转移是脊髓损伤患儿为提高生活自理能力必须需要掌握的技能，完成转移需要相关关键肌的肌力达到 2~3 级。转移分为帮助转移、辅助转移和独立转移。转移训练中应在安全范围内减少帮助，尽可能使用辅助器具训练转移，让患儿通过各种方式获得主动移动的能力，尽早独立完成转移，使残存的功能发挥出最大作用，促进患儿早日参与社会活动。

5. **步行训练** 包括以下几方面：

（1）治疗性步行：一般适合于 $T_{6~12}$ 平面脊髓损伤患儿，佩戴骨盆托矫形器或膝踝足矫形器，借助双腋杖进行短暂的步行训练。

（2）家庭功能性步行：一般适合于 $L_{1~3}$ 平面脊髓损伤的患儿，可在室内行走，但步行距离不能达到 900m。

（3）社区功能性行走：$L_4$ 以下平面脊髓损伤患儿穿戴踝足矫形器，能独立进行日常生活活动，能上下楼，能连续行走 900m。

步行训练分为平行杠内步行训练和拐杖步行训练。先在平行杠内练习站立和行走，包括摆至步、摆过步和四点步，逐渐过渡到平衡训练和持双拐行走训练。完全性脊髓损伤患儿步行的基本条件是上肢有足够的支撑力和控制力。不完全性脊髓损伤者，则要根据残留肌力的情况确定步行能力。行走训练时要求患儿上体立直、步伐稳定、步速均匀。待耐力增加之后，继而可以练习上下台阶、跨越障碍、摔倒及摔倒后起立等训练。目前，减重步行训练装置的应用使脊髓损伤患儿步行训练变得更加容易方便。

6. **轮椅训练** 坐位训练完成以后，可以独立坐 15 分钟以上，即开始进行轮椅训练。良好轮椅操纵的前提是上肢肌肉具有一定的力量和耐力。轮椅训练包括：向前、向后驱动，左右转训练，旋转训练，上下斜坡训练，前轮翘起行走训练，跨越障碍训练，上、下楼梯训练，越过马路不平处的训练，过狭窄处的训练及安全跌倒和重新坐直的训练。注意每次坐 30 分钟，必须侧倾躯干或用上肢撑起躯干，离开椅面减轻臀部压力，避免坐骨结节发生压疮。

7. **辅助器具的应用** 分为以下几个方面。

（1）常用辅助器具：对于脊髓损伤的患儿应根据其损伤平面及残存功能，尽早使用辅助器具，训练患儿使用轮椅、电动轮椅、腋杖、手杖等辅助器具完成维持姿势、移动、进食、清洁等各种日常生活活动能力。对于尚无法站立的脊髓损伤患儿，可给予站立架辅助进行站立训练。对于能站立尚无法行走或者行走姿势异常的患儿可给予助动功能步行器，更好地纠正生物力线，不限制患儿活动范围，使脊髓损伤患儿步行功能得到更大改善。

（2）矫形器：应用矫形器可以抑制脊髓损伤患儿异常肌张力，防止肌肉萎缩和关节变形。适当的下肢矫形器为很多截瘫患儿站立步行所必需。根据患儿脊髓损伤水平和残存功能不同，可在综合评定的基础上给患儿使用各种类型的矫形器，以支撑患儿完成抗重力姿势维持及抗重力运动。

1）颈髓和上胸髓水平损伤：为保证正确坐姿及抑制异常姿势可给予坐姿矫正椅。

2）下胸髓水平损伤：腰腹肌受损时须用带骨盆托的髋膝踝矫形器（HKAFO）。

3）腰髓平面损伤：有膝踝关节不稳的，但腰腹肌功能存在，尚能控制骨盆者可用膝踝足矫形器（KAFO）；仅存在踝关节不稳者可用踝足矫形器（AFO）。KAFO 与 HKAFO 的踝关节宜固定在背屈 10° 的位置，使站立时下肢稍前倾，以便利用髋过伸姿位保持髋部稳定及平衡。

矫形器的各个节段应牢固固定于各节段肢体，使应力分散，防止压疮的形成和皮肤磨损。

（3）康复机器人：康复机器人从不同角度分类较多。按照针对的躯体部位，可分为上肢机器人、下肢机器人和手部机器人；按照功能目的可粗略地分为辅助／替代型和训练／治疗型等；按照其移动方式，可分为固定式和移动式；按照人机结合的方式，可分为外骨骼式和嵌合式。

8. **日常生活活动能力的训练** 脊髓损伤患儿，特别是四肢瘫患儿，训练日常生活活动能力尤其重要。自理活动，如上肢穿衣、梳洗、吃饭，可以在床上进行时，就应逐渐过渡到轮椅上。洗澡可在床上或洗澡椅子上给予帮助完成。尽可能借助自助器完成自理活动动作。日常生活活动能力训练应与手功能作业训练结合进行，包括手功能重建后技巧性功能活动在日常生活中的泛化以及对环境改变的适应。环境控制系统和护理机器人也可以极大地帮助四肢瘫患儿生活自理。

9. **物理因子治疗** 功能性电刺激可降低肢体无法活动的一些危害，使肢体产生活动。如脊髓损伤后下肢无法活动易发生深静脉血栓，电刺激下肢肌肉，使其被动收缩，促进血液回流，进而可减少深静脉血栓发生率。功能性电刺激还可以产生下肢功能性活动，如站立和行走，除了使肌肉收缩，防止肌肉萎缩，还可以增加骨承受的应力，增加关节稳定性，促进骨生长，避免产生骨质疏松和关节脱位或半脱位；肌电生物反馈疗法借助于肌电接收设备记录脊髓损伤患儿瘫痪肢体自主收缩时的电信号，产生一定强度的电刺激，促进肌肉收缩，并实现了主动训练与电刺激的有效结合，使脊髓损伤患儿、家属及治疗师能及时、直观地看到自主运动的变化，并使脊髓损伤患儿能有意识地控制运动的正确性，增强其参与治疗的积极性，增强运动训练的疗效；超短波、紫外线等物理因子治疗可减轻局部的炎症反应，改善神经功能等。

10. **心理治疗** 脊髓损伤除了造成患儿躯体伤害，还给他们在精神心理上带来了巨大的痛苦，但经过一段时间的心理治疗后，大部分患儿会勇敢地面对和接受现实。康复工作绝不仅仅限于身体功能训练，还要帮助患儿在社会心理方面适应，在其无助时提供必需的社会医疗支持和帮助其重塑自信，形成新的生活方式和对社会的重新认识，重新设计未来的计划，帮助患儿在社会中找到自己应有的位置。康复的目的是帮助患儿尽可能回归到正常的社会生活中去。同时患儿的心理变化也将明显影响到整体康复的过程和结果。

11. **环境改造** 应针对脊髓损伤患儿残存的功能和患儿需参加的社会学习活动进行环境改造，不同年龄阶段患儿个体化改造，为患儿参加各种社会学习活动创造便利条件。如床、起居室、洗浴、移动和地面等，根据具体情况进行改造。使患儿生活的家庭环境达到尽可能的无障碍化。

12. **其他** 脊髓损伤患儿根据条件和恢复情况，可进行文体训练及适龄课程教育。

## （三）合并症的处理

脊髓损伤后最主要的致死并发症是压疮并发败血症、尿路感染并发肾功能不全、呼吸系统及心脏并发症。深静脉血栓形成、痉挛、关节挛缩、异位骨化也不少见，因此对合并症的处理很重要。

1. **呼吸系统感染** 呼吸系统并发症是脊髓损伤患儿早期死亡的主要原因。小儿呼吸系统从解剖生理上较成人窄短，免疫功能较差。脊髓损伤后损伤平面以下神经传导中断，脊髓与高级中枢联系重建耗时增长，导致呼吸肌运动障碍，咳嗽反射减弱或消失，呼吸量减少，同时长期卧床，活动量减少，更易引起肺部等呼吸系统感染。为预防呼吸系统感染，应定时翻身叩背，变换体位，进行呼吸与排痰训练，必要时可给予血气分析、肺部体征检测及痰培养等，甚至气管切开。

2. **压疮** 也叫褥疮，是脊髓损伤最容易出现的并发症。压疮的形成是因为长期卧床或久坐轮椅，致使身体局部过度受压引起血液循环障碍，造成皮肤和皮下组织的坏死。损伤平面较高或因疼痛等原因活动少或不动的患儿最易发生。压疮分度为Ⅰ度：有红斑出现，仅限于表皮；Ⅱ度：皮肤破溃，累及真皮；Ⅲ度：累及皮下组织，但在筋膜之上；Ⅳ度：深达肌肉和骨。处理压疮的关键是预防压疮的发生。如果压疮已经发生，则应预防其他部位出现新的压疮，以及预防已愈合的压疮复发。

3. **深静脉血栓** 脊髓损伤患儿大多伴双下肢运动功能障碍，失去了正常的肌泵作用，有的患儿需要长期卧床，这就使得下肢静脉回流减慢、出现淤滞，进而出现血栓。据报道脊髓损伤患儿中深静脉血栓的发生率为40%~100%，但出现下肢肿胀、肢体局部温度升高及体温升高等临床表现的只占

15%。未发现和处理的深静脉血栓可导致肺栓塞和突然死亡。因此，需要早期诊断，采取治疗措施，如果发现深静脉血栓需立即应用低分子肝素溶栓。

预防深静脉血栓主要是加强功能尚存肌肉的主动和被动活动，以及完全瘫痪肌肉的按摩和各关节的活动（禁忌按摩已形成血栓处肌肉）。预防一般分为术前、术中及术后的预防。术前建议在出血控制后尽早使用低分子肝素，同时可联合使用间歇充气加压装置（intermittent pneumatic compression，IPC）或逐级弹性加压法（graduated elastic compression，GEC）；术中针对血栓形成的三要素（血管内膜的损伤、血流状态的改变和血液高凝状态），可采取针对性措施，尽量避免造成上述状态，降低血栓形成的风险；术后除了上述基础预防外，目前常用的物理预防方法主要有下肢加压弹力袜（graduated compression stocking，GCS）、IPC、持续被动活动装置和肌肉电刺激。总之，深静脉血栓发生率高，发病隐匿，后果严重，临床上应该高度重视。其预防应该贯穿于整个治疗过程，不仅要兼顾患儿的整体性原则，更应该把握好个体化治疗的原则，最终根据患儿具体的神经功能受损情况确定具体、标准、规范而又个体化的深静脉血栓预防方案。

**4. 神经源性膀胱和神经源性肠道** 也是脊髓损伤的常见并发症之一。详见急性期的康复中二便的处理。

**5. 异位骨化** 异位骨化是指在软组织中形成骨组织，发生率约 16%~58%。发病机制不明。脊髓损伤后的运动治疗与此病的发生无明显相关性，因此卧床不动也不能减少异位骨化的发生，此症好发于髋关节，其次为膝、肩、肘关节及脊柱。一般异位骨化发生于伤后 1~4 个月，通常在损伤水平以下，局部多有炎症反应，伴有全身的低热。任何脊髓损伤患儿如有不明原因的低热均需考虑到此症。治疗措施有：冷敷、应用消炎止痛药和其他药物、手术。若无明显疼痛及发热等影响因素，出现异位骨化并不影响继续康复治疗。若骨化限制活动则需手术治疗。

### （四）康复护理

对于脊髓损伤，不论是急性期、恢复期及后遗症期的功能锻炼和功能重建，还是各期并发症的防治，都离不开有效的康复护理工作。

**1. 关节活动** 康复护士需配合康复医师及治疗师定时对患儿进行全身各关节全范围的活动，预防关节僵硬和挛缩。

**2. 康复指导** 指导家属及患儿进行各项功能的训练，例如指导患儿练习床上坐起，使用轮椅、助行器的方法和上下床时的移动方法等。

**3. 并发症及心理护理** 针对各种并发症，呼吸护理、皮肤护理及排便护理等方面需要特别注意，心理护理对脊髓损伤患儿也十分重要，需要多与患儿进行沟通和交流。

只有针对性地制订出周密的护理计划，并严格执行有效的护理方案，才能够使患儿在身体、活动、精神状态和社会参与水平上的功能获得最大限度的恢复，尽最大可能保存患儿的残余功能，同时有效地防止和减少并发症的发生。

## 五、 预防及预后

### （一）预防

**1. 一级预防** 即病因预防，对小儿进行安全健康教育，学会判断并躲避危险环境，减少事故的发生率。

**2. 二级预防** 即早期发现、早期诊断、早期治疗。对损伤后的患儿开展正确及时的康复治疗，适时使用矫形辅具，最大限度地恢复患儿的功能和减缓病情的发展。

**3. 三级预防** 即对症康复，让患儿适应家庭、学校和社会环境，防止残损导致残障或加重残障，达到残而不废。

## （二）预后

神经细胞属于永久性细胞，即损伤凋亡后不可再生。脊髓损伤即导致神经系统损伤，损伤后患儿只能利用残存的神经细胞完成日常生活活动。

**1. 损伤部位和程度** 在急性损伤模式下，若脊髓压迫超过 50%，脊髓功能康复是不可能的。轻度的脊髓损伤会对患儿的运动功能和生活产生较小的影响，不会影响患儿的日常生活；中度的损伤会使患儿丧失某些功能，产生一定异常姿势与异常运动模式，但大部分日常生活活动可通过康复训练及使用辅助器具、环境改造而获得；重度脊髓损伤的患儿会丧失大部分功能，即使经过康复治疗也无法独立完成日常生活活动能力。

**2. 接受康复治疗的时间和方法** 手术时机和方法的选择对预后也有明显的影响。

（朱登纳）

# 第八章
# 儿童肌肉骨骼系统疾病的康复

　　儿童肌肉骨骼系统疾病可由多种病因引起。生长发育期的儿童的肌肉骨骼系统发育尚不成熟，故儿童肌肉骨骼系统疾病无论在解剖、生理或病理上都有其特点，疾病的治疗与预后与成人不同。本章对儿童运动损伤、小儿拇指扳机指、先天性马蹄内翻足、先天性多关节挛缩、特发性脊柱侧凸、发育性髋关节脱位、先天性肌性斜颈、成骨不全、幼年特发性关节炎这九类儿童肌肉骨骼系统疾病的康复评定与治疗进行了介绍。在临床实践中，还需结合患儿的病情进行综合分析和选择应用。

## 第一节　儿童运动损伤

 **一、概述**

　　运动损伤是一类与运动相关的损伤，儿童和青少年中常见，每年有大约1/10的儿童出现运动损伤。由于男孩更喜欢进行接触或跳跃式运动，如足球、篮球等，故受伤多见，损伤也更严重。儿童运动损伤发生率和损伤部位与年龄、性别、运动类型、参与程度等相关。常见运动损伤包括皮肤、筋膜及肌肉、肌腱、腱鞘损伤、骨损伤、关节软骨损伤、关节辅助结构损伤、神经损伤等。

### （一）皮肤、筋膜及肌肉、肌腱、腱鞘损伤

　　**1. 皮肤、筋膜损伤**　常见为擦伤、裂伤、切割伤、刺伤及挫伤，严重者可造成撕脱伤。擦伤是指机体表面与粗糙的物体相互摩擦而引起的皮肤表层损害，最常见于手掌、肘部、膝盖、小腿等部位；裂伤是指受钝物打击引起的皮肤和皮下组织撕裂，伤口边缘不整齐；切割伤是指锐器切入皮肤所致，伤口边缘整齐，多呈直线形，出血较多；刺伤是指尖锐物刺穿皮肤及皮下组织器官的损伤，伤口小而深；挫伤是指人体某部遭受钝性暴力作用而引起该处及其深部的闭合性损伤，常因碰撞、击伤、踢伤、摔伤等造成；撕脱伤主要指外力作用致皮肤和皮下组织从深筋膜深面或浅面强行剥脱，同时伴有不同程度的软组织碾压损伤。

　　**2. 肌肉、肌腱、腱鞘损伤**　包括肌肉、肌腱损伤及肌腱病，多因运动时肌肉突然猛力收缩或直接暴力造成，严重者可发生肌肉或肌腱断裂。多发生于儿童与青少年运动员中，包括急性腰扭伤、跟腱断裂、网球肘、髌腱末端病等。其中，髌腱末端病又称"跳跃者膝"，是一种由于"伸膝装置"反复过度载荷造成的肌腱病，表现为髌腱在髌骨起始点处的胶原纤维退行性病变。

### （二）骨损伤

　　儿童骨骼发育不成熟，骨膜代谢活跃，骨折愈合及塑型能力强，所以矫形要求不高。儿童期骨的

骺板是儿童骨骼最薄弱的部位，又称生长板，是连接骨骺与干骺端之间的软骨层，和关节软骨、骨骺和干骺端共同组成骨的关节端。儿童骨折多为不完全骨折，愈合快且关节僵直少见。按照骨损伤部位可分为骨骺损伤、关节内骨折和骨干骨折。

1. **骨骺损伤（epiphyseal injury）** 典型的骨骺损伤常累及骺板，偶可单独发生骨骺损伤。

（1）骨骺损伤的特点：未闭合的骨骺容易损伤，暴力作用下可出现骨骺骨折或分离。骨骺骨折如果累及骺板，可能造成成角畸形、肢体不等长、关节面不相称等问题。骨骺损伤的预后与它们的血供密切相关，软骨包围的骨骺骨折分离，骺板和骨骺因缺血坏死，导致骨纵向生长障碍；软组织连接的骨骺骨折分离后，骨骺血供完整，骨纵向生长基本正常。临床常见的有肱骨远端骨骺损伤、胫骨远端骨骺损伤、桡骨远端骨骺损伤。

（2）Salter-Harris 分型：是骨骺损伤最常用的分型，主要通过 X 线摄片将骨骺损伤分为 5 型（图 8-1）：①Ⅰ型为骨骺分离，占骨骺损伤的 15.9%，可有或者没有移位，多不引起生长障碍；婴幼儿骺板软骨层较宽，容易发生骨骺分离。②Ⅱ型为骨骺分离伴干骺端骨折，最多见，占骨骺损伤的 48.2%。骨折线通过骺板肥大层并累及干骺端的一部分，干骺端骨折片呈三角形。③Ⅲ型为骨骺骨折，占骨骺损伤 4%。此类型属于关节内骨折，骨折线先沿骺板肥大层的一部分平行延伸，再纵行或斜行通过骨骺骨化中心进入关节。④Ⅳ型为骨骺和干骺端骨折，占骨骺损伤 30.2%。骨折线呈斜形贯穿骨骺、骺板及干骺端，通过骺板全层，容易引起发育障碍和关节畸形。该型多见，仅次于第二型。⑤Ⅴ型为骺板挤压性损伤，较少见，多在晚期发生生长障碍时才明确诊断。

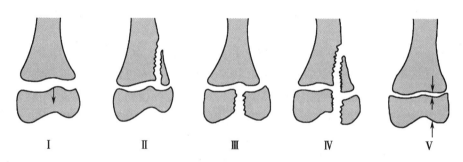

图 8-1 骨骺损伤 Salter-Harris 分型

此外，除了长骨骨骺损伤之外，骨突撕脱性骨折也较常见。最常见的为髂前上棘撕脱和坐骨突撕脱，分别好发于踢腿运动和跨栏动作中。此外，髂嵴撕脱常因摔跤或跑步时突然转向造成应力性撕脱骨折，第五跖骨结节撕脱性骨折也常见于青少年。

2. **关节内骨折（intra-articular fracture）** 指骨折线进入关节腔内的骨折，可因间接暴力和直接暴力造成，部分骨折可损伤关节软骨。儿童上肢常见的关节内骨折包括肩关节和肘关节，如肱骨头骨折、肱骨小头骨折、肱骨内外上髁骨折、肱骨髁间骨折、桡骨头骨折、尺骨鹰嘴骨折。下肢常见的关节内骨折包括股骨颈骨折、胫骨近端骨折、内外踝骨折、跟骨骨折等。

3. **骨干骨折** 多因强大的直接暴力所致，亦有少数因间接暴力所致。根据骨折的程度和形态，骨干骨折可分为不完全骨折和完全骨折。

（1）不完全骨折：分为裂缝骨折和青枝骨折。青枝骨折是儿童最常见的不完全骨折，最多发生于前臂远端 1/3 处；X 线摄片仅表现为局部骨皮质和骨小梁的扭曲，可不见骨折线或只引起骨皮质发生皱折、凹陷或隆突，骨质和骨膜部分断裂，可有成角畸形；有时成角畸形不明显，仅表现为骨皮质劈裂，与青嫩树枝被折断时相似。

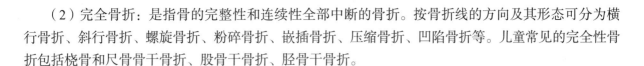

（2）完全骨折：是指骨的完整性和连续性全部中断的骨折。按骨折线的方向及其形态可分为横行骨折、斜行骨折、螺旋骨折、粉碎骨折、嵌插骨折、压缩骨折、凹陷骨折等。儿童常见的完全性骨折包括桡骨和尺骨骨干骨折、股骨干骨折、胫骨干骨折。

### （三）关节软骨损伤

关节软骨损伤好发于运动爱好者。关节软骨损伤是指覆盖于关节面的透明软骨损伤。损伤原因可以是急性创伤，如高强度的扭转运动、关节不稳、关节周围肌群肌力不足等，也可以是慢性退变。关节软骨没有血供，如果发生急性浅层软骨损伤，往往难以自愈。常见的关节软骨损伤有剥脱性骨软骨炎、胫骨结节骨软骨病、髌骨软骨病等。

**1. 剥脱性骨软骨炎**  常发生于青少年，是指一类由各种原因导致的关节面区域性关节软骨及其深层的骨质缺血坏死，并逐渐与其周围健康骨缓慢分离、部分或完全脱落，形成关节内游离体的疾病。肘关节剥脱性骨软骨炎发生年龄主要介于 9~15 岁，最常见于棒球、体操、网球等有过度投掷或高度重复性的活动的青少年运动员中，损伤部位多在肱骨小头前外侧部。股骨髁剥脱性骨软骨炎在青少年运动爱好者中也常见，常发生于股骨内侧髁。

**2. 其他软骨病**  青少年可发生胫骨结节骨软骨病和髌骨软骨病。前者是髌腱牵拉骨骺所致，好发于青春发育期，喜好技巧、足球、篮球、排球等运动者，尤其是 11~15 岁有剧烈运动或外伤史的男孩；后者是膝部撞击、髌骨急性脱位、髌骨不稳定、髌骨受过度张力或压力等导致的骨软骨病，男多于女，好发于右侧，多见于 10~14 岁的爱好剧烈运动的青少年。

### （四）关节辅助结构损伤

关节辅助结构包括关节内软骨、韧带、滑膜襞和滑膜囊等。

**1. 关节内软骨损伤**  关节内软骨包括关节盘、关节唇，损伤常表现为局部疼痛、肿胀、关节活动受限、关节交锁、弹响等。常见损伤有膝关节半月板损伤。膝关节半月板损伤多发生于足球、篮球、体操等运动中，主要由间接暴力引起。膝关节屈伸过程中同时有膝的扭转内外翻，半月板处于矛盾运动中，容易造成损伤。桶柄式半月板撕裂伴碎片移位是青少年膝关节半月板损伤中较为多见的一种，而有盘状半月板者更容易出现半月板损伤。

**2. 韧带损伤**  通常因外力作用，关节突然向一侧活动超过其正常活动范围造成。损伤常因外力大小及方向不同，而有不同程度的病理改变。有的为韧带的过度牵拉，有的伴有关节内软骨或周围软组织如关节囊、肌腱等的撕裂伤，有的甚至是韧带附着点撕脱性骨折。

（1）关节侧副韧带损伤：这类损伤常出现在急性关节扭转性损伤中。外侧副韧带损伤时，进行内翻动作可引起外侧韧带部位疼痛加剧，完全断裂可出现反向的异常关节活动度，部分可伴有撕脱性骨折；内侧韧带损伤临床表现与外侧韧带损伤类似，但位置和方向相反。儿童常见的关节侧副韧带损伤包括肘关节尺侧副韧带损伤、膝关节侧副韧带损伤、踝关节侧副韧带损伤。

（2）膝关节交叉韧带损伤：交叉韧带损伤在青少年运动爱好者中发病率在上升，前交叉韧带损伤较常见，可单独存在，但更多见于与侧副韧带和半月板损伤同时存在。儿童时期，软骨与骨的连接不如前交叉韧带坚固，因此，受伤时韧带直接断裂不常见，但可因胫骨髁间棘撕脱性骨折造成前交叉韧带撕裂。后交叉韧带损伤较少见，可单独存在，也可作为膝关节联合损伤的一部分。

**3. 滑膜襞和滑膜囊损伤**  包括急性或慢性损伤。儿童最常见的滑囊损伤为膝关节滑膜皱襞损伤、髂胫束滑囊炎。

### （五）神经损伤

神经损伤可引起运动功能障碍、感觉功能障碍、疼痛、皮肤营养性改变、血管功能障碍等。常见神经损伤包括脊髓神经根受压损害、手部神经损伤等。

运动造成的脊髓损伤占所有儿童脊髓损伤的 27%。儿童正在生长中的胸腰椎受应力作用（如舞蹈下腰动作不当等）可出现急性损伤，严重者可出现完全性脊髓损伤。儿童最常发生的损伤水平为上颈椎，常表现为无影像学异常，即无放射影像异常的脊髓损伤（spinal cord injury without radiographic abnormality，SCIWORA）。

## 二、临床特点

### （一）皮肤、筋膜及肌肉、肌腱、腱鞘损伤

皮肤、筋膜、肌肉、肌腱及腱鞘损伤以肿胀、疼痛为主要表现。急性期局部渗血、水肿、疼痛剧烈。急性期过后可能出现肌肉、肌腱的粘连，缺血性挛缩，关节周围炎，严重者可能引起关节僵硬。

### （二）骨损伤

骨损伤的一般表现包括局部疼痛、肿胀和功能障碍。骨折疼痛常局限且剧烈，伴有明显肿胀，骨折邻近关节活动明显受限，可出现畸形、异常活动、骨擦音或骨擦感等特征性症状。

严重骨损伤可出现全身表现，如休克、发热等。骨盆骨折、股骨骨折和多发骨折等，如出血量过大可发生休克；严重的开放性骨折或并发重要内脏器官损伤时亦可导致休克。骨折后患儿一般体温正常，出血量较大的骨折，血肿吸收时可出现 38℃以下的低热，开放性骨折合并感染时可出现高热。

### （三）关节软骨损伤

**1. 肘关节剥脱性骨软骨炎**　多发生于投掷运动员。临床表现包括肘部疼痛，可局限于肘部侧面，也可往上臂扩散，其他症状包括肘关节僵硬、肿胀，部分患儿可出现关节的松弛和交锁等。

**2. 其他软骨病**　胫骨结节骨软骨病好发于青春发育期，表现为胫骨结节处疼痛、肿胀、局部红热，主动伸膝、被动屈膝或蹲起时加重；髌骨软骨病男多于女，好发于右侧，表现为膝前疼痛、下蹲、上下楼或爬坡时疼痛加重，休息时减轻。

### （四）关节辅助结构损伤

**1. 膝关节半月板损伤**　急性期膝关节有明显疼痛、肿胀和积液，关节屈伸活动障碍。急性期过后，肿胀和积液逐渐消退，但活动时关节仍有疼痛，上下楼、上下坡、下蹲起立、跑、跳等动作时疼痛更明显，严重者可表现为跛行或屈伸功能障碍，部分患儿有交锁现象，或在膝关节屈伸时有弹响。

**2. 关节侧副韧带损伤**　膝关节韧带损伤后，关节一侧或两侧都有明显的压痛，上下楼梯因疼痛而受限，下楼梯更明显；下蹲及步行受限，跛行；严重者膝关节肿胀，以股四头肌肿痛为主，膝后缘肌腱牵拉痛。临床检查：旋转试验阳性。

**3. 膝关节交叉韧带损伤**　交叉韧带撕裂时可伴有撕裂声和关节错动感，出现关节内出血，关节肿胀、疼痛，严重的前交叉韧带损伤者，膝关节周围肌肉保护性痉挛，使膝关节固定于屈曲位，拒绝活动。个别患儿撕裂的交叉韧带嵌入关节间隙，出现典型的关节交锁，不能伸膝。

**4. 滑膜襞和滑膜囊损伤**　急性损伤的临床表现为疼痛、局限性压痛和活动受限；慢性损伤可由于滑膜增生、滑囊壁变厚，滑囊粘连，表现为肌肉萎缩和关节活动受限。

### （五）神经损伤

周围神经损伤后，其所支配的肌肉呈弛缓性瘫痪，主动运动、肌张力和反射均减弱或消失，并可出现肌肉萎缩等；如果感觉神经受累，其支配的感觉功能包括触觉、痛觉与温度觉异常或减弱甚至消失。中枢神经损伤后，根据损伤部位及程度的不同，可伴有不同程度的感觉、运动功能障碍及大小便功能障碍。

## 三、康复评定

儿童运动损伤的康复评定包括临床评定和运动功能的评定。对于可能存在神经损伤的患儿，需尽早进行针极肌电图的神经电生理检查。

### （一）临床评定

了解患儿的一般情况、临床治疗情况及疼痛的部位、性质；了解患处的皮肤颜色、温度、有无肿胀、压痛，骨折患儿需了解有无纵向叩击痛；了解患处的水肿程度及远端有无循环障碍。

### （二）肌力评定

肌力评定常用徒手肌力评定法。测试者同时通过触摸肌腹、观察肌肉的运动和关节的活动范围以及抵抗阻力的能力，来评定损伤部位邻近关节主要肌群的肌力大小。

### （三）关节活动度的评定

影响关节活动度的关节内及关节周围因素包括关节面的面积、关节囊的厚薄与松紧、关节韧带的数量及强弱、关节周围肌肉或软组织的伸展性和弹性、关节及周围软组织的疼痛、肌肉状态（痉挛或无力）、关节内游离体等。

运动损伤后，需对损伤关节或损伤部位邻近关节的关节活动度（range of motion，ROM）进行评定，常使用量角器测量，包括主动 ROM 测定和被动 ROM 测定。

### （四）肢体长度和围度的测量

**1. 肢体长度的测量**　可选用软尺进行测量。测量前将两侧肢体放置在对称的位置上，利用体表的骨性标志测量肢体的长度，将两侧肢体测量结果进行比较。

**2. 肢体围度的测量**　常用软尺测量肢体的围度（或周径），通过测量肢体的围度可以了解被测肢体的肌肉有无萎缩、肥大或肿胀。测量时，被测者应充分放松被测肢体的肌肉；四肢围度可分段测量，以软尺在皮肤上可稍移动的松紧度为宜（上下移动不超过 1cm）。软尺的放置应与肢体的纵轴垂直，不可倾斜，测量点应放在肌肉最饱满处或两侧肢体取同样的位置进行测量对比，如髌上 5cm 等。

### （五）疼痛评定

疼痛感受具有高度主观性，不同年龄段的儿童认知、语言表达等能力不同，首选的疼痛评定方法也有区别。

**1. 学龄前** 此年龄段儿童抽象、综合、定向能力较差，认知、言语及理解能力正处于逐步完善但并不成熟的阶段，对直观、移动、带有图谱的方法更易理解，常采用 Wong-Baker 面部表情量表（Wong-Baker faces pain rating scale）、Hester 扑克牌评分法（poker chip scale）、指距评分法（finger span scale，FSS），或评定者结合儿童的反应进行疼痛评分，如东大略儿童医院疼痛评分（children's hospital of Eastern Ontario pain scale，CHEOPS）。

（1）Wong-Baker 面部表情量表：该方法采用 6 种面部表情，用从微笑到哭泣的不同表情来描述疼痛。0：非常愉快，没有疼痛；2：有一点疼痛；4：轻微疼痛；6：疼痛较明显；8：疼痛较严重；10：剧烈疼痛。首先向患儿解释每种表情代表的意义，然后让患儿指出哪种表情最能代表疼痛的程度。

（2）Hester 扑克牌评分法：四张纸牌摆在患儿面前，第一到第四张牌（1~4 分）分别代表"痛一点点""痛多一点""更痛"和"最痛"，让患儿挑选出一张最能描述自己所承受疼痛程度的纸牌，记录相应的分数。

（3）指距评分法：将拇指和食指合在一起表示无疼痛，然后将两指离开一点表示轻微疼痛，再大一点表示中度疼痛，最后将两指分离最大，表示最剧烈的疼痛。让患儿自己用拇指和食指的距离来表示自己目前的疼痛。

（4）东大略儿童医院疼痛评分：主要适用于 4~7 岁儿童。评定者可以通过患儿的行为反应，从有无哭闹、面部表情、语言、体位、触摸伤口的表现、腿部的运动来判断患儿有无疼痛，所有项目得分总和越高则疼痛程度越严重。

**2. 学龄期** 此年龄段儿童具有良好的认知能力和语言表达能力，能够更好地理解文字、语言、颜色所代表的疼痛程度，故常采用自我报告的方法进行疼痛评定，如视觉模拟评分（visual analogue scale，VAS）、数字评分法（numeric rating scale，NRS）、言语描述量表（verbal rating scale，VRS）。

（1）视觉模拟评分：是目前临床上最常用、最敏感可靠的疼痛评定方法，易于理解和使用。采用一条 10cm 的直线，称为 VAS 尺，面向医生的一面表明 0~10 的数字刻度，面向患儿的一面只在两端标明 0 和 10 的字样，0 端代表无痛，10 端代表最剧烈的疼痛，直尺上有可移动的游标。患儿移动游标尺至自己认定的疼痛位置时，医生立即在尺的背面看到表示疼痛强度的具体数字（长度的 cm 数，可精确到 mm）。

（2）数字评分法：要求患儿用 0~10 这 11 个点来描述疼痛强度。在 1 根直尺上有 0~10 共 11 个点，0 表示无痛，有疼痛时和疼痛较强时增加点数，10 表示最剧烈疼痛。

（3）言语描述量表：包括无痛、有点痛、重度疼痛、很痛、剧痛 5 个等级，患儿从中选择最能表达自己疼痛的词语。

## （六）日常生活能力评定

儿童运动损伤常因活动受限而影响患儿的日常生活能力，需进行评定，包括进食、梳妆、洗漱、洗澡、如厕、穿衣等，功能性移动包括翻身、从床上坐起、转移、行走、驱动轮椅、上下楼梯等。常用评定量表如儿童功能独立性评定量表（WeeFIM），详见第二章第四节。

## （七）步态评定

儿童下肢运动损伤常引起步态的改变。如损伤造成双下肢不等长可出现短腿步态，损伤造成疼痛时可表现出疼痛步态，腓总神经损伤肌肉无力时可产生跨越步态等。

### （八）平衡的评定

躯干或下肢的运动损伤可影响患儿的平衡功能。平衡的评定包括静态平衡、自我动态平衡和他人动态平衡；根据儿童的能力可进行坐位、跪位、立位平衡的评定，常使用观察法和客观评定法（量表法和平衡仪测试法）。常用信效度较好的平衡评定量表有 Berg 平衡量表测试、MAS 平衡测试和 Semans 平衡障碍分级等。

## 四、康复治疗

### （一）康复治疗的目标和原则

**1. 康复治疗的目标** 儿童运动损伤的康复治疗主要通过应用物理因子与运动疗法等进行治疗，最大限度地提高患儿生活活动能力和竞技运动能力，改善损伤局部组织的营养代谢，并有效地防止运动再损伤。

**2. 康复治疗的原则** 根据运动解剖学和运动力学的基本特点，依据不同的损伤部位及程度、手术方式以及手术后需要解决的具体问题，有针对性地制订个体化的康复方案。儿童骨折和损伤中，关节活动度的训练开始得比成人晚，且不同时期的治疗原则不同。急性期以止痛、消肿为主；稳定期以促进渗出液吸收，改善关节活动度为主；恢复期以肌力训练、稳定性训练、平衡能力训练等主动练习为主。

### （二）康复治疗方法

儿童运动损伤的康复治疗方法包括物理因子治疗、运动疗法、手法治疗、牵引、石膏矫正及各种支具的使用等。损伤的组织、损伤程度不同，康复治疗方法也不同。

**1. 皮肤、筋膜、肌肉、肌腱及腱鞘损伤的康复治疗** 主要目的包括消肿、止痛、消炎、预防和控制感染、促进组织愈合、减少组织粘连与瘢痕、促进功能的恢复。针对损伤部位、程度不同，采取不同的治疗方案，损伤严重者还需要先进行手术修复，再进行针对性的康复治疗

（1）早期处理：可按照 PRICE 的处理原则进行早期处理。

1）"P" 保护（protection）：使用弹性绷带、夹板或支具等固定损伤部位，避免二次损伤；

2）"R" 休息（rest）：局部制动、固定以利于局部休息，避免刺激伤区及牵拉未愈合的组织；

3）"I" 冰敷（ice）：在损伤后 48 小时内，局部冰敷 12~15 分钟，有镇痛、防治出血和渗出的作用；

4）"C" 加压（compression）：早期用弹性绷带加压包扎；

5）"E" 抬高（elevation）：抬高患部以利于局部血液和淋巴循环，减轻水肿；

（2）物理因子治疗：根据存在的功能障碍选择适宜的物理因子治疗，主要包括温热疗法、光疗、低频治疗等。儿童不建议使用超声疗法。

1）温热疗法：包括蜡疗、中药热敷等。一般从损伤 48 小时后开始，先由低温度、短时间，然后逐渐升高温度、延长时间，每次治疗时间应不少于 30 分钟，每日 1~2 次。

2）光疗：急性化脓性炎症可使用紫外线治疗；炎症感染吸收期、恢复期可使用红外线治疗；伤口延迟愈合可选用紫外线、红外线治疗，治疗时应保护眼睛。如有出血倾向、高热、扭伤 48 小时内、局部感觉或循环障碍则禁用光疗。

3）低、中频电疗法：经皮神经电刺激（transcutaneous electric nerve stimulation，TENS）具有明显的镇痛作用；中频电疗具有镇痛、刺激肌肉收缩、改善血液循环、促进组织修复的作用，常用于软组织损伤的治疗。

（3）向心性按摩：损伤早期即可自损伤部位的远端向近端做向心性按摩，以促进回流，消除水肿。

（4）运动疗法：组织损伤及损伤后的制动可导致肌力下降，部分患儿可出现肌腱、韧带、关节囊缩短，使关节的活动度受到限制。因此，可运用运动疗法进行肌力训练、关节活动度训练，包括主动、被动功能锻炼。治疗中应根据儿童天性活泼多动等特点，将娱乐、游戏融合入其中，以提高疗效。

1）损伤或术后早期支具固定，制动期：对于支具固定的关节，为避免其肢体功能下降，可进行肌肉等长收缩训练，远端关节或相邻的未固定关节应尽早进行肌力及关节活动度训练。

2）部分或全部去除支具期：此期可能会针对损伤的程度与部位，对支具设定有限的活动范围，使损伤部位可在此限定范围内进行关节的主动关节活动度训练及等长、等张肌力训练。当损伤部位相对稳固的时候，可适当增加牵伸训练，抗阻肌力训练等可利用弹力带、哑铃等进行渐进抗阻力量训练。

**2. 骨损伤的康复治疗**　骨损伤康复治疗的主要目的是在骨折整复和固定的基础上，针对骨关节功能障碍的因素（如肿胀、粘连、关节僵硬、肌肉萎缩等）运用物理治疗、作业治疗以及支具等手段，使骨关节损伤部位恢复最大功能，以适应日常生活、工作和学习。

（1）骨折固定期：需抬高患肢，患肢未固定的各关节进行主动活动，固定部位进行等长肌力训练；健侧肢体与躯干应尽可能维持其正常活动。

（2）骨折愈合期：可使用无痛范围内的持续性关节被动活动（continuous passive motion，CPM）恢复关节活动度；肌力训练根据肌肉力量情况，逐步增加肌力训练强度以引起肌肉适度疲劳，以等长收缩和肢体远端未固定关节的主动运动为主。物理因子治疗包括温热疗法、光疗、电疗（低频电刺激疗法），需定期复查 X 线片，了解骨折愈合情况和康复治疗的有效性。

（3）骨折恢复期：进行关节全范围的 CPM 训练；肌力训练包括等长、等速肌力训练，配合关节牵引、关节松动术和支具的合理使用。此阶段，上肢损伤患儿可进行手功能训练，下肢损伤患儿可进行平衡和本体感觉训练、步态训练等；物理因子治疗包括低频神经电刺激疗法、肌力生物反馈训练等。

**3. 关节软骨损伤的康复**　关节软骨损伤的治疗包括保守治疗及手术治疗。保守治疗适用于关节软骨轻度损伤，出现轻度关节功能障碍者。

（1）物理因子治疗：包括冷疗、光疗、温热疗法、低\中频电疗法等。

1）冷疗：急性期冷疗可使损伤关节周围血管收缩，渗出减少，减轻水肿。可使用冰袋或冰块法，持续 20~30 分钟（冰袋法）或 5~15 分钟（冰块法）。

2）光疗：红外线可使损伤局部血管扩张，有利于渗出物排除，减轻关节肿胀；也可用紫外线治疗促进消炎、止痛，每日 1~2 次，每次 15~30 分钟。

3）温热疗法：用于慢性期。可采用热袋法、蜡疗法等，改善局部血液循环，镇痛、解痉、消除肿胀。

4）低、中频电疗法：间动电疗法、音频电疗法、干扰电疗法、调制中频正弦电疗法等，可消炎、镇痛、促进局部血液循环。还可选用药物离子导入，常有较好疗效。

（2）肌内效贴：具有改善循环、减轻局部水肿等作用，可以缓解疼痛，改善活动范围，稳定关节等。

（3）运动疗法：部分损伤较为严重的患儿需借助手术解除关节内部紊乱，避免关节进一步损伤。例如，存在超过 5mm 关节游离片的患儿应予以去除；更小一些的碎片常被滑膜包埋，并且没有症状，可以通过关节镜去除。

术后可通过加强肌力训练以提高关节稳定性，减少因关节内摩擦造成的软骨损伤，降低对周围组织的刺激，从而缓解疼痛、减轻肿胀等炎症反应。

1）急性期：关节炎症反应明显，局部疼痛、肿胀，此期间应相对制动，必要时予加压包扎。早期肌力训练为等长收缩练习。肌肉进行最大等长收缩时，需使肢体保持在某一位置用力收缩，维持 10 秒，每天 3 组，每组 10 次，间隔 5 秒。

2）非急性期：此阶段肌力训练仍以等长收缩为主，可在无痛范围内进行主动关节活动度训练，但必须避开疼痛角度，以免刺激局部软骨，加重病情。在肌肉最大收缩处进行持续等长收缩练习，也可先让患儿做关节全范围活动（如无痛，可抗阻进行），找出并确定痛弧的范围，然后在小于痛弧的角度范围和大于痛弧范围的角度进行中等强度负荷（完成 20 次动作即感疲劳的负荷强度）的等张抗阻肌力练习，20 次 / 组，组间间隔 45 秒，4~6 组连续。

3）恢复运动期：可进行无痛的全范围活动，可抗轻负荷阻力运动，但仍应避免在软骨损伤角度处进行发力动作，避免大负荷、高强度、长时间的练习。

#### 4. 关节辅助结构损伤的康复

（1）关节内软骨损伤的康复：膝关节半月板损伤康复根据损伤所处的阶段、损伤的程度及是否合并损伤等综合考虑，选择保守或手术治疗，术后根据患侧关节存在的功能障碍进行康复治疗。

1）急性期：若关节积血明显，在保证无菌的条件下进行关节腔内穿刺抽出积血，穿刺后加压包扎固定 2~3 周，制动关节周围肌群进行等长收缩训练，未制动部位进行主动肌力及关节活动度训练。

2）慢性期：症状严重，疼痛、肿胀明显，经常发生交锁影响活动者，或易继发滑膜和关节软骨损伤者应手术治疗。术后 2 天开始进行股四头肌等长收缩训练，5~7 天开始进行直腿抬高训练，2 周后可进行屈膝训练，3 周后逐渐承重，4 周后可独立步行。3 个月后可进行运动训练。

（2）韧带损伤：儿童关节内韧带损伤多数采取保守治疗，以系统肌肉力量训练为主，多数可恢复受伤前的体育活动。对于损伤情况复杂的患儿，在进行关节内韧带重建手术时，应尽量减少对髌板的损伤。

1）轻度损伤：一般采用每日数次的冷疗及药物治疗以消肿。

2）中度损伤：抬高患肢，必要时穿刺抽取关节积液。可采用冷疗及药物消肿，另外需使用支具制动 3 周左右，制动期需进行关节周围肌群的等长收缩训练；3 周后，下肢关节损伤的患儿可在支具保护下拄拐步行。

3）重度损伤重建术后：根据手术方法的不同，康复治疗方法也有所不同。以膝关节韧带损伤重建术后为例，介绍目前较为常用的康复治疗方法，以供参考使用。

① 第 1 阶段（术后 0~7 天）：目的是防止膝关节不能伸直，消肿止痛，保持股四头肌肌力。术后即刻将患肢活动支架固定于伸直位，并用软枕抬高于心脏水平，局部冰敷，以防止患膝不能伸直并利于消肿和减轻疼痛，指导患儿进行踝泵运动，促进患肢血液循环。

术后第 2 天开始进行股四头肌等长收缩练习。双下肢可同时进行主动绷直膝关节的练习，防止术后肌萎缩的发生，有利于增强膝关节稳定性，每次持续 5~10 秒。对于疼痛明显者，采用经皮神经电刺激和功能性电刺激的方法，以改善局部血液循环，缓解疼痛，每日 2 次，每次 30 分钟；术后 7 天行 CPM 练习，活动度控制在 60° 以内，速度缓慢，每日 2 次，以确保在重建韧带稳定修复的前提下，适当增加关节的活动度，防止力量过强过猛引起二次损伤。

② 第 2 阶段（术后 8~14 天）：目的是加强患肢肌力，提高患肢主动活动能力和活动范围。此阶段可继续使用功能性电刺激治疗，股四头肌收缩及直腿抬高练习。术后 10 天可开始进行坐位主动屈膝、辅助下伸膝训练。

③ 第 3 阶段（术后 15~21 天）：目的是恢复行走，改善生活自理能力，行走时支具锁定在 0°。继续加强患膝活动度的训练，使膝关节主动屈曲达到 90° 以上。此阶段可加强平衡和本体感觉的训练，以及步态训练。

**5. 神经损伤的康复**

（1）早期：主要是消除炎症、水肿，减少对神经的损伤，促进神经再生，预防挛缩畸形的发生。

1）物理因子治疗：包括电疗法、温热疗法、激光疗法和水疗法等。

① 电疗法：神经肌肉电刺激可以促进神经再生，从而促进周围神经损伤的恢复。周围神经损伤后神经损伤 1 周内行功能性电刺激治疗，配合肌肉主动和被动锻炼，可达到促进轴突再生、促进周围神经对肌肉再支配效果。

② 温热疗法：早期应用热敷、蜡疗、红外线照射等，可改善局部血循环，缓解疼痛，松解粘连，促进水肿吸收。治疗时要注意温度，避免烫伤，尤其是小年龄、有感觉障碍、局部血液循环差的患儿。

③ 激光疗法：常用氦-氖激光（10~20mW）或半导体激光（200~300mW）照射损伤部位或沿神经走向选取穴位照射，每部位照射 5~10 分钟，有消炎、促进神经再生的作用。

④ 水疗法：用温水浸浴、旋涡浴，可以缓解肌肉紧张，改善循环。在水中进行被动运动和主动运动，水的浮力有助于失神经支配肌肉的运动，阻力则可以使肢体在水中运动的速度减慢，防止二次损伤发生。

2）运动疗法

① 主动活动：如神经损伤程度较轻，肌力在 2~3 级以上，在早期也可进行主动运动。注意运动量不能过大，尤其是在神经创伤、神经和肌腱缝合术后。

② 保持功能位：周围神经损伤后，为了预防关节挛缩，保留受累部位最大限度的功能，应将损伤部位保持良好的姿位，在大多数情况下，应保持在功能位。

③ 被动活动：以保持和增加关节活动度，防止肌肉挛缩变形，保持肌肉的生理长度和肌张力，改善局部循环。被动活动只在无痛范围内进行，在关节正常范围内进行，且运动速度要慢；如进行周围神经缝合术，术后活动要在充分固定后进行。

3）支具治疗：神经损伤引起的肌肉无力，可使用支具稳定关节；此外，支具也可将肢体保持在功能位置，预防和矫正神经损伤后因肌力不平衡而引起的关节挛缩畸形。

（2）恢复期：急性期炎症水肿消退后进入恢复期。此阶段康复治疗的重点在于促进神经再生、保持肌肉质量、增加肌力、促进感觉功能恢复和提高日常生活活动能力。

1）物理因子治疗：神经肌肉电刺激、红外线、蜡疗，对于配合度较高的儿童可使用肌电生物反馈疗法。恢复期借助物理因子刺激失神经肌肉，减缓肌肉萎缩，恢复期神经肌肉电刺激一般在损伤后 2~3 周进行。

2）运动疗法：以肌力训练为主，减慢肌肉萎缩，增强肌肉力量和促进神经功能恢复。

① 当肌力为 1~2 级时，使用助力运动。由治疗师或健肢辅助完成，借助滑轮悬吊带、滑板、水的浮力等减轻重力运动。

② 当肌力为 2~3 级时，采用范围较大的助力运动、主动运动，逐渐减少辅助力量，但应避免肌

肉过度疲劳。

③ 当肌力增至3~4级时就进行抗阻运动，同时进行速度、耐力、协调性和平衡性的训练。多用哑铃、沙袋、弹力带、橡皮条，也可用组合器械来抗阻训练。

3）促进感觉功能恢复的训练：对于感觉功能障碍的患儿，需进行促进感觉功能恢复的训练。感觉训练时间不宜过长，频率不宜过大，以每天训练10~15分钟为度，包括脱敏疗法和感觉重建治疗。

① 脱敏疗法：主要针对神经再生时常伴随的皮肤感觉过敏，可采用教育患儿使用敏感区并增加敏感区刺激的方法逐渐脱敏。

② 感觉重建治疗：对于神经完全损伤的患儿，在促进神经再生治疗的基础上，采用感觉重建的方法进行治疗。早期遵循闭眼 - 睁眼 - 闭眼程序，让患儿重新认识对某一种事物特定的触觉、温度觉、位置觉等；后期同样遵循闭眼 - 睁眼 - 闭眼的程序，使患儿触摸不同形状、大小、质地的物品，训练其辨别能力。

4）作业治疗：包括手功能训练和日常生活能力训练。

① 手功能训练：训练以抓握动作为主，但要强调放松。常用的训练方法包括握球训练和握棒训练（图8-2）。

② 日常生活动作训练：包括穿脱衣服、解扣子、系扣子、写字、翻书、持筷、拧毛巾、开关抽屉、开关门等，根据患儿的功能状态和不同的生活动作需求进行训练。

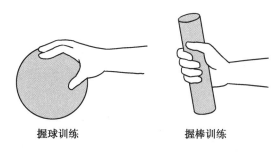

握球训练　　　　握棒训练

图8-2　握球训练和握棒训练

---

## 五、 预防及预后

### （一）预防

体育运动时，要从思想上对运动损伤的预防给予重视，并遵守业余体育训练的一般原则，同时，要全面加强身体锻炼，提高身体对运动的适应能力。

**1. 保持身体处于良好的运动状态**　运动前应做好充分的准备活动，运动前充分热身。

**2. 避免运动负荷过大**　运动负荷安排过大，不仅使运动系统的局部负荷过重，还会导致中枢神经系统疲劳，致使全身功能下降，协调能力降低，注意力、警觉反应都减弱，容易发生损伤。

**3. 运动后应进行放松活动**　从防护损伤的角度来看，根据运动强度和项目的不同进行有针对性的放松，可以防止训练后肌肉酸痛，这有助于缓解精神压力。

**4. 创造体育运动的适宜环境**　体育设备、器具、场地等在运动前都要进行认真的安全检查。

**5. 注意加强全面身体素质的训练**　尤其加强易损部位肌肉力量和关节柔韧性练习，对预防损伤有积极的作用。

### （二）预后

儿童运动损伤一般预后良好，少数骨损伤患儿可能出现骨折不愈合或畸形愈合情况，影响患儿的功能恢复；神经损伤患儿损伤越严重，预后越差。

（杜　青）

# 第二节　小儿拇指扳机指

## 一、概述

### （一）定义

小儿拇指扳机指（pediatric trigger thumb），又称小儿拇指狭窄性腱鞘炎（stenosing tenovaginitis of the thumb），患儿拇指屈伸时常有枪械扳机样阻挡感，伴有弹响。本病病因目前尚不明确，多数学者认为是一种先天性疾病，可能是由于胎儿期拇指过度屈曲，拇指掌指关节掌侧腱鞘入口处狭窄，长期压迫屈肌腱，造成拇长屈肌腱膨大，拇长屈肌腱在狭窄的腱鞘内滑动时受阻。但近几年，也有多项研究指出小儿拇指扳机指是获得性，而非先天性的疾病。

### （二）流行病学特征

部分小儿拇指扳机指患儿有家族遗传病史。目前研究表明，小儿拇指扳机指在 1 岁以下人群中的发病率为 0.5‰~3‰，不同种族间可能存在差异。

## 二、临床特点

小儿拇指扳机指多发生于单侧，也可发生于双侧，较少合并其他手指的扳机指，往往因父母发现患儿拇指不能主动伸直而来就诊，大部分在 1 岁之后才被发现。临床检查可见拇指屈伸受限，拇指指间关节呈屈曲状，主动伸直受限。

拇指掌指关节掌侧 A1 滑车处组织增生并可扪及硬结，压痛不明显，被动伸直时 A1 滑车处有嵌顿感，并可出现弹响，有时被动伸直困难或伸直后又不能屈曲。随着拇指指间关节交锁时间的延长和年龄的增长，拇指指间关节周围的软组织会发生不同程度的挛缩，甚至伴有拇内收畸形。此时即使施行手术治疗，拇指末节的屈伸活动范围仍会受到一定程度的影响。

## 三、康复评定

小儿拇指扳机指的主要病理改变为掌指关节环状韧带狭窄、拇长屈肌腱的梭形肿胀，限制了拇长屈肌肌腱在腱鞘内的自由滑动，超声检查可观察到 A1 滑车增厚。患儿屈伸拇指时，正常拇长屈肌腱滑动受限，拇指屈伸关节活动度受限。康复评定主要为拇指关节活动度的评定及影像学评定。

### （一）临床评定

超声能清晰显示拇长屈肌肌腱及 A1 滑车的增厚情况，可用于小儿拇指扳机指的辅助诊断。检查时，患儿需保持安静状态，取仰卧位，手掌掌心向上置于检查床上，使腕关节、各掌指关节及指间关节处于伸直状态；主要声像图特点为拇长屈肌腱在掌指关节处明显增粗，A1 滑车增厚，呈低回声。

### （二）拇指关节活动度的评定

拇指指间关节正常活动范围为屈曲 0°~80°，伸展 0°~10°。测量方法如下：患儿坐于持抱者腿上，面对测量者。持抱者一手固定患儿患侧前臂中立位。检查者使用关节角度计测量患儿患侧拇指指间关节活动度。测量时，关节角度计的轴心位于患侧拇指的指间关节，固定臂与近侧指骨纵轴一致，移动臂与远侧指骨纵轴一致，被动活动患儿的指间关节，测量拇指指间关节活动范围（图 8-3）。

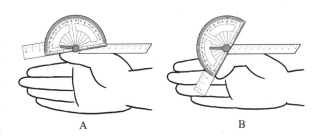

图 8-3　拇指指间屈伸关节活动度的测量
A. 起始位；B. 终末位

## 四、康复治疗

### （一）综合康复治疗方案

小儿拇指扳机指主要通过功能锻炼及支具固定等综合康复治疗方案进行治疗，保守治疗效果较差者可采用 A1 滑车松解术解除腱鞘狭窄。小儿拇指扳机指的康复治疗方法包括物理因子治疗、被动牵伸训练、拇外展支具。

1. **物理因子治疗**　以红外线、TENS 为主。红外线疗法每日 15 分钟，TENS 每日早晚各 10 分钟。

2. **被动牵伸训练（以右手为例）**　治疗师一手握住患儿右侧掌根，固定第一掌骨，另一手拇指和食指捏住患儿右拇指末节指骨进行牵伸，同时把右拇指置于外展位做被动屈伸运动 20 次（图 8-4）；可以教会家长在家完成，每日早、中、晚各 2 组，每组牵伸 10~20 次。注意被动牵伸训练切忌暴力，尽量在患儿无哭闹的情况下实施。

3. **拇外展支具**　扳机指矫正支具为拇外展支具，由低温塑板材卷制而成，穿戴支具后，患手的拇指与其余四指的夹角为 45°，最适宜扳机指外展，且不会过度牵拉患指。每日午睡期间及夜间使用（图 8-5）。

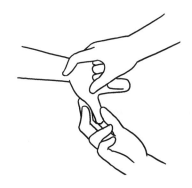

图 8-4　小儿拇指扳机指的被动牵伸训练

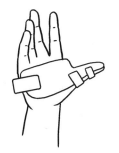 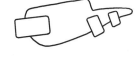

图 8-5　拇外展支具（以右手为例）

### （二）家庭康复治疗方法

小儿拇指扳机指的家庭康复可使用热敷及被动牵伸治疗，被动牵伸手法需经专业康复治疗师指导，建议每日进行 6 组牵伸，每组 10~20 次。部分患儿家长不恰当地搓揉局部，可能导致屈肌腱腱鞘进一步的增生、肥厚和狭窄。此外，治疗期间，家长应避免患儿进行拇指指间关节屈曲用力的动作，如点按遥控器、手机屏幕，抠按玩具等，以免影响治疗效果。

## 五、预防及预后

### （一）预防

早发现、早诊断、早治疗是预防小儿拇指扳机指病情发展的基本措施。

### （二）预后

部分轻症病例，可随生长发育自行缓解；大部分不能自行缓解，应及时诊断、早期治疗，否则可能造成患儿拇指骨关节发育异常，影响其手功能。

随着拇指指间关节交锁时间的延长和年龄的增长，拇指指间关节可发生不同程度的挛缩，甚至伴有拇内收畸形。此时即使施行手术治疗，拇指末节的屈伸活动范围仍可能受到一定程度的影响。

（杜　青）

# 第三节　先天性马蹄内翻足

## 一、概述

### （一）定义

先天性马蹄内翻足（congenital clubfoot，CCF）是一种常见的小儿骨关节先天性畸形，出生即可发现足部畸形，包括前足内收、后足内翻、足跖屈、高弓畸形，多为单侧，亦可见双侧。

先天性马蹄内翻足病因不明，可能与下列因素有关：①遗传因素：部分患儿存在家族史，有家族史的人群发病率是正常人群的 20~30 倍，同卵双胞胎的发病率远高于异卵双胞胎；②胚胎发育过程的异常：足部肌肉发育异常、足部距骨发育异常、韧带或神经发育异常等；③宫内机械性因素：胎儿在子宫内足部位置异常，或胎儿足部受子宫壁的压力导致其发育畸形；④血管异常：大多数患儿足部均有血管异常，跗骨窦区贫乏血运，血管排列紊乱，且在胎儿早期血管已明显改变；⑤神经和肌肉功能缺陷：患儿可存在周围神经、运动终板、肌肉形态等异常，脊髓诱发电位也存在异常。

### （二）流行病学特征

我国先天性马蹄内翻足的发病率约为 0.512%，发病率与种族及性别有关，男女比例约为 3∶1。

## 二、临床特点

先天性马蹄内翻足患儿出生时即可发现足部畸形，四种基本病理变化包括高弓、内收、内翻和跖屈畸形，跖屈畸形程度各不相同。共分为 4 型：

1. **特发型** 僵硬的马蹄内翻足，属独立疾病。
2. **体位型** 子宫内形成的柔软马蹄内翻足。
3. **神经型** 神经系统疾病有关的僵硬的马蹄内翻足，如脊髓脊膜膨出。
4. **综合征型** 伴随其他已知综合征出现的僵硬的马蹄内翻足，如关节挛缩。

轻度体位型马蹄内翻足可以被动矫正至中立位，而更重的马蹄内翻足可以有极度的僵硬性足跖屈和前足内收。此外，马蹄内翻足多伴有胫骨内旋、踝关节、跗骨间关节以及距下关节的病理改变。站立时足外侧甚至足背负重，负重局部皮肤形成胼胝。此外，患儿还可能出现生长发育落后、肌肉萎缩、步态异常等情况。

## 三、康复评定

### （一）临床评定

包括一般检查和 Pirani 畸形程度评分体系。

1. **一般检查** 观察足部外形，检查踝关节主动和被动关节活动度，了解四肢是否存在畸形，双下肢是否等长、粗细是否一致，腰骶部有无皮肤色素改变、异常毛发及囊性物，进行神经系统检查，包括感觉、运动、肌力、肌张力和反射。

2. **Pirani 畸形程度评分体系** 是一种针对马蹄内翻足的比较常用的评价方法（表 8-1），用于评定马蹄内翻足畸形的严重程度，评价治疗效果，帮助确定进行跟腱切断术的时间，判断何时可以结束矫形治疗并开始支具治疗。该评分体系主要包括中足畸形严重程度评分、后足畸形严重程度评分两部分，每部分各有 3 项体征。每个体征的评分均分为 0，0.5 和 1 三个等级，0= 无异常；0.5= 中度异常；1= 严重异常。评定时患儿体位应舒适、放松，检查者面对患儿双足实施检查。

### （二）关节活动度的评定

先天性马蹄内翻足患儿有足跖屈畸形，表现出足背屈、内翻、外翻、旋前、旋后方向上主动和被动关节活动受限。关节活动度的评定不宜在手法治疗及其他康复治疗后立即进行，以免影响评定结果。检查结果参照正常关节活动范围进行判断，左右侧对比，避免代偿活动。

1. **足背屈的关节活动度测量（0°~20°）**

体位：仰卧位，踝关节处于中立位。

量角器摆放：轴心位于腓骨纵轴线与足外缘相交处，固定臂与腓骨纵轴平行，移动臂与第 5 跖骨纵轴平行（图 8-6）。

2. **踝关节跖屈（0°~45°）**

体位：仰卧位，踝关节处于中立位。

量角器摆放：与踝背屈的放置方法相同（图 8-7）。

表 8-1　Pirani 畸形程度评分体系

| 检查方法及规则 | 评分 |
|---|---|
| **A. 后足畸形评分：0~3 分** | |
| 1. 踝部的后褶皱 1 分<br>（检查方法：足保持在轻度矫正位置，检查足跟后侧褶皱） | |
| （1）可见几条细小的褶皱，但这些褶皱并不影响足跟的轮廓，踝关节背屈时，这些褶皱不会影响皮肤的伸展 | 0 分 |
| （2）可见一或两条深的褶皱，但未明显改变足跟轮廓 | 0.5 分 |
| （3）可见一或两条深的褶皱，明显改变了足跟轮廓 | 1 分 |
| 2. 足跟空虚 1 分<br>（检查方法：将足固定在轻度矫正位置，检查的手指放在足跟尖上，朝向足底和小腿后侧之间形成的夹角 45° 的踝关节方向，用手指轻柔按压） | |
| （1）立刻可以触及跟骨 | 0 分 |
| （2）跟垫触摸感觉柔软，但可在跟垫的深部触及跟骨 | 0.5 分 |
| （3）跟垫触摸感觉空虚，没有骨性凸起可被触及 | 1 分 |
| 3. 僵硬的跖屈 1 分<br>（检查方法：膝伸直位，将足背屈达到的最大程度，从中立位开始测量角度） | |
| （1）明显背屈位，超过 5° 背屈 | 0 分 |
| （2）接近中立位，在背屈 5° 和跖屈 5° 范围内 | 0.5 分 |
| （3）明显达不到中立位，超过 5° 跖屈 | 1 分 |
| **B. 中足畸形评分：0~3 分** | |
| 1. 足底的内侧褶皱<br>（检查方法：将足固定在轻度矫正的位置，检查足的内侧弓） | |
| （1）可见几条细小的褶皱，但这些褶皱并不影响足弓的轮廓 | 0 分 |
| （2）可见一或两条深的褶皱，但褶皱未明显改变足弓的轮廓 | 0.5 分 |
| （3）可见一或两条深的褶皱，褶皱明显地改变了足弓的轮廓 | 1 分 |
| 2. 距骨头覆盖<br>（检查方法：将足保持在其畸形的位置上。检查者一手大拇指的指腹触摸距骨头的外侧，另一手将足轻柔地外展，注意足舟骨是否回复原位覆盖到距骨头上） | |
| （1）不能触摸到距骨头的外缘（因足舟骨完全回复原位覆盖了距骨头） | 0 分 |
| （2）不能完全触摸到距骨头的外缘（因足舟骨能部分回复覆盖距骨头） | 0.5 分 |
| （3）即使在畸形允许的最大矫正位置上仍然可以轻易地触摸到距骨头 | 1 分 |
| 3. 足外侧边弯曲<br>（检查方法：检查足底面，用笔或尺类带直边的物品顺着跟骨的外缘来测量足外缘） | |
| （1）足的外缘从足跟到第 5 跖骨头都是直的 | 0 分 |
| （2）足的外缘轻度弯曲，弯曲出现在足的远端，跖骨的位置 | 0.5 分 |
| （3）足的外缘可见很明显的弯曲，弯曲出现在跟骰关节的位置 | 1 分 |

注：总分：0~6 分（0 分 = 正常，6 分 = 最严重）

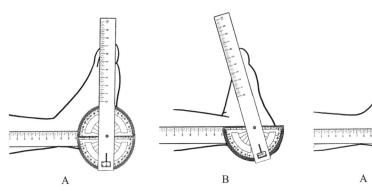

图 8-6 踝关节背屈
A. 起始位；B. 终末位

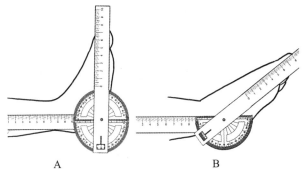

图 8-7 踝关节跖屈
A. 起始位；B. 终末位

### 3. 踝关节内翻（0°~35°）

体位：坐位，屈膝，踝关节中立位。

量角器摆放：轴心位于邻近跟骨的外侧面，固定臂与移动臂的交点，固定臂与胫骨长轴平行，移动臂与足跖面横轴线平行（图 8-8）。

### 4. 踝关节外翻（0°~35°）

体位：坐位，屈膝，踝关节中立位。

量角器摆放：轴心位于跖趾关节内侧面，固定臂与移动臂的交点，固定臂与胫骨长轴平行，移动臂与足跖面横轴线平行（图 8-9）。

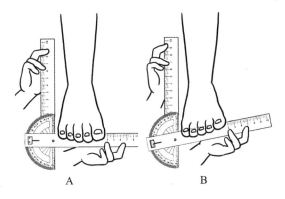

图 8-8 踝关节内翻
A. 起始位；B. 终末位

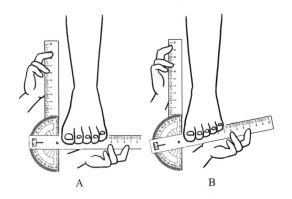

图 8-9 踝关节外翻
A. 起始位；B. 终末位

## （三）肌力评定

常采用徒手肌力测定方法对先天性马蹄内翻足患儿的小腿及足部肌肉力量进行评定，包括腓肠肌、比目鱼肌、胫前肌、胫后肌、腓骨长短肌、蚓状肌、屈跗肌、伸跗肌、伸趾肌、屈趾肌，见表 8-2。

## （四）下肢长度和围度的测量

**1. 下肢长度测量** 包括下肢长、大腿长、小腿长、足长。

（1）下肢长：患儿仰卧位，骨盆水平位，下肢伸展，髋关节中立位。测量从髂前上棘到内踝的最短距离，或从股骨的大转子到外踝的距离。

表 8-2　小腿肌肉的徒手肌力检查方法

| 关节 | 运动 | 主动肌 | 评定方法 |
|---|---|---|---|
| 踝 | 跖屈 | 腓肠肌<br>比目鱼肌 | 5、4级：俯卧，测腓肠肌时伸膝，测比目鱼肌时屈膝，做踝跖屈动作，阻力加于足跟。<br>3级：俯卧，可抗重力做踝跖屈动作。<br>2、1级：侧卧，可跖屈或触及跟腱活动 |
| | 内翻<br>背屈 | 胫前肌 | 5、4级：坐位，小腿下垂，做足内翻踝背屈，阻力加于足背内缘，向下、外方推。<br>3级：坐位，可抗重力做足内翻踝背屈。<br>2、1级：侧卧，可做踝内翻背屈或触及胫前肌收缩 |
| | 内翻<br>跖屈 | 胫后肌 | 5、4级：向同侧侧卧，做足内翻跖屈，阻力加于足内缘，向外上方推。<br>3级：向同侧侧卧，可抗重力做足内翻跖屈动作。<br>2、1级：仰卧，可做足内翻跖屈或触及内踝后肌腱活动 |
| | 外翻<br>跖屈 | 腓骨长短肌 | 5、4级：向对侧侧卧，做足外翻跖屈，阻力加于足外缘向内上方推。<br>3级：向同侧侧卧，可抗重力做足外翻跖屈动作。<br>2、1级：仰卧可做足外翻跖屈或触及外踝后肌腱活动 |
| 跖趾 | 屈 | 蚓状肌<br>屈踇短肌 | 5、4级：做屈或伸趾动作，阻力加于趾近节跖侧或背侧。<br>3级：能做全范围屈或伸趾动作。<br>2、1级：能做部分范围屈或伸趾活动或扪及肌腱活动 |
| | 伸 | 伸趾长、短肌<br>伸踇短肌<br>伸踇长肌 | |
| 趾间 | 屈 | 屈趾长、短肌 | |

（2）大腿长：患儿仰卧位，骨盆水平位，下肢伸展，髋关节中立位。测量从股骨大转子到膝关节外侧关节间隙的距离。

（3）小腿长：患儿仰卧位，骨盆水平位，下肢伸展，髋关节中立位。测量从膝关节外侧关节间隙到外踝的距离。

（4）足长：患儿踝关节呈中立位。测量从足跟末端到第二趾末端的距离。

**2. 下肢围度的测量**　包括大腿围度和小腿围度的测量。

（1）大腿围度：患儿下肢稍外展、膝关节伸展位。从髌骨上缘起向大腿中段 5cm 处（或根据患儿大腿长度，选取左右相等的距离）测量围度，在记录测量结果时应注明测量的部位。

（2）小腿围度：患儿下肢稍外展，膝关节伸直位。分别在小腿最粗的部位和内、外踝上方最细的部位测量围度。

## （五）运动功能的评定

部分先天性马蹄内翻足患儿存在运动功能发育落后，可使用 Peabody 运动发育量表（PDMS-2）进行运动功能评定。评定结果包括粗大运动发育商（gross motor quotient，GMQ）、精细运动发育商（fine motor quotient，FMQ）和总运动发育商（total motor quotient，TMQ）。GMQ 反映应用大肌肉系统对环境变化进行反应的能力、不需要移动时的维持姿势的能力、从一个地点转移到另外一个地点的能力，以及抓、抛和踢球的能力。FMQ 反映运用手指、手和上肢来抓物体、搭积木、画图、控制物体及手眼协调的能力。发育商≤69，非常差；70~79，差；80~89，中等偏下；90~110，中等；≥111，中等偏上。详细内容请参考第二章第二节。

### （六）平衡的评定

对于 2 岁以上或能独走的患儿，多采用观察法或平衡仪测定其平衡功能。观察法评定包含静态平衡与动态平衡：静态平衡主要观察睁眼、闭眼时是否能保持站立平衡，动态平衡主要观察患儿主动或被动移动身体时能否保持平衡。同时，应观察患儿在不同条件下行走、足跟碰足尖行走、走直线、走圆圈、绕过障碍物行走、侧方走、倒退走时的平衡状态。

平衡仪可测定患儿在睁眼、闭眼、外界视动干扰时的重心平衡状态，将平衡功能量化测定，客观且便于对比，也可用于评价治疗效果。

### （七）步态评定

2 岁以上或能行走的患儿，可采用目测分析法或三维步态分析进行步态检查，评定其步态特征，包括从不同方向观察患儿步行节律、稳定性、对称性、重心偏移、手臂摆动等；三维步态分析借助步态同步摄像分析、动态肌电图、测力台等设备，运用生物力学和运动学手段，定量分析患儿步态特点。

### （八）疼痛的评定

了解患儿足部是否有疼痛感，包括日常活动时、运动时，疼痛持续的时间等。详细评定方法见本章第一节。

### （九）生活质量评定

临床常用简明健康调查问卷（short form-36，SF-36）从生理功能、生理职能、躯体疼痛、一般健康状况、精力、社会功能、情感职能、精神健康、健康变化等方面全面评定患儿与健康相关的生活质量。

## 四、 康复治疗

### （一）康复治疗原则

先天性马蹄内翻足的初期治疗为非手术治疗。Ponseti 法是目前国际上公认的先天性马蹄内翻足非手术治疗方法，治疗成功率超过了 90%，复发率低，在国内得到广泛推广和应用。Ponseti 法依赖系列石膏固定，强调中足围绕距骨外旋。

### （二）康复治疗方法

#### 1. Ponseti 法

（1）介入时机：患儿出生后 7~10 天即可开始 Ponseti 法治疗。Ponseti 法开始时间越早越好，婴儿在 9 月龄之前开始 Ponseti 治疗，效果最好，可矫正大多数先天性马蹄内翻足；如果在 9~28 月龄之间开始治疗，仍可矫正全部或大部分畸形。

（2）基本步骤：Ponseti 法首先通过简单的手法矫正，然后使用石膏将足固定在最大的矫正位置，经过 5~6 次石膏调整后，前足内收、内翻可以得到纠正；之后部分患儿需配合经皮跟腱切断术，纠正足跖屈；术后石膏固定 3 周，去除石膏后穿戴足外展支具至 2~4 岁，以保持矫正效果。若 6~7

次石膏后仍未得到矫正，则表示此方法可能已经失败。

（3）具体方法

1）手法矫正：关键在于距骨头的准确定位。定位后需一手拇指放在距骨头上将其固定，作为足外展的轴，其余手指稳定踝关节，使足在踝关节下方外展，另一手将旋后的足尽量外展，矫正马蹄足内收、内翻畸形，后用轻柔的力量保持这个外展姿势约 60 秒后放松，重复进行。

2）石膏固定：石膏固定可使紧张的韧带、关节囊和肌腱充分地伸展拉长，保持足在距骨下方的外展，并避免将足旋前。

3）经皮跟腱切断术：目的在于使跟骨从严重跖屈位得到释放，矫正踝关节僵硬的跖屈。术后踝关节背屈应至少获得 10° 以上的改善；如在矫正其他部分的畸形后能轻易达到 20° 的背屈，则不必实施跟腱切断术。

4）足外展支具：石膏矫形后为防止复发，必须将足保持在正确的位置上一段时间，最后一次石膏拆除后马上佩戴足外展支具以维持矫形。前 3 个月每天佩戴支具约 23 小时，3 个月后每天佩戴 14~16 小时，坚持佩戴至 3~4 岁。马蹄内翻足复发与否，与足外展支具穿戴时间是否保证、方式是否正确密切相关。

**2. Kite 法**　是另一种通过手法矫正、石膏固定等手段进行矫治的方法。其手法矫正与 Ponseti 法稍有不同，先对患足牵拉，然后再通过手法使距舟关节复位。操作时拇指置于足外侧跗骨窦处的距骨头表面，用食指轻柔地将舟骨推向距骨头，而 Ponseti 方法是同时用另一手将前足连同舟骨一起向外牵拉。

**3. French 法**　是 Dimeglio 等提出的一种非手术治疗方法，强调长期的、有力的手法按摩和支具矫形，不易被患儿家长接受。通常在患儿生后 2 周开始，操作时先进行 30 分钟手法按摩，再进行踝关节持续被动活动度训练，每天持续 8 小时的软组织牵伸，再用支具将患足固定于最大矫正位，并维持到第 2 天治疗前。

**4. 运动疗法**

（1）牵伸：牵伸可改善踝关节活动度，辅助纠正马蹄内翻畸形，巩固和维持矫治效果。主要对足跟、足底软组织进行轻柔、持久的牵伸，切不可暴力。牵伸治疗在支具佩戴早、中、后期均可进行。

（2）小腿肌群肌力训练：对于年龄较大、认知较好的患儿，可进行主动、抗阻肌力训练等；也可采用 PNF 技术，利用牵伸、关节挤压、施加阻力等本体感觉刺激，以对角螺旋组合运动模式促进运动功能的恢复；对于年龄较小的患儿，可以通过游戏中的组合训练来训练肌肉力量。

（3）平衡训练：对于步行年龄段的患儿，可训练其动静态平衡功能，训练可借助平衡软垫、平衡盘等进行，如让患儿站立在平衡软垫或平衡盘上练习，也可在此基础上施加外力破坏平衡以增加训练难度。此外，在训练中增加单腿平衡训练，增加单侧负重及平衡训练，或可运用动静态平衡训练仪进行平衡训练，结合视觉反馈等训练方法，增加训练的趣味性，提高训练效果。

（4）步态训练：若畸形纠正不充分，行走时会出现足内翻、内收、内旋步态，需要进行纠正。患儿站立位，身前放置小障碍物，障碍物前画一列外展足印，令患儿练习跨越障碍物后足尽量踩在足印上。

**5. 康复护理**　先天性马蹄内翻足患儿石膏矫形、支具穿戴期间，患儿家长需掌握相关护理知识，以确保治疗效果。

（1）石膏护理：包括避免压迫、监测末梢血液循环、观察石膏是否移位、石膏清洁等。

1）避免压迫：石膏未完全干时，要放在软垫上，避免局部受压对肢体产生压迫。石膏固定期

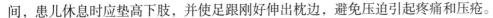

间，患儿休息时应垫高下肢，并使足跟刚好伸出枕边，避免压迫引起疼痛和压疮。

2）监测末梢血液循环：石膏固定的最初 12 小时内，每小时检查 1 次，以后每天 4 次。

3）观察石膏是否移位：打石膏时保持足趾外露，便于观察石膏是否滑动。

4）石膏清洁：石膏表面弄脏后，可以用湿抹布擦拭。此外要注意大小便的护理，尿布应该经常更换，并注意防止将石膏包入尿布，以防粪尿漏入石膏，使石膏污染、受潮、变形，预防压疮及感染。

5）其他：若出现石膏流水、石膏内部发出异味；石膏边缘皮肤发红、破损或疼痛；不明原因的发热达 38.5℃或以上而无其他感染可解释，应马上就医。

（2）支具护理：包括穿戴支具前确认皮肤状况、穿戴顺序、观察是否移位、支具的保护等。

1）穿戴支具前确认皮肤状况：穿支具前先确认患儿皮肤清洁、干燥。

2）穿戴顺序：双侧马蹄内翻足，先穿严重的一足，但如果患儿踢蹬得厉害，也可以先穿较轻的一足，轻柔地将足背屈，将足跟先放到支具中，先固定踝关节处的固定带，再固定其他固定带，以确保足跟在支具中的位置正确，再穿另一足。

3）观察是否移位：可在第一次穿鞋到位后，画线标记出足趾的位置，便于观察活动中支具是否移位；标记时要确保足趾伸直，且可将袜子上足趾部分剪开以便观察；也可在矫形鞋足跟部位打 2 个洞，观察足跟是否穿戴到位，是否有移位。

4）支具的保护：把支具的连接杆包裹起来，以保护患儿、家长和家具，定期加固杆上的螺钉。

### （三）家庭康复治疗方法

Ponseti 法治疗先天性马蹄内翻足，一般矫治效果良好，但治疗过程长，因此家庭康复非常重要。

石膏固定期间，要尽量避免竖抱，以防石膏下移，影响矫正效果。佩戴支具后，家长应多与患儿进行游戏活动，教患儿在支具佩戴下进行两腿的同时活动，以免单腿活动时因横杆限制带来的不适；通过推拉支具杆，轻轻屈伸患儿的膝关节，帮助患儿在游戏中运动，克服不适感，同时加强腿部肌肉力量的训练。在患儿支具佩戴时，不鼓励患儿穿戴支具站立或行走。

不同治疗阶段患儿支具佩戴时间不同，家长需要严格按照时间要求给患儿佩戴支具，以防复发；需根据患儿的生长情况，定期更换鞋子、调整横杆的宽度，以保证矫治效果及舒适度。更换鞋子前，先在杆上标记出鞋的角度，以确保准确复位，带扣朝内侧，同时调整横杆的宽度；测量两肩距离，两只鞋子后跟中间螺钉之间的距离应该与此相等。

此外，在支具佩戴间隙，家长可在康复治疗师的指导下，对患儿进行足部牵伸，加强肌力、平衡训练，切记动作轻柔，避免暴力，以防出现损伤。

## 五、 预防及预后

### （一）预防

先天性马蹄内翻足为先天性疾病，无有效预防措施，早诊断、早治疗是本病的防治关键。同时，康复治疗是先天性马蹄内翻足功能恢复的重要途径，合理而积极的康复治疗能够使患儿患肢迅速恢复到正常水平。此外，Ponseti 法治疗先天性马蹄内翻足期间，充足的支具佩戴和恰当的家庭康复，都有助于预防复发。

## （二）预后

积极而合理的非手术矫治能够让患儿足部形态尽可能地恢复正常，但先天性马蹄内翻足的复发仍是一大难题，受到石膏固定时间长短、术中骨间韧带松解不彻底等多种因素的影响，具有一定的复发风险。Ponseti 治疗法中足外展支具的应用，以及正确的康复治疗方法，能一定程度上避免畸形复发，治疗成功与否与足外展支具治疗及康复治疗的依从性密切相关。

（杜　青）

# 第四节　先天性多关节挛缩

## 一、概述

### （一）定义

先天性多关节挛缩（arthrogryposis multiplex congenita，AMC）是一种由肌肉、关节囊及韧带异常纤维化引起的、以全身多个关节挛缩为特征的先天性综合征。它并不是一个特定的诊断，而是300多种不同疾病的特征性临床表现，因此诊疗时强调对每个患儿做出具体的疾病诊断。

70%~80% 的严重多关节挛缩的发生与环境或遗传因素造成的神经系统异常相关。胚胎早期关节发育接近正常，关节及其连续结构的正常发育与胎儿的宫内运动密切相关。胎儿宫内运动缺乏导致关节周围出现多余的结缔组织，继而导致关节固定，限制运动，进一步加重关节挛缩。目前认为，胎儿异常或母体因素是造成胎儿宫内运动减少的主要原因。胎儿异常包括神经、肌肉或结缔组织异常，宫内运动的机械限制等；母体因素包括感染、药物、创伤等。

此外，先天性关节挛缩与分子遗传学变异有关，如基因突变（已确定至少 5 个基因 *TNN12*，*TNNT3*，*TPM2*，*MYH3* 和 *MYH8*）、单基因缺陷、线粒体缺陷和染色体异常均可能造成关节挛缩，同时可伴随结缔组织、肌肉、神经系统发育障碍。肌营养不良、肌病和线粒体疾病可造成胎儿运动减少，形成多关节挛缩。

### （二）流行病学特征

先天性多关节挛缩在活产新生儿中的总患病率约为 1/3000。

## 二、临床特点

临床上，大多数先天性多关节挛缩患儿表现为所有关节均受累，约84%患儿四肢关节均受影响，11% 仅影响下肢关节，约 5% 仅影响上肢关节。不同关节受累表现为不同的挛缩畸形，引起不同程度的关节活动受限，影响功能活动。

按病变累及的范围，将本病分成以下三类。

**1. 第一类**　只累及四肢关节，可分为肌肉发育不良和肢体远端关节挛缩两个亚型，其中肌肉发育不良、关节挛缩是典型的关节挛缩症。在患儿出生后，即可发现四肢关节对称性僵直于屈曲位或伸直位，常常只在关节活动范围的终末有几度的无痛性被动活动度。受累肢体肌肉明显萎缩，肘、膝关节有圆柱状改变。患儿正常皮肤纹理消失，皮肤发亮、紧张，呈木偶样外观；如关节挛缩在屈曲位，其皮肤及皮下组织可形成蹼状畸形。皮肤感觉正常，深部腱反射减弱或消失，四肢均可受累。上肢受累时，肩关节内旋，肘关节屈曲或伸直，桡骨头脱位，前臂旋前，腕关节掌屈、尺偏，拇指内收，其余四指屈曲呈握拳状；下肢受累时，髋关节屈曲、外旋、外展，抑或屈曲内收挛缩伴脱位，膝关节屈曲或伸直，足跖屈内翻，影响步行功能的发育。这类患儿后期可出现 C 形脊柱侧凸。

2. **第二类** 关节挛缩伴内脏及头面部畸形，此类型患儿除关节挛缩外，还有其他部位畸形，诸如马方综合征，Freemam-Sheldon 综合征、Gordon 综合征、翼状胬肉综合征等。其中，伴有 Freeman-Sheldon 和 Gordon 综合征的患儿可累及颅面部，出现面部中线血管瘤。

3. **第三类** 关节挛缩伴神经系统异常，如染色体三倍体畸形、大脑畸形、脑脊膜膨出等。多数患儿为常染色体异常，可通过外周血核型检查做出诊断，婴儿多在早期死亡。

此外，先天性多关节挛缩常合并多系统的疾病，如肺发育不全、隐睾、先天性心脏缺陷、气管食管瘘、腹股沟疝气、腭裂和眼部低血压等。

## 三、 康复评定

1. **临床评定** 重点询问怀孕、分娩史和家族史。

2. **影像学检查** 包括 X 线（骨和关节的形态）、CT（骨的形态）、MRI（中枢神经系统、肌肉的形态）及超声检查（中枢神经系统、内脏器官形态）。

3. **电生理检查** 包括肌电图和神经传导速度的检查（神经系统和肌肉的状态）。

4. **实验室检查** 包括肌肉活检（肌纤维检查）、皮肤活检或血液检查（染色体检查），可通过基因检测帮助判别先天性多关节挛缩的类型。

5. **关节活动度的评定** 受累关节的活动度受限是先天性多关节挛缩的主要临床表现之一，通过 ROM 测定可了解关节活动受限程度。

6. **肌力评定** 先天性多关节挛缩患儿，肌肉少，肌力减弱，外观似废用性肌萎缩；部分患儿可因神经或肌肉病变造成肌力下降。肌力评定可反映受累肌群的状态。常用的测量方法为徒手肌力检查法。

7. **肢体长度和围度的测量** 详细评定方法见本章第一节。

8. **疼痛评定** 疼痛具有高度主观性，不同年龄段的儿童认知、语言表达等能力不同，首选的疼痛评定方法也有区别。详细评定方法见本章第一节。

9. **智力与心理发育评定** 先天性多关节挛缩患儿的智力和心理发育评定可采用韦氏儿童智力量表（WISC）及 Gesell 发育诊断量表（GDS）。

10. **平衡的评定** 具有独坐能力的先天性多关节挛缩患儿，应评定其坐位、跪位和站立位平衡。平衡的评定包括静态平衡、自动态平衡和他动态平衡。可通过观察法和客观评定法（量表法和平衡仪测试法）进行评定。常用信效度较好的平衡评定量表有 Berg 平衡量表测试、MAS 平衡测试和 Semans 平衡障碍分级等。

11. **步态的评定** 先天性多关节挛缩患儿本身存在肌肉、关节功能障碍，同时可能伴发髋关节脱位，脱位的髋关节多处于屈曲外旋和外展姿势，因此往往会对步态产生影响，可选用观察法或步态分析设备对患儿步态进行分析。

**12. 日常生活活动能力的评定** 先天性多关节挛缩常影响患儿的日常生活活动能力，需评定进食、梳妆、洗漱、洗澡、如厕、穿衣、翻身、从床上坐起、转移、行走、驱动轮椅、上下楼梯等日常生活活动能力。常用评定方法如儿童功能独立性测量（WeeFIM）。

## 四、康复治疗

### （一）康复治疗的目标和原则

先天性多关节挛缩的主要治疗目标是优化生活质量，包括提高日常生活活动能力、社会参与能力、独立行走的能力、独立生活的能力，须尽早开始管理，最好从新生儿和婴儿开始，改善受累关节的活动度，增强肌肉功能以改善主动运动，矫正影响日常生活活动的固有畸形。

### （二）康复治疗方法

先天性多关节挛缩的综合处理方法包括：康复治疗，如物理治疗及作业治疗；单独定制的支具，维持和矫正关节活动度，预防复发性畸形；手术矫正肌肉骨骼畸形，常见于先天性挛缩。

**1. 物理治疗** 包括运动疗法和物理因子治疗。

（1）运动疗法：包括手法松解、肌肉牵伸技术、牵引疗法、关节活动度训练、步态训练等。

1）手法松解：尤其是深部手法松解，能够改善局部血液循环，降低肌张力。可在局部热疗后进行，有助于增加软组织的伸展性，为提高松解效率做准备。

2）肌肉牵伸技术：有利于改善先天性多关节挛缩患儿的关节活动范围、牵拉挛缩的组织并防止组织进一步挛缩。根据力量来源分为手法牵伸、机械牵伸和自我牵伸。

① 手法牵伸：是指治疗师徒手对紧张或挛缩的组织及活动受限的关节进行牵伸，通过控制牵伸参数（体位、方向、速度、强度和时间）来调整牵伸的效果。通过手法牵伸来缓解挛缩组织紧张，增加组织长度，改善关节活动范围。操作简单、方便、安全和有效，临床最为常用。

② 机械牵伸：可持续进行，且牵伸强度可调节。对于软组织挛缩严重的患儿，可以借助重量牵引、滑轮系统和夹板等装置来持续牵伸，提高疗效。牵伸时间至少20分钟，也可长达数小时。

③ 自我牵伸：是指患儿利用自身重量、特定的体位摆放等，所进行的一种肌肉伸展性训练，牵伸强度和持续时间与手法牵伸类似。治疗师需正确指导患儿于固定而舒适的体位进行自我牵伸，合理调节牵伸参数，以利于临床疗效的巩固。

3）牵引疗法：将挛缩关节的近、远端肢体固定于支架或特定牵引器具的相应位置，设置牵引参数，启动电动牵引，或在远端肢体上按需要的方向施加力量进行牵引。

牵引时尽量使患儿处于稳定、舒适、持久的体位，能充分放松局部肌肉；牵引强度以引起一定的紧张感或轻度疼痛感，但不应引起反射性肌肉痉挛为宜，力量应稳定而柔和，从小重量、间歇性牵引过渡到持续牵引；牵引时间每次10~20分钟，使挛缩的肌肉和受限的关节缓慢伸展，每日至少1~2次。

4）关节活动度训练：应鼓励患儿自行进行各关节的活动度训练；对于已经挛缩畸形的关节，通过被动关节活动度训练以改善挛缩关节活动度。各关节所有轴位均应在无痛的前提下进行最大范围的活动，每个动作重复3~5次。对于合并中枢性损伤而存在肢体痉挛者，在训练时应注意抑制痉挛，对靶肌肉进行牵伸训练。此外，运用CPM进行关节持续被动活动能较好地防止挛缩和改善关节活动度。

5）步态训练：患儿的父母通常对独立行走能力最为重视。关节挛缩和僵硬可造成不同程度的步态改变，加之肌力下降，常可出现步行障碍和步态异常。步态训练时，需要与牵伸、关节活动度训练、肌力训练等结合起来，改善平衡、单腿支撑等能力，纠正错误的步态。

（2）物理因子治疗：主要目的为改善局部血液循环，缓解肌肉及关节周围软组织的紧张性，增强关节周围组织和皮肤的弹性，促进关节功能恢复。

1）石蜡疗法：利用加热溶解的石蜡作为传导热的介质，作用于机体以治疗疾病的方法，配合牵伸技术可使结缔组织弹性增加。石蜡的热传导是缓慢进行的，它可使局部皮肤温度升高并保持在40~45℃，此时进行放松手法和适当的牵伸，有助于改善挛缩关节的活动度，促进关节功能的恢复。每日或隔日治疗一次，每次 20~30 分钟，10~20 次为 1 个疗程。

2）光疗法：常用红外线疗法。红外线可缓解肌肉痉挛、镇痛、消炎、促进组织再生。治疗时，患儿取舒适体位，充分暴露治疗部位，检查照射部位对温热感是否适应；将灯头对准治疗部位中心垂直照射，灯与皮肤距离 15~20cm，以患部有舒适的温热感为度，每次照射 15~30 分钟，每日 1~2 次，15~20 次为 1 个疗程。

3）电疗法：音频电疗，该方法为频率 1000~2000Hz 的等幅正弦波，属于等幅中频电疗法，具有较好的松解粘连的作用。治疗时，将电极放置在治疗部位的两侧并固定，强度以患儿耐受舒适为宜。治疗持续 20~30 分钟，每日 1~2 次，10 次为一个疗程。

**2. 作业治疗** 上肢功能对独立生活的能力至关重要，尤其是穿衣、进食、修饰、会阴护理。作业治疗的主要目的在于预防或改善畸形、增强肌肉力量和手的灵活性、提高日常生活活动能力。

（1）改善畸形：对于关节挛缩明显的患儿，可在夜间利用静止型支具纠正，白天改用较轻巧的或有活动功能的支具牵伸关节。

（2）增加肌肉力量和手的灵活性：可利用橡皮筋、弹力带等提高手部肌力；也可进行有助于提高手部肌力和灵活度的作业活动，例如：高硬度的橡皮泥作业、抓纸、利用夹或镊子取豆子完成贴豆画等。可以通过调整橡皮泥的硬度、纸张的厚度和镊子的强度来提供不同的阻力，渐进性训练手部肌力。折纸、握笔、写字等可以改善手部灵活性和耐力，穿珠子、穿鞋带、系纽扣、搭积木可增加手的协调性。

（3）提高日常生活活动能力：鼓励患儿完成自理活动，可通过使用支具降低患儿对照顾者的依赖。需着重进行自我照顾性 ADL 训练及转移活动的训练，必要时需借助支具。

1）自我照顾性 ADL 训练：注重穿衣、进食、个人卫生和修饰、书写能力等的训练。

① 穿衣的训练：肩关节功能障碍明显的患儿，应避免穿套头衣服，且可使用穿衣钩进行独立穿衣训练；手功能受限严重难以系扣子的患儿，可选择扣子和扣眼较大或有魔术贴的衣服，系扣时可使用系扣钩；穿鞋、袜不便的患儿可使用穿袜辅助器、长柄鞋拔等。

② 进食的训练：弹簧筷子适用于能完成抓握但伸指受限的患儿；手抓握功能不佳或屈曲受限患儿可使用粗手柄的勺子或刀、叉；肩、肘关节活动受限患儿可使用加长手柄勺；手关节僵直、前臂和腕关节活动受限、取食送食困难者，或手关节畸形不能抓握者，使用弯柄勺或成角勺，也可搭配万能袖套或腕关节支具等使用。

③ 个人卫生和修饰的训练：肩关节活动障碍的患儿可使用长柄梳；抓握困难的患儿可使用加粗柄的梳子和牙刷，上肢关节活动受限或手灵活性欠佳的患儿可使用双环毛巾进行沐浴；膝关节屈曲受限的患儿应选用加高坐便器座；卫生间需增加扶手，预防跌倒；关节活动受限或平衡功能不佳的患儿可选择洗澡椅。

④ 书写能力的训练：抓握功能不佳的患儿可使用加粗笔；手指不能对掌或手腕灵活性欠佳的患

儿可使用免握笔。

2）转移活动的训练：是 ADL 中一项极其重要的活动，患儿可获得最大的功能独立，通常由治疗师指导从转移活动训练开始。转移活动包括：床上翻身、卧坐转移、床椅转移、坐站转移等。

3. **辅助器具**　先天性多关节挛缩作业治疗常用的辅助器具包括支具、伸腿坐位的辅助器具、立位姿势辅助器具、移动用辅助器具。

（1）支具：在关节功能训练后，使用适合的支具将关节固定在一个比较适当的抗挛缩体位，防止挛缩进展，保持治疗效果。一般分为静态支具、动态支具。

（2）保持长腿坐位的辅助器具：多用于年龄较小、下肢关节挛缩的患儿。可在双下肢间安装一个软质材料的楔形块，以缓解下肢的挛缩状态。

（3）立位姿势辅助器具：主要作用是维持患儿立位，预防或矫正足、下肢及髋关节的异常姿势。根据患儿的实际情况对立位姿势辅助器具的不同部位进行改装，以达到抑制屈曲、促进伸展的目的。

（4）移动用辅助器具：包括坐位移动辅助器具和步行移动辅助器具。

1）坐位移动辅助器具：在患儿尚不能步行但需要较长距离移动时，可使用轮椅等坐位移动辅助器具。

2）步行移动辅助器具：包括助行架、杖类助行器和其他新型辅具。

① 助行架：可用于步行训练，其高度与宽度可以调节，可根据患儿的身高及障碍情况定制。助行架有带轮和不带轮两种，根据患儿的立位稳定情况、双下肢移动能力等选择。

② 杖类助行器：与助行架相同，均为支持体重、保持平衡、辅助步行的用具，可用于步行训练中，包括手杖、腋杖、肘杖等，根据患儿的步行能力，选用不同类型的杖类助行器。

③ 新型辅具：Wilmington 外骨骼机器人可以辅助先天性多关节挛缩患儿进行运动，也可辅助进行康复训练，提升患儿训练的自主性和康复效率，但其缺点在于穿戴复杂且舒适性欠佳。此外，Delaware 大学开发了一种适用于婴儿和儿童的轻型治疗服 Playskin Lift，外形与正常的衣服类似，且有助于上肢力量较弱的患儿进行上肢的活动。

4. **手术松解**　对于关节挛缩严重的患儿，关节功能严重受限，则需行松解手术。可根据挛缩的具体情况采取不同的手术方式，如肌肉松解、肌腱延长、肌腱转移等，以达到改善关节活动的目的。术后一般 2~3 天即可行康复治疗，根据手术类型选择不同的训练方式及强度，并逐日增加训练时间及运动强度，防止术后粘连及挛缩的发生。

### （三）家庭康复治疗方法

家庭康复主要由父母或看护者实施，是治疗中至关重要的部分。父母应该接受有关康复方案的教育，并应每天与孩子一起进行关节活动度、肌力、平衡、转移、步态、ADL 等练习。

## 五、预防及预后

先天性多关节挛缩是一种无进展性的疾病，患儿在出生时表现最为严重，治疗从出生后即可开始，多数先天性多关节挛缩在恰当的治疗下可逐渐改善，且不会出现更严重的关节挛缩。目前，此病尚无预防和彻底治愈的方法，但大多数患儿在恰当的治疗后，关节活动范围和运动能力都有显著改善，能够独立进行日常生活活动。

（杜　青）

# 第五节 特发性脊柱侧凸

## 一、概述

### （一）定义

脊柱侧凸是指脊柱的一个或数个节段在冠状面上向侧方弯曲，通常伴有横断面上椎体旋转和矢状面上弧度改变，是一种三维脊柱畸形。国际脊柱侧凸研究学会（Scoliosis Research Society，SRS）对脊柱侧凸定义为：应用 Cobb 法测量站立位全脊柱冠状面 X 线摄片上脊柱的侧方弯曲，如 Cobb 角大于 10°，且伴有轴向旋转则为脊柱侧凸。

特发性脊柱侧凸（idiopathic scoliosis，IS）是指原因不明的脊柱侧凸畸形，也是最常见的脊柱侧凸，好发于青少年，女性多于男性，其病因存在多种假说，如遗传因素学说、激素学说、结构畸形学说、神经肌肉失调学说、姿势解体学说等。

### （二）流行病学特征

流行病学调查显示，我国中小学生脊柱侧凸患病率约为 1.02%~5.14%，女性患病率较高，其中 90% 以上脊柱侧凸患儿为特发性脊柱侧凸。

### （三）分型

特发性脊柱侧凸根据发病年龄分为婴儿型、儿童型、青少年型和成人型。婴儿型 0~3 岁发病，以男婴多见，侧凸多位于胸段且常为左凸，多数在生后 6 个月内进展。儿童型 3~10 岁发病，多见于女孩，常为右侧胸弯和双主弯。青少年型 10~18 岁发病，最为常见。成人型是指 18 岁以后发现的特发性脊柱侧凸。特发性脊柱侧凸根据侧凸角度的大小分为轻度、中度、重度、极重度。特发性脊柱侧凸根据顶椎所在解剖位置分为颈弯、颈胸弯、胸弯、胸腰弯、腰弯、腰骶弯，见表 8-3。

表 8-3 特发性脊柱侧凸的类型

| 分类依据 | 类型 | | 分类方法 |
|---|---|---|---|
| 按发病年龄分类 | 婴儿型 | | 2 岁 11 月龄以下 |
| | 儿童型 | | 3 岁~9 岁 11 月龄 |
| | 青少年型 | | 10 岁~17 岁 11 月龄 |
| | 成人型 | | 18 岁以上 |
| 按 Cobb 角度分类 | 轻度 | 轻 | Cobb 角度 5°~15° |
| | | 轻中 | Cobb 角度 16°~24° |
| | 中度 | 中 | Cobb 角度 25°~34° |
| | | 中重 | Cobb 角度 35°~44° |
| | 重度 | | Cobb 角度 45°~59° |
| | 极重度 | | Cobb 角度 60° 以上 |

| 分类依据 | 类型 | 分类方法 |
|---|---|---|
| 按顶椎位置分类 | 颈弯 | 顶椎位于 $C_1$ 至 $C_{6\sim7}$ 椎间盘之间 |
| | 颈胸弯 | 顶椎位于 $C_7$ 至 $T_1$ 之间 |
| | 胸弯 | 顶椎位于 $T_{1\sim2}$ 椎间盘至 $T_{11\sim12}$ 椎间盘之间 |
| | 胸腰弯 | 顶椎位于 $T_{12}$ 至 $L_1$ 之间 |
| | 腰弯 | 顶椎位于 $L_{1\sim2}$ 椎间盘至 $L_{4\sim5}$ 椎间盘之间 |
| | 腰骶弯 | 顶椎位于 $L_5$ 至 $S_1$ 之间 |

特发性脊柱侧凸临床常用的分型有 Ponseti 分型、King 分型、Lenke 分型、PUMC（协和）分型和 Rigo 分型。Ponseti 分型是特发性脊柱侧凸临床上最传统的分型，常用于保守治疗和术前分型，该分型是一种基于冠状面上脊柱畸形所在解剖位置进行的二维分型，可根据清晰的躯干形态将特发性脊柱侧凸分为 5 型，包括腰弯、胸腰弯、胸腰双弯、胸弯、颈胸弯（图 8-10）。King 分型、Lenke 分型、PUMC（协和）分型主要根据侧凸的部位、严重程度、柔韧性、顶椎等因素进行分类，只适用于手术治疗，不能用于指导非手术治疗。Rigo 分型是专用于 Cheneau 支具治疗的分型，包含 SRS 定义的侧凸类型、过渡点的平衡 / 失衡、$L_{4-5}$ 的相对倾斜，有助于 Cheneau 支具的设计和制作。

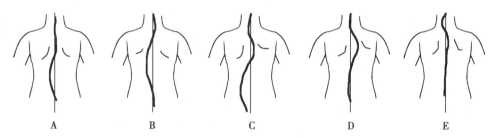

图 8-10　特发性脊柱侧凸的 Ponseti 分型
A. 腰弯；B. 胸腰弯；C. 胸腰双弯；D. 胸弯；E. 颈胸弯

## 二、临床特点

特发性脊柱侧凸早期易被忽视，随着侧凸角度的发展逐渐出现非对称性脊柱，一侧肋骨和肩胛骨隆起，对侧肩膀抬高或臀部凸起，身高常低于同年龄儿。除胸腰双弯躯干缩短但畸形不明显外，其他类型严重脊柱侧凸常出现躯干畸形，胸部侧凸躯干畸形尤为明显，这种畸形无法因姿势变化而纠正，当患儿躯干向前弯曲时，凸出侧肋骨后隆明显呈剃刀背（图 8-11），严重者可继发胸廓畸形。

32% 的特发性脊柱侧凸患儿存在腰背痛，其中 23% 一开始即有疼痛，9% 在治疗期间出现疼痛，疼痛多发生于右侧胸腰段，颈胸以上的侧凸有时会出现头痛症状。疼痛的严重程度与侧凸的类型有关，与侧凸程度无关。

许多特发性脊柱侧凸患儿存在平衡功能障碍、肺功能障碍、心理障碍等。轻、中度侧凸患儿基础心肺功能不受限制，但最大运动耐量试验时通气量和最大摄氧量显著减少，严重者（Cobb 角大于

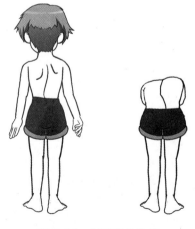

图 8-11　剃刀背的外观

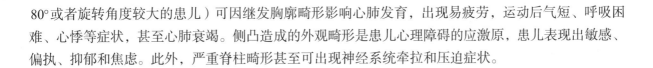

80°或者旋转角度较大的患儿）可因继发胸廓畸形影响心肺发育，出现易疲劳，运动后气短、呼吸困难、心悸等症状，甚至心肺衰竭。侧凸造成的外观畸形是患儿心理障碍的应激原，患儿表现出敏感、偏执、抑郁和焦虑。此外，严重脊柱畸形甚至可出现神经系统牵拉和压迫症状。

## 三、康复评定

### （一）临床评定

特发性脊柱侧凸的临床评定应包括完整的病史、全面体格检查。

**1. 病史**　对于初诊患儿，需要了解其家族史、既往疾病史、治疗史、手术史，询问可引起继发性脊柱侧凸的相关因素，还需要了解母亲孕期风险因素暴露情况、生产史、患儿的生长发育史、月经史、青春期第二性征的出现情况，更需要详细了解患儿脊柱侧凸首次发现情况；需了解患儿既往有无热性惊厥、脊柱疼痛、精神发育迟滞等病史；询问患儿有无食管闭锁等胸部手术史、心脏手术史；对于患儿月经史、青春期第二性征等情况的了解有助于判断患儿生长潜能。对于定期随访的复诊患儿，需了解其体育活动、运动治疗、支具治疗等情况，应了解运动和支具治疗方法、频率和持续时间等。

**2. 体格检查**　体格检查时，应测量患儿的身高、坐高、体重、双臂间距、双下肢长度。检查各关节的可屈性，如腕及拇指可接近、手指过伸、膝或肘关节反屈等。进行神经系统检查，包括感觉、运动、肌力、肌张力、腱反射、腹壁反射和巴宾斯基征检查，如存在明显的肌无力，必须寻找可能存在的神经系统畸形。所有患儿都应考虑到其存在中枢神经系统疾患的可能性。检查脊柱时，患儿躯干需充分暴露。检查者应从患儿前方、侧方和背面仔细观察其双肩、肩胛骨、肋骨、背部、腰部的对称情况，查找皮肤色素改变、咖啡斑、皮下组织肿块、皮肤凹陷、异常毛发及囊性物，还需检查乳房发育情况。检查过程中嘱患儿向前弯腰，观察其后背对称性，早期脊柱侧凸的背部征象：两肩和肩胛不等高、一侧腰部皱褶皮纹、前屈时背部不对称，脊柱偏离中线。此外，还需进行 Adam 向前弯腰试验，检查者嘱患儿站立，双足并拢，膝伸直，躯干前屈，两臂下垂，掌心相对，检查者从患儿的前、后及侧面观察背部两侧是否齐平和后凸或前凸畸形，若一侧背部隆起，则说明存在肋骨及椎体旋转畸形。在 Adam 向前弯腰试验中可以联合应用脊柱旋转测量尺（scoliometer）来评价躯干旋转角度（图 8-12）。婴儿型特发性脊柱侧凸要详细体检，了解四肢是否畸形。临床常通过在颅骨底部或 $C_7$ 棘突放铅垂线来评定脊柱偏离正中线情况，一般铅垂线不应偏离股沟超过 1~2cm；同时通过测量 $C_7$、$L_3$ 到铅垂线的距离可评定患儿矢状面生理性前凸、后凸情况。

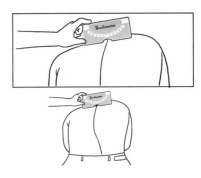

图 8-12　Scoliometer 测量

### （二）影像学评定

特发性脊柱侧凸的影像学评定主要包含 X 线摄片和 MRI。

**1. X 线摄片**　对于 Adam 向前弯腰试验阳性、躯干旋转角度≥5°的患儿，通常建议进行全脊柱 X 线摄片检查，摄片时需保护患儿的性腺、甲状腺和乳腺。婴儿可采用卧位拍片。全脊柱 X 线片可以确定侧凸部位、类型和严重程度、骨骼成熟度、椎体旋转情况等，并可排除先天性椎体畸形。X 线摄片检查 Cobb 角是诊断脊柱侧凸的金标准（图 8-13），Cobb 角可以评定侧凸程度、监测侧凸进展和评价治疗效果。

（1）侧凸角度的测量：SRS建议采用的Cobb角测量法，测量包括三个步骤：①确定上端椎；②确定下端椎；③在上端椎椎体上缘和下端椎椎体下缘各画一横线，以此两横线为标准各做一垂直线，两条垂线的夹角即为Cobb角（图8-14）。如果椎体上缘不清楚，可用椎弓根上、下缘的连线代替。端椎是指脊柱侧凸弯曲发生中最上端和下端的椎体，可以是椎体或椎间盘。主侧凸（原发侧凸）是最早出现的弯曲，也是最大的结构性弯曲，柔韧性差；次侧凸（代偿性侧凸或继发性侧凸）是最小的弯曲。当有三个弯曲时，中间的弯曲常是主侧凸；有四个弯曲时，中间两个为双主侧凸。

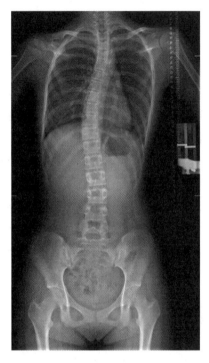

图8-13 站立位全脊柱正位X线摄片

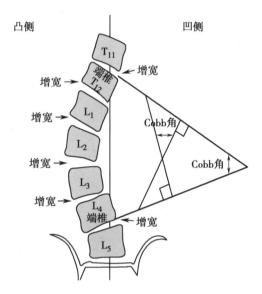

图8-14 特发性脊柱侧凸的Cobb角测量方法

（2）旋转角度测量：确定椎体旋转角度的常见方法有Nash-Moe法（图8-15）和Cobb旋转法（图8-16）。Nash-Moe法根据正位片椎弓根的位置，将其分为5级。在正位片上，将椎体纵分为6等份，自凸侧至凹侧为1至6段。0级（无旋转）：椎弓根卵圆形，两侧对称，并位于外侧段；1级：凸侧椎弓根两侧缘稍变平且轻度内移，仍在外侧段，凹侧椎弓根向外移位且外缘影像渐消失；2级：凸侧椎弓根影像移至第2段，凹侧椎弓根基本消失；3级：凸侧椎弓根影像移至椎体中线或在第3段；4级：凸侧椎弓根越过中线至第4段，位于椎体凹侧。Cobb旋转法根据正位片棘突的位置，将其分为5级。在正位片上，将椎体纵分为6等份：0级，棘突位于正中线；1级，棘突位于第1段；2级，棘突位于第2段；3级，棘突位于第3段；4级，棘突超出椎体。

（3）骨骼成熟度测量：最常用的方法是通过测量髂嵴骨化的进展程度（Risser征）来评定骨骼成

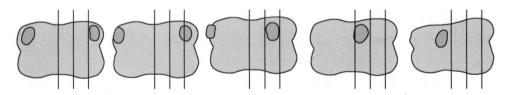

图8-15 Nash-Moe旋转角度

熟度。将髂嵴分为 4 等份（图 8-17），骨化由髂前上棘向髂后上棘移动，没有骨化为 0 度，骨骺移动 25% 为 1 度，50% 为 2 度，75% 为 3 度，移动到髂后上棘为 4 度，骨骺与髂骨完全融合为 5 度，也代表患儿骨骼已经成熟。通常在青少年快速生长期后或身高高峰生长后，才出现 Risser 征 1 度。

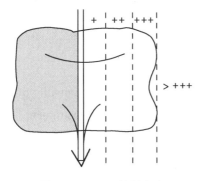

图 8-16 Cobb 旋转角度

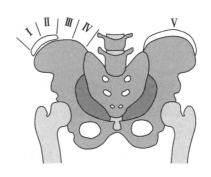

图 8-17 Risser 征的测量方法

（4）肋椎角差测量：婴儿型特发性脊柱侧凸常测量肋椎角差（图 8-18）。如果胸椎顶椎凹侧肋椎角减去凸侧肋椎角的差值大于 20°，则侧凸易进展；如差值小于 20°，则侧凸有可能消退。

（5）进展风险评定：根据国际脊柱侧凸矫形外科康复和治疗协会（international society on scoliosis orthopedic rehabilitation and treatment，SOSORT）指南，特发性脊柱侧凸进展风险由患儿实足年龄、Cobb 角和 Risser 征决定。计算进展风险大小的方法：进展风险（百分比）=（Cobb 角 −3 × Risser 征）/ 实足年龄。

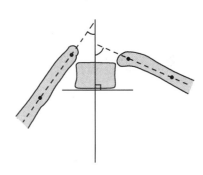

图 8-18 肋椎角差

2. MRI 可排除椎管内病变，如脊髓空洞症、Chiari 畸形、脊髓栓系和脊髓纵裂等。对"非典型性"特发性脊柱侧凸，如胸椎左侧凸，伴有局部感觉或运动的缺失，腹壁反射异常，病理反射阳性，异常的皮肤表现等，应行 MRI 检查。在婴儿期，脊柱侧凸可能是潜在的神经轴畸形的最初体征之一。有专家主张，对于所有婴儿型脊柱侧凸儿童应行 MRI 检查。

## （三）肺功能评定

特发性脊柱侧凸患儿常表现出肺总量和肺活量减少。肺功能测试指标包括肺活量和肺总量。肺活量用预测正常值的百分比来表示，80%~100% 为肺活量正常，60%~80% 为轻度限制，40%~60% 为中度限制，低于 40% 为严重限制。第 1 秒肺活量（$FEV_1$）与总的肺活量比较，正常值为 80%。

## （四）平衡功能评定

常采用 Romberg 试验、Fukuda 试验检查患儿的平衡功能。

1. Romberg 试验 可检查立位时视觉补偿的作用，对于判断感觉性共济失调非常重要。

2. Fukuda 试验 即原地踏步试验（图 8-19）。大多数正常人步行结束后躯体无偏移，为试验阴

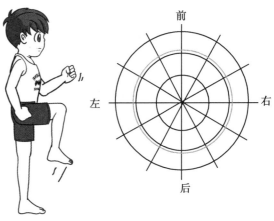

图 8-19 Fukuda 试验

性；前庭功能低下者步行结束后有明显偏移，或者不能完成规定的动作与踏步次数，为试验阳性。

### （五）心理评定

评定方法包括临床访谈、自评量表等。有关特发性脊柱侧凸患儿的心理健康问题目前还有争议。有研究指出胸弯 Cobb 角≥40°的女性患儿更易出现心理障碍倾向。

### （六）生活质量评定

常用的评定特发性脊柱侧凸患儿与健康相关的生活质量（health-related quality of life，HRQL）量表有脊柱侧凸研究学会患儿问卷表（scoliosis research society outcomes instrument，SRS-22）和 SF-36。SRS-22 问卷是脊柱侧凸研究学会在全球重点推荐的、一种简单实用的特发性脊柱侧凸患儿专用 HRQL 量表，被广泛用于评定脊柱侧凸的影响和疗效。中文简体版 SRS-22 问卷于 2007 年由我国赵黎教授等进行跨文化修订，内容涉及 5 个维度，包括功能活动、疼痛、自我形象、心理健康以及对治疗的满意程度。相比之下，SF-36 评定脊柱侧凸患儿则缺乏特异性，且其中部分问题存在重复，测试时间较长。

## 四、 康复治疗

### （一）康复治疗的目标与原则

**1. 康复治疗的目标** 2011 年 SOSORT 发表的脊柱侧凸康复治疗共识提出脊柱侧凸保守治疗主要针对多个问题，涵盖美观、生活质量、残疾、背部疼痛、心理健康、成年侧凸进展、呼吸功能、侧凸角度、成年后对进一步治疗的需求九大方面。脊柱侧凸康复治疗目标主要为形态学和功能学两方面的目标，包括在青春期尽可能阻止或减少侧凸进展、预防或治疗呼吸功能障碍、预防或治疗脊柱疼痛、通过纠正姿势改善外观和形体；对于 45°以上的青少年特发性脊柱侧凸，保守治疗的特定目标还包括避免手术、改善外观和生活质量、减少残疾和疼痛。

**2. 康复治疗的原则** 不同程度的脊柱侧凸康复治疗的原则也不同。

（1）Cobb 角 <20°，Risser<5 的患儿，每 6~12 个月检查一次，同时予以相应的康复治疗。

（2）Cobb 角 <20°，Risser=5 的患儿，通常不再需要进一步检查和治疗。

（3）Cobb 角 >20°，Risser<5 的患儿，每 4~6 个月检查一次，同时予以相应的康复治疗。如果发现每 6 个月进展 5°以上且 Cobb 角 >25°，应行支具治疗。

（4）胸椎侧凸 Cobb 角在 25°~40°之间，Risser<5 的患儿，初诊时考虑支具治疗，同时予以相应的其他康复治疗。

（5）胸椎侧凸 Cobb 角在 25°~40°之间，Risser=5 的患儿，通常不需要治疗，但成年后仍有进展可能，应每年复查，至骨骼成熟 3 年后，改为每 5 年复查一次。

（6）胸段 Cobb 角 >40°，支具治疗每年 Cobb 角加重 >6°的患儿，应行手术治疗。

（7）胸腰段、腰段侧凸 Cobb 角 >35°，支具治疗每年 Cobb 角加重 >6°，应行手术治疗。

### （二）康复治疗方法

特发性脊柱侧凸的康复治疗方法主要分为物理治疗和支具治疗。物理治疗包括运动疗法、手法治疗等。

**1. 运动疗法** 特发性脊柱侧凸运动疗法作为单一的保守治疗、支具治疗的辅助治疗、术前和术后康复治疗被广泛应用。运动疗法有一般运动疗法和脊柱侧凸特定运动疗法（physiotherapeutic scoliosis-specific exercises，PSSE）。一般运动疗法通常包括以热身、肌力训练等为基础的低强度的牵伸和身体运动，如瑜伽、普拉提等。PSSE 是根据患儿个体的侧凸位置和程度制订的，专门针对脊柱侧凸的特定运动训练方案，由于特发性脊柱侧凸病因未明、病理改变复杂、分类多样，其运动疗法、参与治疗的形式存在很大差异。国际上有多个 PSSE 的学派，包括脊柱侧凸科学训练方法（scientific exercises approach to scoliosis，SEAS）、脊柱侧凸三维矫正疗法（Schroth 法）、DoboMed 疗法、Side shift 疗法、Lyon 疗法、脊柱侧凸功能性个体化治疗（functional individual therapy of scoliosis，FITS）。其中，大部分方法的原则是基于特定主动矫正模式和运动训练，同时进行稳定性训练，包括神经运动控制、本体感觉训练和平衡训练等，并结合日常生活活动，让患儿开展家庭康复。

（1）SEAS 法（图 8-20）：自我矫正是 SEAS 的理论基础和核心理念，强调三维方向的自我矫正，除利用生物力学的原理的矫正以外，更进一步从神经生理学的角度通过反复的正确的姿势训练，促进大脑皮质记忆的产生，形成正确的姿势，从而达到矫形目的，实现真正的"积极自我矫正"。主要内容包括 5 部分：

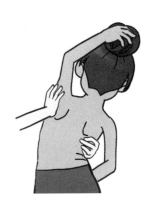

图 8-20 SEAS 法

1）三维方向上的主动自我矫正：是 SEAS 法最主要的部分，包括：①冠状面上侧凸顶椎附近椎体向凹侧侧移矫正训练；②矢状面异常弧度矫正，主要加强胸椎后凸和腰椎前凸训练；③矢状面和冠状面联合矫正。

2）矫正姿势下的肌肉力量训练：在自我矫正姿势下通过等长收缩，训练椎旁、腹部、下肢和肩胛带肌力，尽可能长时间维持自我矫正姿势并用力收缩相应肌群，达到稳定姿势和肌力训练的目的；另外可通过静、动态平衡功能训练，在自我矫正姿势下提高训练难度，改善平衡功能。

3）自我矫正姿势和运动日常模式化：通过训练侧凸患儿在矫正和平衡的姿势下进行日常活动，逐渐形成正确的姿势模式，如行走姿势训练，类似"猫步"的姿势可以提高矢状面的矫正。

4）提高心肺功能的有氧运动训练：通过有氧运动提高患儿的运动能力，改善心肺功能。

5）支具佩戴下的针对性训练：使用支具治疗的患儿应尽可能减少制动或支具带来的副作用，如肌力减弱、矢状面弧度减少、呼吸障碍等问题，治疗方法如下：①支具治疗前训练：脊柱各个方向关节活动度训练，使支具治疗达到最大矫正角度。②支具治疗期间训练：进行矢状面训练，增加胸部后凸和腰部前凸；支具佩戴间隙，进行运动和呼吸训练，防止肌力和呼吸功能下降。

（2）Schroth 法：是一套以镜面监督、呼吸功能矫正、姿势认知结合的特定矫正训练。它将身体分成了三个虚构的模块，由下至上依次为：腰 - 骨盆模块、胸模块、颈肩模块，三个模块的功能和姿势在三维方向上相互影响和代偿。与正常人体三个模块在冠状面对称呈矩形、矢状面有正常的生理弧度、水平面无相对旋转不同，脊柱侧凸患儿的三个模块出现异常。以胸右弯患儿为例，胸部模块在冠状面偏向右侧，从头部向下看，水平面顺时针旋转，而腰 - 骨盆带在冠状面偏向左侧，水平面相对于胸部模块逆向旋转，颈肩带与腰 - 骨盆带发生类似变化，三个模块在冠状面呈梯形变化，因此整个躯干发生相应扭曲。

根据侧凸不同类型，Schroth 法将脊柱侧凸分为"三弧模式"和"四弧模式"两个主要模式，利用身体模块相互运动，重建躯干的平衡状态，矫正平衡的趋势和力量可以通过身体姿势的改变传导至脊柱，同时借助"镜面反馈""治疗师引导"等手段将矫正运动整合到患儿的"姿势记忆"中，反复强化训练，从而改善脊柱畸形。主要的方法和步骤包括：身体轴向拉伸；根据模块分型反向矫正、反向旋转；易化、稳定矫正姿势的训练；特殊的呼吸训练技术。身体轴向拉伸强调尽可能伸展身体，激活脊柱两侧肌肉，为自我矫正姿势做准备，需保持骨盆稳定，防止运动中身体过度伸展或屈曲；此外，针对不同模块在冠状、矢状、水平面上畸形方向，反向矫正和旋转身体模块，使身体模块相互作用，尽量形成正确的位置和姿势，同时矫正脊柱畸形；在姿势矫正易化和稳定训练方面，通过肌肉的等长、等张收缩，加上视觉反馈、平衡训练、本体感觉刺激，增加脊柱神经生理学自我矫正能力，使正确姿势得以强化和稳定，达到自我姿势矫正目的。通过特殊的呼吸训练技术（旋转角度呼吸训练）对肺部产生力量，在内部对侧凸和身体姿势产生矫正作用，并对胸廓畸形、形体塌陷、姿势易化和稳定都起到重要作用。Schroth 疗法非常复杂，需在专业治疗师指导下进行。

（3）DoboMed 疗法：DoboMed 疗法强调三维方向的脊柱和姿势自我矫正，通过将骨盆和肩带摆放在对称姿势位置后，对侧凸主弧进行自我矫正，同时强调对胸椎矢状面后凸的闭链训练，并对矫正后的正确姿势进行强化训练，从而形成正确姿势习惯，达到矫正目的。

以胸椎右侧凸为例，患儿会出现胸椎矢状面移位，导致胸椎正常生理弧度减小，冠状面侧凸和水平面旋转畸形。DoboMed 疗法矫正方法进行四点撑位、坐位、跪位以及站位等不同体位脊柱矢状面矫正运动和姿势纠正，配合呼吸训练；在恢复矢状面生理弧度、纠正水平面畸形和冠状面侧凸的同时，通过闭链训练提高脊柱和躯干稳定性，进一步达到矫形目的。这一治疗方法已被证实可有效降低侧凸进展和改善呼吸功能，适用于单弯患儿，可进行单一治疗，也可配合支具治疗或用于侧凸患儿术前康复。

（4）Side shift 疗法：该疗法借助向弯曲凹侧移动躯干的动作，达到脊柱积极的自动矫正的目的，适用于发生在任何脊柱节段的单弯和双弯。Side shift 疗法要求患儿向弯曲的凹侧移动躯干并维持 10 秒，之后恢复至中立位，重复此动作至少 30 次 / 天。训练过程中要求患儿排除躯干旋转和屈曲，如为坐位练习，则训练时间应尽可能长。对于腰段或胸腰段侧凸的单弯患儿，在 Side shift 疗法治疗中还需进行 Hitch 训练，患儿于站立位抬起弯曲凸侧的足跟（即凸侧踮起），同时保持髋与膝的伸直；对于同时存在脊柱双弯的患儿则需于站立位抬起下段弯曲凸侧的足跟，并用手对低位的弯曲加以固定，躯干向高位弯曲的凹侧移动，保持 10 秒之后回到中立位。

（5）Lyon 疗法：Lyon 疗法需和 Lyon 支具结合应用。Lyon 疗法首先对患儿进行身体评定（包括年龄、姿势不平衡、Cobb 角），并使用镜子或视频让患儿意识到自己的躯干畸形，后教给患儿穿戴 Lyon 支具的脊柱伸展体操训练以及日常训练，纠正错误的习惯。Lyon 疗法包括：呼吸训练、脊柱三维矫正、髂骨 - 腰椎角度松动（腰椎脊柱侧凸）、患儿教育（饮食控制、避免石膏综合征、皮肤护理等）、坐姿控制。

（6）FITS 疗法：是基于大量其他疗法的基础上建立起来的，它是一个诊断和治疗特发性脊柱侧凸的方法，可作为单独的脊柱侧凸运动疗法、支具治疗的辅助治疗、手术治疗前或者手术后骨盆和肩带的矫正方法。主要内容包括患儿教育，放松紧张的肌筋膜，改善矢状面生理弧度，改善足部和骨盆负重线，提高腰和骨盆的稳定性，促进三维方向自我矫正，促进三维方向矫正的呼吸训练，平衡功能训练，矫正步态和日常异常姿势。

**2. 手法治疗** 临床上常采用关节松动、软组织松动技术等手法结合运动疗法治疗脊柱侧凸，手法治疗对侧凸引起的肌肉、韧带、筋膜等软组织异常和疼痛等症状，可以起到一定的疗效，也有利于姿势的矫正，但手法治疗作为单一疗法进行治疗的机制和疗效尚不明确。

**3. 支具治疗** 支具治疗是脊柱侧凸最常用的保守治疗方法，目的是预防脊柱侧凸进展和促进其稳定在一个可接受范围内。根据矫正侧凸位置高低，可分为颈胸腰骶支具和胸腰骶支具。颈胸腰骶支具是指带有颈托或上部金属结构的支具，胸腰骶支具是指不带颈托、高度只达腋下的支具，也称腋下型支具，如 Boston 支具、Charleston 支具，此类支具适用于侧凸顶椎在 T₇ 以下的脊柱侧凸。支具治疗可以阻止或减缓侧凸进展，尤其对小年龄、自身配合治疗程度较差的患儿，支具比运动疗法疗效更佳。支具治疗的疗效与佩戴时间相关，但长时间佩戴支具会影响肌肉、呼吸等功能，因此佩戴支具的同时需配合合理的运动治疗。支具的使用主要是根据脊柱侧凸进展风险大小和严重程度决定。一般认为进展风险大于 40%，Cobb 角 25°~40° 的患儿需要支具治疗。支具类型应根据患儿侧凸部位、类型等进行选择。

（1）Milwauke 支具：由骨盆围、上部结构和侧方衬垫三部分组成，主要适用于胸椎侧凸，特别是胸廓尚未发育好的患儿。该支具能有效控制脊柱侧凸的进展，但其颈环难以被患儿所接受，应用受到限制。

（2）Boston 支具：是目前最常用的胸腰骶支具，常用于单或双弯患儿的治疗，对顶椎位于 T₇ 或以下者有效。矫形师依照患儿脊柱全长 X 线摄片，以患儿为模子，由热塑材料预制成的胸腰骨盆围，在凸侧加压力衬垫，并在对侧开窗。侧方衬垫产生被动的侧方力使弯曲的脊柱在支具内轴向牵伸，使躯干离开侧方衬垫靠向开窗区，由此产生主动的矫正力进一步改善支具内矫正。Boston 支具疗效已获较广泛肯定，该支具可被衣服掩盖，在患儿中的接受度高。

（3）Wilmington 支具：被设计为夹克形式，上至腋下，下达骨盆，开口于前方并用尼龙搭扣缚紧，在整个治疗期间至少需要更换一次支具。

（4）色努支具：又称为 CTM 支具，其作用除了利用压力垫减少水平面上的扭转、利用腹托提高腹内压以产生对脊柱的牵引力外，还在穿戴中通过前面的窗口进行呼吸，从而调整胸廓，主动矫正脊柱形状，矫正节段最高可达第六胸椎，而且抗旋转效果较好。

（5）Charleston 支具：适用于 Cobb 角 <35° 的单个腰弯或胸腰弯患儿。使用时，患儿处于最大侧屈矫正，并只需在夜间穿戴 8~10 小时。由于该支具所产生的侧屈矫正力使躯干处于一种非直立位，不适合白天使用。

（6）Sforzesco 支具：2007 年 Negrini 和 Marchini 等人基于"对称性、患儿主动参与、三维矫正"的理念，发明了 Sforzesco 支具，这是一种挑战传统脊柱侧凸三点矫正模式的新支具理念，有望取代传统脊柱侧凸支具。

## （三）康复治疗方法选择

特发性脊柱侧凸病程长、病理变化复杂，阶段不同、临床症状不同或患儿需求不同，其康复治疗方法的选择也不同。脊柱侧凸的治疗方法主要包括手术和非手术两大类。

特发性脊柱侧凸手术治疗的适应证包括：①生长期儿童的侧凸不断加重；②青春期的严重畸形（>50°）伴有躯干不对称；③非手术方法不能缓解的疼痛；④胸椎前凸；⑤明显的外观畸形。手术治疗的风险与其他大手术一样，6%~29% 的患儿需要二次手术。此外，手术可出现疼痛、急性或延后的深感染、假关节或植入物突出等问题。

症状相对较轻或进展风险较小的患儿可采用非手术治疗。非手术治疗，即保守治疗或康复治疗，主要是根据患儿的病情程度、年龄与未来侧凸进展等因素制订相应的治疗方案，需要根据病情适时调整。康复治疗有助于特发性脊柱侧凸患儿生理、功能以及心理等各方面的恢复。

## （四）家庭康复治疗方法

特发性脊柱侧凸患儿的家庭康复方案需要专业机构的医生进行诊断和系统评定，再根据患儿的具体情况制订个性化家庭康复方案，其治疗目标：①控制脊柱畸形的进展；②纠正患儿先前的不良姿势；③建立正确的呼吸模式；④增强维持脊柱正确姿势的肌肉力量，调整两侧脊柱椎旁肌肌力的平衡；⑤预防患儿因脊柱侧凸引起的继发性畸形。特发性脊柱侧凸的家庭康复方案主要包括家庭康复体操、不同体位的脊柱纵轴伸展、呼吸训练三大方面，以帮助纠正患儿的不良坐姿、站姿，改善患儿的形体；增加脊柱周围肌群的核心稳定性；提高患儿的心肺功能。特发性脊柱侧凸的家庭康复的训练需循序渐进。此外，为确保治疗效果，要做好定期复查和随访，配合医生和治疗师及时调整患儿家庭康复治疗方案；进行家庭康复治疗期间，需严格按照医生和治疗师的要求实施，家长协助做好督促。

## 五、 预防及预后

### （一）预防

应积极宣传脊柱健康的重要性，加强全社会对儿童青少年脊柱健康的重视，督促广大儿童青少年保持良好的姿势，加强脊柱健康。此外，开展儿童青少年定期脊柱筛查，以实现脊柱侧凸的早发现、早诊断、早干预、早康复。

### （二）预后

85% 婴儿型特发性脊柱侧凸具有自限性，双胸弯易进展并发展为严重畸形，右侧胸凸的女婴通常预后不良。67% 儿童型特发性脊柱侧凸为进展型侧凸，可进展为严重畸形，损害肺功能。青少年特发性脊柱侧凸的预后与侧凸进展风险、是否合理干预密切相关。一般而言，侧凸角度越大、骨骼发育越不成熟则进展风险越大，若不及时干预，会严重影响疾病的预后。

（杜 青）

# 第六节 发育性髋关节脱位

## 一、 概述

### （一）定义

发育性髋关节脱位（developmental dysplasia of the hip，DDH）又称发育性髋关节发育不良，是指股骨头和髋臼的构造异常或两者对应关系异常，是一种动态的发育异常，可伴随婴儿生长发育而好转或加重。

### （二）流行病学特征

不同地区和种族的发病率有极大差异，这与遗传因素、生活习惯和环境密切相关。据统计我国发育性髋关节脱位的发病率为 0.91‰~3.90‰，此病女孩更易受累，女孩：男孩的比例约为 4：1；左侧髋关节更容易累及。此外，一些习惯背婴儿的民族发病率明显降低；相反，习惯行双下肢捆绑的襁褓婴儿的地区发病率明显增高。发育性髋关节脱位的发病与胎位有关，经临床统计臀位产发病率最高，可增加发病率至 20% 左右，比头位产高 10 倍。剖宫产儿的发病率明显高于顺产儿。

## 二、 临床特点

发育性髋关节脱位包括髋关节可复位或不可复位的脱位、易脱位及半脱位，以及新生儿及婴儿的髋发育不良（髋臼及股骨近端的骨发育不全）。

### （一）髋关节脱位

该型患儿髋关节全脱位，为最常见的一型。股骨头已完全脱出髋臼，向外上、后方移位，盂唇嵌于髋臼与股骨头之间。该型根据股骨头脱位的高低分为三度：Ⅰ度：股骨头向外方移位，位于髋臼同一水平；Ⅱ度：股骨头向外、上方移位，相当于髋臼外上缘部位；Ⅲ度：股骨头位于髂骨翼部位。脱位的分度标志着脱位的高低，对术前牵引方法的选择，与治疗后合并症的发生及预后均有直接关系。

### （二）髋关节半脱位

该型股骨头及髋臼发育差，股骨头向外轻度移位，未完全脱出髋臼，髋臼指数也增大。此型既不是髋关节发育不良导致的结果，也不是髋关节脱位的过渡阶段，而是一独立的类型，可以长期存在下去。

### （三）髋臼发育不良

又称为髋关节不稳定，早期常无症状，生后有很高的比例呈现髋关节不稳定，X 线常以髋臼指数增加为特征，有的随生长发育而逐渐稳定，有的采用适当的髋关节外展位而随之自愈，但也有少数病例持续存在髋臼发育不良的改变，年长后出现症状，需进行手术治疗。

发育性髋关节脱位还常常伴有其他骨骼肌肉异常，如先天性斜颈、跖骨内收以及跟骨外翻畸形。先天性肌性斜颈与发育性髋关节脱位同时发生率为 8%，男童约为女童的 5 倍。

发育性髋关节脱位的治疗目的是尽早地在不用强力的条件下获得并维持髋关节的中心性对位，避免极端的位置。原则上需及早诊断和整复并保持复位状态，为股骨头及髋臼的发育提供最佳的环境和时机，有益于髋臼的进一步发育及股骨头的重塑。发育性髋关节脱位的治疗具有挑战性，不同年龄的患儿采用的治疗方法不同。

出生 ~6 月龄的患儿通常采用轻柔的手法而无须牵引或麻醉就可以将脱位的髋关节复位。Pavlik 吊带是应用最广的治疗 DDH 的支具，对大月龄的患儿疗效不佳。7~18 月龄的患儿可采用非手术的方法（闭合复位）或手术的方法（切开复位）。18 月龄 ~8 岁的患儿主要采用切开复位加石膏固定，手术方法包括：Chiari 截骨术、造盖术、髋关节融合术、股骨近端外翻截骨术与全髋置换术。8 岁以上患儿采用切开复位、石膏固定，以治疗髋关节残存发育不良。

## 三、 康复评定

对于不同年龄段的患儿，康复评定的方法和内容有所不同。除临床评定和检查方法区别外，1 岁以前的或不会走路的患儿应针对患儿的关节活动度、肌力、下肢长度、粗大运动功能等项目进行评定；1~3 岁患儿，在此基础上还应增加对平衡功能、步态、精细运动功能项目的评定；3 岁以上患儿应对患儿的疼痛、关节活动度、肌力、下肢长度、全身功能状况、疼痛、步态、精细运动功能、认知功能进行评定。

## （一）术前临床评定

发育性髋关节脱位患儿出生时可能仅为髋臼发育不良，没有髋关节脱位，而在数周或数月后才发展为髋关节脱位。

**1. 新生儿期检查方法** 包括外观与皮纹、股动脉搏动、Allis 征、Barlow 试验、Ortolani 试验、髋关节屈曲外展试验。

（1）外观与皮纹：髋脱位时，患侧大腿、小腿与健侧不对称，臀部宽，腹股沟褶皱不对称，患侧短或消失，臀部褶纹亦不相同。患侧升高或多一条，整个下肢缩短且轻度外旋位。

（2）股动脉搏动减弱：腹股沟韧带中点以下一横指可扣及股动脉，股骨头脱位后股动脉失去衬托，搏动减弱或不易触到，检查需两侧对比观察。

（3）Allis 征：患儿仰卧，双侧髋、膝关节屈曲，两足平放于床面上，正常两侧膝顶点等高，若一侧较另一侧低，则为阳性，表明股骨或胫腓骨短缩或髋关节脱位（图 8-21）。

（4）Barlow 试验：又称弹出试验。检查时患儿双髋、双膝屈曲 90°，检查者握住股骨大小粗隆外展髋关节，拇指向外上方推压股骨头，股骨头向后脱出，去除压力后股骨头自然复位，则为 Barlow 试验阳性。

（5）Ortolani 试验：将患儿双膝和双髋屈曲至 90°，检查者将拇指放在患儿大腿内侧，食指、中指则放在大转子处，将大腿逐渐外展、外旋。如有脱位，可感到股骨头嵌于髋臼缘而产生轻微的外展阻力。然后，以食指往上抬起大转子，可感到股骨头滑入髋臼内时的弹动（图 8-22）。

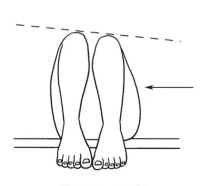

图 8-21　Allis 征

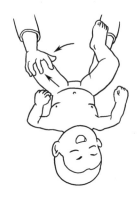

图 8-22　Ortolani 试验

（6）髋关节屈曲外展试验：又称蛙式试验。双髋关节和膝关节各屈曲 90°时，正常新生儿及婴儿髋关节可外展 80°左右。若外展受限在 70°以内时应怀疑髋关节脱位。若检查时听到响声即可外展 90°表示脱位已复位（图 8-23）。

**2. 较大儿童的检查方法** 较大儿童的髋可由不稳定变成脱位，并由可复位变为不可复位，因此除上述 Allis 征及外展试验外，需增加 Trendelenburg 征、望远镜试验、跛行步态的评定。

（1）Trendelenburg 征：主要用于检查髋关节承重功能。先让患儿健侧下肢单腿独立，患侧腿抬起，患侧臀皱襞（骨

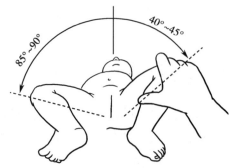

图 8-23　髋关节屈曲外展试验

盆）上升则为阴性；再让患侧下肢单腿独立，健侧腿抬高，则可见健侧臀皱襞下降，为阳性征，表明持重侧的髋关节不稳或臀中、小肌无力（图 8-24）。

（2）望远镜试验：又称 Dupuytren 征。检查时，患儿仰卧，检查者一手握膝部抬高大腿 30°，一手固定骨盆，上下推拉股骨干，若觉察有抽动和弹响则为阳性，提示存在髋关节脱位（图 8-25）。

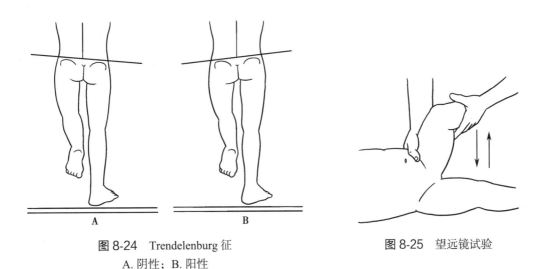

图 8-24 Trendelenburg 征　　　　　　　　　　图 8-25 望远镜试验
A. 阴性；B. 阳性

（3）跛行步态：发育性髋关节脱位患儿一般开始行走的时间较正常儿童晚。单侧脱位者有跛行步态。双侧脱位者站立时腰部明显前凸，易出现典型"鸭步"。

## （二）术后临床评定

发育性髋关节脱位术后患儿需要评定伤口、疼痛情况、体温变化等。X 线检查了解髋关节正确对线对位、截骨处愈合情况，以及是否出现股骨头缺血性坏死等并发症。由于发育性髋关节脱位术后患儿需要长期石膏或支具固定，因为在石膏或支具拆除后需评定患儿下肢关节活动度、肌力等情况。

## （三）影像学评定

发育性髋关节脱位影像学评定包括超声检查和 X 线摄片。

1. **超声检查**　月龄 <6 月龄的新生儿因髋臼和股骨头主要为软骨，X 线摄片不能显示，因此髋关节的超声检查是最有价值的。多在 4~6 周进行初次超声检查。常用的髋关节超声方法有两种，为 Graf 法和 Harcke 方法。

（1）Graf 法：是在冠状面的静态检查，用髋关节骨性和软骨性部分的关系来描述各种角度，共分为 I~IV 型，临床上较常用。检查时，患儿侧卧位放置在超声固定台中，待检下肢髋关节轻微屈曲、内收。最好选择 7.5mHz 或更高频率线阵探头（不使用扇形探头），探头置于髋关节外侧，探头长轴与身体轴线平行，在股骨大转子处获得髋关节冠状切面标准声像图。

（2）Harcke 法：是一种动态的检查，用于评价髋关节的不稳。

2. **X 线摄片**　对 7 月龄以上，股骨近端的二次骨化中心出现以后的可疑儿童，可拍摄 X 线片明确是否存在髋关节脱位，并确定脱位程度以及髋臼和股骨头发育情况。在 X 线片上，可以划定直线以帮助读片和诊断（图 8-26），其中 H 线（Hilgenreiner line）为通过髋臼最深处的 Y 形软骨中点即髂骨最低处的水平线，又名 Y 线；P 线（Ombredanne-Perkins line）为通过髋臼骨化边缘外上界的垂直线；C 线为从髋臼外上缘向 Y 形软骨中点连线。

（1）h-f 测量法：h 为股骨颈部上端外侧与 Y 线的垂直距离，股骨颈上端内侧处（A 点）向 H 线引一平行线，此线向内侧坐骨支的交点为 B 点，A 点与 B 点之间距离为 f。正常均值上方间隙 h 为 9.5mm，内侧间隙为 4.3mm。若 h<8.5mm，f>5.1mm，应怀疑髋关节脱位；若 h<7.5mm，f>6.1mm，可诊断为髋关节脱位。此法简便易行，较为可靠。

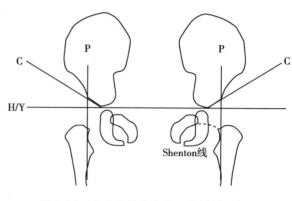

图 8-26 儿童髋关节有关 X 线测量示意图

（2）关节四分区法：P 线与 H 线（Y 线）交叉形成四个象限。正常股骨头骨化中心位于内下象限内，若在外下象限为半脱位，在外上象限内为全脱位。

（3）髋臼指数（acetabular index，AI）：为 C 线与 H 线的交角，用来测量髋臼顶倾斜度和髋臼生长的指数。Harris 等认为：1 岁以下，AI<30°；1~3 岁，AI<25°；4 岁至成年，AI<21°；AI≤21° 为正常；AI 在 22°~24° 为轻度发育不良；AI≥27°，为重度发育不良。

（4）Shenton 线测量法：Shenton 线即股骨颈内缘与闭孔上缘（即耻骨下缘）的连续线。正常时此线为平滑的弧形抛物线，脱位时此线中断。

（5）股骨头偏移百分比（migration percentage，MP）：对于髋臼发育不良合并髋关节半脱位、脱位的患儿，通常采用拍摄骨盆 X 线片，测量髋臼指数和 MP，对髋关节发育异常情况进行综合评定。MP 的测量方法（图 8-27）：通过两髋臼内下缘顶点做一连线（H），并以髋臼外上缘做一垂线（P），P 线外侧股骨头部分（a）与股骨头横径（b）的比值乘以 100%，即 MP=a/b×100%。一般将 MP 值分为 5 个等级：1 级（轻度移位）：MP= 5%~24.9%；2 级（风险）：MP= 25%~32.9%；3 级（半脱位）：MP=33%~49.9%；4 级（严重半脱位）：MP= 50%~99.9%；5 级（脱位）：MP>100%。

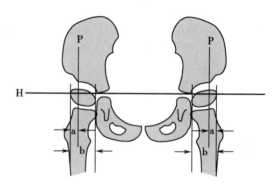

图 8-27 股骨头偏移百分比（MP）的测量方法

### （四）下肢长度和围度的测量

1. **下肢长度测量**　包括下肢长、大腿长、小腿长。

（1）下肢长：患儿仰卧位，骨盆水平位，下肢伸展，髋关节中立位。测量从髂前上棘到内踝的最短距离，或从股骨的大转子到外踝的距离。

（2）大腿长：患儿仰卧位，骨盆水平位，下肢伸展，髋关节中立位。测量从股骨大转子到膝关节外侧关节间隙的距离。

（3）小腿长：患儿仰卧位，骨盆水平位，下肢伸展，髋关节中立位。测量从股骨大转子到膝关节外侧关节间隙的距离。

2. **下肢围度的测量**　包括大腿围度和小腿围度的测量。

（1）大腿围度：患儿下肢稍外展，膝关节伸展位。分别从髌骨上缘起向大腿中段测量围度，在记录测量结果时应注明测量的部位。

（2）小腿围度：患儿下肢稍外展，膝关节伸直位。分别在小腿最粗的部位和内、外踝最细的部位测量围度。

### （五）关节活动度的评定

婴幼儿髋关节活动度的评定可通过髋关节屈曲外展试验进行；对于较大年龄的儿童，关节活动度的评定可使用量角器测量法。

1. 髋关节屈曲［0°～（130°~140°）］　患儿仰卧位，髋关节、膝关节伸展。量角器轴心位于股骨大转子侧面，固定臂指向骨盆侧面，移动臂与股骨长轴平行。在测量过程中膝关节屈曲。

2. 髋关节后伸［0°～（10°~15°）］　患儿侧卧位。量角器轴心位于股骨大转子侧面，固定臂指向骨盆侧面，移动臂与股骨长轴平行。在测量时，髋关节用力后伸。

3. 髋关节外展［0°～（30°~45°）］　患儿仰卧位。量角器轴心位于髂前上棘，固定臂位于两髂前上棘的连线上，移动臂与股骨长轴平行。测量得到角度减去90°即为髋关节的外展活动度。

4. 髋关节内收［0°～（20°~30°）］　患儿仰卧位，髋、膝关节伸展于0°中立位。量角器摆放与髋外展的放置方法相同。测量时，两侧肢体向同一侧运动，测量远离一侧肢体运动的内收角度。

5. 髋关节内旋［0°～（40°~50°）］　患儿坐位或仰卧位，量角器轴心置于胫骨平台的中点，固定臂和移动臂与胫骨长轴平行。当髋关节内旋时，固定臂仍保留于原来的位置，与地面垂直，移动臂则跟随胫骨移动。

6. 髋关节外旋［0°～（30°~40°）］　患儿坐位或仰卧位，髋关节、膝关节屈曲于90°，量角器与髋内旋的放置方法相同。待测量下肢应屈膝使下肢靠在台下或屈髋屈膝使脚置于台上休息，同时躯干保持直立位。

### （六）疼痛评定

因疼痛感受的高度主观性，以及小儿缺乏语言表达及联系既往痛苦经历的能力的特点，儿童疼痛评定方法区别于成人。常用的儿童疼痛评定方法包括颜色选择法、Hester扑克牌法、口头描述法、面部表情评分、目测类比评分法。

### （七）肌力评定

严重的发育性髋关节脱位患儿可出现髋外展肌力的下降，可通过徒手肌力测试评定其肌肉力量，评定需双侧进行对比。

### （八）运动功能的评定

可使用Peabody运动发育量表（PDMS-2）评定患儿的粗大运动功能、精细运动功能。详细内容请参考第二章第二节。

## 四、康复治疗

### （一）复位前的康复治疗

需告知家长，石膏和支架固定的重要性，可能出现的功能受限、肌肉萎缩、异常姿势、运动发育落后等情况，让家长了解康复的重要性。教授家长掌握各种吊带的松紧度调节、佩戴期间患儿日常护理；教授家长观察足趾活动和血运的方法，防止出现肢端缺血坏死。注意皮肤和大、小便的护理。在术前指导家长术后患儿可采用的转移体位方式，转移时一定要保持髋关节外展位，注意石膏或支架的妥善佩戴，避免患儿在起床、坐起等过程中过度屈曲、内收髋关节，以防股骨头从髋臼中滑脱。

### （二）复位阶段的康复治疗

1. 0~6 月龄　此年龄段是理想的治疗时间。髋关节可以轻柔地复位，用 Pavilk 吊带可以稳定地维持在外展位，成功率约为 90%~95%，可防止伸髋及内收，并使双髋呈屈曲外展位，适用于 Ortolani 征阳性的新生儿，以及髋关节发育不良、半脱位或脱位的 1~6 月龄的婴儿。需教会家长如何使用 Pavilk 吊带，绕身体的带子应该放在紧贴乳头线的下方，前侧屈曲的带子应位于膝关节的内侧，后方外展的带子应该放松一点，容许患儿有一点主动活动的同时限制内收，保持髋关节的对位关系，髋关节屈曲到约 100°（图 8-28）。吊带使用 3 周后，超声检查显示髋关节并没有复位，则应该终止使用吊带，进行闭合复位关节造影和人字形石膏固定。如 3 周以后髋关节复位，则可以继续使用吊带，直到体格检查和超声提示髋关节在正常的范围内。目前的经验认为，吊带使用时长应为患儿的年龄加 6 周（例如，3 周大的患儿，吊带使用时长应为 9 周）。

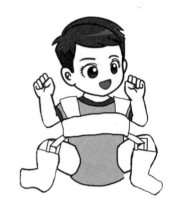

图 8-28　Pavilk 吊带

2. 6~18 月龄　此年龄段患儿大多可行手法复位，再以髋人字石膏（外展约 45°，屈曲约 100°）固定。一般不主张牵引，但年龄接近 2 岁或髋关节较僵硬难以手法复位者，牵引可能有益。石膏约 1~2 个月更换一次，第 2、3 次石膏可由人字形改为伸直外展内旋位石膏。石膏固定总时间为 6~9 个月；若复位仍不成功，则需手术切开复位。由于蛙式石膏易影响股骨头发育且易产生股骨头缺血性坏死，故临床上已弃用。

3. 18 月龄以上　随年龄增长及负重增加，患儿软组织挛缩逐渐加重，前倾角加大，髋臼外形畸形明显。两岁以后保守治疗对骨性改变的塑形能力有限，故需切开复位及 Salter 骨盆截骨术，甚至需行股骨粗隆间旋转截骨以矫正前倾角。术后需进行石膏或支具固定。

### （三）术后康复治疗

发育性髋关节无论采用何种方法治疗都需要长时间固定，这不仅使髋关节正常运动受到限制，而且还会阻止患儿正常运动发育。因此，康复治疗不仅要恢复髋关节以及下肢的正常活动，还要强调促进患儿正常运动功能发育。

1. 制动阶段（0~6 至 8 周）　在患儿佩戴支具或石膏固定期间，要在保证良好制动的情况下，利用各种康复手段降低其对患儿带来的负面影响。

（1）患儿家长教育，保证髋关节正确固定姿势，防止并发损伤；制动阶段，患儿需定期随访，多数时间在家庭度过，因此对患儿家长的教育尤为重要。需教育患儿家长掌握：①固定期间，要特别注意不能使髋关节超过中立位内收、过度内旋。②支具正确的穿戴方法，防止髋关节过度外展和屈曲。③监测下肢血液循环情况，预防皮肤损伤。④患儿体位转换。⑤大小便护理，防止石膏受潮变形。⑥定期随访就诊。

（2）预防肌肉萎缩，促进血液循环：①固定后即可进行下肢肌肉等长收缩练习。②身体其他部位主动活动，如上肢、腰背肌、足趾等主动训练。③术后石膏固定患儿早期进行踝泵训练。

（3）促进正常运动功能训练：尤其对 1 岁以下小年龄患儿进行针对性训练，如作业治疗、粗大运动功能训练等。

（4）术后早期可以采用物理因子治疗缓解疼痛。

2. **牵引阶段** 下肢皮牵引是发育性髋关节脱位治疗中常使用的治疗方法，一般在切开复位术石膏固定拆除后进行，或髋臼造型和截骨术前使用，起到相对制动和牵拉股骨头复位的作用，此阶段康复治疗如下：

（1）患儿家长教育：①正确的下肢皮牵引方法。②避免髋关节内收超过中立位、过度内旋。③体位转移过程中保护髋关节。

（2）下肢关节活动度训练：①进行髋关节小范围关节被动训练。②踝、膝关节逐渐从主动辅助训练过渡到主动训练。

（3）下肢肌力训练：①下肢抗阻训练。②髋部肌群等长收缩。③功能性电刺激等。

（4）促进伤口愈合：采用红外线、低频电等物理因子治疗。

（5）保持上肢功能性水平：①以功能性活动的模式进行主动抗阻练习。②上身功能性训练，如坐起等。

3. **髋关节保护性练习阶段** 在支具、石膏、牵引等治疗结束后，早期治疗效果良好的患儿即进入髋关节保护性练习阶段。在此阶段，需要对髋关节进行保护，防止脱位发生。

（1）恢复下肢正常关节活动度：①纠正髋外展位习惯性姿势。②渐进性髋关节活动度训练。③膝关节活动度训练。

（2）下肢运动活动和控制能力训练：①卧位时在保护范围内做髋关节的主动助力练习。②坐位下主动屈伸膝关节，强调终末端的伸展。③由助力进展到主动屈髋、膝（足跟滑行），去除重力的髋外展练习，根据手术入路进行由外旋至内旋中立位的练习。这些练习均在卧位下进行。④站立时手扶台面以维持平衡，屈膝或伸膝时进行髋关节的主动练习。⑤在术腿上施加许可的重量，进行髋关节屈、伸和外展的闭链练习。

（3）正常运动发育促进：对于小年龄患儿应全面促进其运动能力发育。

4. **中期保护性练习阶段** 此阶段发育性髋关节脱位治疗方法较多，根据创伤大小等不同，其恢复时间有很大不同。

（1）恢复下肢及任何受累部位的肌力和肌耐力：①在许可的范围内继续进行主动开链和闭链的关节活动度训练。②可以无支撑站立时进行双侧的闭链练习，如利用轻级别弹力带或双手持轻重物的抗阻半蹲。③术腿可在全负重时进行单侧的闭链练习，如前后踏步。④强调增加锻炼的重要次数而非阻力，以改善肌肉耐力。

（2）下肢功能性训练：①平衡功能训练。②下肢本体感觉恢复训练。③渐进性步行训练：可先行辅助下肢跨步练习，逐渐过渡到站立跨步、步行，逐渐转换为各种方向步行练习等。④核心稳定性训练。

（3）髋关节功能性活动训练：①渐进式增加阻力训练髋关节稳定性。②合理增加髋关节屈伸、内收外展、内外旋等动作训练。③各种生活活动行为训练。

5. **恢复后期** 训练手术内固定拆除后依旧需根据患儿情况进行康复训练，达到全面恢复，恢复生活、学习。

（1）下肢加强肌力训练：全面进行下肢抗阻训练，并与下肢功能相结合。

（2）步态纠正训练：对于步态存在的问题进行纠正。

（3）功能性水平恢复：练习走、跑、跳以及各种安全性高的体育运动。

## （四）家庭康复治疗方法

发育性髋关节脱位术后患儿采取被迫卧位，卧床时间长，不可预知的治疗效果给患儿及家长带来极大的心理负担，易产生焦虑、恐惧、冲动情绪。因此，应针对患儿的年龄、性格特点和家长的文化、经济状况，予以心理康复治疗。

髋人字石膏固定最常见的问题是皮肤刺激症状，保持石膏干燥是最有效的预防方法，叮嘱家长勤换尿布（尽量不使用尿布），使会阴部暴露于空气和阳光，预防尿布疹的发生。患肢抬高 15°~30°，悬空足跟，每天按摩石膏边缘皮肤，通过转换体位减少背部、骶骨相应部位受压，如每天俯卧 2~3 次，每次约 1 小时。

# 五、 预防及预后

## （一）预防

重视对高危婴儿的筛查是早期发现发育性髋关节脱位的重要措施，重点筛查对象包括：具有发育性髋关节脱位家族史、一些高发的地区和民族、存在大腿皮纹不对称的婴儿、存在关节松弛的婴儿、臀位产或剖宫产分娩者，有先天性马蹄内翻足、斜颈和其他四肢畸形者，女孩。

对于存在着髋关节不稳定的患儿，在处理和护理过程中，一定要创造有利于髋关节稳定的方法，髋关节屈曲、外展、外旋位是最稳定的。当母亲哺乳时应使婴儿面对母亲，呈双髋外展、屈曲位。

## （二）预后

由于婴儿期是髋关节发育最快的时期，也是髋关节脱位干预治疗的"黄金期"，故发育性髋关节脱位干预越早，预后越好。一般认为，新生儿期及时发现问题并进行干预治疗，可望获得完全正常的关节再发育；1 岁以内的患儿经长期治疗 90% 以上可获得正常的关节功能；1~2 岁在保守治疗的最后时间段可获得正常的关节功能；2~8 岁的患儿经髋关节重建性手术，大多数关节活动正常；8 岁以上患儿积极治疗，在进行髋关节补救性手术的基础上，相当比例的患儿关节活动受限。如果错过时机，则髋关节脱位不能被纠正，就有可能造成永久性跛行或髋关节炎，甚至致残。

（杜 青）

# 第七节 先天性肌性斜颈

# 一、 概述

## （一）定义

先天性肌性斜颈（congenital muscular torticollis，CMT）是由于胸锁乳突肌的挛缩导致头向患侧倾斜的常见儿童骨关节畸形，是儿童斜颈中最常见的疾病。

## （二）流行病学特征

先天性肌性斜颈的发病率约为 0.3%~3.92%。先天性肌性斜颈患儿存在一侧胸锁乳突肌挛缩、变形，由于胸锁乳突肌的牵拉致使颈部歪斜、头偏向患侧，同时下颌转向健侧形成特殊的姿势畸形，但胸锁乳突肌变形的病因仍不明确。先天性肌性斜颈的病因有多种学说：子宫内拥挤学说、宫内或围产期筋膜间室综合征后遗症学说、胸锁乳突肌胚胎发育异常学说、遗传学说、胸锁乳突肌血肿学说等。CMT 患儿多有胎位不正或难产病史。在 CMT 患儿中，臀位产的发生率约 20%~30%，分娩时难产率高达 30%~60%。有学说认为宫内持续的颈部侧屈和旋转，或难产时胸锁乳突肌的损伤导致静脉闭塞，由此引起先天性肌性斜颈患儿胸锁乳突肌的纤维化。此外，先天性肌性斜颈患儿合并髋关节发育不良、跖骨内收的发病率高。

## 二、临床特点

先天性肌性斜颈患儿临床表现为头偏向患侧，下颌转向健侧，两侧颜面部发育不对称，下颌向患侧旋转的主动或被动活动均有不同程度受限。患侧胸锁乳突肌内可触及肿块，常见于中下段，可在出生或生后 2 周内触摸到，表现为局部突起硬结、质地硬、椭圆形或梭形，多见于右侧，肿块随胸锁乳突肌移动，肿块表面不红，皮肤正常，无压痛，肿块在一定时期内会逐渐增长，生后 1 个月或 2 个月内达到最大，后多数肿块可逐渐消失，逐渐出现胸锁乳突肌的增粗、增厚，最后形成纤维性挛缩的条索。也有少数患儿婴儿期并未出现颈部肿块，以后直接发生胸锁乳突肌挛缩。

如不及时治疗，患儿双侧颜面部不对称会进一步加重，患儿患侧脸短而扁，健侧脸长而圆，甚至出现颈椎活动受限、椎体变窄、颈椎侧凸畸形、颈部深筋膜增厚、前中斜角肌挛缩、颈动脉鞘及血管缩短、胸椎代偿性侧凸等继发性畸形。由于 CMT 患儿双眼不在同一水平位，可能还会引起继发性斜视。此外，患儿出现髋关节发育不良、臂丛神经损伤、远端畸形、早期发育迟缓持续发展延迟、颞下颌关节功能障碍的风险相对较高。

## 三、康复评定

### （一）临床评定

2013 年美国物理治疗协会（American Physical Therapy Association，APTA）发表的《先天性肌肉性斜颈物理治疗循证临床实践指南》提出，对于怀疑或确诊存在先天性肌性斜颈的患儿，医生需记录家长或照顾者对患儿的照顾情况，包括喂养方向的偏好、患儿睡姿、日常俯卧位的时间。应检查其姿势，以及针对不同年龄特点，检查支撑或无支撑下仰卧、俯卧、坐位及站立时身体的对称性。此外需观察患儿皮肤完整性、颈部和臀部皮肤褶皱的对称性，检查头骨形状和颅面对称性。此外，需对先天性肌性斜颈患儿进行运动发育对称性和发育里程碑的评定，并筛查是否存在髋关节发育不良或脊柱不对称。

### （二）颈部关节活动度评定

通常应用量角器测定颈部关节活动度，包括被动侧屈、被动旋转活动度的评定。需要注意的是，3 岁以下儿童的正常颈部被动侧屈角度为 65°~75°，正常颈部被动旋转角度为 100°~110°，而大年龄儿童的正常颈部被动侧屈角度为 45°，正常颈部被动旋转角度为 90°。

### （三）运动发育对称性和发育里程碑的评定

**1. 0~18 月龄** 可使用 Alberta 婴儿运动量表（AIMS）对患儿从出生到独立行走期间的运动发育进行评定，详见第二章第三节。如果 4 月龄婴儿 AIMS 得分对应的百分位范围 <10%，或 6 月龄、8 月龄婴儿百分位范围 <5%，则说明患儿存在运动发育异常风险。

**2. 18 月龄以上** 可使用 Peabody 运动发育量表（PDMS-2）对患儿的粗大运动功能、精细运动功能进行评定。详细内容请参考第二章第二节。

### （四）影像学评定

**1. 颈部超声检查** 超声检查在先天性肌性斜颈的诊断、预后评估及病情动态观察等方面有重要作用。正常胸锁乳突肌声像图表现为纵切面显示呈带状，中间略突出，内部由许多肌肉条纹组成，条纹排列自然有序；横切面呈透镜状，中间见网状、线状分隔及点状高回声。先天性肌性斜颈患儿超声像图表现为患侧胸锁乳突肌中下段呈梭形增粗，内部探及肿块回声和（或）肌肉条纹增粗、变短、扭曲，甚至中断。

**2. 髋关节超声** 检查髋关节超声检查可在初诊时进行，用于筛查髋关节发育不良。

### （五）表面肌电图检查

表面肌电图检查是一种无创性的检查、评估方法，检测和评价肌肉功能状况特征具有较好的可靠性。胸锁乳突肌表面肌电信号的检测，可以辅助进行先天性肌性斜颈患儿病变部位肌肉功能状况和疗效的评价。

## 四、 康复治疗

### （一）康复治疗的原则

先天性肌性斜颈的治疗应遵循早期诊断、早期治疗的原则，早期治疗是预防继发的头、颅面、颈椎楔形畸形的关键。治疗方法包括非手术治疗和手术治疗。以往认为非手术治疗仅适用于 1 岁尤其 6 个月以内的婴儿，但临床上部分 1 岁以上轻症患儿同样适用。一般而言，纤维变性改变局限于胸锁乳突肌下 1/3 的患儿可不行手术治疗而康复，而整个胸锁乳突肌受累的患儿中，有 35% 需行手术松解。

### （二）康复治疗方法

**1. 康复治疗** 康复治疗是许多国家对新生儿先天性肌性斜颈采用的首选治疗方法。生后 1 个月即可采用康复治疗。康复治疗主要包括患侧胸锁乳突肌手法局部按摩、被动牵伸（患侧胸锁乳突肌冠状面、矢状面）、磁贴敷贴、体位矫正治疗。手法局部按摩、被动牵伸治疗可促进胸锁乳突肌肿块消散，改善患儿颈部活动功能，防止胸锁乳突肌肌纤维挛缩。对患侧胸锁乳突肌提供适应性刺激，有助于肿块中的肌纤维母细胞向正常肌细胞的分化，防止肌纤维挛缩。对于较小的婴儿可采用单人牵伸。牵伸时，治疗师一手固定患侧肩关节，另一手逐渐将头拉向健侧，继而再将下颌转向患侧（图 8-29）。较大的患儿则需双人配合进行牵伸，即一人用手稳定患儿的肩膀，减少其代偿动作，另一人

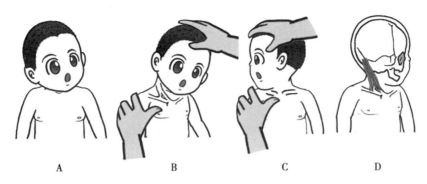

**图 8-29 先天性肌性斜颈的牵伸治疗**
A.右侧肌性斜颈的外观；B.一手固定肩部，另一手将头拉向健侧；C.使下颌
转向患侧；D.胸锁乳突肌解剖

进行胸锁乳突肌牵伸。牵伸应在无痛范围内进行，患儿出现抵抗时停止牵伸，推荐使用低强度、持续、无痛的牵伸，以避免肌肉组织发生微创伤。颈部被动牵伸治疗通常需要 5~10 分钟，每次牵伸维持 30~60 秒，重复 3 次，每天进行 6~8 组颈部被动牵伸治疗。磁贴贴于胸锁乳突肌的起止点之间，可诱导成纤维细胞系凋亡，并对成纤维细胞的活力有明显的抑制作用，促进血液循环，改善局部供氧，使挛缩包块软化。6 月龄后，可以通过姿势反射，进行体位矫正，鼓励患儿头部转向患侧，在冠状面头部歪向健侧。头、颈部姿势控制将一直贯穿于患儿学龄期，也可以通过肌内效贴进行姿势控制。

**2. 手术治疗及术后康复治疗**

（1）手术治疗：如果患儿 18 月龄左右，保守治疗疗效不佳，胸锁乳突肌仍然挛缩变短、脸廓不对称，建议手术治疗。手术适应证包括：①持续的胸锁乳突肌挛缩，头部旋转活动受限超过 12~15 月；②持续性的胸锁乳突肌挛缩伴进行性一侧面部发育不良；③超过 1 岁以上发现的先天性肌性斜颈，或经保守治疗 1 年未改善者，应考虑手术治疗。手术方法主要为胸锁乳突肌的松解。其中，胸锁乳突肌远端单极松解适用于轻度畸形，远、近端的双极松解适用于中重度斜颈。

（2）术后康复治疗：术后有效固定以及恰当的手法治疗是防止复发的重要措施。单极松解术后第 1 周即可开始进行物理治疗，包括颈部牵伸，使之维持在矫枉过正的位置。牵伸治疗每天进行 3 次，持续 3~6 个月。双极松解术后早期指导患儿进行物理治疗，包括牵伸、肌肉力量训练以及主动活动锻炼。术后 6~12 周也可进行枕颌带牵引或颈围固定。对病情较重，继发畸形明显的年长儿，为防止神经血管损伤的并发症，不宜立即石膏固定头颈部于过度矫正位，最好先行头颌带牵拉 1~2 周逐步矫正姿势畸形后，再行头颈胸石膏外固定 4~6 周。去除牵引或石膏固定后，应立即开始颈肌的牵伸治疗，避免已经松解的颈肌软组织再度粘连挛缩，时间应不少于 1 年。

## （三）家庭康复治疗方法

鼓励家长通过调整喂养和摆位方式促进患儿姿势纠正。例如：①从患侧喂养，促使患儿转头寻找母乳或奶嘴；②经常从患侧与患儿交流，促进其向患侧转头的动作；③通过婴儿床中被动的摆位，对患儿进行姿势纠正；④促进患儿负重姿势下对称运动的发展，及时纠正生活中俯卧、坐位、爬行和步行中异常运动模式。⑤将玩具放在患侧，促进患儿将头转向患侧。

## 五、 预防及预后

### （一）预防

先天性肌性斜颈的病因至今没有明确，因此缺少有效的病因预防方法。早诊断、早治疗是先天性肌性斜颈的防治关键，同时也要尽早排除和治疗患儿的其他合并疾病。

### （二）预后

先天性肌性斜颈若早期诊断，早期采取手法、牵伸、磁贴治疗、家庭体位矫治等康复治疗，约80% 的病例预后良好。若患儿颈部活动度活动受限 <30°、面部对称或为不明显的不对称，则康复治疗预后更佳。

（杜　青）

# 第八节　成骨不全

## 一、 概述

### （一）定义

成骨不全（osteogenesis imperfecta，OI）又称脆骨病，是一种由于结缔组织紊乱即胶原形成障碍而引起的，以骨质脆弱、蓝巩膜、进行性耳聋、关节松弛等为主要表现的先天性遗传性疾病。目前认为，成骨不全的本质在于Ⅰ型胶原结构异常导致的骨组织形态发生变化，从而引起一系列相应的症状，如骨形成不良、皮质菲薄、骨细小、骨脆、骨痛等，患儿可反复骨折，骨关节出现严重进行性畸形，易造成严重功能障碍。

### （二）流行病学特征

文献报道成骨不全在活产新生儿中的总患病率约为 1/20 000 至 1/10 000。成骨不全是一种全身性结缔组织的遗传性疾病，有家族遗传倾向，多数为常染色体显性遗传，少数为常染色体隐性遗传。成骨不全并非骨结构异常或胶原化学组成的缺陷所致，而是骨胶原生成异常，原胶原不能正常生成，骨基质减少，间质组织和结缔组织发育不良。Ⅰ型胶原基因突变是主要病因。85%~90% 有临床症状的成骨不全患儿有Ⅰ型胶原蛋白的异常。Ⅰ型胶原是骨骼以及大多数结缔组织的主要蛋白质成分，并作为与细胞表面、细胞外基质相互作用的重要组分。常染色体显性遗传成骨不全常由于Ⅰ型胶原基因突变引起Ⅰ型胶原数量减少或结构改变导致，常染色体隐性遗传成骨不全与其他参与胶原形成的基因有关，从而导致骨质脆弱，易于发生骨折。

成骨不全的病理特点为全身骨骼骨质疏松，正常的致密骨被排列稀疏的骨小梁取代，骨小梁细而薄且排列紊乱；成骨细胞并未减少，甚至还会增加。成骨不全骨质异常的关键是骨基质内不能沉积正常胶原纤维而沉积的是网状纤维，类似胎儿骨。在软骨成骨过程中只能进行到钙化阶段而不能进行正常软骨成骨。

## 二、 临床特点

成骨不全患儿临床症状主要表现包括骨质脆弱，易骨折，身材矮小，蓝巩膜，牙齿发育不良，听力障碍，大头畸形，关节、韧带松弛，肌肉薄弱，脊柱侧凸，桶状胸等。反复骨折是成骨不全的主要特征。轻度的创伤甚至日常活动都会导致患儿骨折，骨折最常见于下肢，多数为横断骨折，约15%的骨折发生在干骺端，最典型的骨折部位为近端股骨，远端骨干骨折相对少见。胫骨在肌肉的长期作用下会出现进展性弯曲，增加骨折风险。骨折后可以有大量骨痂增生，多数可以愈合，但往往残留畸形。成骨不全患儿身材矮小是由于发育期较正常稍短，加上脊柱及下肢多发性骨折畸形愈合所致。牙齿呈蓝灰色或黄色，易出现龋齿和早期脱落。

成骨不全分型不同，其临床表现也有较大差异，从轻微骨骼畸形到严重畸形甚至死亡程度不等。通常情况下，仅仅依靠临床表现即可对成骨不全作出诊断。在骨质疏松且骨脆性增加、蓝色巩膜、牙质形成不全、早熟性耳硬化这四项临床症状出现两项即可确诊。但其病因诊断有赖于基因分析。90%的 I 型胶原突变可以通过上述方法检测。虽然 I 型胶原阳性检测结果可以证实临床诊断，但是阴性结果并不能完全排除成骨不全。

1979 年，Sillence 等根据病人临床体征和组织病理学特性将成骨不全分为 I~IV 型。I 型（轻型）病情最轻，患儿存活时间可以很长，临床特点主要有骨质疏松、多发骨折和蓝巩膜，骨折主要出现在新生儿期，子宫内骨折或成年后骨折均少见。II 型（围产期致死型）病情最重，临床特点为患儿多在出生前或出生后短期内死亡，存在严重的骨质脆弱、矿化不良、串珠肋、长骨短缩和多发骨折。III 型（进行性畸变型）病情较 II 型稍轻，该型可以不出现蓝巩膜，特点为骨折发生率和临床表现严重程度随时间延长而加重，III 型患儿常出现呼吸系统并发症，如急性心肺功能不全，或呼吸系统感染（支气管炎、细支气管炎、肺炎）等，并发症带来的死亡率较其他型患儿更高，只有少数病例可以活到成年。IV 型（中等严重型）可以没有蓝巩膜，临床表现与 I 型类似，其特点为成年后肢体短缩和相关症状更加明显。随着对该病研究的深入，目前的分型标准中又增加了 V~XIII 型，其中 V 型主要表现为前臂骨折，旋转受限。VI~XIII 则主要依据其致病基因的不同进行分类，临床表现较严重，与 II~IV 型有很多相似之处。

## 三、 康复评定

### （一）外观评定

成骨不全患儿可出现胸廓畸形、脊柱侧凸、足内翻等关节畸形，需进行骨畸形状态的评定；部分患儿可出现颅骨穹窿部软、三角脸，需定期评定头的形状和大小。此外，需对患儿四肢有无畸形及四肢的长度、围度进行评定。

### （二）骨密度评定

骨密度评定有助于判断骨骼的脆性，也是反映骨质疏松程度、预测骨折危险性的重要依据。目前，测定骨密度的方法有双能 X 线骨密度测定、超声骨强度测定。

**1. 双能 X 线骨密度测定** 双能 X 射线骨密度测量法基于双光子法原理，利用双能 X 射线消除软组织影响，是骨密度评定的"金标准"。双能 X 线骨密度检测准确度高、测量速度快、重复精度好，但有一定的电离辐射。

**2. 超声骨强度测定** 超声骨强度测定利用超声波在不同介质中传播速度和超声衰减差异进行测量，具有无电离辐射的特点，常用于儿童骨密度评定。

### （三）影像学评定

X 线摄片可见长骨皮质菲薄，骨小梁纤细、紊乱、消失或不清，骨干纤细、成角、扭曲，干骺端膨大、疏松，椎体普遍变扁，呈双凹形或楔形变，脊柱侧凸、脊柱后凸、胸廓扭曲，髋臼向骨盆内突出，头颅前后径大，额前突，枕部向后下突，颅板菲薄，牙齿形成不全。

### （四）关节活动度评定

成骨不全患儿多会出现反复骨折，骨折后制动可造成关节活动受限，如前臂不能旋后，髋关节、膝关节不能伸直等；也有患儿因关节松弛产生膝关节和踝关节过伸，可通过主、被动关节活动范围测定了解关节活动的角度。

### （五）肌力评定

成骨不全患儿会出现肌肉力量下降现象，可使用徒手肌力测试方法评定肌肉力量，包括上肢的肱三头肌、肱二头肌，下肢的臀大肌、臀中肌、股四头肌、胫前肌等。

### （六）肺功能评定

Ⅲ型成骨不全患儿由于胸部畸形改变了肋间肌的正常活动，增加了作为代偿机制的膈肌工作强度，继而导致无效呼吸的出现，临床上表现为低潮气量和呼吸频率加快；脊柱的畸形可加重限制性通气功能障碍的发生，是导致无效咳嗽的原因之一。《成骨不全症指南》推荐对Ⅲ型成骨不全患儿或者有明显胸廓形态异常的患儿至少每 6 个月或 1 年进行一次临床肺功能评定，对拟进行全麻下手术的患儿肺功能评定也是必需的。

### （七）生长发育评定

成骨不全患儿需辅助站立、行走或站立推迟 1 年以上者并不少见，与同龄正常儿童相比常存在粗大运动功能落后。可以采用 Peabody 运动发育量表第 2 版（PDMS-2）进行评定。详细内容请参考第二章第二节。

### （八）听力评定

成骨不全患儿成年后常发生听力缺失，起初仅是传导性听力缺失，随着疾病进展，感觉性听力缺失也逐渐出现。建议患儿从 7 岁开始，每 3 年进行听力评定。

### （九）日常生活活动能力评定

需对成骨不全患儿的日常生活活动能力（ADL）进行评定，包括进食、梳妆、洗漱、洗澡、如厕、穿衣等，功能性移动包括翻身、从床上坐起、转移、行走、驱动轮椅、上下楼梯等。

## 四、康复治疗

### （一）康复治疗的目标与原则

由于成骨不全患儿的个体异质性很大，在多学科综合治疗的治疗目标设立和进程监控中需格外注意因人而异，具体的干预方法取决于临床表现的严重程度。成骨不全康复治疗的主要目的在于预防和控制症状加重，增加骨量和骨质量，增强肌肉力量，改善患儿身高和运动功能，减少骨折发生，延缓畸形进展，尽可能实现独立活动。成骨不全的康复治疗原则在于早期康复干预，综合运用多种医疗手段，最大限度发挥机体的潜力，改善患儿生活质量。

### （二）康复治疗方法

目前，成骨不全的治疗需手术矫形、药物治疗、基因治疗、康复治疗等多学科综合治疗，其中康复治疗对于改善患儿功能意义重大。虽然多学科综合治疗无法改变患儿的自然病程，但有助于症状缓解、改善生活质量。

1. **手术治疗** 手术矫形治疗包括骨折的急症处理、脊柱侧凸的治疗、骨骼畸形的处理。

成骨不全患儿首次骨折可以通过闭合复位、外固定治疗本病；如果已发生 2~3 次骨折，就可以采取切开复位、髓内针内固定，以避免再次发生骨折。股骨骨折术后采用单髋石膏固定。胫骨骨折采用长腿石膏固定。两种骨折术后固定时间 8~12 周，直到截骨处完全愈合后方能去除石膏，再应用支具固定 12~24 个月，以充分达到骨质的愈合，以避免再骨折。

成骨不全伴发脊柱侧凸的畸形进展均比较快，支具治疗通常无效，脊柱融合并应用内固定系统矫形是较好的选择。

对于股骨、胫骨或两者均存在严重成角畸形的患儿，通过选择性多段截骨，并应用髓内针固定。手术治疗可改善患儿肢体畸形，提高其生活质量。

2. **康复治疗** 对于最严重类型，应该在婴儿时期开始康复治疗，加强肌肉力量，进行有氧训练，如果可能在保护下去步行。在外科手术干预前，应该持续确保患儿有肌肉力量举起肢体对抗重力的训练。也应该鼓励成骨不全患儿尽可能进行锻炼以增强骨骼和肌肉力量，有助于预防骨折，比如游泳和散步等。轮椅等辅助设备也常用于重型成骨不全治疗。伴有肺功能损害的患儿可进行深呼吸及吹气球等呼吸训练。

3. **药物治疗** 成骨不全的药物治疗方法有静脉注射或口服二磷酸盐药物、生长激素。二磷酸盐药物治疗被认为是成骨不全儿童的标准治疗手段，但目前尚无二磷酸盐药物用药的标准治疗方案。二磷酸盐治疗可特异性地抑制破骨细胞介导的骨吸收，使骨密度增加，改善骨质量，骨干皮质增厚，椎体体积增大，降低骨脆性，可能有降低骨折发生率和相对风险降低的趋势。常规剂量治疗可以延迟截骨术的治疗。目前的典型成骨不全二磷酸盐治疗为 2~3 年，然后停止药物治疗，但继续随访患儿。有研究发现，二磷酸盐注射可改善 3 岁以下重症成骨不全患儿的预后。生长激素可刺激骨生长和胶原形成。

4. **其他治疗** 成骨不全的细胞替代疗法、基因疗法仍处于研究阶段。成骨不全患儿的其他特征如听力障碍等也需要进行相应的治疗。成骨不全患儿早期听力下降通常是中耳骨折导致传导性耳聋或砧骨挛缩或纤维化，外科修复或耳蜗移植可改善未受损的听力。晚期听力下降是由于存在显著的感觉神经性耳聋，对中耳施行手术治疗无效。

### （三）家庭康复治疗方法

成骨不全的家庭康复还包括鼓励患儿尽可能地运动，以改善肌肉力量和骨强度，从而预防骨折。日常最推荐的运动为游泳和散步。Ⅱ型成骨不全患儿的父母需要在围生期（妊娠 28 周至出生 1 周）或出生后第 1 年，密切关注患儿呼吸、营养合理摄入、正确持抱的方法和体位、合理协助患儿坐立行等多方面问题。

## 五、 预防及预后

### （一）预防

早期的产前诊断和优生优育有利于预防成骨不全的发生。此外，成骨不全患儿应注意保持合适体重，健康饮食，避免吸烟、过量饮酒和咖啡摄入及服用类固醇类药物，预防骨折的发生。

### （二）预后

成骨不全不同类型、不同严重程度，其预后差异较大。Ⅰ、Ⅳ型预后较好，Ⅱ、Ⅲ型预后较差。成骨不全患儿并发骨折年龄越小预后越差。4 岁时，70% 的Ⅰ型成骨不全患儿可以独立行走，1/3 的Ⅳ型患儿可以走或爬，而Ⅲ型患儿此时还不能独立坐稳。10 岁时，80% 的Ⅲ型患儿可独立坐稳，20% 的Ⅲ型患儿可扶拐短距离行走。呼吸衰竭是成骨不全患儿死亡的最常见原因，其次是意外创伤。尽管成骨不全患儿有多次骨折、身体活动受限、身材矮小，但大多数患儿仍可以进行工作和生活，可以入学、就业、发展友谊和其他关系，参加体育活动和其他娱乐活动，并积极参与社区活动。

（杜　青）

# 第九节　幼年特发性关节炎

## 一、 概述

### （一）定义

幼年特发性关节炎（juvenile idiopathic arthritis，JIA）是一组不明原因，以慢性关节滑膜炎为主要特征，或伴有各组织、器官不同程度损害的慢性、全身性疾病。国际风湿病学会联盟（ILAR）儿科常委专家组将儿童时期（16 岁以下）不明原因关节肿胀持续 6 周以上，统一定为幼年特发性关节炎（JIA），从而取代幼年类风湿关节炎和幼年慢性关节炎。

### （二）流行病学特征

JIA 国内流行病学资料匮乏，国外报道发病率约 0.007%~0.401%，国外调查女多于男，国内住院病例调查男多于女。JIA 有明显家族聚集趋势，但没有发现与致病直接相关的单个基因变异。JIA 病因与发病机制不明，普遍认为是一组与遗传特质、免疫紊乱、环境因素高度关联的异质性疾病。

## 二、 临床特点

### （一）分类

**1. 全身型幼年特发性关节炎（systemic JIA）** 任何年龄皆可发病，但大部分起病于 5 岁以前，每月发热至少 2 周以上，伴有关节炎，同时伴有以下一项或更多症状：

（1）短暂的、不固定的红斑样皮疹。

（2）全身淋巴结的肿大。

（3）肝脾肿大。

（4）浆膜炎，如胸膜炎及心包炎。

应排除下列情况：①银屑病患儿；②8 岁以上，HLA-B27 阳性的男性关节炎患儿；③家族史中一级亲属有 HLA-B27 相关的疾病（强直性脊柱炎，与附着点炎症相关的关节炎，急性前葡萄膜炎或骶髂关节炎）；④2 次检测类风湿因子阳性，检测间隔至少 3 个月。

**2. 少关节型幼年特发性关节炎（oligoarticular JIA）** 发病最初 6 个月 1~4 个关节受累。其中有两个亚型：

（1）持续性少关节型 JIA：整个疾病过程中关节受累数≤4 个。

（2）扩展性少关节型 JIA：病程 6 个月后关节受累数≥5 个。

应该排除下列情况：①银屑病患儿；②8 岁以上，HLA-B27 阳性的男性关节炎患儿；③家族史中一级亲属有 HLA-B27 相关的疾病（强直性脊柱炎，与附着点炎症相关的关节炎，急性前葡萄膜炎或骶髂关节炎）；④2 次检测类风湿因子阳性，检测间隔至少 3 个月；⑤全身型 JIA。

**3. 多关节型幼年特发性关节炎（polyarticular JIA）（类风湿因子阴性）** 发病最初 6 个月有 5 个以上关节受累，类风湿因子阴性。

应该排除下列情况：①银屑病患儿；②8 岁以上，HLA-B27 阳性的男性关节炎患儿；③家族史中一级亲属有 HLA-B27 相关的疾病（强直性脊柱炎，与附着点炎症相关的关节炎，急性前葡萄膜炎或骶髂关节炎）；④2 次检测类风湿因子阳性，检测间隔至少 3 个月；⑤全身型 JIA。

**4. 多关节型幼年特发性关节炎（polyarticular JIA）（类风湿因子阳性）** 发病最初 6 个月有 5 个以上关节受累，类风湿因子阳性。

应该排除下列情况：①银屑病患儿；②8 岁以上，HLA-B27 阳性的男性关节炎患儿；③家族史中一级亲属有 HLA-B27 相关的疾病（强直性脊柱炎，与附着点炎症相关的关节炎，急性前葡萄膜炎或骶髂关节炎）；④全身型 JIA。

**5. 银屑病性幼年特发性关节炎（psoriatic JIA）** 1 个或更多的关节炎合并银屑病，或关节炎合并以下两项：

（1）指（趾）炎。

（2）指（趾）甲凹陷或指（趾）甲脱离。

（3）家族史中有银屑病患儿。

应该排除下列情况：①8 岁以上，HLA-B27 阳性的男性关节炎患儿；②家族史中一级亲属有

HLA-B27 相关的疾病（强直性脊柱炎，与附着点炎症相关的关节炎，急性前葡萄膜炎或骶髂关节炎）；③2 次检测类风湿因子阳性，检测间隔至少 3 个月；④全身型 JIA。

6. **与附着点炎症相关的关节炎（enthesitis related JIA）** 关节炎合并附着点炎症或关节炎或附着点炎症，伴下列情况中至少 2 项：

（1）骶髂关节压痛或炎症性腰骶部及脊柱疼痛，但不局限在颈椎。

（2）HLA-B27 阳性。

（3）男性 8 岁以上发病的关节炎患儿。

（4）家族史中一级亲属有 HLA-B27 的相关的疾病（强直性脊柱炎，与附着点炎症相关的关节炎，急性前葡萄膜炎或骶髂关节炎）。

应该排除下列情况：①银屑病患儿；②2 次检测类风湿因子阳性，检测间隔至少 3 个月；③全身型 JIA。

7. **未定类的幼年特发性关节炎（undefined JIA）** 不符合上述任何一项或符合上述两项以上类别的关节炎。

## （二）临床表现

1. **全身型幼年特发性关节炎** 本型的发热呈弛张高热，每天体温波动在 36~40℃之间，其皮疹特点为随体温升降而出现或消退，关节症状主要是关节痛或关节炎，发生率在 80% 以上，为多关节炎或少关节炎，常在发热时加剧，热退后减轻或缓解。关节症状既可首发，又可在急性发病数月或数年后才出现。部分有神经系统症状。

2. **少关节型幼年特发性关节炎** 本型女孩多见，起病多在 5 岁以前，多为大关节受累，膝、踝、肘或腕等大关节为好发部位，常为非对称性。虽然关节炎反复发作，但很少致残。约 20%~30% 的患儿发生慢性虹膜睫状体炎而造成视力障碍，甚至失明。

3. **RF 阴性多关节炎型幼年特发性关节炎** 本型任何年龄都可起病，但起病有两个高峰，即 1~3 岁和 8~10 岁，女孩多见，受累关节≥5 个，多为对称性，大小关节均可受累。颞颌关节受累时可致张口困难、小颌畸形。约有 10%~15% 的患儿最终出现严重关节炎。

4. **RF 阳性多关节炎型幼年特发性关节炎** 本型发病亦以女孩多见，多于儿童后期起病，本型临床表现基本上与成人 RA 相同，关节症状较类风湿因子阴性组为重，后期可侵犯髋关节，最终约半数以上发生关节强直变形而影响关节功能。除关节炎表现外，可出现类风湿结节。

5. **银屑病性幼年特发性关节炎** 本型儿童时期罕见，发病以女性占多数，男女之比为 1∶2.5。表现为一个或几个关节受累，常为不对称性。大约有半数以上患儿有远端指间关节受累及指甲凹陷。关节炎可发生于银屑病发病之前或数月、数年后。40% 的患儿有银屑病家族史。发生骶髂关节炎或强直性脊柱炎者，HLA-B27 阳性。

6. **与附着点炎症相关的关节炎** 本型以男孩多见，多于 8 岁以上起病。四肢关节炎常为首发症状，但以下肢大关节，如髋、膝、踝关节受累为多见，表现为肿、痛和活动受限。

骶髂关节病变可于病前发生，但多数于起病数月至数年后才出现。典型症状为下腰部疼痛，初为间歇性，数月或数年后转为持续性，痛可放射至臀部，甚至大腿。直接按压骶髂关节时有压痛。随着病情发展，腰受累时可致腰部活动受限，严重者病变可波及胸椎和颈椎，使整个脊柱呈强直状态。在儿童常只有骶髂关节炎的 X 线改变，而无症状和体征。

患儿还可有反复发作的急性虹膜睫状体炎和足跟疼痛，这是由于跟腱及足底筋膜与跟骨附着处炎症所致。本型 HLA-B27 阳性者占 90%，多有家族史。

### （三）辅助检查

实验室检查的任何项目都不具备确诊价值，但可帮助了解疾病的程度和除外其他疾病。

**1. 炎症反应的证据**　血沉明显加快，但少关节型患儿的血沉结果多数正常。在多关节型和全身型患儿中急性期反应物（C- 反应蛋白、IL-1 和 IL-6 等）增高，有助于随访时了解病程。

**2. 自身抗体**

（1）类风湿因子（RF）：RF 阳性提示严重关节病变及有类风湿结节。RF 阴性中约 75% 的患儿能检出隐匿型 RF，对 JIA 患儿的诊断有一定帮助。

（2）抗核抗体（ANA）：40% 的患儿出现低中滴度的 ANA。

**3. 其他检查**

（1）关节液分析和滑膜组织学检查：可鉴别化脓性关节炎、结核性关节炎、类肉瘤病、滑膜肿瘤等。

（2）血常规：常见轻中度贫血，外周血白细胞总数和中性粒细胞增高，可伴类白血病反应。

（3）X 线检查：早期（病程 1 年左右）X 线仅显示软组织肿胀，关节周围骨质疏松，关节附近呈现骨膜炎。晚期才能见到关节面骨破坏，以手腕关节多见。

（4）其他影像学检查：骨放射性核素扫描、超声波和 MRI 均有助于发现骨关节损害。

## 三、　康复评定

对 JIA 患儿进行康复评定，其主要目的在于：明确患儿与 JIA 有关的慢性疼痛；与炎症和疲劳有关的身体移动性障碍；与疼痛、疲劳和晨僵有关的自我照料能力的缺损。为制订治疗目标及方案提供依据，在治疗过程中，做出疗效评估，为治疗方案的调整提供依据。

**1. 肌力评定**　肌力评定可反映关节炎肢体的肌肉状态。目前肌力评定按照是否使用器械可分为徒手肌力评定与器械肌力评定，按照肌肉收缩类型可分为等长肌力评定、等张肌力评定与等速肌力评定。

**2. 关节活动度评定**　可分为主动关节活动度与被动关节活动度。目前国内外的测量，均使用通用量角器进行，在测量时，让受试者处于一定的体位，固定轴心，确定固定臂与移动臂后，让受试者做相应的关节运动，并对其移动度数进行测量，测量时应分别对主动及被动进行测量。通过 ROM 的测定可了解患儿关节挛缩和粘连程度。

**3. 疼痛评定**　可选用视觉模拟评分量表（VAS）和数字评分量表（NRS）。详见本章第一节。

**4. 日常生活活动能力评定**　早期或轻度骨关节炎患儿一般不影响患儿的日常生活能力，但对于严重的骨关节炎患儿常影响日常生活活动能力，此时应进行 ADL 的功能评定，以了解患儿日常生活活动能力困难程度和依赖程度。

**5. 关节功能评定**　美国风湿病学会儿科（ACR pediatrics）关节功能评价系统包括以下 6 个核心内容：

（1）活动性关节炎的关节数目。

（2）活动受限的关节数目。

（3）医生对患儿疾病总体状况的评分：VAS 直观类比量表。

（4）患儿或家长对目前疾病总体状况的自我评价：VAS 直观类比量表。

（5）功能性能力评价：采用健康问卷调查（childhood health questionnaire，CHQ）。

（6）实验室炎症指标：红细胞沉降率、C反应蛋白。

结果判定：以上6个指标中3项至少30%改善，并且不超过1项有大于30%的恶化则达到ACR Pediatrics 30改善（respond），反之为未改善（non-respond）。上述标准50%和70%改善分别称为达到ACR Pediatrics 50和ACR Pediatrics 70改善。

其中健康问卷调查（CHQ）包括以下9个方面，共50个项目，各个项目进行0~4分或0~5分评分，包括：①整体健康状况；②体育活动；③日常活动；④疼痛；⑤行为；⑥情绪；⑦生活满意度；⑧家长对健康状况的评价；⑨对家人生活的影响。

## 四、康复治疗

### （一）康复治疗的目标与原则

**1. 康复治疗的目标**　JIA康复治疗目标是通过采用物理治疗方法与技术、辅助具与适应器具、能量保存与关节保护教育及职业计划等措施，以维持或恢复功能，预防功能障碍。

**2. 康复治疗原则**　治疗应个体化，结合患儿自身情况，如年龄、性别、体重、自身危险因素、病变部位及程度等选择合适的治疗方案。

### （二）康复治疗方法

**1. 适当休息**　急性及亚急性期，患儿疼痛明显，应强调适当休息。休息的目的在于减轻疲劳和症状，避免不恰当的应力。卧床休息时间要适度，采取正确的卧床姿势。床应该结实，中部不能下垂、凹陷。双脚支撑于床端的垫板上，以防足下垂畸形。膝下不宜垫枕，只有在晚上才允许头垫枕。在白天要采取固定的仰卧姿势，用少量枕头保持脊柱良好的姿势。

**2. 运动疗法**

（1）关节活动度训练：通过适宜的关节运动与应力，促进关节内滑液的循环，减轻滑膜炎症。适当的应力能促使关节滑液进入关节软骨，改善软骨营养，同时保持关节一定活动能力，可有效防止关节僵硬。关节活动训练包括：

1）关节被动活动：可以采用手法及器械被动活动关节。

2）牵引：主要目的是牵伸挛缩的关节囊及韧带组织。

3）关节助力运动和主动运动：在不引起明显疼痛的范围内进行主动或辅助关节活动，如采用坐位或卧位行下肢活动等。

（2）肌力练习：通过患肢关节肌力的练习，可预防和治疗肌肉无力和肌肉萎缩。肌力的增强，可增加关节的稳定性，具有保护关节的作用，防止骨关节炎发展。常用的肌力练习方法包括等长、等张和等速肌力训练。

以上各种运动强度以患儿身体能够耐受，不引起局部关节疼痛、肿胀为限。

**3. 推拿**　推拿能够促进局部毛细血管扩张，使血管通透性增加。血液和淋巴循环速度加快，从而改善病损关节的血液循环，降低炎症反应，改善症状。应用推、拿、揉、捏等手法和被动活动，可以防止骨关节肌肉、肌腱、韧带等组织发生萎缩，松解粘连，防止关节挛缩、僵硬，改善关节活动度。

**4. 作业治疗**　对日常生活自理能力较差的患儿，鼓励其尽量完成日常生活活动训练，如进食、取物、倒水、饮水、梳洗、拧毛巾、穿脱上衣和裤子、解扣、开关抽屉、手表上弦、开关水龙头、坐、站、移动、下蹲、步行、上下楼梯、出入浴池等。

5. **物理因子治疗** 可选择的物理因子疗法包括高频电疗（短波、超短波）、水疗、蜡疗、经皮神经电刺激疗法（TENS）、中频电疗、中药熏洗、超声波等治疗。

（1）高频疗法：能达到改善血液循环、解除肌痉挛、消炎消肿作用。

（2）水疗：采用热水浴（39~40℃）具有镇痛作用，常用矿泉浴、盐水浴、硫化氢浴等。

（3）蜡疗：利用加热溶解的石蜡作为介质，将热能传至机体，一方面可扩张局部毛细血管，改善血液循环，使皮肤保持弹性，具有软化、松解瘢痕及肌腱的作用；另一方面当石蜡温度下降后，体积可逐渐缩小10%，对局部又有柔和的机械压迫，从而防止组织内淋巴液和血液渗出，对关节具有消炎、止痛和消肿作用。

（4）经皮神经电刺激疗法：可通过用电流刺激皮肤从而缓解骨关节炎疼痛。

（5）中频电疗：中频电疗具有明显镇痛、促进血液循环的作用。

（6）中药熏洗：可使药物通过皮肤表层吸收、角质层渗透和真皮层转运进入血液循环而发挥药效。同时，药物的湿热蒸汽可促使局部毛细血管扩张，促进血液循环，改善局部的组织营养代谢，使药物吸收加速，且能直达病所，促进关节积液吸收，缓解疼痛和肿胀，从而达到改善关节功能的目的。在临床遣方用药方面，选择行气活血、温经通脉之品，可使药效直达关节，有效缓解关节肿痛、活动受限等症状，较好恢复关节功能。

（7）超声波：超声波的温热效应可改善患儿局部循环，加速致痛物质的代谢，达到消肿止痛的效果，从而改善临床症状。

6. **支具及辅具** 支具的应用可预防、矫正由于骨关节炎引起的关节畸形，保持和补偿关节功能，调整关节力线及负荷，增加关节的稳定性，减轻负重关节的应力负荷等作用，从而减慢关节畸形的发展。必要时，需在专业人员指导下选择和使用支具或助行器。

（1）夹板：急性期夹板治疗可以消肿止痛。夹板的作用是保护及固定急性炎性组织，最终保存一个既可活动又具有功能的关节。夹板应每天卸去1次，施行适度训练，以预防关节僵硬的发生。不同的关节，固定的姿势、角度不同。

（2）手杖或支具：适用于步行时下肢负重引起的疼痛或肌肉无力、负重困难者，可用手杖或支具辅助减轻患肢负重并调整力线，缓解症状。

（3）护膝及踝足支具等：增加关节稳定性，保护局部关节，急性期使用可以相对限制关节活动，缓解疼痛。

（4）轮椅：适用于髋、膝关节负重时疼痛剧烈，不能行走的患儿。

7. **健康教育** 健康教育的主要目的是对患儿进行JIA的病因、预防与治疗相关知识的教育，调整和改变生活方式，了解预防功能障碍的措施，保护关节等。减少加重关节负担不合理的运动，避免长时间爬楼梯、爬山。进行适量有氧锻炼（如游泳、骑自行车等），肥胖者应减肥。在文体活动及日常生活、工作中注意保护关节，预防关节损伤。严重者行走时应使用拐杖或手杖，以减轻关节的负担。

8. **心理治疗** 克服患儿因慢性疾病或残疾造成的自卑心理，鼓励参加正常活动和上学；取得家长配合，增强他们战胜疾病的信心，使患儿的身心健康成长。

9. **药物治疗**

（1）非甾体抗炎药（non-steroid anti-inflammatory drug，NSAIDs）：是治疗幼年特发性关节炎的常用药物，通过抑制环氧化酶减少前列腺素的合成，从而起到抗炎、止痛、退热、消肿作用，起效较快，耐受性好，不良反应小。以肠溶阿司匹林（ASP）为代表，推荐剂量为每天60~90mg/kg，分4~6

次口服。其他 NSAIDs 如萘普生（每天 10~15mg/kg，分 2 次）、布洛芬（每日 50mg/kg，分 2~3 次）、双氯芬酸钠或尼美舒利（nimesulide）等。

（2）缓解病情抗风湿药（disease modifying anti-rheumatic drugs，DMARDs）：即二线药物，因为应用这类药物至出现临床疗效之间所需时间较长，故又称慢作用抗风湿药。近年来认为，在患儿尚未发生骨侵蚀或关节破坏时及早使用本组药物，可以控制病情加重。

主要药物有羟氯喹及柳氮磺吡啶等，羟氯喹剂量为每日 5~6 mg/（kg·d），不超过 0.25g/d，分 1~2 次服用。疗程 3 个月至 1 年。柳氮磺吡啶剂量为 50mg/（kg·d），服药 1~2 个月即可起效。

（3）肾上腺皮质激素：虽可减轻 JIA 关节炎症状，但不能阻止关节破坏，长期使用不良反应太大，而一旦停药将会严重复发。因此，糖皮质激素不作为首选或单独使用的药物，应严格掌握指征。

（4）免疫抑制剂：甲氨蝶呤（MTX）：剂量为 10mg/m$^2$，每周 1 次顿服。服药 3~12 周即可起效。对多关节型安全有效。其他免疫抑制剂，可选择使用环孢素 A、环磷酰胺（CTX）、来氟米特和硫唑嘌呤、雷公藤多苷，但其治疗 JIA 的有效性与安全性尚需慎重评价。

## 五、预防及预后

### （一）预防

JIA 病因至今尚不明确，因此很难对因预防。患病后预防功能障碍及肌萎缩，保持 JIA 患儿功能状态及日常生活活动能力。主要的预防措施有：①保持正确体位，以减轻对某个关节的负重，使用合适的辅助装置，在最佳体位下进行工作或日常生活活动；②改造家庭环境，以适应疾病的需要；③避免同一姿势长时间负重，休息与活动协调；④维持足够肌力；⑤保持良好姿势；⑥对于病变关节，可在消除或减轻重力的情况下进行适当的工作。

### （二）预后

JIA 总体预后较好，给予适当处理后 75% 的患儿不会严重致残。并发症主要是关节功能丧失和虹膜睫状体炎所致的视力障碍。但就个例而言，预后难测，有些人在历经数年缓解后在成人期偶尔也会出现复发。有研究认为 IgM 型 RF 阳性滴度越高，预后越差。如果发生巨噬细胞活化综合征（macrophage activation syndrome，MAS），则死亡率高，预后差。

（马丙祥）

# 第九章
# 遗传性疾病的康复

遗传性疾病是危害人类健康的重大疾病，具有发病年龄早、临床表型和遗传型复杂、缺乏根治办法、致死或致残率高等特点。近年来，随着社会经济的发展、环境和生物学致病因素的增加以及遗传学方面的研究进展，越来越多的遗传性疾病被发现和重视。尽管医学遗传学工作者在对遗传病的研究中弄清了一些遗传病的发病过程，从而为遗传病的治疗和预防提供了一定的基础，并不断提出了新的治疗措施，如：饮食疗法、酶替代治疗、药物治疗、手术治疗和基因疗法等，但这些方法仅适合用于少数遗传性疾病，在基因疗法尚不成熟的现阶段，多数遗传病仍然是难以治愈的，各种功能障碍给患儿造成终生性负面影响。因此，早期诊断、早期提供支持性治疗与综合康复管理是提高遗传性疾病患儿生活质量不可缺少的重要内容。

## 第一节　总　　论

## 一、概述

### （一）定义

遗传性疾病是指因生殖细胞或受精卵的遗传物质（染色体或 DNA）在数量、结构或功能上发生改变所引起的人类疾病，可以出生时即已发病，也可以在一定年龄才发病。

### （二）分类

遗传性疾病按照遗传方式分为以下类型：

1. **单基因遗传病**　是指由于一对等位基因突变引起的遗传病，又称孟德尔遗传病，包括常染色体显性遗传病、常染色体隐性遗传病、X- 链锁显性和隐性遗传病、Y- 连锁遗传病等。

2. **多基因遗传病**　是指由多对微效基因和环境因素双重影响而引起的疾病，每对微效基因突变的作用轻微，但累加起来可以产生明显表型效应。

3. **染色体病**　是指染色体数目或结构畸变引起的疾病。

4. **线粒体遗传病**　是指核基因和线粒体 DNA（mtDNA）异常引起的遗传病。

各种遗传性疾病中以神经系统疾病最多见，常根据解剖学受累部位分为：①染色体病；②遗传代谢病；③神经系统畸形；④脑白质病；⑤神经肌肉病；⑥脊髓 - 小脑 - 脑干系统疾病；⑦锥体外系疾病；⑧运动神经元病；⑨发作性疾病（癫痫、偏头痛、热性惊厥等）。

## 二、 临床特点

### （一）遗传性疾病具有表型异质性和遗传异质性特点

表型异质性是指在不同家系中可遗传同一基因的不同等位基因突变体，导致不同的临床表现型。遗传异质性是指某一种遗传性疾病或表型可以由不同的等位基因或者基因座突变所引起的现象，而某一个基因突变可以引起多种疾病或表型。这种表型异质性和遗传异质性常常给人们对疾病的认识和诊断造成一定困难。尽管遗传性疾病的临床表型特征复杂多样，但根据起病年龄和病情进展表现为不同阶段的共同症状，或存在某些特征性症状和（或）体征。如早期发育迟缓、肌肉无力或萎缩、智力障碍、行为异常、癫痫发作、晚期运动受限、痉挛和挛缩等。

### （二）遗传性疾病诊断的流程

遗传性疾病的诊断应首先根据临床表型和特征进行相关检查，然后选择适宜的遗传学检查方法和检测内容，并对检测结果进行合理解读，作出正确的遗传学诊断。相关检查内容如下：

1. 血液生化　血糖、血氨、血乳酸。
2. 血、尿遗传代谢病筛查。
3. 头颅影像学　遗传性脑白质营养不良和肝豆状核变性（Wilson 病）等都有典型的脑影像学改变。
4. 细胞遗传学或分子遗传学检测
（1）染色体核型和高分辨分析：可检测染色体核型的异常和微小病变。
（2）基因检测：荧光原位杂交（fluorescence in situ hybridization，FISH）技术、微阵列比较基因组杂交（array comparative genomic hybridization，array CGH）技术、多重连接探针扩增（multiplex ligation-dependent probe amplification，MLPA）技术、一代和二代基因测序、全外显子测序、全基因组测序等。

## 三、 康复评定

### （一）病史

遗传性疾病患儿的病史询问应重点关注家族史、孕产史、新生儿疾病史、生长发育史等；要注意是否合并癫痫或其他疾病，有无发育倒退，既往诊断和治疗情况，以及目前存在的主要问题，父母对疾病的认知和期望值。

### （二）体格检查

遗传性疾病常表现为多系统受累、变形或多种畸形，康复评定时需要仔细查体，全面了解各系统合并症。

1. **生命体征和一般情况**　记录呼吸、脉搏、心率和血压。测量头围、身高、体重和体质指数（body mass index，BMI）。观察精神面貌、表情丰富程度、注视和追视、语言交流、行为举止、运动姿势和步态等。

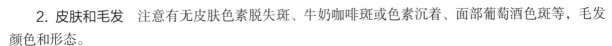

**2. 皮肤和毛发** 注意有无皮肤色素脱失斑、牛奶咖啡斑或色素沉着、面部葡萄酒色斑等，毛发颜色和形态。

**3. 头颈部** 注意是否有特殊面容，有无斜视、眼睑下垂、眼球震颤等，注意耳部外形和听觉反应，有无高腭弓、唇腭裂等口腔结构异常，口唇和舌运动的情况，有无斜颈与胸锁乳突肌肿块，颈部淋巴结大小。

**4. 胸腹部和外生殖器** 观察有无鸡胸、肋缘外翻、漏斗胸，外生殖器形态是否异常（短阴茎、隐睾）。

**5. 肌肉骨骼系统** 观察有无脊柱侧凸、后凸、前弯，手指 / 足趾及四肢骨关节畸形 / 变形，肌肉震颤、萎缩和肥大。

**6. 神经系统** 重点进行原始反射、生理反射和病理反射检查；保护性伸展和平衡反应检查，如：立直反射、降落伞反射、倾斜反应、坐位及立位平衡反应；肌张力和肌力检查；脑神经检查；感觉检查；指鼻试验和跟膝胫试验等小脑功能检查等。

### （三）功能评定

**1. 发育性评定**

（1）粗大和精细运动评定：可以根据年龄选择以下量表评定：① Alberta 婴儿运动量表：适合于 18 个月以下婴儿的粗大运动能力评定；② Peabody 运动发育量表：适合于 72 个月以下婴幼儿的粗大及精细运动能力评定；③粗大运动功能测评（GMFM）等。

（2）智力评定：全面性发育迟缓和智力障碍是染色体病患儿的突出表现，可根据不同年龄选择相应评估量表进行评定。包括贝利婴幼儿发展量表（BSID）、Gesell 发育量表、学龄前儿童韦氏智力量表（WPPSI）、儿童韦氏智力量表（WISC）等。

（3）语言能力评定：①构音障碍评定：言语清晰度差的患儿可以采用汉语版构音障碍评定法进行构音器官、构音类似运动和构音方面的检查。②语言发育迟缓评定：可采用（S-S）语言发育迟缓检查法评估语言发育水平，包括交流态度、操作性课题、言语符号的理解和表达。

（4）日常生活能力评定：可采用 Barthel 指数、功能独立性评定量表儿童版、儿童生活功能量表（PEDI）等。

（5）心理、行为及社会适应能力评定：可采用儿童社会适应能力量表、早期孤独症筛查量表（Chat-23 项、ABC 量表）、儿童孤独症评定量表（CARS）、Conner 行为评定量表、Achenbach 儿童行为量表（CBCL）等。

**2. 心肺功能评定** 某些遗传性疾病的晚期或神经肌肉病进展过程中累及重要脏器时应进行心肺功能监测和评定，包括心率、呼吸、脉搏、血压、血氧饱和度等生命体征的监测，心电图和心脏超声多普勒检查，耐力测试，肺功能仪检测等。

**3. 疾病相关的专项评定** 可以根据不同疾病选择相应的专项评定方法，如：神经肌肉病专项运动评定、线粒体脑肌病专项评定等。

### （四）肌肉骨骼畸形的评定

**1. 脊柱侧凸的评定** 可以采用 Adam 前弯试验进行脊柱侧凸的筛查，Adam 前弯试验阳性者进行全脊柱 X 片，明确侧凸类型、测量 Cobb 角及椎体旋转度。

**2. 髋关节以及下肢和（或）足的相关评定** 可进行下肢生物力学测量，监测是否存在胫骨扭转、跟骨内偏或外偏、足内翻或外翻；臀纹不对称或双侧下肢不等长者则需进行髋关节 B 超（6 月龄以下）或双侧髋关节正位片（6月龄以上）检查，明确是否存在髋关节脱位或半脱位。

### （五）伴随障碍的评定

根据障碍类型选择相应检查与评定。如：心脏彩超、心电图、头颅CT或MRI、常规或视频脑电图监测、视觉诱发电位或脑干听觉诱发电位检查；血常规和生化检查，骨代谢指标与骨龄测定，甲状腺功能、性激素、生长激素或其他内分泌功能评定。

## 四、康复治疗

### （一）康复治疗的目标与原则

遗传性疾病大多数没有根治办法，治疗主要是针对症状和体征，除了早期积极治疗脏器畸形以减少并发症、降低死亡率之外，尽早开始发育监测和康复管理至关重要。

**1. 康复治疗的目标**　促进功能发育，提高生活独立性所需的各方面技巧；维持良好姿势和功能水平，预防或延缓骨关节变形；最大限度地提高生活独立性水平，改善社会功能和提高生活质量。治疗内容包括精细和粗大运动技巧，游戏技巧，自理技巧（进食、穿脱衣服、修饰等），学习能力（绘画、书写、使用剪刀等），社区和学校参与能力，精神健康管理等。

**2. 康复治疗的原则**

（1）伴发畸形的早期监测与及早矫治原则：新生儿期和婴儿早期及时监测和治疗先天性心脏病、气管食管瘘、幽门狭窄、先天性巨结肠、肠闭锁和无肛门等内脏畸形有助于预防严重并发症、降低死亡率。先天性白内障者应出生后尽早采取手术摘除、术后配镜等措施以确保视力恢复；出现寰枢椎半脱位引起颈髓受压的症状和体征时应进行颈椎骨科手术。

（2）家庭为中心的早期干预原则：0~3岁是发育关键期，其生长环境主要是家庭，因此，必须尽早开始以家庭为中心的早期干预，教会父母家庭干预的策略和内容，医生和治疗师应定期对家长进行家庭干预指导并监测疗效。

（3）遵循发育学和动态系统理论原则：应按照发育里程碑顺序进行发育促进，让患儿在动态性活动和参与中学会各种技能。

（4）主动学习与寓教于乐原则：任何学习和训练任务中，都必须确保患儿是最积极的角色，可提供激励和奖赏，促进患儿参与动机，让患儿主动发起和从事运动和游戏活动，在快乐中学习和提高。

（5）医教结合综合康复原则：应鼓励患儿及早进入幼儿园或学校，医生、治疗师和教师应密切配合，确保患儿既接受教育，又得到科学合理的康复治疗，及时发现和处理医学并发症。

（6）系统监测和随访原则：染色体病患儿常常多系统受累，且不同年龄阶段将会面临不同的医学并发症，因此需要进行系统监测和随访。

### （二）康复治疗

**1. 神经发育性治疗**　采用Bobath技术、运动学习和动态系统理论，促进里程碑和各种功能技巧的发育。包括：物理治疗（PT），作业治疗（OT），语言治疗、认知能力训练和日常生活活动能力训练等。

**2. 牵伸治疗**　适用于神经肌肉病晚期或痉挛患儿，通过被动和（或）主动牵伸、手法松动等，缓解肌张力，防止挛缩和变形。

**3. 肌力强化和耐力训练**　应根据疾病特点选择适当的训练强度和方法，包括抗阻训练、核心肌群训练、有氧训练等。

**4. 姿势管理和辅助器具使用**　包括手杖、轮椅、踝足矫形器、脊柱支具等，可以根据疾病性质和进展阶段进行适配，帮助延缓功能丧失，维持良好姿势，增加移动能力。

**5. 呼吸管理与心脏康复**　适用于脊髓性肌萎缩和肌营养不良患儿，以及各种进展性疾病晚期。

**6. 心理学治疗和心理支持**　包括行为干预、心理学治疗和（或）精神类药物治疗，同时应加强医疗和教育管理方面的知识宣教，为患儿和家长提供心理咨询和心理支持，营造健康向上的生活氛围和信心，避免社会歧视；提高抗病能力和生活自信心。

**7. 共患病的治疗**　遗传性疾病常常存在各种共患病，且常因此加快病情进展或加重不良预后，需多学科会诊及时治疗。

（侯　梅）

# 第二节　染色体病

## 一、概述

**1. 定义**　染色体病又称染色体畸变综合征。由于染色体数目或结构畸变引起的疾病被称为染色体病，分为常染色体病和性染色体病两大类。畸变性质包括染色体数目的增多或减少，结构上的缺失或重复、易位、倒位、插入或环状染色体。临床表现为多发性畸形、生长发育迟缓、智力障碍、皮肤纹理异常、特殊面容和生殖内分泌异常等。怀疑染色体病时可以通过染色体核型分析、微阵列分析等遗传学检测方法明确诊断。

**2. 致病因素**　染色体病的致病因素是多方面的，包括：①遗传因素：父母为致病染色体携带者；②物理因素：放射线、电离辐射、高强磁场等；③化学因素：药物、毒物或农药等；④生物学因素：孕母高龄、孕前或孕初感染病毒等。

## 二、临床特点

染色体病虽然存在某些共性，但也存在临床表型的差异，诊断和康复治疗中需要分别掌握各自的要点。几种常见染色体病的临床特征如下。

### （一）唐氏综合征

唐氏综合征（Down syndrome，DS）又称 21- 三体综合征或先天愚型，是由于染色体核型中多了一条 21 号染色体所致。根据染色体畸变的类型分为 3 型：①标准型：约占 95% 左右；②易位型：约占 2.5%~5%；③嵌合体型：约占 2%~4%。发病率为 1/1000~1/600 活产儿。孕龄越大，孕育 DS 患儿的风险也越高。

主要临床表现：①特殊面容：表情呆滞，眼距宽、眼裂小、外眼角上斜、内眦赘皮，鼻梁低，外耳小，硬腭窄，喜张口伸舌，易流涎；②智能落后：绝大多数存在中度到重度智力障碍，随年龄增长日趋明显；③生长发育迟缓：肌张力低下，运动发育落后，骨龄延迟，身材矮小，四肢短，手指粗短；④合并疾病：约50%合并先天性心脏病、消化道畸形、免疫功能低下、白血病等发生率高；⑤特殊皮纹：通贯手，第1和2足趾间隙宽而深，第4、5指桡箕增多。

## （二）猫叫综合征

猫叫综合征（cri du chat syndrome），又称5p-综合征，因其生后哭声似猫叫而得名。本病为5号染色体短臂部分或全部缺失所致，关键片段位于5p15.2和5p15.3。其中 *MARCH6*、*CTNND2* 及 *SEMA5A* 基因缺失是导致表型症状的关键基因。80%的患儿为染色体片段单纯缺失，10%为不平衡易位引起，环状染色体和嵌合体较少见。发病率为1/50 000~1/15 000活产儿。

主要临床表现：①哭声异常：患儿喉肌发育不全，哭声高调，似猫叫样哭声，伴发音缺陷，随年龄增长，猫叫样哭声多于1岁后消失。②面容异常：小头、圆脸、面部不对称、眼距宽、内眦赘皮、小下颌、耳位低等。③发育迟缓：表现为婴儿期喂养困难、肌张力低下和生长迟缓；早期各种发育里程碑获得延迟；语言落后但语言理解好于表达；不同程度的智力障碍。④其他相关畸形：先天性心脏畸形、骨骼畸形（脊柱侧凸，并指、趾和肋骨畸形等）、唇腭裂、视神经萎缩、短颈、隐睾等。

## （三）威廉姆斯综合征

威廉姆斯综合征（Williams syndrome，WS）是由于7q11.23邻近多个基因（约1.5~1.8MB）的缺失所致，涉及弹性蛋白基因 *ELN*、*GTF2I* 及 *LIMK1* 等多个关键基因。大部分为散发病例，极少有家族史。发病率为1/20 000~1/10 000活产儿。

主要临床表现：①心血管病变（75%~80%）：以主动脉瓣狭窄和肺动脉瓣狭窄为主；②精灵脸面容：前额宽广、眼距宽或伴内眦赘皮、鼻梁扁平、人中长、嘴宽唇厚、小下颌、耳朵突出、耳垂较大、眶周丰满、星状虹膜等；③智力障碍（75%）：多为轻度到中度智力障碍；④独特的性格特征：活泼、过度友好、语言表达能力强、热情、焦虑、注意力不集中；⑤生长异常：宫内发育迟缓，生后体重及身高增长不良，平均成人身高低于正常第3百分位；⑥结缔组织异常：腹股沟疝、脐疝、声音嘶哑、皮肤松弛、关节活动受限或活动度过大等；⑦内分泌异常：特发性高钙血症、高钙尿症、甲状腺功能减退、性早熟等；⑧其他相关异常：牙齿发育不良、视觉空间分辨能力差、远视、斜视、听觉过敏、感音神经性耳聋等。

## （四）天使综合征

又称Angelman综合征（Angelman syndrome，AS），是由于母源染色体15q11-13上编码泛素蛋白连接酶E3（ubiquitin protein ligase E3A，*UBE3A*）的基因缺失或表达异常所致的遗传综合征。根据 *UBE3A* 基因缺陷的遗传学发病机制分为4型：母源15q11-13缺失，约占70%；父源性单亲二体（uniparental disomy，UPD），约占2%~7%；印记基因缺陷，约占2%~7%；*UBE3A* 基因点突变，约占10%。发病率为1/40 000~1/10 000活产儿。

主要临床表现：该病临床表型具有异质性。共同特征（100%）包括：①严重智力障碍；②语言障碍：无或仅有少量词汇，非言语交往能力好于言语能力；③运动及平衡障碍：步态不稳、共济失调等；④独特的行为特征：不明原因大笑、兴奋、易激惹、舞动样动作、拍手等。其他常见表现（80%）包括：①小头畸形；②癫痫发作：多3岁前起病，通常发作严重且为药物难治性；③特征性脑电图异常：游走性慢波，额区2~3Hzδ节律、广泛性或后头部4~6Hzθ节律或后头部2~6Hz混合慢波活动，夹杂或不夹杂多灶棘波、棘慢波。此外，该综合征患儿婴儿期喂养困难、枕部扁平、睡眠障碍等也常见。

### （五）Prader-Willi 综合征

Prader-Willi 综合征（Prader-Willi syndrome，PWS）又称肌张力低下 - 智能障碍 - 性腺发育滞后 - 肥胖综合征。是由于父源染色体 15q11-13 区域印记基因的功能缺陷所致的遗传综合征，包括 3 种遗传类型：父源 15q11-13 缺失，约占 65%~75%；母源性 UPD，约占 20%~30%；印记基因微缺失及突变，约占 1%~3%。发病率为 1/30 000~1/10 000 活产儿。

主要临床表现：取决于不同年龄阶段：①新生儿期肌张力低下、吸吮力差；②婴儿期喂养困难，体格及精神运动发育迟缓；③婴儿期特征性面容：头颅长、窄脸、杏仁眼、小嘴、薄上唇、口角向下；④儿童期矮小、多食、肥胖、精神发育落后；⑤青春期肥胖、性腺发育不良、轻 - 中度智力障碍、学习困难和行为异常。

## 三、 康复评定

染色体的康复评定以一般性评定为主，包括病史、体格检查、功能发育性评定等，具体评定内容请参考本章第一节。

## 四、 康复治疗

### （一）物理治疗

采用神经发育疗法以 Bobath 技术为代表的各项技术、运动学习和动态系统理论，促进里程碑和各种功能技巧的发育。

**1. 运动治疗**

（1）提高肌力和姿势稳定性的训练：姿势稳定性是执行复杂粗大运动活动的前提条件，而且影响与同龄儿互动、玩耍、游戏和社交活动的参与。可以通过坐位、手膝支撑、跪位、立位等抗重力姿势下的活动练习来提高肌力、对称性和稳定性，与环境互动和探索中学习和掌握运动技巧。训练过程中注意预防代偿性运动模式，帮助患者获得良好姿势和对线，避免膝反张、足内翻 / 外翻。

（2）神经肌肉训练（NT）：提供各种刺激诱导肌肉收缩，使缺乏主动活动的肌肉由休眠状态转变为激活状态。应以主动训练为主要手段，通过逐渐增加开链和闭链运动的负荷来提高肌肉耐力，包括肌肉放松与主动收缩训练、悬吊（SET）训练、核心稳定和控制训练、感觉运动协调训练等。

（3）平衡训练：静态平衡训练和动态平衡训练。

**2. 作业治疗（OT）** 重点是精细动作和生活独立性方面的技巧，应根据发育年龄阶段采取不同训练内容。

（1）上肢肌力和肌张力训练：可进行抬臂、举肩等抗重力姿势保持，单侧上肢承重、沙袋负重等训练，以克服上肢低张力和关节韧带松弛。

（2）促进精细运动发育训练：进行够取、抓握、捏取、双手操作能力的训练。

（3）手部感知觉训练：把玩各种形状、质地和用途的玩具 / 物品；打开和关闭容器；捡拾和释放不同形状和大小的物品；拆装和堆砌小房子，操作把手和纽扣，涂色等。

（4）学习技巧训练：包括握笔、涂鸦、图形临摹、绘画、书写、剪纸、打字等。

（5）感觉统合训练：染色体病患儿往往存在感觉信息处理障碍、感觉过敏或不敏感。有些孩子总喜欢把物品放在口中啃咬，缺乏身体空间感觉，拿取物品时用力挤压或经常掉物，或者不能耐受洗澡和梳头等，此时 OT 治疗需要增加感觉统合训练，包括皮肤擦刷降低触觉过敏，悬吊训练、旋转器材上的训练、滑板滑梯训练、蹦床球池训练、彩虹筒和平衡台训练等，增加前庭感觉、平衡感知和信息处理能力。

（6）日常生活活动能力训练：对日常生活自理技巧的培养应尽早开始，对活动受限者提供适当辅助器具或环境改造。

### 3. 语言治疗

（1）前语言阶段的技巧训练：包括模仿和回响声音的能力，捉迷藏游戏训练轮候技巧，引导婴儿看着说话者和物品训练视觉技巧和共同注意；利用不同声音诱导音源定位以及通过聆听音乐、语音和言语训练听觉技巧；头面部触觉和口内物品感觉训练触觉技巧；舌、唇等口运动技巧训练，事物事态和物品操作的理解、因果关系等认知技巧训练；下颌、面颊肌、舌肌的肌力强化以及进食和吞咽技巧训练。

（2）语言理解与表达训练：从日常生活环境物品和日常用语入手，由实物到照片再到图片，建立事物事态的基本概念，匹配物品、大小和颜色，由名词和动词的理解、仿说和主动命名，逐渐过渡到主谓和动宾组合短句、主谓宾完整句和复杂句子的理解、仿说、主动表达和自由会话，横向扩展和纵向扩张，通过实际生活中的语言使用提高语言理解与表达水平。

（3）构音器官的运动训练：包括呼吸控制训练，舌的运动控制训练，下颌及口腔的控制训练，腭咽闭合训练，口部穴位按摩和针刺治疗。

（4）构音训练：应遵循由易到难的原则，先元音，后辅音，辅音要先从双唇音开始，然后向较难的音（软腭音、齿音、舌齿音等方向）进展。包括发音训练、克服鼻音化的训练、克服气息音的训练、声调训练、韵律训练、反馈和自我认识。

### 4. 认知能力训练

（1）感知觉训练：视觉刺激及视觉感知训练；听觉刺激和听觉感知训练；触觉刺激和辨别训练；空间知觉及时间知觉训练；身体形象感知训练；形状及颜色训练等。

（2）计算力训练：数字概念、点数、唱数和简单运算等。

（3）注意力训练：采用视觉跟踪、听觉跟踪、形状辨别、重复数字、删除字母等方法进行注意力训练。

（4）记忆力训练：可进行听指令认物品、取物品、看图说物品名称等训练短时记忆；采用背儿歌、讲故事等反复回忆的方式训练长时记忆。

（5）其他认知能力的训练：包括判断能力、思维能力、组织能力、学习能力、执行任务能力、解决问题能力等，可以进行小组活动或角色扮演游戏。

## （二）心理学治疗和心理支持

包括行为干预、心理学治疗和（或）精神类药物治疗，同时应加强医疗和教育管理方面的知识宣教，为患儿和家长提供心理咨询和心理支持，营造健康向上的生活氛围和信心，避免社会歧视。

## （三）合并症的治疗

Angelman 综合征癫痫发生率高达 90%，应注意监测脑电图，癫痫和癫痫高风险者应避免使用兴

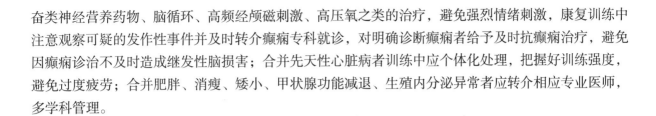

奋类神经营养药物、脑循环、高频经颅磁刺激、高压氧之类的治疗，避免强烈情绪刺激，康复训练中注意观察可疑的发作性事件并及时转介癫痫专科就诊，对明确诊断癫痫者给予及时抗癫痫治疗，避免因癫痫诊治不及时造成继发性脑损害；合并先天性心脏病者训练中应个体化处理，把握好训练强度，避免过度疲劳；合并肥胖、消瘦、矮小、甲状腺功能减退、生殖内分泌异常者应转介相应专业医师，多学科管理。

## 五、预防及预后

### （一）预防

染色体病不仅严重危害患者的身心健康、给家庭和社会带来沉重的精神和经济负担，而且可能危及子孙后代，影响人口素质。因此，广泛开展预防工作、降低患病率是防治该病的关键。

**1. 一级预防**

（1）注意环境保护，减少环境污染。

（2）提倡适龄婚育（24~29 岁），避免近亲婚配。

（3）加强孕龄夫妇职业防护，孕前和孕初应避免接触电离辐射、毒物或致畸药物、病毒感染等不良因素。

（4）反复发生自然流产和死产的孕妇应进行产前遗传病高风险者筛查和监测。

（5）对娩出过染色体病患儿的经产妇应进行遗传咨询和生育指导。染色体病的再发风险：①21-三体综合征：标准型再发风险为 1%，母亲年龄越大，风险越高，尤其 >35 岁者；易位型再发风险为 4%~10%。②染色体微缺失综合征：AS 或 PWS 患儿父母再次生育患儿的风险小于 1%；UPD 型低至 0.5%，若父 / 母源 UPD 伴有 15 号染色体易位者再生育 AS/PWS 患儿风险高达 100%；对于 *UBE3A* 基因突变者，若证实母亲存在该基因突变，则再生育 AS 患儿的风险为 50%；父亲印迹缺失者再发风险达 50%。对确诊为某种染色体病的患儿需尽可能明确遗传机制与类型，并进行生育咨询，指导父母在再次妊娠的适当阶段采集羊水、脐带血或母血等标本进行遗传学检测，有目的地实施产前诊断，避免染色体病患儿的出生。

**2. 二级预防** 针对已经出生的表型可疑患儿应尽早进行新生儿遗传学检测，及早明确诊断，治疗内脏畸形，提高生存率，避免或减轻继发性功能障碍。

**3. 三级预防** 对已经确诊的遗传病患儿不应歧视或放弃，而应尽早开始早期发育监测、早期干预和康复治疗，促进发育，改善功能水平和未来结局。

### （二）预后

不同染色体病的临床表现、严重程度及预后不同，一般来说，涉及的基因数目越多，临床表现就越复杂，畸形及功能障碍累及的脏器和系统就会越多，预后也会越差。

Down 综合征及 5p- 综合征患儿其最终寿命取决于先天性心脏病等伴发畸形情况、是否反复感染以及感染的严重程度。Down 综合征患儿 25%~32% 生后 1 年内死亡，8% 可存活至 40 岁以上；5p-综合征患儿约 6.4% 于儿童期死亡。存活者均呈现不同程度的生长落后、智力障碍、生活自理技巧障碍。WS 患儿大部分可长至成年，从事简单工作，生活可自理，但可能伴随多种身体方面的疾病，需定期复查并治疗。AS 患者中，缺失型最重，早期出现难治性癫痫、严重发育迟滞及语言损害，需终生照看；UPD 患者症状相对较轻，出现运动障碍、癫痫的概率略小；印记缺陷患者的临床症状更轻一些，UPD 或印记缺陷的患儿可有一定的语言功能及相对较好的生长发育。PWS 患儿成年后存在轻 - 中度智力障碍、学习困难和矮小、肥胖及性功能低下等内分泌问题。

（侯 梅）

# 第三节 苯丙酮尿症

## 一、概述

### （一）定义

苯丙酮尿症（phenylketonuria，PKU）是由于苯丙氨酸羟化酶（phenylalanine hydroxylase，PAH）缺乏或其辅酶四氢生物蝶呤（tetrahydrobiopterin，BH4）缺乏导致苯丙氨酸及其代谢产物在体内蓄积，引起神经系统不可逆性损害的一组疾病。呈常染色体隐性遗传，致病基因位于 12q22-24 上的 *PAH* 基因和 *BH4* 基因。正常情况下，摄入体内的苯丙氨酸除了用于蛋白质的合成，还有一部分在 PAH 的作用下转变为酪氨酸，以供给合成甲状腺素、黑色素等多种用途。PKU 患儿由于 *PAH* 基因突变，PAH 缺乏导致 HPA，旁路代谢增强，苯丙酮酸、苯乙酸、苯乳酸等大量旁路代谢产物自尿中排出，高浓度的苯丙氨酸及其旁路代谢产物可损伤脑细胞。BH4 是 PAH、酪氨酸的辅酶，任何一种 BH4 合成或还原酶缺乏不仅导致 HPA，而且使得多巴胺、5- 羟色胺等神经递质合成受阻，加重神经系统功能障碍。

### （二）流行病学特征

本病是最常见的先天性氨基酸代谢病，不同的地域及人种 PKU 的患病率不同，我国的患病率约为 1/11 000 活产儿，且呈北高南低的特点。迄今国际上已报道 800 种突变类型，*BH4* 基因突变类型也有近百种。我国报道的多数为典型 PKU 病例，约 10%~15% 为 BH4 缺乏症。

## 二、临床特点

本病患儿出生时无明显异常，生后数月由于黑色素合成不足，皮肤、毛发颜色逐渐变浅，皮肤白皙，头发由黑变黄。体液中排出苯乙酸增高，患儿尿液及汗液可有明显鼠尿味，呕吐及皮肤湿疹较常见。生后 3~6 个月逐渐出现智力落后等神经系统损害，并日趋严重。智力发育落后系最突出表现，可有精神行为异常，如忧郁、兴奋、多动等。部分出现癫痫发作，少数伴肌张力增高和腱反射亢进。BH4 缺乏型进行性神经系统损害表现较经典 PKU 更为严重。

## 三、康复评定

1. **一般状况和体格检查** 包括营养状态评定，身高、体重、头围、胸围等测量，特别注意检查皮肤、毛发、面容和体味等。

2. **实验室检查**　血常规和生化指标、血苯丙氨酸、尿苯丙酮酸、苯乙酸、苯乳酸浓度测定及动态监测，尿蝶呤分析。

3. **功能评定和共患病评定**　请参考本章第一节。

## 四、　康复治疗

PKU 为可治疗的遗传代谢病，但需多学科综合管理，包括遗传代谢病专科医师、神经科医生、康复医师、康复治疗师、营养师、教育工作者及社保工作者等。

### （一）饮食控制

PKU 诊断一旦明确，应尽早给予积极治疗，开始治疗的年龄愈小，效果愈好。低苯丙氨酸饮食控制是治疗 PKU 最有效的方法。由遗传代谢病专科医师根据相应年龄阶段每日蛋白质需要量、血苯丙氨酸浓度、苯丙氨酸的耐受量等调整治疗方案。饮食控制终止年龄国际上尚无定论，普遍认为至少要坚持到 10 岁，最好是终生治疗。

### （二）药物治疗

1. **BH4 缺乏者**　需根据不同辅酶的缺陷补充 BH4、左旋多巴、5- 羟色氨酸及四氢叶酸。

2. **伴发癫痫者**　应该早期识别癫痫发作并及时转介神经科或癫痫专科就诊，根据癫痫发作和癫痫综合征类型，合理选择个体化抗癫痫治疗方案，进行癫痫长程规范化管理。

### （三）康复治疗

见本章第一节。

## 五、　预防和预后

### （一）预防

PAH 缺乏及 BH4 缺乏所致的 PKU 均呈常染色体隐性遗传方式，患儿父母为致病基因携带者，生育的后代有 1/4 几率可能为患者。预防措施：①避免近亲结婚；②推广和普及新生儿常规性 HPA 筛查，做到早发现、早治疗和规范治疗，从而杜绝或减少脑损伤的发生；③产前诊断：对患儿及其双亲进行 DNA 分析检测突变基因，明确致病基因者再生育时进行遗传咨询、胎儿产前诊断。

### （二）预后

PKU 的预后取决于胎儿期脑发育、病情轻重、治疗早晚、血苯丙氨酸浓度、治疗依从性等多种因素。新生儿期开始的合理化、个体化饮食治疗和长期专科管理者多数体格及智力发育达到或接近正常水平，但少数患儿即使经过早期治疗，仍存在不同程度的智力障碍、行为异常及社交障碍。

（侯　梅）

# 第四节　脑白质病

## 一、概述

### （一）定义

脑白质病（leukoencephalopathy）又称脑白质营养不良（leukodystrophy），是指一组主要累及中枢神经系统白质伴或不伴周围神经系统髓鞘受累的进展性遗传性疾病。其基本病理特点是中枢白质的髓鞘发育异常或弥漫性损害。临床表现为早期低张力，逐渐发展为痉挛，严重时影响咀嚼、吞咽乃至呼吸功能；常伴有视听损害（长传导束受累）、锥体外系型运动障碍、共济失调、癫痫发作、智力障碍或认知功能倒退。早期发病者易被误诊为脑瘫。该类疾病的病理改变特点分3种类型：①异常髓鞘化：代表性疾病为肾上腺脑白质营养不良、异染性脑白质营养不良、球形细胞脑白质营养不良等；②髓鞘形成低下：代表性疾病为佩-梅病、Alexander病、白质消融性脑白质病等；③海绵状变性：代表性疾病为Canavan病、空泡性脑白质病等。临床诊断主要依据详细的病史、病情进展特点、颅脑磁共振白质病变特点等，结合遗传学检测进行。

### （二）流行病学特征

遗传性脑白质病的种类繁多、遗传机制和临床表型复杂，目前国内外尚无完整的流行病学资料报道。国外有部分资料报道：肾上腺脑白质营养不良的总发病率约为1/17 000活产儿，约1/21 000新生男婴和1/4000新生女婴携带该病致病基因；异染性脑白质营养不良的发病率为1/17万~1/4万活产儿；球形细胞脑白质营养不良的发病率约为1/20万~1/10万活产儿；佩-梅病的发病率为1/50万~1/30万活产儿。

本节主要介绍几种常见脑白质病的临床特点及康复治疗。

## 二、临床特点

### （一）肾上腺脑白质营养不良

**1. 定义**　肾上腺脑白质营养不良（adrenoleukodystrophy，ALD）是最常见的脑白质营养不良，主要累及神经系统白质传导束及肾上腺。呈X连锁遗传，系位于Xq28上的*ABCD1*基因（ATP-binding Cassette，Sub-family D，Member1）发生突变所致，其中93%的病例突变来自父母，7%的病例为新生突变。病理学机制涉及过氧化酶体，是由于肾上腺脑白质营养不良蛋白（ALDP）功能缺陷，导致线粒体内极长链脂肪酸的氧化发生障碍，过多的极长链脂肪酸在神经组织及肾上腺细胞中沉积，产生细胞毒性。

**2. 分型**

（1）儿童脑型ALD：占受累患者的35%。4~8岁起病，男孩发病，初起表现为行为或学习能力改变，数月或数年后出现进行性加重的神经系统症状，包括智力运动倒退、视听障碍、癫痫发作等。大多数患儿肾上腺症状与神经症状同时出现，表现为皮肤黑及失盐表现。病情进行性加重，多在15岁内死亡。

（2）肾上腺脊髓神经病（AMN）：占受累患者的40%~45%。20岁以上的男性起病，呈进行性痉挛性截瘫，括约肌功能障碍及性功能障碍，进展缓慢。其中约40%~45%可以同时有一定程度脑受累的临床或MRI表现。约70%的AMN患者伴有肾上腺皮质功能不全的表现。

（3）单纯Addison病：占受累患者的10%。起病年龄2岁至成人，高峰年龄7.5岁。临床上表现为不明原因的呕吐、无力或昏迷。大多数此型患者在中年期有可能发展为AMN。

### （二）异染色性脑白质营养不良

1. **定义**　异染色性脑白质营养不良（metachromatic leukodystrophy，MLD）是一种较常见的脑白质病，呈常染色体隐性遗传。致病基因为芳基硫酯酶A基因（*ARSA*），位于染色体22q13和10q22.1（PSAP）。由于芳基硫酯酶A或脑硫脂激活蛋白B的缺陷，使溶酶体内脑硫脂水解受阻，沉积于中枢神经系统的白质、周围神经系统及其他内脏组织。临床表现为共济失调、智力下降、痉挛性四肢瘫、癫痫及精神症状等。

2. **分型**

（1）晚婴型：最常见，病情最重，多在1~2岁发病，病情进展迅速，一般于5岁前死亡。

（2）青少年型：发病年龄从青少年早期至晚期不等，年龄较小者周围神经受累较重，年龄较大者以学习、行为障碍为主，病情进展可以缓慢或迅速。

（3）成人型：多于18岁后发病，症状与青少年晚期型相似，病情较轻，进展缓慢，常以精神症状为首发。

### （三）球形细胞脑白质营养不良

1. **定义**　球形细胞脑白质营养不良（globoid cell leukodystrophy，GLD）又称Krabbe病，是由于溶酶体中的半乳糖脑苷脂酶功能缺陷所致。本病是常染色体隐性遗传。位于14q21-q31的基因突变，造成半乳糖脑苷脂酶的酶活力缺陷，使半乳糖脑苷脂不能降解成神经酰胺和半乳糖，在中枢和外周神经系统白质中蓄积，造成一系列病理改变：广泛脱髓鞘、胶质细胞化及脑白质可见特征性球形巨噬细胞。

2. **分型**

（1）婴儿型：约占85%~90%，6个月以前起病，首发症状以易激惹、僵硬，运动、智力发育停滞，阵发性非感染性发热、对视听触觉过敏、阵哭、呕吐、消瘦等为主，脑脊液蛋白开始增高；病情发展迅速，很快出现严重的运动、智力倒退，进行性全身肌张力增高、双下肢交叉强直、上肢屈曲及头后仰，常见视神经萎缩；晚期患儿完全失明，呈角弓反张，与外界无交流。多数于2岁内死于呼吸困难或肺部感染。

（2）晚发型：起病年龄变化很大，几乎可以是任何年龄。主要表现为无力、视力下降及智力倒退。初起出现进行性行走困难，痉挛性单侧下肢瘫或偏瘫，数周或数月后出现双侧锥体束征，半数以上患儿可见腱反射消失、神经传导速度减慢等外周神经受累征象；随病程进展，神经系统症状日益加重，可出现失明、智能衰退和行为异常。多数在起病2~5年后出现四肢瘫和痴呆，少数可长达10~20年。

### （四）佩-梅病

**1. 定义**　佩-梅病（Pelizaeus-Merzbacher disease，PMD）是髓鞘形成障碍疾病谱中的一种，呈 X-连锁隐性遗传，位于 Xq22 上的蛋白脂蛋白1（proteolipid protein 1，PLP1）基因重复或点突变，使 PLP1 蛋白过度表达或表达下降，引起髓鞘形成异常和（或）少突胶质细胞死亡。导致神经髓鞘不能正常形成。共同特征是运动障碍比智力发育落后更显著，多数病人能缓慢进步一段时间，然后开始逐渐倒退（常伴有脑皮层萎缩），很少有快速恶化者。

**2. 分型**

（1）经典型 PMD（classical PMD）：是最常见类型。早期表现包括1岁以内出现肌张力低下、眼震及运动发育迟缓。以后眼震逐渐消失，逐渐出现肢体痉挛、共济失调、舞蹈和（或）手足徐动。尽管有显著智力运动发育落后，但在10岁以内患儿常有缓慢进步，以后逐渐恶化。

（2）先天型 PMD（congenital PMD）：较少见，但病情更重。患儿表现为先天性运动、智力发育停滞及严重神经系统异常；喂养困难、喘鸣及由于严重痉挛导致的进展性肢体挛缩。神经病理显示整个脑完全没有髓鞘化。

### （五）白质消融性脑白质病

**1. 定义**　白质消融性脑白质病（vanishing white matter，VWM）又称儿童共济失调伴中枢神经系统髓鞘化减低（childhood ataxia with central nervous system hypomyelination，CACH），呈常染色体隐性遗传的脑白质病，由于真核细胞翻译启动因子2B（eukaryotic translation initiation factor 2B，eIF2B）五个亚单位的相应编码基因（EIF2B1-5）的突变所致。

**2. 分型**　本病依不同起病年龄，可分为5型：先天型、婴儿型、早期儿童型、晚期儿童型/少年型和成人型。起病越早，病情越重，进展越快。共性特点为运动障碍重于智力障碍，神经影像学改变重于临床症状，典型颅脑磁共振表现为双侧对称弥漫性深部白质内长 $T_1$ 长 $T_2$ 病变伴早期出现的白质消融征象。临床首发症状为运动受累，表现为慢性进行性共济失调、痉挛性肢体运动障碍，可伴有视神经萎缩，认知受累相对轻。感染所致发热或轻微头部外伤可引起原有病情加重、运动能力倒退，并可伴有易激惹、呕吐、意识障碍，甚至惊厥及昏迷，发作后可逐渐缓慢恢复或可导致死亡。

## 三、康复评定

脑白质病患儿共同的临床表现为早期运动倒退、肌张力减低，后期转为痉挛。康复评定除病史和检查外，应以神经肌肉功能和运动功能评定为主。具体内容请参考本章第一节。

## 四、康复治疗

绝大多数脑白质病的病程为进展性的，缺乏特效治疗方法，临床管理主要为对症处理和康复治疗。治疗目标是维持较好的活动水平、延缓肌肉挛缩和骨关节变形、减缓身体功能倒退、心理支持和患儿生活质量改善。治疗原则要以神经系统髓鞘病变的进程，围绕进展加重式或缓慢进步式的运动障碍及其他临床症状，进行有针对性的康复训练。具体训练内容请参考本章第一节。

## 五、 预防及预后

### （一）预防

避免近亲婚配，做好环境保护；孕前和孕初避免接触不良因素，包括电离辐射、毒物或化学药物、病毒感染等；如果先证者的致病突变已明确，应进一步确定父母是否为携带者，再次妊娠时及时进行产前遗传学诊断，对胎儿确诊的病例应及时告知父母，及时做出是否继续妊娠的正确决定；遗传性脑白质病一旦诊断，应及时纳入系统随访管理和康复治疗，监测并及时治疗各种并发症，防止继发性损害，尽可能提高生活质量。

### （二）预后

本病预后差异较大，起病早的进展快，可早期死亡，起病晚的进展相对慢，可存活多年。如：球形细胞脑白质营养不良婴儿起病型进展快，常 2 岁内夭折，晚发型则进展慢，可长期生存；经典型佩 - 梅病存活到成年早期，而先天性佩 - 梅病多于 10 岁以内死亡。

（侯 梅）

# 第五节 线 粒 体 病

## 一、 概述

### （一）定义

线粒体病是指因遗传基因的缺陷导致线粒体的结构和功能异常，导致细胞呼吸链及能量代谢障碍的一组多系统疾病。以骨骼肌受累为主称线粒体肌病（mitochondrial myopathy），同时累及中枢神经系统则称为线粒体脑肌病（mitochondrial encephalomyopathy），如：线粒体脑肌病伴乳酸酸中毒和卒中样发作（MELAS）、肌阵挛性癫痫伴破碎样红肌纤维病（MERRF）、慢性进行性眼外肌瘫痪（Kearns-Sayre 综合征，KSS）、遗传性视神经病（LHON）、亚急性坏死性脑脊髓病（LS）等。

### （二）流行病学特征

线粒体内的氧化磷酸化代谢通路受线粒体基因和细胞核基因双重影响，目前认为线粒体 DNA（mtDNA）基因缺陷是导致本组疾病的主要原因。由于线粒体呼吸链基因在遗传和功能调节方面的复杂性，此类疾病表型存在广泛的异质性，导致流行病学调查资料匮乏，估计线粒体病（包括 mtDNA 和核基因异常）总的患病率为 1/500。

## 二、临床特点

1. **线粒体脑肌病伴乳酸酸中毒和卒中样发作**　线粒体脑肌病伴乳酸酸中毒和卒中样发作（mitochondrial encephalomyopathy with lactic acidosis and stroke-like episodes，MELAS），是一种以卒中样发作和线粒体脑肌病为特征的进行性神经退行性疾病。80% 该病患者为第 3243A>G 位点突变，影响编码 tRNALeu 的 mtDNA 基因，符合母系遗传特征。起病前发育正常。首次发作通常在 5~15 岁，亦可发生于婴儿期或成年后。典型特征为多次突然发生的类卒中样发作，常伴有偏瘫、偏盲和失语等，精神错乱和幻觉亦较常见。发热性疾病可为发作诱因。病人常伴有反复类偏头痛样症状和发作性呕吐。其他神经系统症状有进行性耳聋、惊厥、智能落后和进行性外眼肌麻痹等。患者多有身材矮小、肌肉软弱和运动不耐受、胃肠功能紊乱等。CT 和 MRI 可见多部位脑实质坏死，尤其是顶枕叶皮质、白质和基底核，1/3 病人有基底核钙化。血和脑脊液中乳酸浓度增高。肌肉中可见破碎样红纤维。

2. **肌阵挛性癫痫伴破碎样红肌纤维病**　肌阵挛性癫痫伴破碎样红肌纤维病（myoclonus epilepsy with ragged red fiber disease，MERRF），以进行性肌阵挛性癫痫、线粒体肌病伴破碎样红肌纤维和慢进性痴呆为特征。约 80%~90% 病例发现有第 8344A>G 位点突变，影响编码 tRNALys 的 mtDNA 基因，为母系遗传病。本症一般在 20 岁以前发病，首发症状为肌阵挛、惊厥和共济失调。肌阵挛可由随意运动诱发或加重，惊厥多为肌阵挛表现。神经学体检可发现下肢深感觉障碍，表现为共济失调。其他症状包括痴呆、感觉神经性耳聋、视神经萎缩、身材矮小和肌肉软弱。乳酸酸中毒和破碎样红肌纤维为本症必具的特征。破碎样红肌纤维（RRF）为骨骼肌活检所见，为肌纤维膜下大量积聚的线粒体。神经病理改变为齿状核和小脑脚上、脊髓小脑束神经元变性等，CT 扫描可见基底核钙化，脑电图特征为广泛性异常放电和波形紊乱。

3. **亚急性坏死性脑脊髓病**　亚急性坏死性脑脊髓病（subacute necrotizing encephalomyelopathy）又称 Leigh 综合征（Leigh syndrome，LS），由 Leigh 于 1951 年首次报道，以脑干、基底核、丘脑、小脑、脊索和视神经等部位多发性对称性不完全坏死（海绵样变性）为特征，临床表现变异较大，与病变组织定位有关。发病多在 2 岁以内，一般在发病 2 年内死亡。发病机制主要与 ATP 复合酶的功能受损有关，常见突变位点是编码线粒体 ATP 酶第 6 亚单位的 mtDNA 第 8993T>G 位点突变所致。母亲亲属中可能有神经系统疾病或 Leigh 综合征病例，临床表现包括亚急性复发性脑病，小脑和脑干症状，精神运动发育迟滞、进行性淡漠等。所有病人均有呼吸障碍，表现为呼吸急促、呼吸暂停、呼吸失调、过度换气或抽泣样呼吸。脑神经受累可表现为眼外肌麻痹、面神经麻痹及延髓麻痹等脑干功能受累。并见肌张力低下、共济失调、震颤等。血和脑脊液中乳酸浓度增高。CT 可见双侧壳核对称性低密度灶。本病预后不好，患儿常在半年内死于呼吸衰竭。

4. **Kearns-Sayre 综合征**　Kearns-Sayre 综合征（Kearns-Sayre syndrome，KSS），在儿童或青春期发病，男女均可累及，绝大部分为散发病例。大部分 KSS 与 mtDNA 的大片段缺失有关，部分与点突变有关。本症最常见和首发的症状为进行性眼麻痹（上睑下垂和眼球活动受限），其次为视网膜色素沉着性变性和小脑共济失调。患者常有进行性智能落后和感觉神经性耳聋、吞咽困难，病情加重时可出现嗜睡或昏迷，罕有惊厥。脑脊液蛋白增高。心脏传导阻滞为主要神经系统外表现。肌肉软弱和运动不耐（伴肌痛）亦很常见。患者身材矮小，可有甲状旁腺功能低下、糖尿病和生长激素缺乏等。血和脑脊液中乳酸浓度增高，骨骼肌中有破碎样红肌纤维。神经影像学检查见脑白质海绵样变性，偶有基底核钙化。磁共振波谱分析可发现脑组织中乳酸含量增高。

## 三、康复评定

1. **一般性康复评定**　可参考本章第一节。

2. **线粒体专项评估**　可采用英国纽卡斯尔大学儿童线粒体疾病评分量表（Newcastle pediatric mitochondrial disease scale，NPMDS），该量表是专为评估儿童患病严重程度开发的，分为四部分：Ⅰ.功能评估；Ⅱ.疾病器官评估；Ⅲ.临床评估；Ⅳ.生活质量评估。根据不同年龄使用不同的版本（0~24 个月、2~11 岁、11~18 岁版）。

## 四、康复治疗

依据评估结果对患儿进行针对性治疗，对大龄儿童的活动参与性、社会性应列入训练计划，早期防止儿童心理问题的发生。线粒体脑肌病在分子 DNA 水平的确诊也会为康复计划的制订提供重要依据。线粒体脑肌病的主要临床表现包括：运动障碍、发育落后、肌张力异常、共济失调、心肌病、视力损失、听力损失等。其中运动障碍及发育落后的治疗效果显著。由于线粒体脑肌病易心肌受累或突发癫痫等，训练时应注意防范潜在的风险。具体康复治疗请参阅本章第一节。

## 五、预防及预后

### （一）预防

避免近亲婚配，做好环境保护；孕前和孕初避免接触不良因素，包括电离辐射、毒物或化学药物、病毒感染等；如果先证者的致病突变已明确，可进行携带者的检出以及提取胎儿细胞的 mtDNA 进行产前诊断。由于细胞 mtDNA 存在异质性，产前基因检测和对检测结果的解释常存在一定困难，必须由遗传学专家严格把关。线粒体病一旦诊断，应及时纳入系统随访管理和康复治疗，监测并及时治疗各种并发症，防止继发性损害，尽可能提高生活质量。

### （二）预后

本病预后不良，有些可存活至成年，有些患儿早期死亡，重度感染可为诱因。临床工作中需加强对线粒体病的认识，早期干预，预防感染，延缓疾病进展。细胞核移植的可行性正在探讨。

（侯　梅）

# 第六节 脊髓性肌萎缩

## 一、概述

### （一）定义

脊髓性肌萎缩症（spinal muscular atrophies，SMAs）是一组因脊髓前角细胞变性导致的肌无力和肌萎缩的常染色体隐性遗传性疾病，以进行性、对称性肢体近端和躯干肌肉无力、萎缩为临床特征，最终死于呼吸衰竭和严重的肺部感染。

### （二）流行病学特征

SMAs 的总体发病率为 1/10 000 活产儿。男性发病多于女性。SMA 的主要致病基因是位于 5 号染色体长臂 7 号和 8 号外显子上的 *SMN* 基因，包括一个端粒 SMN 基因（SMNt 或 SMN1）和一个着丝粒 *SMN* 基因（SMNc 或 SMN2）。此外，神经元凋亡抑制蛋白（Neuronal apoptosis inhibitory protein，NAIP）基因纯合缺失见于 45% 的 I 型 SMA 和 18% 的 II 或 III 型 SMA，引起严重型的 SMA；BFT2p44 突变见于 15% 的 SMA。

## 二、临床特点

1. **I型 SMA** 又称急性婴儿型 SMA 或 Werdnig-Hoffman 病，是最严重的 SMA 亚型。发病年龄 0~6 个月，95% 的患儿 3 个月前发病，甚至胎儿后期出现胎动减少、新生儿期无力、喂养及呼吸困难。典型临床表现：①对称性近端为主的肌无力和主动运动减少，双下肢常先受累。病情进展迅速，竖头无力，下肢不能抬离床面，不能翻身和独坐，最终仅有手足轻微活动；②早期腱反射减弱或消失，肌肉松弛，肌张力减低，仰卧位呈髋外展、外旋、膝屈曲的蛙位姿势；③肌肉萎缩可累及四肢、颈、躯干及胸部肌肉，由于婴儿皮下脂肪多，故肌萎缩不易被发现；④肋间肌麻痹时可出现代偿性腹式呼吸、严重呼吸困难、胸式矛盾呼吸，但膈肌运动正常；⑤可伴有吸吮能力减弱、吞咽减少、呼吸衰竭等延髓功能障碍。感觉功能和括约肌功能不受累。运动脑神经可受累，以舌下神经受累最常见，表现舌肌萎缩及震颤。95% 的病例 18 个月前死于感染等呼吸道并发症。

2. **II型 SMA** 又称慢性婴儿型 SMA，是最常见的 SMA 亚型，6~18 个月起病。典型临床表现：运动发育迟缓，独坐困难或 1 岁时还不能站立。查体可见明显对称性近端肌肉无力、低张力和肌束震颤，腱反射消失，感觉检查正常。伸手时可见特征性细小的姿势性震颤。随着病情进展可出现腓肠肌假性肥大、脊柱侧凸等肌肉骨骼变形、吞咽困难和呼吸衰竭。寿命从 2 岁到 20 多岁不等。主要死亡原因是呼吸道感染。

3. **III型 SMA** 又称慢性青少年型或 Kugelberg-Welander 综合征，18 个月后起病，临床表现为缓慢进展的双下肢近端无力，初期呈现步态异常、上下楼梯笨拙和运动技巧不良。查体可见近端肌肉不同程度的低张力和萎缩，下肢受累程度重于上肢。疾病晚期出现延髓功能障碍。可以有腓肠肌假性肥大、脊柱侧凸和关节过伸等肌肉骨骼变形，大多数寿命正常。

**4. Ⅳ型 SMA** 成人起病型 SMA，典型是在 35 岁左右起病。临床表现与Ⅲ型类似，但程度轻，呈良性病程，寿命正常。

**5. 变异型 SMA** 近年来随着遗传学进展，陆续报道的各种 SMA 变异型多达 20 余种，涉及常染色体显性与隐性遗传、X- 连锁遗传等多种方式和多个责任基因，发病年龄从产前到成人后期，病情程度从快速进展到极度缓慢，极易与肌营养不良和遗传性运动感觉神经病等相混淆，需要不断提高对该组疾病的认识。

## 三、康复评定

### （一）一般情况和体格检查

包括精神状况，呼吸、脉搏、心率、血压等生命体征情况，身高、体重和 BMI 等体格生长指标测量，营养状况等。

### （二）呼吸状况的评估

SMA 患儿常因呼吸肌受累导致反复呼吸道感染，随着病情进展，出现夜间血氧饱和度下降、夜间低通气、日间二氧化碳潴留直至呼吸衰竭，因此，应进行呼吸状况评估，评估的频率应根据个体情况和疾病进展速度而定，原则上为每 3~6 个月 1 次。

**1. 呼吸模式** 呼吸频率、有无呼吸费力、有无矛盾呼吸、胸廓形状（如钟形胸）以及皮肤颜色（发绀或苍白）。

**2. 咳嗽能力** 咳嗽流速及呼吸压力检查反映患儿咳嗽能力，包括咳嗽峰流速（peak cough flow，PCF）、最大吸气压（maximal inspiratory pressure，MIP）、最大呼气压（maximal expiratory pressure，MEP）。正常 PCF>360L/min，PCF>270L/min 能够咳嗽，PCF<160L/min 则不能咳嗽；MEP>60cmH_2O 时能够咳嗽，<45cmH_2O 时不能咳嗽。该检查无创便捷，故推荐所有能配合者都进行该检查。

**3. 肺功能** SMA 造成的肺功能障碍为限制性为主的通气功能障碍。用力肺活量（forced vital capacity，FVC）、第 1 秒用力呼气量（forced expiratory volume in one second，FEV_1）下降表示呼吸肌无力。

**4. 血氧监测和睡眠监测** SMA 患儿即使没有明显的症状也常已存在睡眠呼吸紊乱。经皮血氧监测可以判断有无低氧血症，如果氧饱和度低于 94%，就应该使用气道清理机。持续多导睡眠监测（polysomnography，PSG）可显示患儿呼吸以及睡眠情况、判断有无睡眠呼吸障碍及是否需要夜间无创通气以及压力滴定。睡眠监测观察的指标包括呼吸暂停低通气指数（apnea hypopnea index，AHI）、阻塞性呼吸暂停指数（obstructive apnea index，OAI）、最低血氧饱和度及夜间低通气发生的情况。

### （三）吞咽功能评估

不能坐的 SMA 患儿由于吞咽功能障碍导致误吸的风险较大，所以如果存在急性的不能解释的呼吸功能恶化和反复肺炎，应该进行 X 透视下的视频荧光吞钡实验，以了解患儿的吞咽功能。

### （四）运动功能评定

**1. 肌力评定** SMA 属于运动神经元病，脊髓前角病变引起的核心症状为迟缓性麻痹，因此，对

SMA 患儿应重点进行肌力评定。应采用徒手肌力检查（MMT）对受累肌群的肌力情况进行分级评定，同时关注静止性和运动性姿势控制情况。

**2. 反射检查** SMA 患儿表现为早期腱反射减弱或消失，上肢重点检查肱二头肌和肱三头肌腱反射，下肢重点检查膝腱反射和踝反射。此外还应进行立直反射、坐位和立位平衡反应等评定。

**3. 运动发育评定** 可以根据不同年龄选择 Alberta 运动测评、Peabody 运动发育评定量表评定粗大和精细运动能力水平。

**4. 专项运动功能评定** 可以采用运动功能评估量表（motor function measure，MFM）进行，该量表是神经肌肉病患儿专用量表，共分为 3 个维度：①维度一（D1）为站立和转移能力，含 13 个项目；②维度二（D2）为轴向和近端的肢体运动能力，含 12 个项目；③维度三（D3）为远端肢体运动能力，含 7 个项目。评分标准按照完成动作的程度分为 0~3 分，最终得分 = 实际得分 / 总分 ×100%。

### （五）肌肉骨骼畸形的评定

SMA 可因长期肌无力或卧床导致姿势对线不良，出现继发性脊柱侧凸、髋关节脱位、足外翻等骨骼畸形的风险，需进行相应的评定。包括：脊柱侧凸的评定、髋关节脱位或半脱位监测、下肢和足变形的评定等。

## 四、 康复治疗

### （一）一般性治疗

补充维生素 B 族，提供精神心理支持。对于快速进展的婴儿型提供舒适护理。确保最佳热卡摄入，保证患者使用无力肌肉发挥最大能力，而又不能招致肥胖。

### （二）呼吸治疗和管理

总体原则：如果患者存在睡眠呼吸障碍应行辅助通气治疗，如果患者存在咳嗽乏力应行辅助咳嗽治疗。短期目标：使气体交换达到正常水平，改善睡眠质量。长期目标：力争使气体交换达到正常水平，改善睡眠质量，能够在家完成护理，减少住院及重症监护室住院，减轻疾病对家庭造成的负担。

**1. 气道清理术** 常用方法是使用咳嗽辅助机，通过机械性吸 / 呼动作移动痰液。威斯康辛大学使用如下方案：①咳嗽辅助机：4 组 5 次呼吸之后吸痰；②徒手或机械胸部物理治疗移动分泌物；③咳嗽辅助机：4 组 5 次呼吸之后吸痰。④体位引流（Trendelenburg 体位）：在能耐受的情况下坚持 15~20 分钟。⑤咳嗽辅助机：4 组 5 次呼吸之后吸痰。Ⅰ型 SMA 患者病情平稳时每日按上述方案操作 2 次，病情严重时每 2~4 小时 1 次；Ⅱ型患者病情平稳时按需进行；Ⅲ型患者在术后及病情严重时应用，如患儿存在反复呼吸道感染、氧饱和度 <95% 时。推荐所有Ⅰ型及Ⅱ型患儿一旦诊断则应开始使用咳嗽辅助机，咳痰辅助机的呼气压力至少 $30cmH_2O$，最好 $40cmH_2O$。

**2. 辅助通气** 有睡眠低通气的 SMA 患儿，应该使用夜间无创通气（non-invasiveventilation，NIV），并且可以长期应用。短期目标包括缓解呼吸道症状、减轻呼吸肌做功、改善气体交换、使患者感觉舒适以及保持良好的人机同步性，同时最大限度地降低气管插管的危险、避免气管插管；长期目标包括改善睡眠时间和睡眠质量、最大限度地改善生活质量、延长生存时间。Ⅰ型 SMA 患儿早期给予夜间双水平气道正压（bi-level positive airway pressure，BiPAP）辅助通气可以使呼吸肌得到更充分的休息，更好地增加潮气量，降低呼吸频率以及改善气体交换。长时间无创通气会造成痰堵，必须

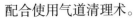

配合使用气道清理术。

**3. 呼吸管理** Ⅰ型 SMA 诊断明确后大多在家庭康复治疗，随时都有可能发生呼吸障碍。因此，教会家长和照顾者对呼吸障碍的临时处理和平时的呼吸管理非常重要。

### （三）物理治疗

鼓励移动运动和活动以维持 ROM、增加肌肉灵活性、预防挛缩。锻炼不能产生疼痛或疲劳，注意步长和步幅，减少或避免跌倒。预防脊柱变形（如脊柱侧凸）和关节挛缩非常重要。

**1. Ⅰ型 SMA** 主要问题为发病急、进展快，肌肉严重无力，无法抬头，不能坐或走。治疗原则以被动关节活动度训练为主，维持肌肉张力和关节活动度。

**2. Ⅱ型 SMA** 主要问题为能独坐，但不能站立行走。治疗原则为提高躯干及四肢肌力，促进坐位下抗重力伸展，完善坐位平衡，达到坐位下独立活动。可采取以下治疗方法：

（1）核心稳定性训练：①仰卧位拉起：治疗师用双腿固定住患儿下肢，分别抓住患儿双手，给予辅助，患儿腹部收缩，使头部离开地面，达到坐位。如患儿头控差，往后仰，治疗师改为支持肩胛带和头部。②悬吊下俯卧位平板支撑：患儿俯卧位，前臂支撑，窄带置于双大腿远端，使患儿身体伸直。如患儿上肢支撑差，无法保持，可将宽带置于患儿胸下，给予辅助。③悬吊下侧平板支撑：患儿侧卧位，将宽带置于胸部，窄带置于膝部，高度以患儿手臂（肘）能支撑在地上为宜，保持身体的伸直状态。

（2）坐位平衡训练：①圆滚上坐位训练：患儿骑跨坐于圆滚上，左右摇晃圆滚，保持身体直立抬头。如患儿无法保持身体直立，治疗师可坐于其后方给予支持。②球上坐位训练：患儿坐于球上，治疗师在其后支持骨盆、腰部，将球前后左右滚动。

**3. Ⅲ型 SMA** 主要问题为可站立、缓慢行走，但肌力弱。治疗原则：加强体位转换能力，提高独走能力，完善立位平衡，达到立位下独立活动。可采取以下治疗：

（1）体位转换训练：①膝立位 - 单膝立位：患儿保持膝立位，治疗师扶持患儿两侧骨盆，使体重负荷到一侧下肢，抬起对侧下肢，完成单膝立位。可轻推患儿，促进平衡。②蹲位 - 站立：患儿保持蹲位，治疗师扶持双膝，患儿手扶梯背架站起。注意保证起立过程中正确发力。

（2）立位平衡训练：患儿站于平衡气垫上，治疗师给予辅助，患儿前后左右晃动，保持身体平衡。

（3）行走训练：治疗师辅助患儿行走，保持身体正确姿势。可进行一天一次的静态自行车训练和减重下步行训练，促进双下肢分离，增加步行能力。

### （四）作业治疗

促进肢体功能恢复，改善日常生活活动能力，如进食训练、更衣训练、如厕训练（包括床上、轮椅上）。

### （五）辅助器具的使用

预防脊柱变形（脊柱侧凸）和关节挛缩非常重要，可以佩戴脊柱矫形器、膝 - 踝 - 足矫形器和订制夹板，根据患者活动后的疲劳水平和跌倒频率配备和使用特定的轮椅和家庭辅助性装置等。

### （六）中医治疗

推拿原则：补益肝肾，健脾和胃，强筋健骨，活血生肌。在保证安全的前提下，推拿时给予稍强手法刺激如快速牵拉、挤压、推压、拍打、叩击、刷擦等，以提高肌张力。

### （七）外科手术治疗

严重进食吞咽障碍者可以酌情给予经皮胃造口术置管、Nissen胃底折叠术等干预措施。长期存活的SMA患者可以适当手术治疗矫正脊柱畸形。

### （八）其他治疗

包括小分子治疗、反义寡核苷酸治疗和基因治疗等，其中大部分治疗仍然处于动物实验和临床试验中，有效性尚有待于更多研究证据支持。

## 五、 预防及预后

### （一）预防

主要是产前诊断，可以绒毛膜绒毛取样（孕期6~10周）和羊膜穿刺，产前预测的精确性为88%~99%，但不典型特点的产前预测应仔细。产前遗传学检测证实胎儿存在SMA致病性基因改变者应终止妊娠。

### （二）预后

婴儿型预后不良，平均寿命为18个月，多在2岁以内死亡，呼吸系统并发症如肺炎是最常见的死亡原因。中间型由于吞咽困难可以导致营养不良和感染的发生，生存期较婴儿脊髓性肌萎缩型长，可存活至青春期以后。少年型进展较为缓慢，渐累及下肢远端和双上肢，患儿可以行走，可存活至成人期。

（侯　梅）

## 第七节　肌营养不良

## 一、 概述

### （一）定义

肌营养不良（muscular dystrophy，MD）是一组遗传性非炎症性进展性肌肉病，常表现为以近端受累为主的骨骼肌进行性无力、肌肉萎缩、假性肌肉肥大，可最终完全丧失运动功能。本病可有不同遗传方式，包括X-连锁隐性遗传、常染色体显性或隐性遗传等。根据遗传方式、起病年龄、受累肌群、病程进展及预后等因素，分为以下主要亚型：Duchenne肌营养不良、Becker肌营养不良（Becker muscular dystrophy，BMD）、面肩肱型肌营养不良（facioscapulohumeral muscular dystrophy，FSHD）、Emery-Dreifuss型肌营养不良（Emery-Dreifuss muscular dystrophy，EDMD）、肢带型肌营养不良

（limb-girdle muscular dystrophy，LGMD）、远端型肌营养不良、眼肌型肌营养不良。

### （二）流行病学特征

肌营养不良的发病率差异大。DMD 是最多见类型，其发病率为 1/3500 活产男婴，1/3 的病例为散发性新生突变。BMD 是次常见类型，发病率为 1/30 000 活产男婴，其他类型 MD 少见。

## 二、临床特点

1. **假性肥大性肌营养不良**　又称 Duchenne 肌营养不良（Duchenne muscular dystrophy，DMD），是最多见 MD 类型，X- 连锁隐性遗传，男性发病。学龄前或学龄期起病。部分患儿可有智力低下。早期运动里程碑正常或轻度延迟，18 个月或更晚独走。大多数患儿在 4 岁时表现症状，渐觉下肢无力，容易跌倒，上楼梯以及蹲起困难。由于伸髋、伸膝肌肉肌力减弱，患儿上楼梯时必须一手扶栏、另一手按压大腿以助髋膝关节伸直以支撑躯干。由于臀大肌和臀中肌无力，不能支持单腿站立而引起摇摆步态（鸭步）。近端髋无力导致典型 Gower 征：患儿由坐位或仰卧位起来时，必须先变为俯卧位肘和膝支撑，然后伸肘伸膝支撑下抬高身体，手足逐渐靠拢维持身体重心位于双腿上，手扶膝盖沿下肢上爬完成直立位。随着病情进展，四肢近端肌群肌萎缩，腓肠肌、冈上肌、三角肌、肱三头肌等假性肌肉肥大，逐渐出现翼状肩胛、骨盆前倾、代偿性腰椎过度前凸、双足下垂、迈步困难，经常跌倒或绊倒。通常在 7~13 岁丧失行走能力，并很快出现关节挛缩和脊柱侧凸，疾病晚期，下肢、躯干、髋、肩肌肉均萎缩，膝及肘关节屈曲挛缩畸形。心肺早期阶段即可受累，但缺乏阳性检查结果。随着病情进展可因心肌受累导致心肌病、心脏扩大，心电图描记显示右心室劳损，高 R 波、深 Q 波和 T 波倒置。晚期患者因呼吸肌受累导致进行性肺功能下降，通气障碍。死亡年龄通常 20~30 岁。本病患儿 CK 显著升高，肌肉病理显示萎缩性肌肉病性改变，确诊依靠基因学检查。

2. **Becker 肌营养不良**　遗传方式及临床表现均与 DMD 相似，但 BMD 起病晚、病情程度轻，丧失行走能力时间晚，13 岁以后还可以独走。寿命可达 30~40 岁以上。

3. **Emery-Dreifuss 型 MD**　是 X- 连锁遗传的少见 MD，基因位于 X 染色体短臂 2 区 8 带（Xq28），突变基因编码 Emerin 蛋白。但亦有呈常染色体显性和隐性遗传的患者，突变基因编码核膜蛋白 LaminA 和 LaminC。起病年龄 2~15 岁，临床特征是下肢肌肉无力，关节挛缩和心脏受累。肘、颈关节挛缩，导致颈前屈受限，双上肢举物不能，继之出现膝踝挛缩，数年后出现尖足行走和双下肢远端无力的特殊步态。由于脊柱出现强直，故弯腰低头，转身困难。常累及肱二头肌、肱三头肌和腓骨肌群，但不伴有腓肠肌假性肥大，偶可见前臂肌的假性肥大，进行性肢体无力可导致患者在 30 岁以后丧失行走能力。腱反射消失，智力正常。本病可伴有心脏传导功能障碍，患儿常因心脏病而致死，未及时诊治的 EDMD 患者猝死率高达 40%，故早期诊断及时纠正心脏并发症非常重要。本病患儿 CK 仅升高 2~10 倍，肌肉病理显示萎缩性肌肉病的非特异性改变，Ⅰ 型纤维占优势。确诊还要依靠基因学检查。

4. **面肩肱型肌营养不良**　为常染色体显性遗传性 MD，基因位于 4 号染色体长臂 3 区 5 带（4q35），男女均受累。尽管任何年龄均可起病，但以青春期后期起病为主，儿童少见。其主要临床特征为进行性面、肩带、上肢肌无力，以肩带的无力最为明显。首发症状为面肌受累，呈特殊的肌病面容，鼓腮和闭目无力。其后肩带肌受累，举臂或更衣困难，肩胸关节运动下降和翼状肩。最终可波及躯干肌、髋带肌，四肢腱反射均消失。偶有腓肠肌肥大。一般心脏不受累，智力正常，病情缓慢进展，部分患儿临床经过呈顿挫型。

5. **肢带型肌营养不良** 本病是常染色体显性或隐性遗传，属多基因遗传病，迄今已有 19 个致病基因被发现。男女均可患病，常在 10~30 岁间隐袭起病，最早发病是 7 岁。多数患者盆带肌无力的萎缩为首发症状，表现为鸭步，上阶梯及蹲起困难。病情缓慢进展，波及双肩带肌，表现为举臂不能过肩。Gower 征阳性。约 1/3 患儿有腓肠肌肥大。智力正常，腱反射迟钝或消失。

6. **远端型肌营养不良** 为常染色体显性或隐性遗传。起病年龄从儿童期至中年后期。根据起病年龄和临床特点、磁共振显示受累肌肉的分布、遗传方式以及组织病理学改变等进一步分为很多亚型。共同临床表现为进行性手和（或）足肌肉无力、大小鱼际肌萎缩、对称性足下垂。进展极其缓慢，不影响寿命。

7. **眼咽型肌营养不良** 此型极少见，且多为成年起病。

8. **其他少见类型** 先天性肌营养不良（congenital muscular dystrophy，CMD）系常染色体隐性遗传性疾病，多基因致病。患儿生后或生后几个月内即起病，肌活检提示肌肉组织呈萎缩性改变，CK 轻度升高或正常，小婴儿常表现为四肢软弱无力甚至关节挛缩，病情相对稳定或缓慢进展，患儿可有心脏、呼吸肌和球肌的受累。CMD 可以分为两大类，没有中枢神经受累或有中枢神经受累。有中枢受累的患儿可表现为智力正常或轻度低下，头颅磁共振检查提示颅内白质广泛受累。

## 三、康复评定

### （一）病史和体格检查

详细了解疾病发展经过和进展情况，重点关注：①受累肌群的对称性、分布情况、肌容积大小、萎缩和（或）挛缩等；②体力、耐力和活动受限情况；③神经反射、感觉和运动功能检查；④体格生长指标等。

### （二）心肺功能评定

1. **心脏功能** 6 岁以上的 DMD 患者应进行心脏基线评价，至少应进行心电图和超声心动图检查；10 岁前每 2 年评估一次，10 岁后或出现心脏损害后每年一次。如果非侵入性心脏检查显示异常，至少每 6 个月一次，血管紧张素转换酶抑制药（ACEI）可作为一线治疗药物。

2. **肺功能** 呼吸肌力量减弱和脊柱侧弯引起的胸廓畸形，导致受限性呼吸困难。自 5 岁开始监测呼吸功能，至少每年一次。监测项目包括肺活量（vital capacity，VC）及其占预计值百分率（VC%）、用力肺活量（forced vital capacity，FVC）及其占预计值百分率（FVC%）、第 1 秒用力呼气量（forced expiratory volume in one second，$FEV_1$）及其占预计值百分率（$FEV_1$%）。

### （三）运动功能评定

1. **北极星移动评价量表（north star ambulatory assessment，NSAA）** 该量表是由 Scott 团队设计发表的专门用于具有步行能力的 DMD 患儿的运动功能评估量表。共有 17 个项目，每项得分 0~2 分，其中 2 分为无帮助下达到标准目标，1 分为在他人帮助下或改良方法后达到目标，0 分为不能达到目标。将所有项目得分相加获得总分，满分为 34 分，分值越高表示移动能力越高。<7 岁的患儿，其年龄与 NSAA 量表评分呈正相关，即年龄越大运动能力越强，而 >7 岁的患儿其年龄与 NSAA 量表评分呈高度负相关，即年龄越大运动能力越低，NSAA 量表对于 >7 岁且可步行患儿具有更好的敏感性。

2. 6分钟步行试验（6MWT） 是评价有氧运动耐力的常用方法，近年来被越来越广泛地应用于有关DMD的国际多中心临床实验和纵向自然病程观察研究，成为评价可步行DMD患儿有氧运动耐力和步行能力的主要评价方法。

3. MFM专项运动功能评定 丧失步行能力DMD患儿可以采用MFM量表进行运动功能测评，具体量表内容请参考本章第五节。

## 四、 康复治疗

肌营养不良的自然病史呈进行性，起病年龄从儿童期至成人期，寿命差异大。管理目标依据起病年龄而不同。儿童期起病者，特别是生长期，治疗目标是通过牵伸来积极预防髋和肩胛带的挛缩，通过运动提高肌力和耐力。运动治疗过程中，应注意监测肌红蛋白尿、肌酸尿、CK等，避免出现腿抽筋。

### （一）体重管理

营养应均衡，蛋白质、钙、维生素D、矿物质及水果等应合理搭配，食用高蛋白食物如牛奶、鸡蛋、瘦肉、鱼类等，多吃蔬菜、水果，少食脂肪和过量的糖类，保持中等身材，防止肥胖。

### （二）物理治疗

1. 运动疗法 ①肌力和耐力训练：可以根据疾病进展情况采取主动的-辅助性和抗阻运动（active-assistive and resistive movements），提供血液动力学稳定性，避免因不运动和心肌病引起的血液动力学失代偿，保持和维持骨盆和肩胛带肌群的肌力，从而预防脊柱过度前屈、骨盆旋前和屈曲/外展挛缩等矫形学变形的快速发生。严重Becker或肢-带型肌营养不良患者，肌力训练配合需氧的抗重力训练（aerobic antigravity training）有利于改善下肢肌力。②牵伸训练：针对受累肌群进行牵伸和扩大关节活动度的训练，防止关节周围软组织短缩和挛缩。③姿势控制和平衡训练：通过自我姿势调整，保持关节良好对线，进行坐位和站立位平衡训练，或平衡仪治疗。

2. 物理因子治疗 ①电刺激疗法：选择股四头肌、臀大肌、三角肌、肱二头肌等，每块肌肉治疗5~10分钟，30次为1个疗程，可以延缓肌肉萎缩、保持肌肉功能。②超声波疗法：对易发生挛缩的髂胫束、股二头肌、腓肠肌，采用移动法，剂量为0.6~1.5W/cm²，每次6~10分钟，每日1次，10~30次为1个疗程。治疗应避开骨骺部位。

### （三）作业治疗

1. 体位转换能力的训练 由于腹肌和髂腰肌无力，DMD患者有特征性表现Gower征。训练仰卧位至坐位、坐位至跪位、跪位至站位的转换。对于丧失步行能力的患儿，训练上下轮椅的转换能力。

2. 上肢功能的训练 因肩胛带和上肢肌的萎缩，出现上肢功能的受累，影响日常生活活动。增加上肢的肌力和活动范围，结合日常生活作训练，如吃饭、写字、穿脱衣帽、拧瓶盖等。

3. 日常生活活动能力训练 进食训练、更衣训练、如厕训练（包括床上、轮椅上）、洗漱，口/面部卫生清洁、做家务和工作准备等。

### （四）辅助器具的使用

1. 使用轮椅 目的是延长肌营养不良患儿的功能性移动；提供运动和姿势稳定性，延迟肌力表失并防止畸形；改善患者的生活方式，提供舒适度和安全性。配置轮椅时应尽可能做到轻量、耐用和功能性。要特别注意框架、座、靠背、前方操纵、后轮、脚轮、安全抑制系统等，家庭和工作环境中轮椅的进出通道。发病初期在没有丧失行走能力之前，也应该使用轻量的手动轮椅，帮助患者增加可移动范围，应根据操作环境、患者的能力、疾病进展仔细选择座位宽度和高度。后期，随着疾病进展，应使用带有空间倾斜功能的电动轮椅，以克服上肢控制不良和独站能力丧失，实现生活独立性。必要时要在轮椅上安装头部和颈部支持组件。

**2. 使用其他辅助器具**　对于仍有行走能力的患者，应配置夜间踝足矫形器防止足下垂和跟腱挛缩；行走极为困难的患者佩戴膝踝足矫形器可以延长行走时间；已经丧失行走能力者可采用站立器进行治疗，并应持续佩戴踝足矫形器；手指关节挛缩的患者可接受手牵伸器治疗。

### （五）药物治疗

皮质类固醇治疗能够改善 DMD 患者的肌肉力量和功能，可采用口服 10 天后休息 10 天的间歇口服激素方法来减少不良反应。常用药物包括泼尼松、泼尼松龙和地夫可特（泼尼松龙的噁唑啉衍生物）。泼尼松／泼尼松龙的剂量为 0.75mg/（kg·d），地夫可特的剂量为 0.9mg/（kg·d），各种激素治疗的短期（6 个月至 2 年）疗效相似。

### （六）呼吸治疗

用于躯干和呼吸肌受累者，特别是 DMD 患儿或其他类型病程晚期。

**1. 呼吸监测**　DMD 患儿由于呼吸肌力量的逐渐减弱，会出现咳嗽无力、肺部感染、睡眠呼吸暂停综合征，最终进展至呼吸衰竭。因此，需进行肺功能监测，当患者咳嗽峰值 <270L/min 或最大呼气压力 <60cmH$_2$O 时应该开始辅助通气。在有呼吸困难的 DMD 患者中，白天活动使呼吸肌负荷增加，且耐受力随着呼吸逐渐急促而降低，可通过夜间无创正压通气（non-invasive positive pressure ventilation at night，n-NIPPV）来治疗，对于咳嗽无力者，应通过机械方法帮助排痰。

**2. 呼吸训练**

（1）膈肌呼吸训练、重建腹式呼吸模式：让患者处于坐位，治疗师将手放置于腹直肌上，让患者用鼻缓慢地深吸气，肩部及胸廓保持平静，只有腹部鼓起。然后有控制地呼气，将空气缓慢地排出体外。即呼气时使腹部下陷，吸气时须鼓腹，切勿在吸气时收缩腹肌。重复上述动作 3~4 次后休息，以免导致过度换气。

（2）吸气阻力训练法：患者用手握式阻力训练器吸气，可以改善吸气肌的肌力和耐力，减少吸气肌的疲劳。

（3）呼气训练：腹肌训练时患者仰卧位，上腹部放置 1~2kg 的沙袋做挺腹训练（腹部吸气时隆起，呼气时下陷），每次训练 5 分钟，每天训练 3~5 次。

（4）无创呼吸机的使用：若患者呼吸肌不能维持通气功能，应及早使用无创呼吸机，以保证正常的呼吸功能。

### （七）心脏功能障碍的治疗

DMD 患儿累及心脏时需进行心功能监测和治疗，应及时转介心脏病学专家协助管理，适当运用血管紧张素转化酶抑制剂（angiotensin-converting enzyme inhibitor，ACEI）或血管紧张素Ⅱ受体阻滞剂（angiotensin Ⅱ receptor blockers，ARB）、β受体阻滞剂治疗。在左心室射血分数（left ventricular ejection fraction，LVEF）<55% 或 LVEF 显著下降（>10%）时，给予 ACEI 类药物治疗，可显著提升患者心脏收缩功能。早期服用 ACEI 类药物能有效地阻止 DMD 患者左心功能不全的发生，还能降低患者的死亡率。利尿药和正性肌力药物可以减轻患者的后负荷，改善患者的心衰症状。DMD 患者晚期常伴有体循环和肺循环的瘀血，可配合使用利尿药。

### （八）其他治疗

包括干细胞治疗、基因治疗等，目前均处于试验研究阶段，期待良好的治疗前景。

## 五、预防及预后

### （一）预防

肌营养不良的预防有赖于对先证者进行详细的家系调查、血清 CK 测定和遗传学检测，及早发现携带者，做好婚姻、遗传和优生的宣传教育。检出携带者和产前诊断是预防肌营养不良（主要是 DMD）的两个重要措施。

1. **检出基因携带者**　首先应根据先证者详细的家系调查情况来区分携带者。①肯定携带者：是指已经育有至少 1 名男性 DMD 患儿的母亲，且患儿舅舅或者姨表兄弟也患有此病；②拟诊携带者：是指已育有 2 名以上男性 DMD 患儿的母亲，但其母亲亲属中无先证者；③可疑携带者：是指散发 DMD 患儿的母亲或患儿的同胞姐妹。可以针对以上 3 种情况的携带者行血清 CK 测定、基因检测进一步明确。检测结果阴性者可结合肌电图和（或）肌活检进行分析。

2. **产前诊断**　携带 DMD 致病基因的母亲再次妊娠时应首先区别胎儿性别，男性胎儿在妊娠 10~12 周时取绒毛膜绒毛或 15~18 周时取羊水做基因突变分析，致病基因阳性则终止妊娠。

### （二）预后

肌营养不良属于进展性疾病，不同类型严重程度和进展速度不同，预后也有差异。DMD 起病早、进展快、病情重，常因伴发肺部感染、压疮等疾患在 20 岁之前死亡，主要死亡原因是心肺衰竭，特别是潜在夜间通气不足、低氧或急性心衰的患儿。Emery-Dreifuss 型 MD 寿命差异取决于心脏受累情况，可以因心脏传导阻滞导致猝死；BMD 寿命可达 30~40 岁以上。其他类型肌营养不良起病晚、进展慢、病情轻，不影响寿命。

（侯　梅）

# 第十章
# 其他疾病的康复

心脏和肺是维持人体生命的重要器官，心肺功能障碍严重影响人们的生活质量，甚至影响到生命。近年来，随着康复医学的发展，心肺功能康复越来越广泛地应用于各种疾病所引起的循环功能和呼吸功能障碍。此外，随着经济发展和社会进步，儿科疾病谱发生了变化。非感染性疾病的构成比逐年上升，小儿内分泌系统疾病越来越受到社会、家长、儿童及儿科医师的关注。本章重点介绍了先天性心脏病、支气管哮喘、反复呼吸道感染、儿童糖尿病、先天性甲状腺功能减退症、垂体性侏儒症、儿童肥胖症等疾病的康复评定与治疗。

## 第一节　先天性心脏病

### 一、概述

#### （一）定义

先天性心脏病（congenital heart disease，CHD）简称先心病。是指胚胎发育早期（孕 8~12 周）心脏及大血管发育异常，或出生后应关闭的通道未能闭合而引起的心脏及大血管局部解剖结构异常，是小儿最常见的心脏病，也是婴幼儿死亡的主要原因之一。

#### （二）流行病学特征

先心病在活产新生儿中的发病率为 6‰~10‰，我国每年约出生 15 万例，根据目前的研究显示，由遗传因素、环境因素单独作用或两者共同作用所致的先心病所占比例最高，遗传因素主要包括单基因遗传缺陷和染色体畸变（18- 三体综合征，21- 三体综合征），环境因素包括孕妇的生活环境（砷、甲醛、噪音等）、感染因素（风疹、麻疹、感冒、流行性腮腺炎等）、药物作用（磺胺类药物、苯妥英钠、抗癫痫药）等，这些因素使新生儿患先心病的发病率升高。近二十年来随着内科介入治疗及外科手术的进步使 CHD 患儿生存率大大提高，但各种手术并发症及后续的治疗费用给患儿及其家庭带来沉重负担。康复训练可大大减少并发症，提高患儿生活质量。

## 二、临床特点

### （一）临床分型

1. **左向右分流** 为临床最常见分型，约占先天性心脏病的 50%。主要包括房间隔缺损（少数儿童 1 岁以内可自发关闭）、室间隔缺损（最常见）及动脉导管未闭。根据北京儿童医院的病理解剖材料，动脉导管在生后 1~4 个月内开始关闭的人数最多，6~7 个月上升至 97.9%。

2. **右向左分流** 分为肺血流量减少或增多两大类。肺缺血型常见的为法洛四联症、三尖瓣闭锁、肺动脉闭锁，肺充血型常见的为完全性大动脉转位、总动脉干、艾森曼格综合征、单心室、肺动静脉瘘。

3. **无分流组** 主要为瓣膜口狭窄，如肺动脉口狭窄、主动脉口狭窄、二尖瓣狭窄、三尖瓣狭窄，亦可见主动脉畸形或右位心。

### （二）临床表现

由于机体组织缺氧，患儿多以生长发育落后、发绀、杵状指（趾）、缺氧发作、蹲踞、呼吸困难、水肿、感染、红细胞增多及血液黏滞综合征等为主要特征。

1. **生长发育落后** 多见于先天性心脏病，如左向右分流型先天性心脏病（房缺、室缺、动脉导管未闭）及右向左分流型先天性心脏病（法洛四联症），均可因体循环血流量不足或血氧含量下降，导致组织缺血、缺氧，影响体格生长发育。

2. **青紫** 分为中央性青紫、周围性青紫及混合性青紫三类。中央性发绀是由血流未在肺或肺内进行充分的氧交换引起的，动脉血氧饱和度大多 <85%，见于右向左分流型先天性心脏病、重症肺炎、肺气肿、肺水肿等。周围性发绀是由于血流经过组织时流速缓慢，使组织从毛细血管血流吸取的氧量过多，还原血红蛋白增多导致青紫，常见于充血性心力衰竭、休克、慢性缩窄性心包炎等。混合性发绀可见于充血性心力衰竭患者。

3. **杵状指（趾）** 患儿指（趾）组织缺氧，引起血管袢扩张，血流量增加，软组织增生，手指、足趾端增宽、增厚，指（趾）表面呈玻璃样，整个指（趾）呈杵样，故称杵状指（趾）。指（趾）末端呈红晕，提示动脉血液已缺氧，是杵状指（趾）的早期表现，杵状指最早可在生后 3~6 个月出现，在 2~3 岁时明显，以拇指最为典型。

4. **缺氧发作** 见于某些发绀型先天性心脏病，尤其是法洛四联症。患儿在吃奶、哭闹或体力活动时，突然出现呼吸困难、发绀加重、神志不清，严重者可引起晕厥、抽搐甚至死亡。缺氧发作常在生后 3~4 个月开始发生，至 4~5 岁后自行消失。

5. **蹲踞** 有些先天性心脏病患儿每当行走或游戏时，常主动下蹲片刻再站起来。蹲踞时下肢屈曲，使静脉回心血量减少，减轻心脏前负荷，同时下肢动脉受压，外周血管阻力增加，使右向左分流减少，有利于缺氧症状暂时性缓解，多见于法洛四联症，偶见于肺动脉狭窄伴卵圆孔未闭患儿。

6. **呼吸困难** 心源性呼吸困难主要是由于左心和（或）右心功能不全所致，患儿主观上感到空气不够用，客观上表现为呼吸费力，可伴有呼吸频率、深度和节律的异常。小婴儿表现气促、吸奶中断，喘息一阵后继续吸吮。

### （三）体征

通过对心脏进行视诊、触诊、叩诊、听诊等方式，可发现异常体征。

1. **视诊** 注意心前区有无膨隆，观察波动强弱及范围。正常心脏冲动位于左第 5 肋间，在锁骨中线上或内侧，范围不超过 2~3cm$^2$。

2. **触诊** 进一步查明心脏冲动位置、强弱及范围，并检查有无震颤，注意震颤的时相、强度、部位和范围。

3. **叩诊** 着重叩诊心左界，正常 1 岁以下婴儿心左界可在乳线外 1cm 左右，到儿童期心左界在乳线以内。

4. **听诊** 包括各瓣膜区第 1、2 心音的强弱和异常以及心率、心律的异常，注意杂音及摩擦音。

（1）心音改变：肺动脉瓣区第二心音的强弱、单一或分裂，对先心病的鉴别诊断有重要意义。如在肺血流量增多时，可出现肺动脉压增高，此时肺动脉瓣区第二心音亢进，这多见于大血管错位、永存动脉干或完全性肺静脉异位引流等；反之，如肺动脉瓣区第二心音减弱，说明肺血流量减少或肺动脉压力减低，这多见于肺动脉口狭窄及法洛四联症。

（2）心脏杂音：是一种重要的物理诊断方法，听诊时应注意杂音的部位、时相、性质。如房间隔缺损可在第 2、3 肋间闻及 Ⅱ~Ⅲ 级收缩期吹风样杂音，室间隔缺损可在第 3、4 肋间闻及 Ⅲ~Ⅳ 级粗糙全收缩期杂音。发现心脏杂音促使进一步完善心电图、心脏彩超等辅助检查，有利于 CHD 的诊断。

（3）心律失常：表现为心动过速或过缓、心搏不规则。如室上性心动过速，心率可达 200~300 次 / 分，而完全性房室传导阻滞，心率可慢至 30~50 次 / 分。

（4）心包摩擦音：听诊过程中是否可闻及较表浅的、类似皮革摩擦的粗糙声音，即心包摩擦音，多为往复性，出现于收缩期或舒张期，多见于收缩期。

## （四）诊断

结合患儿的病史、症状、体征，采用超声心动图、多层螺旋 CT 与三维重建技术、心血管磁共振成像、心导管检查与心血管造影、放射性核素心血管造影显像、心电图了解大血管的走行、室壁的完整性及活动性，对 CHD 的诊断有重要的意义。

## 三、 康复评定

对先天性心脏病患儿进行评定，有利于了解患儿发育水平，分析及观察相关危险因素分析，预测可能会出现的问题，对促进患儿发育及社会适应能力具有重要意义。儿童心血管系统疾病的康复评定包括心脏功能的评定、生长发育的评定及各方面能力的评定。

### （一）心脏功能的评定

1. **超声心动图评定** 超声心动图的二维（2D）和三维（3D）成像能准确地评估心腔大小、室壁厚度、心室功能、瓣膜解剖和大小。脉冲波（PW）、连续波（CW）和彩色血流多普勒超声心动图，可评估和测量血流速度、心内压力和血流动力学的参数，以评估心脏解剖和功能，是实时性、便携性和低成本的评估工具。

2. **心脏负荷运动试验** 心脏负荷运动试验包括极量、亚极量和症状限制性运动负荷试验。极量运动试验指逐渐增加运动量和氧耗量，当耗氧量达到最大时的运动量为极量运动。亚极量运动试验的运动量相当于最大氧耗量的 85%，临床上以心率为准，即运动心率为最大心率的 85%。限制性运动试验指运动量未达到极量或亚极量运动就出现明显血压下降、缺氧和呼吸困难、步态不稳等症状而不得不停止运动。亚极量运动试验的安全性较高，在心血管疾病康复方面已被广泛使用。主要包括平板试验、踏车试验、二级梯运动试验、6分钟步行试验等方法。研究证明6分钟步行不仅能反映心脏功能，还可反映CHD患儿日常活动能力，是经济、方便和实用的评估心功能的有效方法之一。

3. **心肺运动实验** 心肺运动试验（cardiopulmonary exercise testing, CPET）是在单纯运动试验的基础上加入了对运动过程中机体气体交换的分析，在心力衰竭（heart failure, HF）、肺动脉高压、运动康复治疗、心脏移植等心血管领域有广泛的应用价值。CPET检查测量的基本指标包括运动开始前（静息状态）、运动过程中以及运动后恢复期的氧耗量（$VO_2$）、二氧化碳排出量（$VCO_2$）以及通气量（VE），通过计算机分析计算，进一步得出峰值氧耗量（$VO_2max$）、通气量/二氧化碳排出量斜率（VE/$VCO_2$ slope）等CPET参数。$VO_2max$作为传统的供氧能力金标准，是评价循环呼吸系统功能和从事剧烈体力活动能力的一项准确而简单的生理指标。

4. **肺功能评定** 即呼吸功能检查，对呼吸功能评定包括主观症状和客观检查两大类。

（1）主观症状：以有无出现气短、气促症状为标准。采用六级制，即按日常生活中出现气短、气促症状，分成六级。0级：虽存在不同程度的呼吸功能减退，但活动如正常人一样，并不过早出现气短、气促；1级：一般劳动时出现气短，但正常人尚未出现气短；2级：平地步行不气短，速度过快或登楼、上坡时，同行的同龄健康人不感到气短而自己有气短；3级：慢走不及百步就会出现气短；4级：讲话或穿衣等轻微动作时有气短；5级：安静时也有气短，无法平卧。

（2）客观检查：主要是肺容量测定，由于儿童配合程度差，肺容量的测量存在较大的困难。胸腔气体容量（TGV）采用体积描记法直接测量，功能残气量（FRC）依据"质量守恒"定律，采用氦稀释法、氮气稀释法来测量。呼气流速-容量曲线（EFV）可采用快速胸腹挤压法（RTC）以评价小儿的小气道情况，该方法在小儿胸腹部穿上弹性充气夹克，在其潮气吸气末快速充气从而获得FEFV曲线。测量最大呼气流速-容量曲线（MEFV），先用泵通过小儿气道加上约$40cmH_2O$压力使肺达肺总量（TLC）位，再用$-40\sim-30cmH_2O$的压力使肺从TLC位迅速排气3秒，同时测出深吸气量（CI）、肺活量VC（FVC）及MEFV曲线，根据事先测出的FRC即可计算出TLC。

## （二）生长发育的评定

采用具体指标如身长、体质量、头围、胸围、骨龄等指标进行测量，对比同龄儿童各指标正常值以发现异常。

## （三）儿童各方面能力的评定

患有心血管系统疾病的患儿如出现运动、智力、日常生活能力的落后，可采用以下工具进行评定，为下一步治疗奠定基础。

1. **运动功能的评定** 包括粗大运动功能分级系统（gross motor function classification system, GMFCS）、粗大运动功能评定（gross motor function measure, GMFM）、Peabody运动发育量表（Peabody developmental motor scale, PDMS，适用于0~72个月儿童）、手功能分级系统（manual ability classification system, MACS）、精细运动能力测试（fine motor function measure, FMFM）。

2. **智力的评定** 包括Gesell发育量表，由美国心理学家盖塞尔经过2次修订后成为完整的0~6岁儿童智力发育量表。该量表主要从粗大运动、精细动作、语言、适应性及个人社会行为等5个领域进行评估。《韦氏儿童智力量表-第4版》（WISC-Ⅳ）是美国心理学家韦克斯勒（Wechsler）编制的适用年龄为6~12岁（包括6岁）的儿童和少年的智力测验工具，包括言语理解、知觉推理、工作记忆和加工速度四大分量表。瑞文标准推理测验（Raven's standard progressive matrices, SPM），简称瑞文测验，是英国心理学家瑞文设计的非文字智力测验。它适用的年龄范围宽，包括 A（测知觉辨别力、图形比较、图形想象等）、B（主要测类同、比较、图形组合等）、C（主要测比较、推理、图形组合）、D（主要测系列关系、图形套合等）、E（主要测套合、互换等抽象推理能力）5 个单元。

3. **日常生活能力的评定** 包括 Katz 指数分级法（Kats index of ADL）、Barthel 指数（MBI）、PULSES ADL 功能评定量表、功能独立性测量或儿童功能独立性测量（WeeFIM）。CHD 患儿生活质量问卷（congenital heart disease quality of life，ConQOL），由英国约克大学研究小组制订，包括两个版本，分别适用于 8~11 岁及 12~16 岁患儿，分别包括 29 个条目和 35 个条目，采用 0~10 的线性刻度计分，再结合各项条目权重计算总分。儿童生活质量测定量表（the pediatric quality of life inventory，Peds QLTM）中的心脏病特异质量表包括心脏问题和症状（7 项）、治疗焦虑（4 项）、服药问题（5 项）、交流（3 项）、躯体自我形象（3 项）、认知问题（5 项）。美国辛辛那提儿童医院研制的儿童心脏 QOL 量表（pediatric cardiac quality of life inventory，PCQLY）包括 8~12 岁儿童组和 13~18 岁青少年组，每组分为患儿、父母两个亚组，儿童自评 - 家长代评表共 23 项，青少年自评 - 家长代评表共 29 项，具有年龄跨度大、含有患儿自评和家长代评、实用性强、可区分 CHD 与后天性心脏病等特点。目前国内没有研发适合中国国情的量表。

4. **综合能力的评定** 可采用儿童残疾评定量表（pediatric evaluation of disability inventory，PEDI），残疾儿童综合功能评定（comprehensive function assessment for disabled children），国际功能、残疾和健康分类（儿童青少年版）（international classification of function、disability and health-the version of children and youth，ICF-CY）。

## 四、 康复治疗

### （一）手术治疗

1. **适应证** 临床症状明显，心脏扩大，出现心力衰竭或反复肺部感染者应尽快进行手术。

2. **术前评定**

（1）血细胞比容（Hct）：可以评价红细胞增多症或缺铁性贫血的严重程度，直接反映了发绀型心脏病低氧血症的程度，Hct>0.55 的患儿应在手术前晚静脉输液以稀释血液。

（2）胸部 X 线片：可显示心脏大小，肺血流程度，主动脉弓的位置，肺部疾病（肺发育不良、肺炎、肺不张、充气过度、胸腔积液）等。

（3）心电图（ECG）：可显示心率、心律、传导异常、心腔肥厚、心脏扩大、心脏异位、心肌劳损、缺血和严重的电解质异常。

（4）超声心动图：为评估心内解剖缺陷 / 分流、心室和瓣膜功能，血流通过缺损 / 瓣膜的方向、速度和压力阶差以及估算生理数据的无创方法。

（5）心脏磁共振成像（CMR）：可解决超声心动图图像质量欠佳的问题，量化心室容量、质量和射血分数以及血流量，评估瓣膜功能。

3. **手术方式**

（1）开胸手术：为主要治疗方式，适用于各种简单先天性心脏病（如：室间隔缺损、房间隔缺损、动脉导管未闭等）及复杂先天性心脏病（如：合并肺动脉的先心病、法洛四联症以及其他有发绀现象的心脏病）。

（2）介入治疗：为 20 世纪发展起来的一种新型治疗方法，主要适用于动脉导管未闭、房间隔缺损及部分室间隔缺损不合并其他需手术矫正的畸形患儿。主要方式为：球囊瓣膜成形术、球囊血管成形术、球囊房间隔造口术、未闭动脉导管栓堵术、继发孔房缺封堵术、室间隔缺损封堵术、血管支架等。

## （二）运动治疗

**1. 运动治疗的目标** 依据患儿术后血流动力学及病理状态不同而异：对术前运动耐量正常者，应提高其术后运动极限水平；对术前运动耐量低于正常者，应使其运动耐量达到正常水平；对术后仍有明显血流动力学改变者，应提供安全运动处方。

**2. 运动治疗** 进行运动治疗之前需要通过运动评估预测患者在运动过程中发生风险的水平，即进行症状限制性运动试验，从而得知患者的活动水平基线，帮助提供个体化的运动处方。运动处方需涉及以下几个方面：运动类型、运动强度、运动时间和运动频率。

（1）运动类型

1）有氧运动：有氧运动是运动处方中的主体部分，是指包括大肌肉群参与的全身性运动，运动量依个人情况缓慢增加。有氧运动的推荐形式包括慢跑及步行，这些运动可以很好地锻炼心脏功能。此外还可选择其他提高耐力的运动项目，例如游泳、登山、骑行以及中国传统的运动训练（太极拳等）。

2）抗阻运动：与有氧运动不同，抗阻运动可以通过提高心内膜血供，使骨骼肌的耐力和力量提高，增强运动耐受力。抗阻运动要求患儿学会用力时呼气、放松时吸气的呼吸方法。抗阻运动应该在有监护的有氧训练之后进行，可借助一些器具，如哑铃或杠铃、运动器械以及弹力带。

3）柔韧性运动：柔韧性运动中，应把每个部位每次的拉伸时间控制在 6~15 秒，各部位循环进行，目标是在没有痛感的基础上有轻微牵拉肌肉的感觉，总时间应保持在 15 分钟左右，每周 2~3 次。

4）其他类型：例如平衡性运动，此类运动可帮助患者在日常活动和其他活动中保持身体稳定性，避免因跌倒而发生器官损伤。

（2）运动强度：合理的运动强度是保证参与心脏康复计划患者安全性及运动有效性的重要前提。以下几种方法可用来确定运动强度：

1）% 最大心率（%HRmax）计算法：健康人运动强度通常是 70%~80%HRmax。最大心率可用 220- 年龄（岁）推算。还可根据患者的年龄层次推算：小于 40 岁者，190- 年龄数值约等于 85%HRmax，大于 40 岁者，185- 年龄的数值约等于 85%HRmax。儿童也可采用此方法进行计算。

2）心率储备法（Karvoner 法）：此方法采用靶心率（THR）作为指标，而靶心率 =［（最大心率 - 静息心率）× 运动强度］+ 静息心率。初始运动强度设定为靶心率的 50%，并根据患者具体情况逐步增加运动强度。

3）% 最大摄氧量（%VO$_2$max）：是指人体在进行最大强度的运动，当机体出现无力继续运动时，所能摄入的氧气含量。依照加拿大运动专家的意见，普通人的运动强度应保持在 50%~70%VO$_2$max，且应确定运动强度的上下限，例如 59%~79%VO$_2$max，其上限是 79%VO$_2$max，下限是 59%VO$_2$max。运动强度的下限是指能够激发测试者通过运动提高体能贮备能力的最低标准，制订上限则是为了保证运动者的安全。

4）自感劳累分级法：是根据受试者本人劳累感觉程度确定其运动强度。此参数的获得要求专业技术人员使用设备来进行心肺运动实验。

（3）运动时间：运动时间 = 运动量 / 运动强度。当运动量一定时，运动强度提高，运动时间则会相应缩短。研究表明每次在心脏功能达到靶心率时，锻炼持续 15~20 分钟，才能有效改善测试者的心肺功能以及关节、肌肉状态。

运动量可以用热量消耗（kcal）表示，热量消耗（kcal）=［代谢当量（METs）×3.5×体质量（kg）×分钟/1000］×5，代谢当量（METs）即每千克体质量、每分钟 3.5ml 的摄氧量。

（4）运动频率：CHD 患儿应遵循公共卫生建议的每日参与 60 分钟或更多适宜、愉悦的体育运动，但具有特殊病变或并发症的患儿需要咨询有关的预防措施和建议。不同康复项目其运动强度、频率、周期差异很大，多数训练项目的周期是 12 周，平均每周 3 次，运动强度则需根据峰值心率百分比制订。研究表明肌肉力量和运动耐量之间有很强的相关性，因此近期康复项目则采用有氧和阻力训练相结合的方式。

运动治疗过程中，要及时观察患儿的病情变化和生命体征，尤其注意其心律及心率的变化，一旦患儿出现不适可及时处理；同时观察患儿康复训练的进度及对康复的需求，根据其病情调整运动处方。

### （三）呼吸功能训练

CHD 患儿常合并其他先天性或后天性器官功能障碍，例如限制性或阻塞性肺疾病、膈肌麻痹、反复肺部感染等肺部疾病，可影响患儿运动耐量，60% 心胸手术患者会出现呼吸系统问题。CHD 婴幼儿可通过拍背、振荡、吸痰、体位引流等方法排出肺内分泌物，根据患儿的兴趣选择提高患儿呼吸状态的方法，进行深呼吸训练维持通气功能。能配合完成综合呼吸功能训练的患儿可采用以下方法：

1. **腹式呼吸法**　每天做 10~15 分钟，每次训练 6~7 次为宜，逐步养成平稳而缓慢的腹式呼吸习惯，需要注意的是，呼吸要深长而缓慢，尽量用鼻而不用口，腹式呼吸有助于增加最大通气量，降低呼吸频率，还可增加咳嗽排痰能力，缓解呼吸困难症状。

2. **缩唇呼气法**　以鼻吸气、缩唇呼气，即在呼气时，收缩胸部前倾，口唇呈吹口哨状，使气体通过缩窄的口唇缓缓呼出，吸气与呼气的时间比为 1∶2 或 1∶3，要尽量做到深吸慢呼，缩唇程度以不感到费力为适度，每分钟 6~8 次，每天锻炼 2 次，每次 10~20 分钟。

3. **呼吸训练器**　该训练多为吸气训练，其目的是为了训练患者均匀有力的深吸气，通过训练器的刻度指示和容量设置，患者很容易控制自己深吸气时的速度和容量，从而吸气形成了深、慢的模式，通过呼吸训练器训练进行吸气训练，可提高潮气量和有效通气量，改善通气/血流比值，提高肺泡摄氧能力。

CHD 患儿合并神经系统、骨骼肌肉系统功能障碍时应将该系统疾病列入康复计划内，制订综合康复计划。

### （四）心理干预

CHD 患儿与其照顾者常存在不同程度的心理问题，影响康复的实施效果和成功率。通过语言、态度和行为在精神上给予患儿支持和鼓励，加强患儿的心理护理，出院后定期随访和复查，能够改善患儿心理行为状况及社会适应能力。CHD 患儿的心理干预不仅包括对患儿的心理疏导，还应改善家庭成员的心理状况，充分考虑家庭因素对患儿心理及康复的影响。

## 五、 预防及预后

### （一）预防

研究发现孕母高龄、感冒或发烧、孕早期用药、被动吸烟、不良生育史、接触噪声、受到辐射、居室新装修、孕期糖尿病、饲养宠物等，是新生儿 CHD 的危险因素。应预防为主，做好三级预防工作。开展社会宣传和健康教育，将先天性心脏病等出生缺陷的严重危害和预防措施等科学知识列入教学内容，并作为群众健康教育的重点内容。将预防工作提前到婚前、孕前，建造良好的妊娠环境，杜绝父母亲的不良嗜好，在妊娠期避免有毒有害物质的侵袭，减少先天性心脏病的发生。做好一级预防，要严格按照围产保健服务程序及服务内容提供服务，切实做好高危妊娠（有先心病史、糖尿病、怀孕年龄大于 35 岁、孕早期接触过有毒化学物质和曾经患感染性疾病等）的筛查、指导、追踪、随访工作，加强孕期营养宣教工作。做好二级预防，需要规范产前医学检查（高危孕妇胎儿超声心动图检查）的服务项目，通过科学培训提高先天性心脏病的 B 超宫内诊断水平。做好三级预防，需要加强新生儿保健，规范新生儿体检，对先天性心脏病儿及早进行手术治疗。最后做好健康宣教，对患儿的父母给予持续的家庭宣教，防止过度保护患儿，让家庭成为提高患儿生命质量的重要支持力量，在婴儿期成功矫正的复杂先心病儿童，大部分可以与同龄健康儿童一样，参加所有正常的年龄适当的体力活动，家长不应过多地限制患儿的活动。

### （二）预后

先天性心脏病的预后与复杂程度有关，简单型先心病（室间隔缺损、房间隔缺损、动脉导管未闭）出生后病情轻，无血流动力学改变或仅有轻微改变，不影响生长发育或有自愈倾向的，可长期随访，或等待自愈，或择期手术或介入治疗，预后较好；复杂型先心病，如法洛四联症 3 岁以内的自然死亡率高达 40%~50%，绝大多数原因是肺部血流严重减少和重度缺氧发作，其根治术已有 50 年的历史，手术方法日趋完善，效果也十分理想，但仍有部分患儿术后无法生存。随着医学科学技术的发展，众多先心病患者得到了恰当治疗，存活至成人的复杂先心病患者日益增多，制订规范的康复程序与规划，有助于先心病患者由儿科顺利转入成人科，连续、不断地为其提供适宜的医疗服务，使其生理功能潜能得到最大挖掘，对先心病患儿进行适时的康复干预，很多患儿能够在术后各项发育中得到提升和改善，成为正常儿童。

（马丙祥）

## 第二节 支气管哮喘

## 一、概述

### （一）定义

支气管哮喘（bronchial asthma）简称哮喘，是一种以慢性气道炎症和气道高反应性为特征的异质性疾病，以反复发作的喘息、咳嗽、气促、胸闷为主要临床表现，常在夜间和（或）凌晨发作或加剧。呼吸道症状的具体表现形式和严重程度具有随时间而变化的特点，并常伴有可变的呼气气流受限。

### （二）流行病学特征

目前全球至少有 3 亿哮喘患者，中国哮喘患者约 3000 万，且近年来全球哮喘患病率呈逐年增长的趋势。20 余年来我国儿童哮喘的患病率呈明显上升趋势。1990 年全国城市 14 岁以下儿童哮喘的累积患病率为 1.09%，2000 年为 1.97%，2010 年为 3.02%。哮喘严重影响儿童的身心健康，也给家庭和社会带来沉重的精神和经济负担。

## 二、 临床特点

### （一）临床表现

1. **呼吸道症状**　喘息、咳嗽、气促、胸闷为儿童期非特异性的呼吸道症状，可见于哮喘和非哮喘性疾病。典型哮喘的呼吸道症状具有以下特征：

（1）诱因多样性：常有上呼吸道感染、变应原暴露、剧烈运动、大笑、哭闹、气候变化等诱因。

（2）反复发作性：当遇到诱因时突然发作或呈发作性加重。

（3）时间节律性：常在夜间及凌晨发作或加重。

（4）季节性：常在秋冬季节或换季时发作或加重。

（5）可逆性：平喘药通常能够缓解症状，可有明显的缓解期。认识这些特征，有利于哮喘的诊断与鉴别诊断。

2. **过敏性病史或家族史**　湿疹、变应性鼻炎等其他过敏性疾病病史，或哮喘等过敏性疾病家族史，增加哮喘诊断的可能性。

3. **呼气相哮鸣音**　哮喘患儿最常见的异常体征为呼气相哮鸣音，但慢性持续期和临床缓解期患儿可能没有异常体征。重症哮喘急性发作时，由于气道阻塞严重，呼吸音可明显减弱，哮鸣音反而减弱甚至消失（"沉默肺"），此时通常存在呼吸衰竭的其他相关体征，甚至危及生命。

4. **肺功能变化**　哮喘患儿肺功能变化具有明显的特征，即可变性呼气气流受限和气道反应性增加，前者主要表现在肺功能变化幅度超过正常人群，不同患儿的肺功能变异度很大，同一患儿的肺功能随时间变化亦不同。若患儿肺功能检查出以上特点，结合病史，可协助明确诊断。

### （二）诊断标准

哮喘的诊断主要依据呼吸道症状、体征及肺功能检查，证实存在可变的呼气气流受限，并排除可引起相关症状的其他疾病。

1. 反复喘息、咳嗽、气促、胸闷，多与接触变应原、冷空气、物理性刺激、化学性刺激、呼吸道感染、运动以及过度通气（如大笑和哭闹）等有关，常在夜间和（或）凌晨发作或加剧。

2. 发作时双肺可闻及散在或弥漫性，以呼气相为主的哮鸣音，呼气相延长。

3. 上述症状和体征经抗哮喘治疗有效，或自行缓解。

4. 除外其他疾病所引起的喘息、咳嗽、气促和胸闷。

5. 临床表现不典型者（如无明显喘息或哮鸣音），应至少具备以下 1 项

（1）证实存在可逆性气流受限：①支气管舒张试验阳性：吸入速效 $\beta_2$ 受体激动剂（如沙丁胺醇压力定量气雾剂 200~400μg）15 分钟后第一秒用力呼气量（$FEV_1$）增加 ≥12%；②抗感染治疗后肺通气功能改善：给予吸入糖皮质激素和（或）抗白三烯药物治疗 4~8 周，$FEV_1$ 增加 ≥12%。

（2）支气管激发试验阳性。

（3）最大呼气峰流量（PEF）日间变异率（连续监测 2 周）≥13%。

符合第 1~4 条或第 4、5 条者，可诊断为哮喘。

### （三）不典型哮喘的诊断

临床上还存在无喘息症状及哮鸣音的不典型哮喘，患者仅表现为反复咳嗽、胸闷或其他呼吸道症状。

1. **咳嗽变异性哮喘** 咳嗽作为唯一或主要症状，无喘息、气急等典型哮喘的症状和体征，同时具备可变气流受限客观检查中的任一条，除外其他疾病所引起的咳嗽。

2. **胸闷变异性哮喘** 胸闷作为唯一或主要症状，无喘息、气急等典型哮喘的症状和体征，同时具备可变气流受限客观检查中的任一条，除外其他疾病所引起的胸闷。

3. **隐匿性哮喘** 指无反复发作喘息、气急、胸闷或咳嗽的表现，但长期存在气道反应性增高者。随访发现 14%~58% 的无症状气道反应性增高者可发展为有症状的哮喘。

## 三、 康复评定

### （一）症状

哮喘患者的喘息、气急、胸闷或咳嗽等症状昼夜均可以出现。当患者因上述症状出现夜间憋醒往往提示哮喘加重。

### （二）肺功能

临床上用于哮喘诊断和评估的通气功能指标主要为 FEV 和 PEF。FEV 和 PEF 能反映气道阻塞的严重程度，是客观判断哮喘病情最常用的评估指标。峰流速仪携带方便，操作简单，患者可以在家自我监测 PEF，根据监测结果及时调整药物。肺功能评估作为对哮喘患者未来风险的预测，而不再是评价哮喘控制的指标。

### （三）哮喘临床评估量表

此类评估量表主要基于临床表现进行哮喘控制状况的评估，临床常用的哮喘评估量表有：哮喘控制测试（asthma control test，ACT）；儿童哮喘控制测试（childhood asthma control test，C-ACT），适用于 4~11 岁儿童；哮喘控制问卷（asthma control questionnaire，ACQ）。

1. **哮喘控制测试** 由美国 Nathan 教授设计，ACT 是一种评估哮喘患者控制水平的问卷。ACT 得分与专家评估的患者哮喘控制水平具有较好的相关性。ACT 不要求测试患者的肺功能，简便、易操作，适合在缺乏肺功能设备的基层医院推广应用。ACT 评分的内容共含 5 个项目：哮喘对日常活动的影响、呼吸困难情况、哮喘症状对睡眠的影响、急救药物的使用及哮喘控制情况的自我评价。每个问题均有 5 个答案，总分共计 25 分。总得分 25 分定义为完全控制水平，20~24 分为良好控制水平，小于 20 分为未控制水平。

2. **儿童哮喘控制测试** 是根据哮喘患儿近 4 周的临床症状来评估哮喘控制情况的问卷，满分 27 分，1~4 题由儿童独立完成，5~7 题由家长完成，之后由医生进行总分。控制不佳：总分 <22 分；部分控制：22~25 分；完全控制：>25 分。

3. **哮喘控制问卷** 由加拿大流行病学及生物统计学家 Juniper 开发，包含 7 个问题，每个问题的得分从 0~6 共 7 个等级。其中前 5 个问题涉及哮喘相关症状。另外 2 个问题分别涉及 $\beta_2$ 激动剂的使用及肺功能检测结果。进行测试时，前 6 个问题由患者进行自我评分，肺功能检测一项由医疗工作者进行评分。患者 ACQ 最终得分由这 7 个问题的平均得分组成。该问卷是第一个特定为评价哮喘控制而设计的，其中有关哮喘症状的 5 项问题是由哮喘专家共同选择的。ACQ 不仅可以有效区别出那些哮喘还没有得到控制的患者，而且让医患熟悉哮喘管理的目的。

### （四）哮喘生存质量评估量表

1. 标准儿童哮喘生活质量评分表（standardized pediatric asthma quality of life questionnaire-mandarin，PAQLQ） 是专门针对儿童哮喘而设计的问卷，含 23 条项目，包括哮喘发作症状（10 条目）、活动受限情况（5 条目）及情感状态（8 条目）三方面。采用 7 分评分法，1 分最差，7 分最好，总分 0~147 分。<48 分为低水平生活质量，48~97 分为中水平生活质量，>97 分为高水平生活质量。

2. 圣乔治呼吸问卷（St.George's respiratory questionnaire，SGRQ） 对患者生活质量进行评估，问卷主要包括 3 个方面：①症状部分：包括咳嗽、咳痰、气喘等；②活动部分：慢跑、穿衣、游戏和家务等受限；③疾病影响部分：焦虑、抑郁、不安全感、失望及对社交活动的影响等。在肺功能检查当日由病人亲自填写调查表，分值范围 0~100 分，分值越低表示患者的生存质量越好。

3. 哮喘生活质量问卷调查（asthma quality-of-life questionnaire，AQLQ） 是哮喘特异性的测试表，均全部选择对患者极为重要的基本问题，包括症状、情绪、对周围环境刺激物的接触及活动受限情况 4 个领域。其中活动领域因个体而异，具有个体化特点，每位受试者在研究开始时选择 5 项活动。每项活动均为平时经常性的且因哮喘而受限制的活动。AQLQ 在评估和判断方面有较强的测定特性，特别在治疗方法的评估方面有较强的功能。

## 四、 康复治疗

康复训练对确保哮喘患儿的日常生活是非常重要的。适当的、因人而异的康复治疗会改善呼吸功能，减轻气道的过敏性。不但可增强患者的体质，而且还可减少哮喘的发作。

### （一）有氧运动

最常用的有广播操、太极拳、游泳和步行等。根据体力情况，先选择一二项进行，有计划逐渐增加运动量，以感到不疲惫为宜。广播操、太极拳每天可做 1~2 次，每次 30 分钟。步行可逐步扩大步行距离，逐步加快速度和减少中间休息次数。如果情况许可，在步行的基础上还可做些登楼或慢跑步等活动。跑步是最易诱发哮喘发病的运动，但患儿喜欢也可以适当进行，导入间隙休息制度，根据各人的自我感觉设定适宜的运动量。研究已表明游泳不易诱发运动性哮喘，是积极的治疗措施。游程一般不宜过长，游 50 米即应休息一下，总量不超过 500 米。如能坚持每天或隔天游 1 次，则效果更好。

注意事项：正在发病时、前一天有中等程度发病并且夜间不能良好入睡时应避免运动。无发病或即使前一天轻度发病但夜间睡眠良好，早餐也能正常进食者，应适当参加运动。运动前的准备活动可预防诱发哮喘，开始应缓慢进行，待身体充分暖和后，再全力运动。根据症状轻重选择合适的运动强度。症状严重时需要辅助药物治疗，吸入防刺激药及色甘酸钠是有效的。运动前 15~30 分钟先吸入药物，以短时间起作用最好。使用口罩（特别是天气冷时），避免引发因素例如灰尘、花粉、污染物质、冷空气、高湿度、紧张情绪和疲劳。

### （二）呼吸训练

呼吸训练分为缩唇呼吸和腹式呼吸两种，缩唇呼吸即用鼻吸气、用口呼气，呼气须按节律进行，吸、呼时间比为 1：2 或 1：3，尽量将气全部呼出，练习 10~20 次 / 日；腹式呼吸即患者取仰卧位、半卧位或坐位，一只手放在腹部，另一只手放在胸部，经鼻腔做深吸气，同时向上隆起腹部，使在腹壁上的手感到运动，而在胸上的手使胸廓运动保持最小，可在腹部放一小重物表示阻抗训练，呼气时腹肌和手同时下压腹腔，通过缩唇缓慢呼出气体，呼吸频率 6~8 次 / 分，每天训练 2 次，每次 10~20 分钟。

### （三）物理因子治疗

**1. 空气浴** 在环境优美的清新空气中，穿短衣裤，结合散步、做操、打太极拳等使大气中的负离子调节中枢神经系统的功能，促进新陈代谢，增强肺功能和免疫力，具体持续时间应因人而异，一般以不引起寒战为度。

**2. 日光浴** 一般应从夏季气温较高时开始，循序渐进，逐步过渡到秋冬季。让太阳直照肩背部，使照射部位有温热感即可。因为在阳光中含有 1% 的中、长波紫外线，59% 的红外线，能使皮温升高，血管扩张，代谢增强。进行日光疗法时，一般可选择海滨、公园、阳台，但应注意保暖，防止受凉感冒。

### （四）传统康复治疗

**1. 针灸** 研究表明针灸能明显改善肺的通气功能，增加肺通气量，改善微循环，降低哮喘患者的气道高反应性。另外还可以减少外周血中嗜酸性粒细胞的数量，减少其在气道内的聚集，提高机体免疫功能，从而达到治疗目的。常用方法有单纯针刺、灸法、电针、穴位注射等，常选穴位为肺俞、定喘、大椎、风门、膻中、脾俞、肾俞、膏肓、心俞、足三里等。

**2. 穴位贴敷治疗** 多采用三伏天或三九天进行穴位贴敷，广泛用于预防和治疗不同体质支气管哮喘。能有效改善哮喘患者的肺功能及各项免疫指标，明显提高患者生活质量，且不良反应小、经济方便、易于推广。常取大椎及双侧定喘、百劳、肺俞、肾俞、膏肓、脾俞等穴位，常于伏前，初、中、末伏及加强伏各治疗 1 次，5 伏为 1 个疗程。

### （五）药物治疗

哮喘治疗药物可分为控制药物和缓解药物两大类。哮喘控制药物通过抗炎作用达到控制哮喘的目的，需要每日用药并长期使用，主要包括吸入糖皮质激素（ICS）和全身用糖皮质激素、白三烯调节剂、长效 $\beta_2$ 受体激动剂等。缓解药物按需使用，用于快速解除支气管痉挛、缓解症状，常用的有速效吸入 $\beta_2$ 受体激动剂、吸入抗胆碱能药物、短效口服 $\beta_2$ 受体激动剂等。详细用药情况可参考《儿童支气管哮喘诊断与防治指南（2016 年版）》，本章不做赘述。

## 五、 预防及预后

### （一）预防

**1. 早期预防**
（1）妊娠期或新生儿 1 周岁内应避免接触烟雾。
（2）鼓励自然分娩。
（3）鉴于母乳的营养价值，建议母乳喂养（对预防哮喘不是必需的）。
（4）1 周岁内尽可能避免使用对乙酰氨基酚类药物和广谱抗生素。

### 2. 预防发病

（1）避免接触过敏原，如花粉、应用阿司匹林药物及食用含添加剂的食物等；避免各种诱发因素，如被动吸烟、闻到漆味，饮用冰冷饮料等。

（2）注意预防呼吸道感染，尤其是呼吸道合胞病毒感染和小儿哮喘密切相关。积极治疗和清除感染病灶，如及时治疗鼻窦炎、鼻息肉、扁桃体炎、龋齿等。

（3）避免过劳、淋雨、剧烈运动及精神情绪方面的刺激。

（4）注意气候变化，做好防寒保暖工作，冬季外出时防止受寒。

（5）药物预防哮喘复发，常用阳性过敏原浸液、色甘酸钠、酮替酚、吸入维持量糖皮质激素、中药等。

（6）加强自我管理教育，将防治知识教给患儿及其家属，调动他们的抗病积极性，实行哮喘儿的规范化管理。

## （二）预后

儿童哮喘的预后和发病年龄、哮喘病的严重程度、病程的长短、有无遗传病史以及是否接触过敏原等密切相关。合理的治疗以及哮喘患儿和家长配合治疗程度，与儿童哮喘的转归和预后关系重大。经规范化治疗，绝大多数儿童哮喘可达到临床控制，临床控制率可达95%。相反，患儿若症状长期未能得到有效控制，反复发作而发展为成人哮喘，则可出现气道重塑或并发COPD或呼吸衰竭，则预后较差。

（马丙祥）

# 第三节　反复呼吸道感染

## 一、概述

## （一）定义

反复呼吸道感染（recurrent respiratory tract infections，RRTIs）是指1年以内发生上下呼吸道感染的次数频繁，超出了正常范围。

## （二）流行病学特征

呼吸道感染是2~6岁儿童的常见病、多发病，发病率高达20%左右。病因复杂，病情反复迁延，可造成恶性循环，影响儿童生长发育，给患儿和家长带来极大的负担。患儿发病后会出现发热、咳嗽、咽喉肿痛、流涕等症状，因该病具有反复发作的特点，所以对患儿的成长发育及生活质量造成不良影响，严重的甚至引起肾炎、心肌炎、哮喘等，因此必须尽早进行针对性的预防和治疗。

儿童RRTIs可由多种病因引起，随着病原学、免疫学、影像学及腔镜技术等诊断医学的不断提高，临床对大多数符合"判断条件"的RRTIs患儿已能明确病因。

反复上呼吸道感染常见的病因多与护理不当、入托幼机构起始阶段、缺乏锻炼、迁移住地、被动吸入烟雾、环境污染、微量元素缺乏或其他营养成分搭配不合理等因素有关；部分与鼻咽部慢性病灶有关，如鼻炎、鼻窦炎、扁桃体肥大、腺样体肥大、慢性扁桃体炎等。

反复支气管炎多由于反复上呼吸道感染治疗不当，使病情向下蔓延所致，大多也是致病微生物引起，少数与原发性免疫功能缺陷及气道畸形有关。有些患儿为慢性鼻窦炎 - 支气管炎综合征。

反复肺炎的病因包括原发性免疫缺陷病、先天性肺实质和（或）肺血管发育异常、先天性呼吸道发育异常、先天性心脏畸形、原发性纤毛运动障碍、反复吸入等。人类体液免疫和细胞免疫系统到5~6 岁才发育成熟，婴儿的免疫系统以免疫细胞功能和活性不成熟、Th2 细胞因子不平衡为主要特点。免疫球蛋白（Ig）G 亚类，尤其 IgG2 缺乏及特异性多糖抗体缺乏在 RRTIs 患儿中常见。分泌型IgA 单独或联合 IgG 亚类缺乏的患儿易出现 RRTIs，但大多数无潜在免疫缺陷病，只是免疫系统发育过程中的不成熟导致呼吸道感染的易感性增加。需要强调的是，临床上仍有许多 RRTIs 患儿无法找到明确病因。

## 二、临床特点

### （一）反复呼吸道感染的判断条件

根据年龄、潜在的原因及部位不同，反复呼吸道感染分为反复上呼吸道感染和反复下呼吸道感染，后者又可分为反复气管支气管炎和反复肺炎。感染部位的具体化有利于分析病因并采取相应的治疗措施，而强调反复上、下呼吸道感染，特别是反复气管支气管炎、反复肺炎是要将感染性炎症与变应性炎症区分开来。反复呼吸道感染判断条件见表 10-1。

表 10-1　反复呼吸道感染的判断条件

| 年龄（岁） | 反复上呼吸道感染（次/年） | 反复下呼吸道感染（次/年） | |
| --- | --- | --- | --- |
| | | 反复气管支气管炎 | 反复肺炎 |
| 0~2 | 7 | 3 | 2 |
| ~5 | 6 | 2 | 2 |
| ~14 | 5 | 2 | 2 |

注：①两次感染间隔时间至少 7 天以上。②若上呼吸道感染次数不够，可以将上、下呼吸道感染次数相加，反之则不能。但若反复感染以下呼吸道为主，则应定义为反复下呼吸道感染。③确定次数须连续观察 1 年。④反复肺炎指1 年内反复患肺炎≥2 次，肺炎须由肺部体征和影像学证实，两次肺炎诊断期间肺炎体征和影像学改变应完全消失

### （二）临床表现

轻症患儿会有发热、鼻塞、流涕、打喷嚏、干咳、咽痛、扁桃体充血的症状，但发热一般低于38.5℃，症状持续两三天；重症患儿体温可达 39~40℃，并有流涕、咳嗽、头疼、全身不适、烦躁不安等症状，婴幼儿还有合并呕吐、腹泻的，高热甚至可达一两周。

### （三）辅助检查

1. **耳鼻咽喉科检查**　可发现某些先天发育异常和急、慢性感染灶。
2. **病原微生物检测**　应进行多病原联合检测，以了解致病微生物。
3. **肺部 CT 和气道、血管重建显影**　可提示支气管扩张、气道狭窄（腔内阻塞和管外压迫）、气

道发育畸形、肺发育异常、血管压迫等。

4. **免疫功能测定**　有助于发现原发、继发免疫缺陷病。包括体液免疫、细胞免疫，补体、吞噬功能等检查，也应注意有无顽固湿疹、血小板减少、共济失调、毛细血管扩张等异常。

5. **支气管镜（包括硬质、纤维和电子支气管镜）检查**　可诊断异物、支气管扩张、气道腔内阻塞和管外压迫、气道发育畸形等。

6. **特殊检查**　怀疑患有原发性纤毛运动障碍时，可行呼吸道（鼻、支气管）黏膜活检观察纤毛结构、功能；疑有囊性纤维性变时，可进行汗液氯化钠测定和 CFRT 基因检查；疑有反复吸入时，可进行环咽肌功能检查或 24 小时 pH 测定。

## 三、康复评定

### （一）肺功能测定

通气功能测定和必要时进行的支气管激发试验、支气管舒张试验，有助于鉴别变态反应性下呼吸道疾病；换气功能和弥散功能测定可利于鉴别某些间质性肺疾患。

### （二）健康相关生存质量评价

有助于发现患者潜在的功能缺陷、监测疾病等级、改善病人预后等。选用儿童生存质量测定量表系列（the pediatric quality of life inventory measurement models，PedsQL™）4.0 量表中文版作为儿童生存质量评价工具，量表分为 2~4 岁量表和 5~7 岁量表。2~4 岁 PedsQL™ 4.0 量表主要包括 3 个部分：①儿童生存质量调查表：包括生理功能、情感功能、社交功能、学校表现 4 个维度，共计 23 个条目，由家长代答。②家庭信息调查表：包括儿童基本信息（性别、年龄、是否患有慢性病等）、家长信息（婚姻、教育、职业）。③家庭影响调查表：包括对家人生理功能、情感功能、社会功能、认知功能、交流功能、担心程度、日常活动、家庭关系、经济负担等 9 个维度，共计 37 个条目。5~7 岁 PedsQL™ 4.0 量表在此基础上增加了儿童自答量表，该量表的维度、条目数与家长代答量表一致。

## 四、康复治疗

### （一）一般治疗

1. **寻找病因、针对基础病进行处理**　如清除异物、手术切除气管支气管肺畸形、选用针对的免疫调节剂治疗原发性免疫缺陷病。

2. **抗感染治疗**　主张基于循证基础上的经验性选择抗感染药物和针对病原体检查和药敏试验结果的目标性用药。强调高度疑似病毒感染者不滥用抗生素。

3. **对症处理**　根据不同年龄和病情，正确地选择应用祛痰药物，平喘、镇咳药物，雾化治疗、肺部体位引流和肺部物理治疗等。

4. **合理进行疫苗接种**

### （二）改善生活环境

拥挤的生活环境容易造成室内空气污浊，使呼吸道防御能力降低，导致病原体生长繁殖，导致呼吸道感染反复发生。因此，家长应尽可能为反复呼吸道感染的患儿提供良好的生活环境，改善不利于健康的环境因素，减少环境污染，从而减少反复呼吸道感染的发生。家长尽量少带小儿到公共场所及环境差的地方，以免引发小儿呼吸道感染。

### （三）中医治疗

中医药防治小儿反复呼吸道感染近年来也取得了满意的疗效。中医学各家对该病的病因看法不同，一般认为本病乃本虚标实，临床治疗主要针对不同时期辨证论治，根据急性期、迁延期和恢复期不同分型进行辨证用药。感染期以邪实为主，治疗以祛邪为主，从表而出，从里而清。迁延期邪毒渐平，虚象显露，治疗以扶正祛邪为主。恢复期以正虚为主，此时治疗当固本为要，或运脾和营，或补气固表，或补肾壮骨，积极调补，稳定病情。内治法，如健脾益肺法、疏肝健脾法、益气活血法、清补并举法、固卫祛痰法。外治法，即一些非药物疗法，如穴位按摩、捏脊、耳穴贴压、针灸疗法、佩戴中药香囊法等都可调理体质，增加免疫力。因其具有临床操作简便、安全可靠、经济负担小等优势，逐渐受到了人们的关注。

1. **穴位敷贴法** 本方法综合了经络和中药的双重作用。是目前应用最多的方法，也是最简便的方法。穴贴所选药物主要为白芥子、延胡索、麻黄、肉桂、细辛、甘遂、黄芪、生姜汁等。所选穴位主要是风门、膻中、大椎、肺俞、天突、膏肓等。

2. **针灸疗法** 毫针针刺、耳针耳穴以及艾灸能够增强免疫力，对穴位的刺激能激发人体经络之气，使正气旺盛或致阴阳平衡，以起到防病治病的作用。

3. **推拿法** 可以补肺、健脾、补肾，主要应用推肺经，推脾土，推肾经，推上三关，摩丹田，按揉足三里、三阴交及捏脊法。

4. **佩戴中药香袋法** 鼻黏膜下血管丰富，挥发性药物可迅速经黏膜血管弥散至全身，同时药物的芳香气味可刺激鼻神经，通过神经 - 体液反射提高机体免疫功能。

## 五、 预防及预后

### （一）预防

反复呼吸道感染重在预防，预防措施必须从增加小儿的身体抵抗力和防止病原体的入侵着手。

1. **培养良好的生活习惯** 预防幼儿反复呼吸道感染，首先要培养孩子良好的卫生习惯，如勤洗手，不乱摸鼻子和眼睛，让孩子学会正确的擦拭鼻涕的方法；平日注意口腔清洁，幼儿每日早、晚各刷牙1次，餐后用清水漱口，以预防咽部感染；经常开窗通风，孩子的床单被褥要勤洗勤晒；打扫卫生时尽量避免尘土飞扬。

2. **合理饮食** 要合理饮食，加强营养，及时添加辅食，营养均衡。小儿应常饮含蛋白和钙的牛奶，平时注意蛋白质供给，食物中含多种维生素及矿物质，多吃绿叶蔬菜及水果。食物烹饪以蒸、煮为宜，食物宜软烂，以利于消化吸收，忌辛辣、肥腻、过甜、过咸及煎炸之品。

3. **加强锻炼，增强体质** 让孩子有足够的户外活动时间，得到足够的日光照射，充分呼吸新鲜空气；给孩子安排多样化的体育锻炼，以提高孩子自身的抵抗能力；同时还要保证孩子有足够的睡眠时间。

4. **远离病原** 呼吸道感染类疾病的致病病毒、细菌一般出现在商场、车站等人流密集的地方，所以家长应该让孩子避免到此类人流量大的地方逗留；雾霾天应尽量避免户外活动，因为雾霾中的粉尘颗粒很容易带着病菌直接进入孩子的呼吸道，引发呼吸系统疾病；此外，要让孩子远离已感染的人群。

5. **合理穿衣**　气温变化比较大的季节要加强对孩子的护理，穿着衣服要适宜；孩子活动后要及时换下汗湿的衣服，以免着凉；晚上睡觉盖合适的被子，不要因为被子太薄而感冒，也不要因为被子太厚造成孩子踢被。

6. **按时接受各种预防接种**　通过预防接种除了可以预防相关的传染病外，还可以促进小儿免疫系统成熟，非特异性地提高免疫力，预防各种呼吸道感染。

7. **定期接受体格检查**　预防贫血、佝偻病，发现疾病及早治疗。体质很弱的儿童可适当用药物来提高免疫力。

## （二）预后

小儿发生了反复呼吸道感染应及早就医，不要盲目自行用药，特别是要排除一些先天性免疫缺陷病的可能。大多数反复呼吸道感染的小儿，在医生的指导下或到医院诊治，可迅速地恢复和痊愈。

（马丙祥）

# 第四节　儿童糖尿病

## 一、概述

### （一）定义

糖尿病（diabetes mellitus，DM）是一组以机体胰岛素分泌不足和（或）胰岛素抵抗致血糖升高为特点的代谢性疾病。

### （二）流行病学特征

糖尿病与遗传因素、微生物感染、免疫功能紊乱、精神因素等多种致病因素相关。随着人们生活水平的提高和生活方式的改变，糖尿病的发病年龄逐渐年轻化，青少年与儿童糖尿病的发病率在逐年上升。2007 年全球儿童人数约 18 亿，其中约 0.02% 患糖尿病。据国际糖尿病联盟（International Diabetes Federation，IDF）2011 年统计，每年 15 岁以下儿童和青少年糖尿病患儿以 3% 的速率增长。我国缺乏近年来大规模流行病学调查的数据，但我国人口基数大，糖尿病患儿绝对数量多，糖尿病对广大儿童和青少年的危害仍需引起我们的高度关注。

## 二、临床特点

### （一）分型

国际糖尿病联盟儿童青少年学会（International Society for Pediatric and Adolescent Diabetes，

ISPAD）指南将儿童及青少年糖尿病按如下顺序分类：①1型糖尿病，包括免疫介导性和特发性；②2型糖尿病；③特殊类型糖尿病；④妊娠糖尿病。在我国，目前儿童及青少年糖尿病仍以1型为主，约占儿童糖尿病的90%，但2型糖尿病表现出明显的上升趋势。

### （二）临床表现

1. **1型糖尿病** 目前认为病因是在遗传易感性的基础上，外界环境因素（可能包括病毒感染）引发机体自身免疫功能紊乱，导致胰岛β细胞的损伤和破坏，胰岛素分泌绝对不足，引发糖尿病。患儿胰岛功能低下，常伴有β细胞自身抗体阳性，这些抗体包括胰岛细胞抗体（ICA）、谷氨酸脱羧酶抗体（GADA）、人胰岛细胞抗原2抗体（IA-2A）。我国儿童青少年（0~14岁）1型糖尿病的年发病率约为0.6/10万，属低发病区，但由于我国人口基数大，故1型糖尿病患者的绝对数不少于100万。

目前已知的1型糖尿病易感基因位点超过60个，其中人类白细胞抗原（HLA）基因型占了将近50%。部分患儿常因感染或饮食不当而诱发。典型表现为三多一少症状，即多饮、多尿、多食和体重减轻。多尿常为首发症状，如夜尿增多，甚至发生遗尿，较大儿童突然出现遗尿应考虑有糖尿病的可能性。

以酮症酸中毒为首发症状者约占20%~40%，年龄越小酮症酸中毒的发生率越高。表现为精神萎靡、意识模糊甚至昏迷，呼吸深长，有酮味，节律不整，口唇樱红，恶心、呕吐、腹痛，皮肤弹性差，眼窝凹陷，甚至休克等。

2. **2型糖尿病** 2型糖尿病是一组复杂的代谢性疾病，由于近几年青少年与儿童2型糖尿病的大量出现才逐渐引起关注，其病因及发病机制尚未完全阐明，除遗传因素，还与社会、个人行为和环境等多种危险因素有关，其中胰岛素抵抗和胰岛素分泌缺陷是其病因特征。但和成人2型糖尿病不同，其胰岛素敏感性会随着患儿生长、发育的改变而降低。

2型糖尿病多有家族史，患者一级或二级亲属患病的概率为74%~100%。肥胖是另一个重要的危险因素，肥胖儿童多同时存在高胰岛素血症和胰岛素抵抗，儿童2型糖尿病患者的平均体质指数（body mass index，BMI）较同年龄和性别的儿童个体高约85%。环境和生活方式对2型糖尿病的发生同样影响很大，大量动物脂肪和蛋白的摄入增加，生活方式不科学会产生大量的肥胖病。

儿童及青少年2型糖尿病发病较隐匿，没有典型的"三多一少"的临床表现，或者有轻度的多尿、多饮、多食、体重减轻，往往是偶然发现血糖或尿糖升高。多见于肥胖儿童，发病初期超重或肥胖，以后渐消瘦，不易发生酮症酸中毒，部分患儿伴有黑棘皮病。此类患者在诊断2型糖尿病的同时要注意是否存在其他代谢异常，包括高血压、血脂异常、高尿酸血症以及睡眠呼吸障碍、肝脏脂肪变性等疾病。青春期少女还应注意是否合并多囊性卵巢综合征。

3. **特殊类型糖尿病** 儿童时期常见到这类患者，有原发性和继发性，包括B细胞功能的单基因缺乏、胰岛素作用的遗传性缺陷、内分泌胰腺疾病、内分泌轴病变、药物或化学因素诱导的等8类病因导致的糖尿病；主要包括青少年的成人起病型糖尿病（maturity onset diabetes of the young，MODY）和新生儿糖尿病（neonatal diabetes mellitus，NDM）等单基因糖尿病。单基因糖尿病较罕见，目前已知种类超过40种，均有典型临床表现和遗传方式。发病机制多由于胰岛素产生不足、胰岛分子结构和功能异常、胰岛素与其受体结合异常、胰岛素受体后缺陷等引起。临床表现上发病缓慢，肥胖不明显，临床表现除"三多一少"症状外可有视物不清、疲乏无力等，发生酮症酸中毒者亦较少。

**4. 妊娠糖尿病**　目前青少年妊娠并非绝无仅有，对这类糖尿病青少年的相关问题应该有所认识。在妊娠期间首次发生或发现的糖耐量减低或糖尿病称为妊娠期糖尿病或妊娠期间的糖尿病，妊娠糖尿病患者中可能包含了一部分妊娠前已有糖耐量减低或糖尿病，在孕期首次被诊断的患者。妊娠期间高血糖的主要危害是围产期母婴临床结局不良和死亡率增加，包括母亲发展为 2 型糖尿病、胎儿在宫内发育异常、新生儿畸形、巨大儿和新生儿低血糖的发生风险增加等。妊娠糖尿病患者的血糖波动相对较轻，血糖容易控制，多数患者可通过严格的饮食计划和运动使血糖得到满意控制，仅部分患者需要使用胰岛素控制血糖。

### （三）诊断标准

儿童及青少年糖尿病诊断标准与成人糖尿病诊断标准相同，即：典型糖尿病症状（多饮、多尿、多食、体重下降）加随机静脉血浆葡萄糖 ≥11.1mmol/L；或空腹血浆葡萄糖 ≥7.0mmol/L，或葡萄糖负荷后 2 小时血浆葡萄糖 ≥11.1mmol/L。无糖尿病症状，需改日重复检查。

## 三、康复评定

### （一）代谢指标评价

定期检查血糖和糖化血红蛋白（$HbA_1c$）指标，了解血糖控制状态。血糖控制良好的标准：空腹血糖 <7.0mmol/L，餐后血糖 <7.8mmol/L，$HbA_1c$<6.5%。$HbA_1c$ 增高与微血管病变的发生相关。

### （二）生活方式调查

包括生活起居习惯调查、饮食营养分析以及活动热卡消耗评估三个方面，目的是寻找与糖尿病相关的不良生活习惯因素，分析每天热量摄入总量及其营养分布，计算每天的生活活动、职业活动以及娱乐休闲活动的热量消耗量，为制订个性化生活方式干预处方提供依据。

### （三）功能障碍评估

糖尿病患者的功能障碍评估包括器官功能和结构、活动受限、参与局限三个层面。

**1. 器官功能的评估**　视力障碍者，检查视力、视野、眼压以及眼底；肾功能障碍者，检查血尿生化和肾功能等；神经病变者，检查腱反射、感觉、震动觉、神经传导速度、膀胱肌电图、残余尿等；循环障碍者，检查血压、心电图、心脏超声等。

**2. 活动受限的评估**　检查步行速度、距离、有无异常步态等，评价步行能力以及支具穿戴的适应性；采用 Barthel index、FIM 等评估日常生活活动障碍程度；检查胰岛素自我注射和血糖自我测定的手法，评估有无血糖自我管理障碍。

**3. 社会活动参与局限的评估**　主要体现在职业方面，职业驾驶员、高空作业人员、中夜班工作、重度体力劳动等职业活动作息时间无规律，容易出现低血糖。

## 四、康复治疗

治疗原则强调早期、长期、综合、个体化治疗，消除症状，稳定血糖，维持儿童正常生长和发育，防止或延缓中晚期并发症出现。减少心脑血管事件，降低病死率和致残率。

## （一）饮食治疗

合理的饮食治疗是所有糖尿病人的治疗基础，摄入的热量要适合患儿的年龄、体重、日常的活动、平时的饭量，还要考虑到患儿的生长发育。儿童患者每天总热量等于［1000kcal+ 年龄 ×（70~100）kcal]。均衡膳食，保证足够营养，特别是蛋白质的供应。应避免高糖高脂食物，多选择高纤维素食物，烹调以清淡为主。对于 1 型糖尿病患者，更要强调定时定量，少量多餐，最好是一日三次主餐和三次加餐。应注意进正餐和加餐的时间要与胰岛素注射及作用时间相匹配。2 型糖尿病患者禁食含糖饮料和高脂肪、高热量的食物，建立健康的饮食结构，以维持标准体重、纠正已发生的代谢紊乱和减轻胰岛 β 细胞的负担为原则，肥胖儿童的减低体重量因人而异。不适宜糖尿病患儿使用的食品有：高脂肪产品，如油炸食品；高糖食品，如糖果、含糖饮料等；纯淀粉食品，如粉条、凉粉等。蔬菜如黄瓜、西红柿等中的热量很少，可以不限制食用。

## （二）运动治疗

运动是儿童正常生长和发育所必需的生活内容，运动对于糖尿病儿童更有重要意义。长期坚持规律的有氧运动可显著降低 2 型糖尿病的危险性，在有氧运动过程中机体吸氧量与需氧量大体相等，具有运动强度低、持续时间长、富韵律性、安全性高等特点。也有证据表明抗阻训练也能对 2 型糖尿病患者产生积极的影响。运动使肌肉对胰岛素的敏感性增加，而加速葡萄糖的利用，有利于血糖的控制。运动可降低血脂，增强体质，减少并发症。因此，适量的运动量及合理的运动方式对糖尿病的病情控制有很好的促进作用。对于年龄较小的儿童应注意安全，家长参与其中，照顾的同时又能增加亲子乐趣。

1. **适应证** 糖耐量异常者、无显著高血糖和并发症的 2 型糖尿病、无酮症酸中毒的 1 型糖尿病。

2. **禁忌证** 酮症酸中毒、空腹血糖 >16.8mmol/L、增殖性视网膜病、肾病（肌酐 >176.8μmol/L）、严重心脑血管疾病、急性感染等。

3. **运动处方** 由运动种类、运动强度、运动时间和运动频率组成。以有氧运动为主，必须考虑不要加重心血管和骨关节系统的负荷，适宜的运动方式有步行、慢跑、游泳、阻力自行车、有氧体操等。采用 40%~60% 最大摄氧量或取运动试验中最高心率的 60%~80% 作为运动靶强度，靶心率 = 安静心率 + 安静心率 × 50%。每次运动时间可自 10 分钟开始，逐步延长至 30~40 分钟，餐后 60~120 分钟时段运动效果较好，避免空腹运动。至少每周运动锻炼 3~4 次，如果每次运动量较小，且身体条件较好，每次运动后不觉疲劳的患者，可坚持每天运动一次。

4. **注意事项** 必须在严格控制饮食的基础上进行，这样可以达到最佳的运动疗效，较满意地控制血糖。运动实施前后要有准备运动和放松运动，以避免心脑血管意外或肌肉骨关节损伤的发生。根据各人的病情及体力，循序渐进，指导患者从较低强度的运动逐渐过渡到较大强度的运动，同时强调运动锻炼应持之以恒，养成终身运动的习惯。伴有并发症的患者，运动处方除了考虑改善糖代谢因素外，更重要的是要兼顾受损器官的残存功能，需请专科医生指导，切不可盲目行事。

## （三）其他治疗方法

有研究表明，高压氧治疗、氦 - 氖激光血管内照射、循序加压肢体综合治疗、直流电锌钴离子导入等通过不同的原理对糖尿病及其并发症的治疗具有一定的作用。

## （四）药物治疗

1. **1 型糖尿病** 儿童 1 型糖尿病一经确诊常需终生依赖外源性胰岛素替代治疗。推荐所有 1 型糖尿病患者尽早使用强化胰岛素治疗方案（包括基础加餐时胰岛素治疗及持续皮下胰岛素输注治疗）。在部分患者，如处于蜜月期或不能坚持强化胰岛素治疗方案的患者可短期使用预混胰岛素治疗。一般来说，缓解期 1 型糖尿病患者每日胰岛素总量通常 <0.5U/（kg·d），青春期前儿童通常需要 0.7~1.0U/（kg·d），青春期需求可能使胰岛素量大幅上升，超过 1.0U/（kg·d），甚至高达 2.0U/（kg·d）。对儿童和青少年而言，胰岛素的"正确"剂量是达到最佳血糖控制而不引起明显低血糖反应，同时能保障其正常的生长发育。

**2. 2 型糖尿病**　对 2 型糖尿病患者，原则上可先用饮食和运动治疗，观察 2~3 个月，若血糖仍未达标，可使用口服降糖药或胰岛素治疗以保证儿童的正常发育。药物的选择及应用基本上与成年人相同。用药应体现个体化，在多数情况下，特别对于超重或肥胖的患者，二甲双胍可作为首选药物。

### （五）心理治疗和教育

教育是成功处理糖尿病的关键，通过一对一教育、小组课、发放宣传册等多种方式对患儿及家长进行健康教育宣教，取得患儿及其家长的配合，协调好医务人员、患儿及其家长的关系。糖尿病教育需要根据每个个体的年龄和成熟度进行调整，内容包括疾病知识、饮食运动指导、胰岛素等药物使用方法指导、糖尿病自我监测、糖尿病日记等多方面内容。

通过糖尿病教育应能达到如下目标：发挥患儿及其家长的主观能动性，使他们能够认真执行治疗计划，仔细监测病情，做好记录，定期复查；遇有如患儿生病、不能正常进餐、运动量明显增加等特殊情况时，家长可及时来医院就诊，保持血糖稳定和防止病情恶化；避免发生糖尿病急性并发症，如酮症酸中毒、严重低血糖等；防止或延缓并发症的发生，定期进行并发症筛查，及时发现问题并处理。

## 五、　预防及预后

### （一）预防

**1. 加强监测、早期发现**　1 型儿童糖尿病重在观察和及早发现。由于 1 型儿童糖尿病与自身免疫有关，所以难以预防，重在观察和及早发现，一旦出现可疑症状，尽早去医院做相关化验检查。2 型儿童糖尿病重在预防。肥胖是儿童 2 型糖尿病的易发因素，注意控制肥胖是预防 2 型糖尿病的关键。

**2. 预防感染**　国内外研究表明，多种病毒感染导致的免疫反应均可诱发糖尿病，因此在冬春季节，对肥胖及有家族糖尿病遗传倾向的儿童应注意保暖防护，避免病毒感染。

**3. 预防低血糖**　对儿童糖尿病患儿，应特别警惕低血糖（严重者可因休克危及生命）的发生。

### （二）预后

目前，儿童糖尿病尚无法完全治愈，患者多需要终身治疗，其预后多与血糖控制情况及是否发生严重并发症相关。患者经适当治疗后，并在日常生活中注意饮食的调整、预防各种感染以及适当体育运动增强体质后，血糖可控制在正常范围内，并能预防和延缓并发症的发生和发展。糖尿病并发的心脑血管疾病以及糖尿病肾病、肾衰竭是患者死亡的主要原因，重症感染、视网膜病变、神经病变也是致死、致残的重要因素，由于酮症酸中毒而致死者近年来呈下降趋势。

（马丙祥）

## 第五节　先天性甲状腺功能减退症

## 一、概述

### （一）定义

先天性甲状腺功能减退症（congenital hypothyroidism，CH），简称先天性甲低，是因甲状腺激素产生不足或其受体缺陷所致的先天性疾病，是引起儿童智力发育及体格发育落后的常见小儿内分泌疾病之一，若在早期未得到及时治疗，可导致不可逆性智能落后及生长发育迟缓。

### （二）流行病学特征

我国自 1981 年开始进行新生儿先天性甲低的筛查，目前全国筛查覆盖率已经超过 60%，发病率约为 1/2050。

先天性甲低的分类按病变部位可分为原发性和继发性。原发性甲低即甲状腺本身的疾病所致。其特点为血促甲状腺激素（thyroid-stimulating hormone，TSH）升高和游离甲状腺激素（free thyroxine，$FT_4$）降低，甲状腺先天性发育异常是最常见病因；继发性甲低病变部位在下丘脑和垂体，又称中枢性甲低，特点为 $FT_4$ 降低，TSH 正常或者下降，较为少见。另外还存在一种外周性甲低，因甲状腺激素受体功能缺陷所致，较罕见。

先天性甲低按疾病转归又分为持续性甲低及暂时性甲低。持续性甲低指由于甲状腺激素持续缺乏，患儿需终生替代治疗；暂时性甲低指由于母亲或新生儿等各种原因，致使患儿出生时甲状腺激素分泌暂时性缺乏，最终甲状腺功能可恢复正常。

在新生儿筛查和临床中会发现部分患儿血 TSH 增高而 $FT_4$ 水平在正常范围，称为高 TSH 血症。高 TSH 血症的临床转归可能为 TSH 恢复正常、高 TSH 血症持续以及 TSH 进一步升高，$FT_4$ 水平下降，发展到甲低状态。

## 二、临床特点

### （一）临床表现

**1. 新生儿期**　多数先天性甲状腺功能减退症患儿在出生时并无症状，因为母体甲状腺素（$T_4$）可通过胎盘，维持胎儿出生时正常 $T_4$ 浓度中的 25%~75%。新生儿期该症状出现的早晚及轻重与甲状腺功能减退的强度和持续时间有关，患儿常为过期产，出生体重常大于第 90 百分位，囟门及颅缝明显增宽，可有暂时性低体温、低心率、少哭、少动、喂养困难、易呕吐和呛咳、多睡、淡漠、哭声嘶哑、胎便排出延迟、顽固性便秘、生理性黄疸期延长、体重不增或增长缓慢、腹大，常有脐疝、肌张力减低。由于周围组织灌注不良，四肢凉、苍白、常有花纹。面容臃肿，鼻根低平，眼距宽，舌大，常伸出口外，重者可致呼吸困难。如果中枢性甲低合并其他垂体促激素缺乏，可表现为低血糖、小阴茎、隐睾以及面中线发育异常，如唇裂、腭裂、视神经发育不良等。

### 2. 婴幼儿及儿童期

（1）特殊面容：头大、颈短、面部臃肿、眼睑水肿、眼距宽、鼻根低平、舌厚大常伸出口外、表情呆滞、面容水肿，皮肤粗糙、干燥，贫血貌，头发稀疏、干脆，眉毛脱落。

（2）神经系统功能障碍：智能低下，注意力、记忆力均下降。运动发育障碍，行走延迟，常有听力下降，感觉迟钝，嗜睡，严重者可产生黏液性水肿、昏迷。

（3）生长发育迟缓：骨龄落后，身材矮小，表现为躯干长，四肢短。

（4）心血管功能低下：脉搏弱，心音低钝，心脏扩大，可伴心包积液、胸腔积液，心电图呈低电压、P-R 延长、传导阻滞等。

（5）消化道功能紊乱：纳呆，腹胀，便秘，大便干燥，胃酸减少，易被误诊为先天性巨结肠。

## （二）诊断

### 1. 新生儿筛查

新生儿期先天性甲低多无或仅为非特异性症状和体征，容易漏诊、误诊，造成严重后果，故新生儿先天性甲低的筛查是保证患儿在新生儿期能够得到及时诊治并预防严重智力落后的重要筛查项目。卫生部规定新生儿先天性甲低筛查方法为足月新生儿出生 72 小时后，7 天之内，并充分哺乳，足跟采血，滴于专用滤纸片上测定干血滤纸片 TSH 值。该方法只能检出原发性甲低和高 TSH 血症，无法检出中枢性甲低、TSH 延迟升高的患儿等。国际上有些国家采用 $T_4$+TSH 同时筛查的方法，但是筛查成本高。由于技术及个体差异，约 5% 的先天性甲低患儿无法通过新生儿筛查系统检出。因此，对甲低筛查阴性病例，如有可疑症状，临床医生仍然应该采血再次检查甲状腺功能。危重新生儿或接受过输血治疗的新生儿可能出现筛查假阴性结果，必要时应再次采血复查。低或极低出生体重儿由于下丘脑 - 垂体 - 甲状腺轴反馈建立延迟，可能出现 TSH 延迟升高，为防止新生儿筛查假阴性，可在生后 2~4 周或体重超过 2500g 时重新采血复查 TSH、$FT_4$。

### 2. 确诊性检查

甲状腺功能检测：因 $FT_4$ 浓度不受甲状腺结合球蛋白（thyroxine-binding globulin，TBG）水平影响，故目前主要根据血清 $FT_4$ 和 TSH 浓度作为诊断 CH 标准。若血清 TSH 增高、$FT_4$ 降低，诊断为先天性甲低；若血 TSH 增高、$FT_4$ 正常，诊断为高 TSH 血症；若 TSH 正常或降低，$FT_4$ 降低，诊断为中枢性或者继发性甲低。部分患儿虽新生儿筛查无异常，但有明显 CH 临床表现，也应检测甲状腺功能。

### 3. 其他辅助检查

（1）甲状腺 B 超：可评估甲状腺发育情况，但对异位甲状腺判断不如放射性核素显像敏感，甲状腺肿大常提示甲状腺激素合成障碍或缺碘。

（2）甲状腺放射性核素摄取和显像：$^{123}$碘（$^{123}$I）或 $^{99m}$锝（$^{99m}$Tc）由于放射性低常用于新生儿甲状腺核素显像。需注意不要因为做此检查而推迟开始治疗时间。甲状腺放射性核素显像可判断甲状腺的位置、大小、发育情况及摄取功能。甲状腺核素摄取缺乏结合 B 超可以明确甲状腺是否阙如。甲状腺核素摄取缺乏也可见于 TSHβ 基因缺陷或受体缺陷、碘转运障碍或存在母源性 TSH 受体阻断抗体（TSHR-blocking antibody，TRB-Ab），结合甲状腺 B 超和血清甲状腺球蛋白、TRB-Ab 检测，可对先天性甲低的病因进行进一步分析判断。若核素扫描提示甲状腺增大需除外甲状腺激素合成障碍，结合进一步的过氯酸盐排泄试验明确甲状腺碘的氧化和有机化缺陷。

（3）X 线摄片：骨龄落后，数目少且小，且呈点状骨骺是由于钙化不全之故。新生儿及小婴儿可照膝部及踝部，观察股骨远端、胫骨近端骨骺及踝部骨骺。大于 2 岁可照膝部及腕部。

（4）甲状腺球蛋白（Tg）测定：Tg 可反映甲状腺组织存在和活性，甲状腺发育不良患儿 Tg 水平明显低于正常对照。甲状腺摄碘缺乏而 Tg 升高者提示甲状腺存在，需考虑 TSH 受体突变、碘转运障碍或存在母源性 TRB-Ab，而非甲状腺发育不良。

（5）抗甲状腺抗体测定：自身免疫性甲状腺疾病的母亲产生的 TSH 受体阻滞抗体可通过胎盘影响胎儿甲状腺发育和功能。5% 孕龄女性患有自身免疫性甲状腺疾病，可伴有甲状腺球蛋白抗体或过氧化物酶抗体，但 TRB-Ab 阳性者少见。TRB-Ab 可引起暂时性甲低。

（6）基因学检查：仅在有家族史或其他检查提示为某种缺陷的甲低时进行，2% 甲状腺发育异常病例为遗传性，甲状腺素合成障碍多为常染色体隐性遗传。

（7）其他检查：继发性甲低应做下丘脑 - 垂体部位磁共振（MRI）及其他垂体激素检查。

## 三、 康复评定

甲状腺功能减退患儿如不及时治疗，除了导致智能发育障碍和身材矮小外，患儿智力结构、心理行为、交往能力也存在缺陷，故先天性甲状腺功能减退患儿康复评定主要从以下几个方面进行。

**1. 体格发育评估** 采用 2006 年 WHO 的 0~5 岁儿童生长标准评估患儿身长、体重和头围发育情况。身长测量：应用卧式儿童体格发育测量计，将儿童头顶紧贴测量台一侧的固定板，固定好儿童的膝关节、髋关节，另一测量人员将儿童双足底平贴于活动板，活动板对应的刻度即为身长；体重测量：将儿童置于专门电子秤，测量人员用测量重量减去衣物重量（根据标准化体重测量参照表上的不同衣物及纸尿裤参考重量来评估）即为儿童的重量；头围：测量以软尺紧贴皮肤，自头部右侧齐眉弓上缘从头部绕经枕骨粗隆最高处回至零位，左右对称，以 cm 为单位，读数记录至小数点后 1 位。

**2. 粗大运动功能发育评定** 常用的粗大运动评定量表包括丹佛发育筛查测验（Denver development screening test，DDST）、格塞尔发育诊断量表（Gesell development diagnosis schedules，GDDS）、新生儿 20 项行为神经测定（neonatal behavioral neurological assessment，NBNA）、Peabody 运动发育评定量表 2（Peabody developmental motor scale-Ⅱ，PDMS-2）等。

**3. 智力发育评估** 常用的量表有韦氏智力测验、中国比内智力量表、瑞文标准推理测验等。

**4. 儿童行为评估** Achenbach 儿童行为量表（child behavior checklist，CBCL）是目前世界上使用最广泛最成熟的行为量表之一，主要用于筛查儿童的社交能力和行为问题，适用于 4~16 岁的儿童。采用家长用量表中的行为问题部分，其中任一因子分大于常模的 98 百分位和（或）行为问题总分大于 98 百分位者，即可判断为有行为问题。

**5. 儿童气质评估** 采用中国学龄前儿童气质量表（CPTS）以问卷方式由家长填写，结合国内常模对患儿的气质类型包括平易型（E 型）、中间近平易型（I-E 型）、发动缓慢型（S 型）、中间近麻烦型（I-D 型）和麻烦型（D 型）进行评定。

**6. 生活能力评估** 采用婴儿 - 初中生社会生活能力量表（日本 S-M 社会生活能力检查修订版），该量表是由日本东京大学教授三水安正监修，日本心理能力研究所等单位编制的"S-M 社会生活能力检查"量表，进行中国再标准化工作，使之成为适合中国国情的适应行为量表。适用于 6 个月 ~14 岁的婴儿至初中生年龄段的低智力和正常儿童；既可为临床筛选用，也可对儿童适应行为发展作全面评估，通过父母或老师的观察，了解孩子的各种生活能力，这些能力与孩子的学校成绩无关。

## 四、 康复治疗

### （一）药物治疗

**1. 原则** 新生儿一旦发现甲状腺功能减退应立即接受治疗，以尽快恢复正常的甲状腺功能。治疗的时间和是否接受足够的治疗与神经系统后遗症相关。

**2. 药物及剂量** 首选的治疗药物为 LT4（左甲状腺素钠片），不推荐用三碘甲状腺原氨酸（$T_3$），首次剂量 10~15μg/（kg·d），每日 1 次口服，尽早使 FT4、TSH 恢复正常，FT4 最好在治疗 2 周内，TSH 在治疗后 4 周内达到正常。对于伴有严重先天性心脏病患儿，初始治疗剂量应减少。治疗后 2 周抽血复查，根据血 FT4、TSH 浓度调整治疗剂量。

对于 TSH 大于 10mU/L，而 FT4 正常的高 TSH 血症，复查后 TSH 仍然增高者应予治疗，L-T4 起始治疗剂量可酌情减量，4 周后根据 TSH 水平调整。

**3. 注意事项**

（1）对小婴儿，L-T4 片剂应压碎后在勺内加入少许水或奶服用，不宜置于奶瓶内喂药，避免与豆奶、铁剂、钙剂、考来烯胺、纤维素和硫糖铝等可能减少甲状腺素吸收的食物或药物同时服用。

（2）在随后的随访中，甲状腺激素维持剂量需个体化。血 FT4 应维持在平均值至正常上限范围之内，TSH 应维持在正常范围内。L-T4 治疗剂量应随静脉血 FT4、TSH 值调整，婴儿期一般在 5~10μg/（kg·d），1~5 岁 5~6μg/（kg·d），5~12 岁 4~5μg/（kg·d）。

（3）药物过量患儿可有颅缝早闭和甲状腺功能亢进临床表现，如烦躁、多汗等，需及时减量，4 周后再次复查。

### （二）其他治疗

**1. 物理因子治疗** 可以采用一些增加患儿肌力的物理因子治疗，如功能性电刺激疗法。

**2. 运动疗法** 结合患儿的症状，根据运动学、神经心理和神经发育学的理论对患儿进行被动、主动运动，按照正常小儿神经发育顺序，即从头到尾，从抬头、翻身，到坐、爬、立、行的规律灵活运用 Bobath 法、Vojta 法、Rood 法、运动再学习、神经肌肉本体促进术（PNF）等运动疗法进行训练，以纠正患儿异常姿势，促进主动运动，提高肌力。

**3. 作业疗法** 针对那些有发育障碍、肢体障碍以及其他方面疾病的患儿，通过有目的、有针对性地从日常生活活动、职业劳动、认知活动中选择一些作业，对患儿进行训练，以促进患儿身心发育，促进运动功能发育。

**4. 引导式教育** 根据患儿的情况，引导员通过患儿的兴趣和参与活动的主动性，让患儿重复某些活动，使他们有更多练习的机会。如：手部活动、体位转移、认知训练、言语训练、社交技巧训练结合在一起。患儿通过节律性意向活动使其对人体形象、空间、时间、目标等有认识，还可以训练患儿的专注力、思考力、方位辨认、表达及理解能力。

**5. 语言训练** 针对语言落后患儿，1 岁以内的小儿主要进行进食训练及呼吸功能训练，还要通过刺激和游戏对其进行语言理解能力的训练。1~2 岁的小儿根据其语言发育情况制订相应的语言开发计划，重点是促进其语言的表达，使其形成肯定和否定的概念。2~3 岁的小儿重点是发声 - 构音训练及说话的训练，导入声音语言以外的记号（如文字等）体系。4~6 岁是语言发育的充实期，因而要强化上述的训练治疗。7~10 岁根据情况制订重点治疗方案，强化缺陷训练。

## 五、 预防及预后

### （一）预防

多数患儿早期特别是新生儿期临床表现不特异，甚至有相当一部分患儿没有任何症状，因此新生儿疾病筛查是发现患儿的最佳手段。与此同时很有必要向家长普及甲低临床表现知识，提高家长对本病的警惕，一旦发现有可疑甲低症状出现，应及时到医院做甲状腺功能检查，最大限度地避免漏诊，使一部分甲低特别是较严重的患儿更早得到诊断和治疗，从而获得更好的预后。新生儿筛查有问题的患儿应尽早开始治疗，及时纠正甲低状态，以避免出现中枢神经系统损害。

### （二）预后

开始治疗的时间早晚、L-T4 初始剂量和 3 岁以内的维持治疗依从性等因素，与患儿最终智力水平密切相关。先天性甲低患儿如能在出生 2 周内开始足量治疗，大部分患儿的神经系统发育和智力水平可接近正常。新生儿筛查发现的甲低患儿，经过早期治疗，预后多数良好。晚发现、晚治疗者的体格发育有可能逐步赶上同龄儿童，但神经、精神发育迟缓不可逆。严重的先天性甲低患儿，即使予以早期治疗，仍有发生神经系统后遗症的风险。部分治疗延迟者即使智力发育落后不明显，也有可能存在程度不等的听、说、操作及认知反应方面的缺陷。

（马丙祥）

# 第六节　垂体性侏儒症

## 一、 概述

### （一）定义

儿童矮小症（short stature）是指与同地区、同年龄、同性别正常儿童相比较，身高低于正常身高的 2 个标准差（SD）以上，或者低于正常儿童生长曲线的第 3 个百分位。儿童矮小症与遗传、营养、环境因素、精神心理因素、宫内发育迟缓、下丘脑 - 垂体胰岛素样生长因子（insulin-like growth factor-1，IGF-1）生长轴功能障碍、染色体畸变、全身性慢性疾病、遗传代谢病以及内分泌激素等关系密切。在众多因素中，内分泌的生长激素（growth hormone，GH）对身高的影响起着十分重要的作用。患儿因缺乏所导致的矮小，称为生长激素缺乏症（growth hormone deficiency，GHD），又称为垂体性侏儒症。

### （二）流行病学特征

生长激素缺乏症是矮小症患儿最常见的原因之一，其主要病因是由于各种因素导致的垂体前叶合成和分泌的 GH 部分或完全缺失，或 GH 结构异常、受体缺陷等造成的生长发育障碍性疾病。据统计，GHD 在临床上的发病率大约为（20~25）/10 万儿童。

导致生长激素缺乏的原因如下：

**1. 器质性** 任何累及下丘脑或垂体前叶的病变都可引起生长激素合成和分泌障碍。包括肿瘤、放射损伤、头部创伤、颅内感染、浸润性病变及发育异常等。

**2. 特发性** 这类患儿的下丘脑、垂体并无明显病灶，生长激素分泌不足，原因不明。

**3. 暂时性** 因家庭环境不良刺激使小儿遭受精神创伤，因而生长激素分泌功能低下，这种功能障碍在外界不良因素消除后即可恢复。

## 二、临床特点

### （一）临床表现

**1. 躯体发育迟缓** 患儿出生时身长正常，出生后 5 个月起出现生长减慢，生长缓慢多于 2~3 岁后引起注意。随年龄的增长，生长缓慢程度也增加，体型较实际年龄幼稚。自幼食欲低下。典型者矮小，皮下脂肪相对较多，腹脂堆积，圆脸，前额略突出，小下颌，上下部量正常，肢体匀称，高音调声音，学龄期身高年增长率不足 5cm，严重者仅 2~3cm，身高偏离在正常均数 −2SD 以下。出牙、换牙及骨龄均延迟。青春发育大多延缓。

**2. 患儿智力正常** 学习成绩同同龄儿无差别。

**3. 骨骼发育不全** X 线摄片可见长骨均短小，骨龄幼稚，骨化中心发育迟缓，骨骺久不融合，骨龄延迟一般相差 2SD 以上。

**4. 伴有垂体其他促激素不足** 多为缺乏促性腺激素，表现为没有性发育，男孩小阴茎小睾丸，女孩乳房不发育，原发性闭经；若伴有 ACTH 缺乏，则常有皮肤色素沉着和严重的低血糖表现；伴有促甲状腺激素不足，则表现为甲状腺功能减退。部分病例伴有多饮、多尿，呈部分性尿崩症。

**5. Laron 侏儒症** 患者有严重 GH 缺乏的临床表现，如身材矮小，肥胖，头相对较大，鞍鼻，前额凸出，外生殖器和睾丸细小，性发育延迟。

**6. 继发性生长激素缺乏性侏儒症** 鞍区肿瘤所致者可有局部受压及颅内压增高的表现，如头痛、视力减退与视野缺损等。

### （二）GHD 诊断依据

1. 身高落后于同年龄、同性别正常健康儿童身高的第 3 百分位数或 2 个标准差以下。

2. 年生长速率 <7cm/ 年（3 岁以下）；<5cm/ 年（3 岁至青春期前）；<6cm/ 年（青春期）。

3. 匀称性矮小、面容幼稚。

4. 智力发育正常。

5. 骨龄落后于实际年龄。

6. 2 项生长激素药物激发试验 GH 峰值均 <10μg/L。

7. 血清胰岛素样生长因子 1（insulin-like growth factor 1，IGF-1）水平低于正常。

## 三、 康复评定

### （一）体格检查

除常规体格检查外，应正确测量和记录以下各项：

1. 当前身高和体重的测定值和百分位数。

2. 身高年增长速率（至少观察 3 个月以上）。

3. 根据其父母身高测算的靶身高。

4. BMI 值。

5. 性发育分期。

### （二）实验室检查

1. **常规检查** 应常规进行血、尿、粪三大常规检查和肝、肾、心功能检测；疑诊肾小管中毒者宜做血气及电解质分析；女孩均需进行核型分析；为排除亚临床甲状腺功能低下，应常规检测甲状腺激素水平。

2. **骨龄（bone age，BA）判定** 骨骼的发育贯穿整个生长发育过程，是评估生物体发育情况的良好指标，骨龄即是各年龄时的骨成熟度，是对左手腕、掌、指骨正位 X 线片观察其各个骨化中心的生长发育情况进行测定的。目前国内外使用最多的方法是 G-P 法（Greulich-Pyle）和 TW3 法（Tanner-White house）。正常情况下，生物年龄（骨龄）– 生活年龄的差值在 ±1 岁以内的称为发育正常，生物年龄（骨龄）– 生活年龄的差值 >1 岁的称为发育提前，生物年龄（骨龄）– 生活年龄的差值 <1 岁的称为发育落后。

### （三）主观生活质量和社会适应能力评定

有研究表明，矮身材儿童存在自卑等因素，患儿自信心、社交能力、与异性接触方面均较健康人群差，就业、受教育水平均受影响，是一个身心疾病，生活质量多少会受到一定影响，主观生活质量是主观满意度的体现，社会适应能力是综合素质的间接表现。因此对这两方面的评定，对矮小症儿童健康成长促进和提高很有价值。常用评定量表有：

1. **少儿主观生活质量问卷（inventory of subjective life quality，ISLQ）** 问卷包括 3 个水平分，8 个维度分，总计 52 个条目。各维度名称和条目数分别为家庭生活 7 条，同伴交往 6 条，学校生活 8 条，生活环境 5 条，自我认知 6 条，抑郁体验 7 条，焦虑体验 8 条，躯体情感 5 条。按 1~4 级评分法："没有" 1 分、"有时有" 2 分、"经常有" 3 分、"总是有" 4 分。对两组问卷按分级评分法分别计算出 8 个维度得分。各维度分越高，代表受试儿童对生活的主观满意度越高。

2. **儿童适应行为评定量表（social of adaptive behavior，SAB）** 评估受试儿童的社会适应能力，共 8 个量表。对患儿的社会适应能力进行评估，计算各量表粗分，然后总结出独立功能因子、认知功能因子和社会自制因子的粗分，换算成 T 分，转换成适应能力商数（adaptability quotient，ADQ）。

3. **Achenbach 儿童行为评定量表（child behavior checklist，CBCL，家长用）** 包括 113 个项目。评价男性儿童的分裂样、抑郁、交际不良、强迫性、体诉、社交退缩、多动、攻击性和违纪等9 个因子；评价女性儿童的抑郁、社交退缩、体诉、分裂样、强迫性、多动、性问题、违纪、攻击性和残忍等 9 个因子，用量表评分得到因子分，分值越高，行为问题越大，越低则行为问题越小。

4. **儿童生存质量测定量表（the pediatric quality of life inventory measurement models，**

PedsQL）是测评儿童青少年健康相关生活质量（health-related quality of life，HRQOL）的系统性量表。PedsQL4.0核心通用量表分为生理功能、情感功能、社交功能、学校功能4个维度，共23个条目，后3个维度称为社会心理健康。量表中每个条目都是询问最近1个月内某一事情发生的频率，每个条目的回答选项分为0~4共5个等级（0=从来没有，1=几乎没有，2=有时，3=经常有，4=几乎一直有），计分时相应转化为100~0分。量表分为儿童自评及家长代评，内容相同，分别用第一人称及第三人称表述，家长代评量表由主要监护人填写。PedsQL条目评分得分越低，表明健康相关生活质量越好。

## 四、康复治疗

### （一）病因治疗

有原发病者，首先考虑治疗原发病，如肾小管酸中毒、糖尿病等患儿在相关因素被消除后，其身高增长率可以增高。

### （二）饮食治疗

充足和合理的营养素可使生长潜力得到最好的发挥。正常生长需要蛋白质和氨基酸，维生素，矿物质如钙、磷等，微量元素如锌、碘等，这些是构成人体的基本物质。生长激素缺乏症患儿饮食要均衡，即荤菜、素菜合理搭配，粗粮、细粮均衡摄入。蛋白质是骨骼与肌肉生长的能量来源，同时又能促进生长激素的分泌，是儿童生长发育最基本的要素之一；同时要注意特殊营养素的摄入，即高密度不饱和脂肪酸-二十二碳烯酸（DHA）；牛奶、鲜虾、海虾中均含有丰富的精氨酸，可刺激生长激素的分泌，建议每晚睡前饮用一杯牛奶，平时常吃虾类与海产品。

### （三）运动治疗

运动可以促进身体血液循环，加速新陈代谢，使骨骼组织供血增加，促使骺软骨组织营养增殖，加速骨骼发育生长，同时运动也是促进生长激素分泌的一种方式，不论治疗与否，适当运动都有利于长高，而最有利于长高的运动是有氧运动。

运动的方式可选择慢跑、慢速跳绳等，当然球类运动、游泳等也是可以的，要注意的是，一定要保持运动的连续性。

另外，过于剧烈的运动会造成缺氧，属于无氧运动，反而不利于长高。

### （四）充足的睡眠

睡眠可以使大脑神经、肌肉等放松，解除机体疲劳；另一方面，80%的生长激素在睡眠时分泌，孩子深睡时体内生长激素分泌旺盛，因而充足的睡眠有利于孩子长高。

一般幼儿期应保持12~14小时睡眠，学龄前期应保持11~12小时睡眠，学龄期应保持10~11小时，青春期也应保持9~10小时睡眠。

### （五）心理和行为治疗

矮身材儿童存在着不同程度的心理问题，表现为缺乏自信、内向抑郁、自我评价差、受同伴歧视、伙伴关系不良等。心理治疗的目的是为患儿营造一个良好的心理、社会、情感氛围，促进患儿身心健康发展。

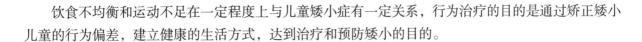

饮食不均衡和运动不足在一定程度上与儿童矮小症有一定关系，行为治疗的目的是通过矫正矮小儿童的行为偏差，建立健康的生活方式，达到治疗和预防矮小的目的。

### （六）药物治疗

基因重组人生长激素（rhGH）替代治疗已被广泛应用，目前大都采用 0.1U/（kg·d）临睡前皮下注射一次，每周 6~7 次的方案。治疗应持续至骨骺愈合为止。治疗时年龄越小，效果越好，以第 1 年效果最好，年增长可达到 10cm 以上，以后生长速度逐渐下降。在用 rhGH 治疗过程中可出现甲状腺素缺乏，故须监测甲状腺功能，若有缺乏适当加用甲状腺素同时治疗。

应用 rhGH 治疗副作用较少，主要有：①注射局部红肿，与 rhGH 制剂纯度不够以及个体反应有关，停药后可消失；②少数注射后数月会产生抗体，但对促生长疗效无显著影响；③较少见的副作用有暂时性视乳头水肿、颅内高压等；④此外研究发现有增加股骨头骺部滑出和坏死的发生率，但危险性相当低。恶性肿瘤或有潜在肿瘤恶变者、严重糖尿病患者禁用 rhGH。

## 五、 预防及预后

### （一）预防

预防要从围产期做起，定期做好围产期保健，避免围生期病变史如难产、宫内窒息等，以免造成脑部受损；对儿童应进行有效的动态监测，及时记录生长发育中的身高，并对其进行分析。要加强和改善儿童的营养状况，使其生长发育处在一个良好的营养基础上。使儿童有一个很好的心理、社会、情感氛围。早发现、早治疗，纠正内分泌激素异常。

### （二）预后

若该病不能及时诊断和治疗，将会导致成年后身材显著矮小、心血管疾病发生率升高，而且有相当多病例伴有性腺发育不良、中枢性甲状腺功能低下、促肾上腺皮质激素缺乏症。因此，不能得到医治的生长激素缺乏性侏儒症将会影响今后的工作、学习、婚姻、心理和生活质量等，如能得到早期治疗，可以将身高达到正常人高度范围内。另外，对维持肌肉活力、改善心脏功能、延缓衰老、防治骨质疏松、治疗肥胖等也起着重要作用。患儿心理逐渐恢复正常，自信心逐渐增加，自卑心理可逐渐消除。

（马丙祥）

# 第七节 儿童肥胖症

## 一、 概述

### （一）定义

肥胖（obesity）是指长期能量摄入超过消耗，导致体内过多的能量以脂肪的形式储存，脂肪的聚集达到损害健康的程度。儿童肥胖中的 95% 属于单纯性肥胖，单纯性肥胖是指排除某些先天遗传性疾病、代谢性疾病及神经内分泌疾病所引起的继发性病理性肥胖，单纯由某种生活行为因素所造成的肥胖。

### （二）流行病学特征

2017 年《中国儿童肥胖报告》指出：20 世纪 90 年代以来，我国儿童的超重和肥胖率不断攀升。1985—2005 年，中国主要大城市 0~7 岁儿童肥胖检出率由 0.9% 增长至 3.2%；估测该群体目前肥胖儿童人约 476 万人，肥胖率约为 4.3%。1985—2014 年，我国 7 岁以上学龄儿童超重率也由 2.1% 增至 12.2%，肥胖率则由 0.5% 增至 7.3%。如果不采取有效的干预措施，至 2030 年，0~7 岁儿童肥胖检出率将达到 6.0%，肥胖儿童数将增至 664 万人；7 岁及以上学龄儿童超重及肥胖检出率将达 28.0%，超重肥胖的儿童数将增至 4948 万人。

儿童肥胖的发生和流行受遗传、环境和社会文化等多种因素的共同影响。父母双方、仅父亲、仅母亲超重或肥胖的儿童发生超重或肥胖的危险分别是父母双方均为正常体重儿童的 4.0 倍、3.1 倍和 2.7 倍。出生前的母亲体型及营养代谢状况和儿童期环境因素，也将会影响儿童期甚至成年期肥胖相关慢性疾病的发生风险。而膳食结构的改变、身体活动的减少及不健康饮食行为等这些致肥胖环境均会增加肥胖的发生风险。

儿童期肥胖不仅会对其当前的身体发育造成严重影响，而且还将增加成年后肥胖相关慢性病的发病风险。超重、肥胖儿童发生高血压的风险分别是正常体重儿童的 3.3 倍、3.9 倍，肥胖儿童成年后发生糖尿病的风险是正常体重儿童的 2.7 倍，儿童期至成年期持续肥胖的人群发生糖尿病的风险是体重持续正常人群的 4.3 倍。儿童代谢综合征患病率也呈现正常儿童、超重儿童及肥胖儿童逐渐升高，儿童期至成年期持续肥胖的人群发生代谢综合征的风险是体重持续正常人群的 9.5 倍。对本病的防治应引起社会和家庭的重视。

## 二、 临床特点

### （一）临床表现

**1. 单纯性肥胖症**　可发生于任何年龄，以 1 岁以内，5~6 岁或青少年为发病高峰，患儿食欲极好，喜食油腻、甜食，懒于活动，体态肥胖。明显肥胖儿童常有疲劳感，用力时气短或腿疼。严重肥胖者由于脂肪的过度堆积，限制了胸廓和膈肌的运动，使肺通气量不足，呼吸浅快，故肺泡换气量减少，造成低氧血症，气急、发绀、红细胞增多、心脏扩大或出现充血性心力衰竭甚至死亡，称肥胖 - 换氧不良综合征（pickwickian syndrome）。

**2. 继发性肥胖症**　根据不同病因具有不同临床表现，皮质醇增多症临床特点为向心性肥胖、皮肤紫纹、高血压、满月脸、水牛背、多毛、骨质疏松等；多囊卵巢综合征以多毛、肥胖、男性化、不育为主要临床表现；甲状腺功能低下主要表现为全身水肿、矮身材、贫血貌、外表呆滞等；劳 - 穆 - 比综合征以肥胖、视网膜色素变性、智能障碍、性发育不良和多指（趾）畸形为主要临床表现等。

**3. 体格检查**　患儿外表较同龄儿高大肥胖，皮下脂肪丰满，但分布均匀，腹部膨隆下垂。严重肥胖者可因皮下脂肪过多，使胸腹、臀部及大腿皮肤出现皮纹；因体重过重，走路时两下肢负荷过重可导致膝外翻和扁平足；男童由于大腿根部脂肪过多，阴茎和阴囊被掩藏在脂肪组织中而显得很小，实际上属正常范围。女童的外阴部无明显异常，月经初潮也同正常同龄儿。肥胖症患儿的体格发育迅速，在体重大大超过正常值上限的同时，身高也常超过正常同龄儿童的平均水平，而且骨龄也常超过同龄儿童的生理骨龄，但是性发育正常或较一般略为早。肥胖症患儿的智力发育正常。他们一般都表现为活动少，常有性格孤僻倾向肥胖儿童由于怕别人讥笑而不愿与其他小儿交往，故常有心理上的障碍，如自卑、胆怯、孤独等。

### （二）实验室检查

**1. 单纯性肥胖症** 儿童甘油三酯、胆固醇大多增高，严重患者血清 β 白蛋白也增高，常有高胰岛素血症，血生长激素水平降低，生长激素刺激试验的峰值也较正常小儿低。肝脏超声波检查常有脂肪肝。

**2. 继发性肥胖症** 对于继发性肥胖症儿童，实验室检查各异。皮质醇增多症儿童血浆皮质醇和尿 17- 羟皮质类固醇增高，且不能被小剂量地塞米松抑制，糖耐量异常，肾上腺 CT、动脉造影有助于病因诊断；多囊卵巢综合征儿童血浆睾酮、去氢异雄酮及其硫酸盐升高，雌二醇降低，B 超、CT 可见卵巢增大，注射 hCG 血浆雄激素水平升高；甲状腺功能低下儿童血浆甲状腺激素水平降低，骨龄延迟，TSH 升高，继发于下丘脑 - 垂体疾病者 TSH 正常或降低；劳 - 穆 - 比综合征儿童血浆 FSH、LH 和性激素水平降低，少数病人有糖尿病和肾脏疾病等。

## 三、康复评定

### （一）肥胖的评定

长期以来儿童青少年肥胖的判定一直没有统一公认的标准，不同研究人员及不同的国家使用不同的方法和标准。由于选择的指标和方法不同，对同一人群肥胖发生率的评价会得出不同的结论。下面介绍目前国内外常用的几种诊断指标。

**1. 体质指数（body mass index，BMI）** 即体重（kg）除以身高的平方（$m^2$），由于儿童和青少年（年龄 <18 岁）生长发育的特征，从出生到成年间身体形态的不断变化，儿童 BMI 值不是一个静态的范围，且存在性别差异。为避免固定 BMI 值诊断儿童肥胖的局限性，采用同年龄、性别儿童的 BMI 百分位数诊断儿童肥胖已得到国际广泛认同。目前临床及公共卫生监督组织多将儿童 BMI 百分位数≥同年龄、性别儿童 $P_{85}$ 定义为超重，BMI 百分位数≥同年龄、性别儿童 $P_{95}$ 定义为肥胖，该诊断标准也已为我国所接受并应用于儿科临床。

**2. 身高标准体重法（weight for height）** 此法为 WHO 推荐的方法之一。WHO 认为身高标准体重是评价青春期前（10 岁以下）儿童肥胖的最好指标，因此在 1978 年向全世界推荐使用。本法是以身高为基准。采用同一身高人群的第 80 百分位数作为该身高人群的标准体重。超过该标准体重的 20%~29% 为轻度肥胖，30%~49% 为中度肥胖，50% 以上为重度肥胖。

**3. 标准体重百分率** 将被检者实际体重与同年龄、同性别的标准体重进行比较。其计算公式为标准体重百分率 = 被检人实际体重 / 标准体重 × 100%。≥120% 为轻度肥胖，≥126% 为中度肥胖，≥150% 为重度肥胖。

### （二）心理问题评定

很多研究发现肥胖儿童存在着不同程度的心理问题，表现为缺乏自信、内向抑郁、自我评价差、受同伴歧视、伙伴关系不良等。肥胖儿童因其体型的变化及活动不便，在集体活动中，常常受到同伴的排斥和嘲笑，严重损害了其自尊心，妨碍了他们积极主动地参与集体活动，从而形成被动、退缩等个性行为特征；由于缺乏活动又促进了肥胖的发展，形成恶性循环。因此，应关注肥胖儿童的心理变化，对于存在情绪障碍的肥胖儿童及时予以心理评估和支持治疗，常用的心理评估量表如下。

1. 儿童生活质量普适性核心量表 4.0（pediatric quality of life inventory™ general core module, PedsQL™4.0） 该量表由 Varni 研制，包括生理功能、情感功能、社会功能、学校功能 4 个维度，共 23 个条目，采用 0~4 共 5 个等级，计分转化为百分制。测验结果分别计算总分、各维度得分、社会心理因子得分（情感功能、社会功能、学校功能 3 个维度）。分数越高，生活质量越好。根据各年龄段儿童的认知能力，分 2~4 岁、5~7 岁、8~12 岁、13~18 岁不同年龄段适用量表。

2. 自尊量表（serf esteem scale, SES） 共 10 个条目，每个条目包括：1 很不符合，2 不符合，3 符合，4 非常符合，分别记为 1~4 分。总分越高，说明自尊程度越高。10~15 分：自卑者。对自己缺乏信心，尤其是在陌生人和上级面前，总是感到自己事事都不如别人，时常感到自卑，需要大大提高自信心。16~25 分：自我感觉平常者。对自己感觉既不是太好，也不是太不好。在某些场合下对自我感到相当自信，但在其他场合却感到相当自卑，需要稳定自信心。26~40 分：自信者。对自己感觉十分良好，在大多数场合下，都对自我充满了自信，不会因为在陌生人或上级面前感到紧张，也不会因为没有经验就不敢尝试，需要在不同场合下调试自信心。

3. 儿童社交焦虑量表（social anxiety scale for children, SASC） 是一种儿童社交焦虑症状的筛查量表，可用于评估肥胖儿童焦虑性障碍、社交焦虑水平评价。由 10 个条目组成，按 0~2 三级计分，0：没有此问题；1：有时有；2：经常有。总分 0~10 分。总分 ≥8 分有社交焦虑障碍的可能，总分 <8 分无社交焦虑障碍的可能。

4. 艾森克个性问卷（Eysenck personality questionnaire, EPQ） 儿童版调查 7 至 15 岁儿童的个性类型，是英国伦敦大学心理系和精神病研究所有关人格度研究的测定方法，此问卷由先前数个调查表几经修改发展而来，修订问卷包括 88 个项目，让被试根据自己的情况回答是否，然后按照计分标准登记分数，用以测量人格结构的三个度，即外在表现的内外向、精神质和性格脾气倾向。

## 四、 康复治疗

儿童肥胖症是与生活方式密切相关，以过度营养、运动不足、行为偏差为特征，全身脂肪组织普遍过度增生、堆积的慢性病。根据儿童肥胖症的成因，儿童单纯肥胖症的干预方法主要包括饮食治疗、运动治疗、行为治疗、心理治疗、药物治疗、手术治疗、中医治疗等。

### （一）饮食治疗

饮食治疗也称为饮食调整，包括控制摄入的总能量和调整饮食结构。能量摄入过多是大多数肥胖儿童的共同特点。因此，在饮食治疗中首先是控制摄入的总能量。总能量的控制应采用循序渐进的方式，以减少肥胖儿童主食的摄入量为首选。先在原有基础上减少 1/4，逐渐过渡至减少 1/3~2/3，增加膳食中蔬菜、水果的比例，最终减至生理需要量（按身高的体重所需平均热卡）；三餐热能分配为 25%、40%、35%。在控制总能量摄入的同时，要保证蛋白质、维生素、矿物质和微量元素的充足供应。与成人不同，儿童处于生长发育阶段，缺乏适量的总能量和蛋白质摄入将影响儿童的生长发育。所以，在儿童期禁忌饥饿和半饥饿疗法。

研究发现饮食中的脂肪量与肥胖程度存在着明显的相关关系。相同重量的产热营养素中脂肪所含

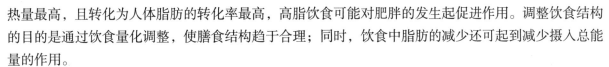

热量最高，且转化为人体脂肪的转化率最高，高脂饮食可能对肥胖的发生起促进作用。调整饮食结构的目的是通过饮食量化调整，使膳食结构趋于合理；同时，饮食中脂肪的减少还可起到减少摄入总能量的作用。

饮食调整的内容包括：①选择热卡含量较低，蛋白质等营养成分含量相对较高的食物，多食含纤维素的或非精细加工的食物，蛋白质应占总热能的 20% 左右；②少食或不食高热量、高脂的食物，如油炸食品、西式快餐、奶油制品、甜食、甜饮料等。

在治疗肥胖儿时不应过分降低总能量的摄入，关键在于提高早、中餐的质和量，降低晚餐的热能摄入。必须避免因热量摄入过少而影响被治疗儿童的生长发育。

### （二）运动治疗

运动治疗是治疗儿童肥胖症仅次于饮食疗法的手段。

运动可增加机体能量消耗，起到逆转因节食所致的肌肉萎缩和增强心、肺功能的作用；同时有氧运动还可以通过增加能量消耗，促进脂肪分解，减少体内脂肪的积蓄。

此外，对于肥胖儿童，运动的时间及方式也是相当重要的。运动时间方面，中、低强度有氧运动持续时间达到 20 分钟以上才能激活脂肪水解酶，促进脂肪的分解；运动方式方面，应着重有氧运动，有氧运动和无氧运动交替，在运动中距离比速度更重要。

运动的种类多种多样，对于肥胖儿童，体育锻炼无疑是最佳选择，体育锻炼有益于生长发育，几乎无副作用，在儿童群体中也容易实施管理。所选择的运动项目应有趣味性、易于实施，以便于长期坚持，如快走、慢跑、游泳、踢毽子、跳橡皮筋、爬楼梯、跳绳等运动方式。

运动强度和运动时间的控制也相当重要，运动强度一般为儿童运动时心率达到最大心率（最大心率 =220- 年龄）的 60%~45%；运动时间不少于 30 分钟 / 次，运动前应有 10~15 分钟的准备活动，运动后有 5~10 分钟的整理活动，运动 1~2 小时 / 天；运动频率为 3~5 天 / 周。初期运动时间可为 10 分钟，以肥胖儿不感到过度疲劳、每天能坚持运动为原则，逐步达到理想的运动时间。适宜的运动强度不应引起肥胖儿童运动后食欲增加，摄食量增多。

### （三）行为治疗

儿童肥胖症与生活方式密切相关。研究发现肥胖儿童多具有共同的饮食和运动行为特点，如进食速度快，非饥饿状态下进食，临睡前进食，喜吃高脂、高糖食品（如甜点、甜饮料、油炸食品），较少户外活动、静养（如看电视、玩电脑）时间长等。

过去的观点只看到由营养过剩和运动不足造成脂肪堆积，没看到肥胖与生活方式密切相关。行为干预正是通过矫正肥胖儿童的行为偏差，建立健康的生活方式，达到长期控制体重和预防肥胖的目的。儿童的生活方式是在家庭、学校和社会多方面上形成的。因此，在实施肥胖干预方案时，需要各有关方面共同参与。

**1. 改变饮食行为** 饮食行为治疗主要包括减慢进食速度、减少非饥饿状态下进食，避免边看电视或边做作业边吃东西，控制零食，减少吃快餐的次数，晚餐后不加点心等。此外，还包括食物烹调方式的调整（多用蒸、煮、烤、凉拌方式，避免油炸方式）。

**2. 改变行为方式**

（1）改变家庭父母行为：家庭父母因素对儿童肥胖产生和发展起着十分重要的作用，因此，治疗中主张进行家庭 / 父母行为干预，使家庭的饮食行为和生活方式中造成肥胖的行为得到改变。通过宣传教育使父母对肥胖有所认知，改变父母和其他家庭成员喜静恶动，闲暇时以吃为乐的生活方式，并要让父母积极主动参与肥胖儿童的治疗过程。

（2）改变儿童行为：改变肥胖儿童静坐过久的行为，有节制地看电视、用电脑。在保证睡眠同时，改变贪睡的习惯。鼓励肥胖儿童去户外活动，参加体育运动和一些能量消耗较大的娱乐活动。

**3. 行为治疗过程** 包括以下四个方面：

（1）基线行为分析：通过调查问卷、座谈和观察等，了解基线行为，找出主要危险因素。

（2）制订行为矫正方案：根据肥胖儿童行为模式中的主要危险因素确定行为矫正的靶行为，设立中介行为。制订行为矫正的速度，奖励 / 惩罚，正 / 负诱导等具体内容。

（3）实施行为治疗方案：可采取订约、自我监督、奖励或惩罚等方法。由肥胖儿童记录每日行为改变情况，如饮食入量、进食速度、看电视时间、参加体力活动的方式和时间等，以及在行动矫正过程中的困难、感想和经验。

（4）举办讲座和座谈会等：包括肥胖儿童、家长、老师等有关人员，以深入了解肥胖儿童的生活、学习环境、个人特点。召开家长会，对家长进行相关知识教育，并向家长提出配合治疗的具体要求。

## （四）心理治疗

心理治疗的目的在于激发儿童及家长强烈的减肥欲望，克服各种心理障碍，增强自信心，消除自卑心理，树立健康的生活习惯。予正性刺激树立肥胖儿童的自信心，在改变饮食行为和运动行为中，要不断刺激孩子对运动的兴趣，帮助其克服心理障碍，在取得点滴进步后及时予以奖励，以强化其转变的行为，增强其自信心。在家长不断鼓励和支持下，肥胖儿童自信心会随着体质量减轻而增强，自卑感会随体型改善而逐渐消失。

## （五）药物治疗

在采取了充分饮食、运动和行为治疗的前提下，有以下情况者可以采取药物治疗：食欲旺盛，进餐量多；合并高血糖、高血压、血脂异常和脂肪肝；合并负重关节疼痛；引起呼吸困难或有阻塞性睡眠呼吸暂停综合征；BMI≥24kg/m² 有上述并发症，或 BMI≥28kg/m² 不论是否有并发症，经 3~6 个月单纯饮食运动处理仍不能减重 5%。药物主要有 4 类：食欲抑制剂、促进代谢和产热药物、影响消化吸收及促进局部脂肪分解的药物，目前常用的有芬氟拉明、奥利司他、西布曲明、二甲双胍等。

## （六）手术治疗

一般适用于重度肥胖患者，生活方式和药物治疗无效或者伴有肥胖相关性疾病的患者。手术方式根据减轻体重的原理不同分为限制摄入、减少吸收或两者兼有三种类型。目前，共有五种治疗病态性肥胖病的手术方法得到临床验证，即：可调节胃绑带术（限制摄入）、胃短路术（限制摄入和减少吸收）、垂直绑带式胃减容术（限制摄入）、袖状胃切除术（限制摄入）和胆胰旷置术与十二指肠转位术（主要是减少吸收）。

## （七）中医治疗

针灸是我国中医临床重要治法之一，具有高效、低廉、简便、双向调节等优势，在单纯性肥胖的治疗中应用广泛，针灸减肥主要是通过刺激穴位、疏通经络、协调脏腑、调和气血、平衡阴阳，调节人体代谢功能，促进脂肪分解，抑制饱食中枢，使食欲下降并促进胃肠蠕动使排泄增加，从而达到减肥降脂的效果。常用的方法有体针、电针、耳穴、穴位埋线等，常选中脘、下脘、关元、气海、脾俞、丰隆等穴位，值得临床推广。

## 五、 预防及预后

### （一）预防

**1. 人群一级预防** 肥胖症的一级预防从两个方面着手，一是通过社会各种组织和媒介在人群中开展普遍的社会动员，使人们对肥胖症有正确认识（既不麻痹，又不紧张恐惧），改变不良的生活方式、饮食习惯和不合理的膳食结构等，使人群中肥胖症的危险因素水平大大降低，从而控制肥胖症的发生。另一方面是提高对危险因素易感人群的识别，并及时给予医疗监督，以控制肥胖症的进展。

**2. 婴幼儿期预防** 强调母乳喂养。人工喂养时按婴儿实际需要进行适度喂养。在生后 3 个月内避免喂固体食物。在生后 4 个月时，如果小儿已经成为肥胖，应注意避免继续摄入过量热卡，特别在生后 6~8 个月时对肥胖儿童尽量减少奶入量，代之以水果、蔬菜；用全米、全面代替精米、精面的制品。家长不要把食物作为奖励或惩罚幼儿行为的手段。

**3. 学龄前期预防** 养成良好的生活习惯和进食习惯。不要偏食糖类、高脂、高热食物。养成参加各种体力活动和劳动的习惯。比如，可以走路的场合不要坐车，上下楼要自己爬楼，不要坐电梯。养成每天都有一定体育锻炼的习惯。上述习惯的养成对一生的生活方式，特别是防治成人期静坐式生活方式都有重大影响。

**4. 青春期及青春早期预防** 这是一个关键时期，也是一个危险时期。特别对女孩，除了体脂增多，心理上的压力、担忧、冲突也增多。追求苗条体型，使不少女孩引发对减肥的错误认识，片面追求节食、禁食，盲目服用减肥食品或药品，造成损伤或死亡。这一时期健康教育的重点是加强对营养知识和膳食安排的指导，运动处方训练的指导，正确认识肥胖等。对于已经肥胖或可能肥胖的青年应由专业医师给予个别指导并且鼓励双亲参加，共同安排子女生活。

### （二）预后

肥胖儿童如能及时纠正不良生活习惯和饮食习惯，增加活动量，使体重下降，早期的并发症得到及时控制，预后良好。反之，并发症逐渐形成，随年龄增长而并发症增多，症状出现并加重，则预后严重。

（马丙祥）

# 推荐阅读

[1] 李晓捷.实用儿童康复医学[M].2版.北京：人民卫生出版社，2016.

[2] 李晓捷.实用小儿脑性瘫痪康复治疗技术[M].北京：人民卫生出版社，2016.

[3] 李晓捷.人体发育学[M].北京：人民卫生出版社，2013.

[4] Walter R. Frontera. Delisa 物理医学与康复医学理论与实践[M].励建安，毕胜，黄晓琳，译.北京：人民卫生出版社，2013.

[5] 励建安.康复医学研究生教材[M].北京：人民卫生出版社，2014.

[6] 王玉龙.康复功能评定学[M].北京：人民卫生出版社，2013.

[7] 陈卓铭.特殊儿童的语言康复[M].北京：人民卫生出版社，2015.

[8] 窦祖林.作业治疗学[M].北京：人民卫生出版社，2008.

[9] 鲁道夫.儿童心理学[M].北京：电子工业出版社，2010.

[10] 邹小兵，静进.发育行为儿科学[M].北京：人民卫生出版社，2005.

[11] 李晓捷，姜志梅.特殊儿童作业治疗[M].南京：南京师范大学出版社，2015.

[12] 陈卓铭.精神与认知康复[M].北京：人民卫生出版社，2017.

[13] 陈健尔，甄德江.中国传统康复技术[M].2版.北京：人民卫生出版社，2016.

[14] 吴绪平.针刀医学[M].9版.北京：中国中医药出版社，2014.

[15] 左启华.小儿神经系统疾病[M].2版.北京：人民卫生出版社，2002.

[16] 黄晓琳，燕铁斌.康复医学[M].5版.北京：人民卫生出版社，2013.

[17] Kathryn E. Cramer，Susan A. Scherl.儿童骨科[M].赵黎，译.西安：第四军医大学出版社，2008.

[18] 江载芳，申昆玲，沈颖.诸福棠实用儿科学[M].8版.北京：人民卫生出版社，2015.

[19] Caroline Schnakers.昏迷和意识障碍[M].何江弘，徐如祥，译.武汉：湖北科学技术出版社，2015.

[20] 彭英.中毒性脑病[M].北京：人民卫生出版社，2011.

[21] S. Terry Canale，James H.Beaty.坎贝尔骨科手术学[M].王岩，译.北京：人民军医出版社，2011.

[22] 陆廷仁.骨科康复学[M].北京：人民卫生出版社，2007.

[23] 王成.小儿细血管病手册[M].北京：人民军医出版社，2002.

[24] John P，Dormans MD.小儿骨科学骨科核心知识[M].潘少川，译.北京：人民卫生出版社，2006.

[25] 中华医学会神经病学分会.中国假肥大型肌营养不良症诊治指南[J].中华神经科杂志，2016，49：17.

[26] 李婧；王彦.心脏康复核心内容解读及分析[J].医学研究与教育，2014，31（05）：73-79.

[27] 李晓捷.中国脑性瘫痪康复的现状、挑战及发展策略[J].中国康复医学杂志，2016，31（1）：6-8.

[28] 李晓捷，唐久来，马丙祥，等.中国脑性瘫痪康复指南（2015）：第1版[J].中国康复医学杂志，2015，30（7）-2016，31（2）.

[29] 邱卓英，李沁燚，陈迪，等.ICF-CY 理论架构、方法、分类体系及其应用[J].中国康复理论与实践，2014，20（1）：1-5.

[30] 曹跃进.0-6岁残疾儿童康复研究[J].残疾人研究，2012，2：30-34.

[31] 唐久来.常见中枢性运动发育落后/障碍的规范化诊断[J].中国儿童保健杂志，2013，21（7）：673-675.

[32] 邹小兵.孤独症谱系障碍研究进展[J].中华实用儿科临床杂志，2016，31（23）：1768-1770.

[33] 中华医学会儿科学分会神经学组.儿童抽动障碍的诊断与治疗建议[J].中华儿科杂志，2013，51（1）：72-75.

［34］中华医学会神经病学分会神经免疫学组，中国免疫学会神经免疫学分会．中国重症肌无力诊断和治疗指南2015［J］．中华神经科杂志，2015，48（11）：934-940．

［35］中华医学会神经病学分会神经肌肉病学组，中华医学会神经病学分会肌电图及临床神经电生理学组，中华医学会神经病学分会神经免疫学组．中国吉兰-巴雷综合征诊治指南［J］．中华神经科杂志，2010，43（8）：583-586．

［36］美国脊髓损伤协会，国际脊髓损伤学会．脊髓损伤神经学分类国际标准（ASIA 2011版）最新修订及标准解读［J］．李建军，王方永，译．中国康复理论与实践，2012，18（8）：797-800．

［37］《中华儿科杂志》编辑委员会．中国 Prader-Willi 综合征诊治专家共识（2015）［J］．中华儿科杂志，2015，53（6）：419-424．

［38］周璇，杜青，梁菊萍，等．脊柱特定运动疗法治疗轻度青少年特发性脊柱侧凸患儿的疗效观察［J］．中华物理医学与康复杂志，2016，38（12）：927-932．

［39］中华医学会儿科学分会内分泌遗传代谢学组，中华预防医学会出生缺陷与控制专业委员会新生儿筛查学组．高苯丙氨酸血症的诊治共识［J］，中华儿科杂志，2014，52（6）：420-425．

［40］Lee KH，Park JW，Lee HJ，et al.Efficacy of intensive neurodevelopmental treatment for children with developmental delay，with or without cerebral palsy［J］.Ann Rehabil Med 2017，41（1）：90-96．

［41］Sugimoto D，Bowen SL，Meehan WP，et al.Effects of neuromuscular training on children and young adults with down syndrome：systematic review and meta-analysis［J］.Res Dev Disabil. 2016，55：197-206．

［42］Demirci A，Kartal M. The prevalence of developmental delay among children aged 3-60 months in Izmir，Turkey［J］.Child：care，health and development，2015，50（1）：115-117．

［43］American Psychiatric Association. Diagnostic and statistical manual of mental disorders（DSM-5）［M］. American Psychiatric Pub，2013．

［44］Aimilia Papazoglou，Lisa A，Jacobson，et al. To ID or not to ID？ Changes in classification rates of DSM-5［J］.Intellect Dev Disabil，2014，52（3）：165-174．

［45］Novak I，Morgan C，Adde L，et al. Early，Accurate Diagnosis and Early Intervention in Cerebral Palsy：Advances in Diagnosis and Treatment［J］.JAMA Pediatr，2017，E1-E11．

［46］Cerebral palsy in Under 25s：assesment and management NICE guideline Published 25 january 2017．

［47］Kazemi M，Salehi M，Kheirollahi M.Down syndrome：current status，challenges and future perspectives［J］.Int J Mol Cell Med. 2016，5（3）：125-133．

［48］Buiting K，Williams C，Horsthemke B. Angelman syndrome- insights into rareneurogenetic disorder［J］.Nat Rev Neurol. 2016，12（10）：584-593．